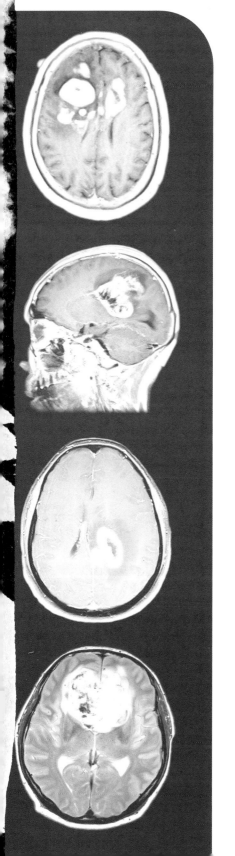

医学影像联盟经典丛书

神经影像征象解析
（肿瘤篇）

SHENJING YINGXIANG
ZHENGXIANG JIEXI
(ZHONGLIU PIAN)

马　林　许茂盛　韩志江 ◎ 主　审

王宇军　郑学军　李建业 ◎ 主　编

江桂华　白玉贞　常志强　赵朝伦 ◎ 副主编

U0193882

科学技术文献出版社
SCIENTIFIC AND TECHNICAL DOCUMENTATION PRESS
·北京·

图书在版编目（CIP）数据

神经影像征象解析. 肿瘤篇 / 王宇军，郑学军，李建业主编. —北京：科学技术文献出版社，2022.1

ISBN 978-7-5189-8514-2

Ⅰ. ①神… Ⅱ. ①王… ②郑… ③李… Ⅲ. ①神经系统疾病—肿瘤—影像诊断 Ⅳ. ① R741.04

中国版本图书馆 CIP 数据核字（2021）第 215048 号

神经影像征象解析（肿瘤篇）

策划编辑：张 蓉	责任编辑：张 蓉 危文慧	责任校对：文 浩	责任出版：张志平

出　版　者　科学技术文献出版社
地　　　址　北京市复兴路15号　邮编 100038
编　务　部　(010) 58882938，58882087（传真）
发　行　部　(010) 58882868，58882870（传真）
邮　购　部　(010) 58882873
官方网址　www.stdp.com.cn
发　行　者　科学技术文献出版社发行　全国各地新华书店经销
印　刷　者　北京地大彩印有限公司
版　　　次　2022 年 1 月第 1 版　2022 年 1 月第 1 次印刷
开　　　本　889×1194　1/16
字　　　数　800千
印　　　张　30　彩插36面
书　　　号　ISBN 978-7-5189-8514-2
定　　　价　298.00元

主编简介

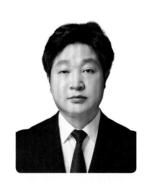

王宇军

浙江中医药大学附属第一医院医学影像科，主任医师，中国医学影像联盟总盟主、神经影像总群群主。

※ 专业特长

主要从事临床各系统的影像学诊断工作，尤其对神经系统肿瘤性与非肿瘤性病变的影像学诊断均有较深的造诣。

※ 社会任职

现任中国老年医学学会神经医学分会委员，中国中医药信息学会中西医结合介入分会副主任委员，浙江省数理医学学会人工智能影像与介入医学专业委员会常务委员，浙江省中西医结合学会影像专业委员会委员兼秘书，浙江省医学会放射学分会神经头颈组委员。

※ 学术成果

参编神经影像学专业书籍5部（主编2部、副主编1部）；以第一作者和通讯作者发表论文10余篇，其中SCI收录3篇。

※ 所获奖项

获第二届中华放射学会神经影像技能大赛二等奖，浙江省医学会放射学分会神经影像技能比赛一等奖，广东省医学会放射医学分会磁共振学组第一届擂台争霸赛一等奖，广东省医学会放射医学分会磁共振学组第二届擂台争霸赛二等奖。多次受邀参加中华医学会放射学会、北京天坛医院等神经影像学术专题讲座。

主编简介

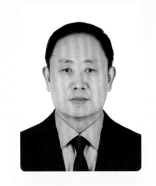

郑学军

山东省临沂市人民医院影像科，副主任医师，2016—2017年兼任中国医学影像联盟神经影像总群群主。曾在中国人民解放军某部队医院工作，荣立三等功1次，嘉奖多次。在中国人民解放军总医院（301医院）放射诊断专修班学习1年。

※ 专业特长

主要研究神经影像学诊断；擅长对神经系统疑难病、罕少见疾病有一定认识，特别是在神经系统肿瘤的诊断与鉴别上具有丰富经验。

※ 社会任职

现任中国中医药信息学会中西医结合介入分会理事，临沂市医学会神经影像学专业委员会委员，临沂市医师协会肿瘤多学科诊疗医师分会常务委员。

※ 学术成果

参编书籍2部（主编1部、副主编1部）；在国内期刊发表论文7篇。

※ 所获奖项

获济南军区军队科技进步奖四等奖2项，临沂市科学技术进步奖二等奖1项。

主编简介

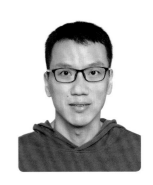

李建业

福建省古田县医院放射科，主治医师，中国神经影像联盟顾问，从事影像学诊断7年，曾在福建医科大学附属第一医院影像科进修神经影像学。

※ 专业特长

主要研究神经影像学诊断；擅长脑肿瘤、神经系统遗传代谢病、神经感染、神经血管疾病影像学诊断，特别对脑胶质瘤影像学诊断有一定的造诣。

※ 社会任职

现任中国中医药信息学会中西医结合介入分会委员，福建省医师协会放射诊断科医师分会中枢神经学组委员，福建省中西医结合学会介入分会委员，中国医学影像联盟核心成员。

※ 学术成果

参编书籍2部（主编1部、副主编1部）；发表论文2篇，其中SCI收录1篇。

※ 所获奖项

获第二届中华放射学会神经影像技能大赛二等奖，广东省医学会放射医学分会磁共振学组第一届擂台争霸赛一等奖，广东省医学会放射医学分会磁共振学组第二届擂台争霸赛二等奖。

编委会

罗 震	北京华信医院	姜文强	临洮惠民中西医结合医院
周成星	萍乡赣西肿瘤医院	夏灿然	山西省曲沃县中医医院
郑学军	临沂市人民医院	耿 阳	临沂市人民医院
郑思思	浙江中医药大学附属第一医院	徐守军	深圳市儿童医院
林江南	浙江中医药大学附属第一医院	徐国辉	河北省吴桥县人民医院
赵艺蕾	浙江大学附属第一医院	席晶晶	郑州大学第三附属医院豫东分院（睢县妇幼保健院）
赵好果	山东鲁西南医院	黄波涛	东莞市厚街医院
赵本琦	清华大学附属北京清华长庚医院	黄 聪	中国人民解放军联勤保障部队第926医院
赵朝伦	贵州省修文县人民医院	常志强	内蒙古兴安盟人民医院
赵德利	哈尔滨医科大学附属第二医院	盛泽锴	浙江中医药大学（在读）
胡利荣	杭州求是眼科医院	梁新明	河南省南阳市中心医院
胡俊华	景德镇市妇幼保健院	曹志坚	浙江中医药大学附属第一医院
柏天军	聊城市第二人民医院	谢 田	湖北省天门市第一人民医院
郝金钢	昆明医科大学第二附属医院	谢益强	安徽省宁国市人民医院

序言 1

正所谓"精准医疗，影像先行"。影像学不仅仅是服务于临床，更是在引领临床。影像学不仅可以促进疾病的早期发现，对于经验丰富的影像学医师，甚至能在疾病早期做出精准定性诊断，从而为临床下一步精准治疗做出指导。由此可见，影像学在实现精准医疗目标上的重要作用与价值，而这种作用与价值越大，带给影像学医师的压力与挑战便越大。随着医学影像技术的快速发展，影像学医师需不断加强学习，以更好地在医疗环境中发挥价值，造福更多的患者。这就要求从事影像学专业的医师不能只停留在日常工作上，更应该有意识地培养对疾病全方位的认识，尤其是相关临床及病理知识，拓宽自己的疾病谱，夯实基础，进而逐步提高影像学诊断水平。

以上述的影像学医师培养目标为出发点，本套丛书凝聚了中国医学影像联盟多位长期从事临床神经影像学医师的心血，以大量实战病例为切入点，继而把握影像学关键征象，并结合分子病理，总结诊断及鉴别诊断要点，完整地将疾病呈现在读者眼前，清晰地展示了疾病的诊断思路。本套丛书涵盖病种较全，分析思路清晰、新颖，相信会给读者带来不一样的感受及收获。

序言 2

　　随着医学影像新技术的不断发展及人工智能在临床的广泛应用，影像学工作者似乎迎来了前所未有的挑战，因此提高自身业务能力、一如既往地学习仍然是影像人工作中的主旋律！由于互联网的飞速发展及各大平台的资源共享，促进了"线上教学，网络读片"这种新型的学习方式。中国医学影像联盟基于"公益、规范、融合、普及"的宗旨，激起了全国广大影像学医师的学习热情，大家通过此联盟开拓了视野、增长了认知、积累了经验。

　　由王宇军主任组织撰写的医学影像联盟经典丛书：《神经影像征象解析（肿瘤篇）》和《神经影像征象解析（非肿瘤篇）》，更是汇集了中国医学影像联盟群内编者们6年多来的临床经验，在吸收了众多前辈们的研究成果和临床经验的基础上，简明扼要地阐述了典型病例的经典征象、病理学分析及鉴别诊断要点，既新颖，又实用。

　　本套丛书文字简练、重点突出、病例丰富、图文并茂，相信将会对广大影像工作者的神经影像学诊断水平的提高起到积极的作用！

前　言

　　近年来随着神经病理学不断的推陈出新、中枢神经系统肿瘤分类将分子遗传学纳入诊断标准及一些非肿瘤性病变知识点的不断更新，医学影像学诊断也迎来了巨大挑战，影像学必定会与病理学同步进入分子影像时代，因此，我们应充分了解一些病理知识，才能更加精准的从理论上对影像图进行解读。《神经影像征象解析（肿瘤篇）》和《神经影像征象解析（非肿瘤篇）》均从影像科医师的视角出发，以影像征象为基础，密切结合临床及病理，以病例实战的形式，将一个个经典的病例进行精彩的剖析，相信一定会让您有所收获。

　　本套丛书汇集了中国医学影像联盟神经群众多医师的心血，无论是每一个病例图像的征集、筛选，还是每一个征象的解读、病理求证，都尽量做到了精益求精。本套丛书涵盖了中枢神经系统肿瘤性疾病与非肿瘤性疾病的常见病、多发病及部分少见疑难病例，以病理改变为基础，详细阐述影像学特征，特别是典型征象的标注、征象形成原理的解析及病理图片的对照，肯定会让读者记忆犹新。

　　希望本套丛书可以对每一位读者，尤其是影像科、神经内科及神经外科医师有所帮助。由于时间所限，对书中存在的不足之处，希望同仁们给了批评指正！

目　录

第 1 章

弥漫性星形细胞和少突胶质细胞瘤

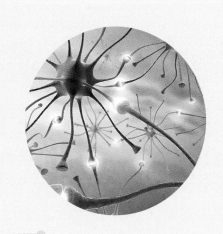

第一节 弥漫性胶质瘤总论

【概述和分类】

在2016年版世界卫生组织（World Health Organization，WHO）中枢神经系统肿瘤分类中，弥漫性胶质瘤根据组织学表型和基因学特征进行分类（表1-1-1）。与之前的分类相比，变化最显著的是过去所有星形细胞瘤被归于一类，而新分类将所有弥漫性胶质瘤（无论是星形细胞瘤还是少突胶质细胞瘤）归于一类。这不仅是基于肿瘤的生长方式和行为，更多的是基于*IDH1*和*IDH2*基因的突变。从发病机制来看，它为弥漫性胶质瘤提供了基于组织学表型和基因型的动态分类；在预后方面，它将具有相似预后标志物的肿瘤归为一类；在治疗方面，它可指导具有相似生物学和基因学特征的肿瘤治疗方案的选择（传统或靶向治疗）。在未来的WHO分类中，分类为弥漫性胶质瘤将需要更少的组织学评估，或许仅需诊断为"弥漫性胶质瘤"即可。2016年版分类标准建立了基于表型和基因型的联合诊断标准，目前已进入"整合"诊断时代。

2016年新修订版加入了分子信息，强调整合诊断，当组织学与分子信息冲突时，优先考虑分子诊断，如组织学为星形细胞瘤，分子*IDH*突变、*ATRX*无突变、*TP53*无突变、1p/19q共缺失，则诊断为少突胶质细胞瘤*IDH*突变、1p/19q共缺失。

表1-1-1　2007年版与2016年版WHO中枢神经系统肿瘤分类对照（星形细胞瘤和少突胶质细胞瘤版本分类）

项目	2016年版WHO分类	2007版WHO分类
星形细胞和少突胶质细胞肿瘤	1.弥漫性星形细胞瘤，*IDH*突变型	1.星形细胞肿瘤
	肥胖型星形细胞瘤，*IDH*突变型（亚型）	（1）毛细胞型星形细胞瘤
	2.弥漫性星形细胞瘤，*IDH*野生型	毛细胞黏液型星形细胞瘤
	3.弥漫性星形细胞瘤，NOS	（2）室管膜下巨细胞型星形细胞瘤
	4.间变性星形细胞瘤，*IDH*突变型	（3）多形性黄色瘤型星形细胞瘤
	5.间变性星形细胞瘤，*IDH*野生型	（4）弥漫性星形细胞瘤
	6.间变性星形细胞瘤，NOS	纤维型星形细胞瘤（亚型）
	7.胶质母细胞瘤，*IDH*野生型	原浆型星形细胞瘤（亚型）
	巨细胞型胶质母细胞瘤(亚型)	肥胖型星形细胞瘤（亚型）
	胶质肉瘤(亚型)	（5）间变性星形细胞瘤
	上皮样胶质母细胞瘤(亚型)	（6）胶质母细胞瘤
	8.胶质母细胞瘤，*IDH*突变型	巨细胞型胶质母细胞瘤（亚型）
	9.胶质母细胞瘤，NOS	胶质肉瘤（亚型）
	10.弥漫性中线胶质瘤，*H3K27M*突变型	（7）大脑胶质瘤病
	11.少突胶质细胞瘤，*IDH*突变和1p/19q共缺失	2.少突胶质细胞肿瘤
	12.少突胶质细胞瘤，NOS	（1）少突胶质细胞瘤
	13.间变性少突胶质细胞瘤，*IDH*突变和1p/19q共缺失	（2）间变性少突胶质细胞瘤
	14.间变性少突胶质细胞瘤，NOS	3.少突星形细胞肿瘤
	15.少突星形细胞瘤，NOS	（1）少突星形细胞瘤
	16.间变性少突星形细胞瘤，NOS	（2）间变性少突星形细胞瘤

弥漫性胶质瘤是弥漫浸润性生长的胶质瘤。包含：Ⅱ级弥漫性星形细胞瘤*IDH*突变/野生型，Ⅲ级间变性星形细胞瘤*IDH*突变/野生型，Ⅳ级胶质母细胞瘤*IDH*突变/野生型，Ⅱ级少突胶质细胞瘤*IDH*突变、1p/19q共缺失，Ⅲ级间变性少突胶质细胞瘤*IDH*突变、1p/19q共缺失，Ⅳ级弥漫性中线胶质瘤*H3K27M*突变型。

弥漫浸润性生长是指瘤细胞广泛浸润邻近脑实质，肿瘤与正常脑实质间无明确界限。成年人常以*IDH*突变/野生通路为标志，儿童常以*H3K27M*突变为标志，这是基因及分子事件引起细胞侵袭性相关基因表达从而获得侵袭性的生物学行为。

命名相关常见分子有以下几种。

（1）异柠檬酸脱氢酶（isocitrate dehydrogenase，IDH）：线粒体三羧酸循环关键酶，催化异柠檬酸脱羧成α-酮戊二酸，常见突变类型有*IDH1*突变、*IDH2*突变、*IDH3*突变，常见突变位于*IDH1R132H*，产生致癌代谢产物2-羟基戊二酸，抑制DNA及组蛋白去甲基化酶，导致高甲基化表型（表观遗传学），影响基因表达致癌。

*IDH*突变型致癌通路肿瘤一般较温和，恶性度低，预后好，患者生存期长，常见分子事件：*ATRX*突变、*TP53*突变等。

*IDH*野生型致癌通路肿瘤一般进展快，恶性度高，预后差，患者生存期短，常见分子事件：*EGFR*扩增、*PTEN*突变、10号染色体缺失等。

（2）*H3K27M*突变：组蛋白H3第27位赖氨酸被甲硫氨酸替代。*H3K27M*突变破坏了组蛋白修饰的甲基化位点，改变了组蛋白甲基化状态。*H3K27M*还可以与甲基转移酶EZH2相互作用而抑制多梳抑制复合物2（PRC2）的活性，导致组蛋白低甲基化。组蛋白低甲基化可影响基因转录表达致癌（表观遗传）。

（3）1p/19q共缺失：由不平衡的t（1；19）（q10；p10）移位而导致的整个拷贝的1p/19q丢失。弥漫性胶质瘤诊断流程见图1-1-1。

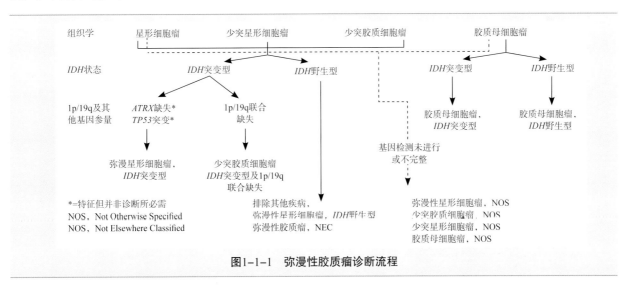

图1-1-1 弥漫性胶质瘤诊断流程

【病理及相关影像学表现】

（一）弥漫性胶质瘤的特点

1.弥漫浸润性生长：指瘤细胞广泛浸润邻近脑实质，肿瘤与正常脑实质间无明确界限。一般沿原有结构生长，导致其膨胀而不明显破坏，呈现一种原有结构增大如脑回肿胀、肥厚、僵硬的状态，这种沿原有结构生长的肿瘤在影像学上不强化（"塑形征"）。

如图1-1-2所示，虚线内为MRI异常信号区，病理提示其主要是肿瘤组织、残留部分神经元及纤维束，虚线反映影像学边界，实线内虚线外区为弥漫浸润性生长区，以正常脑组织为主，混杂着少许浸润的肿瘤细胞，肿瘤细胞呈"潜伏、散兵游勇"状态。

一般认为MRI异常信号外2 cm之内都是有肿瘤浸润的，视周围的组织结构不同及肿瘤浸润能力不同，浸润宽度有所变化，有的可以沿白质纤维束跨脑叶浸润形成多灶病变，这就是肿瘤的弥漫浸润性生长，直接的后果就是手术切不干净，实虚线之间的区域残留少许肿瘤干细胞，会导致复发，因此，影像学边界远不能反映肿瘤真实浸润范围。

在局限性胶质瘤如毛细胞型星形细胞瘤（pilocytic astrocytoma，PA）中，肿瘤浸润范围较小，一般虚线的影像学边界基本代表肿瘤真实边界。

现从如下3个方面理解弥漫浸润性生长。

（1）分子基因层面的界定：如脑内只有一个胶质瘤，出现*IDH*突变时大概率是弥漫性胶质瘤。

（2）肿瘤边界与脑组织的关系：局限性胶质瘤如PA与正常脑组织边界清晰，弥漫性胶质瘤与正常脑组织具有宽的移行区，边界不清晰。弥漫性胶质瘤大多在影像学上边缘不清晰，但有时在影像学上边缘似清晰，而在病理上仍呈弥漫浸润生长，即所谓影像学上看不见的浸润带。

（3）肿瘤区域内肿瘤和原部位脑组织的关系：局限性胶质瘤以膨胀性生长为主，一般肿瘤区域内都是肿瘤组织，不掺杂原部位脑组织，呈球形肿块样；弥漫性胶质瘤沿原部位脑结构弥漫浸润性生长，如沿纤维束、神经元、小血管、软脑膜生长，低级别弥漫胶质瘤并不显著破坏原有结构，其会导致原部位脑组织肿胀、增厚而不是形成球形肿块，高级别弥漫性胶质瘤因局部增生明显加快，多见明显肿块。

胶质母细胞瘤（图1-1-3），病灶影像学边界尚清晰，大病灶由MRI信号正常区浸润迁移至小脑边缘，局部增生形成小病灶，这是弥漫浸润性生长的特点。

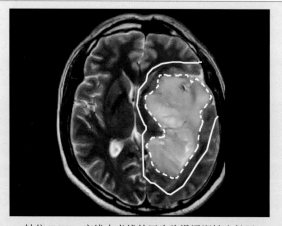 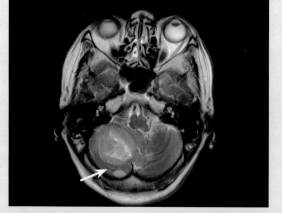

轴位 T₂WI，实线内虚线外区为弥漫浸润性生长区　　轴位 T₂WI，胶质母细胞瘤，大小两病灶间浸润的区域信号正常（箭头）

图1-1-2　低级别弥漫性胶质瘤MRI　　　**图1-1-3　小脑胶质母细胞瘤MRI**

在常规影像学上看不到弥漫性胶质瘤周围浸润区，看到的异常信号区是肿瘤组织沿原有结构（如神经元周围、纤维束周围、血管周围、软脑膜下）弥漫浸润性生长导致的组织膨胀而不是明显破坏，呈现出原有结构增大如脑回肿胀、肥厚、僵硬，这种沿原有结构生长的肿瘤在影像学上表现为"塑形征"。

"塑形征"（图1-1-4）：肿瘤弥漫浸润性生长致肿胀、肥厚、僵硬的脑回状结构。

2.弥漫性胶质瘤的"黑线征""分叶征"（图1-1-5）：肿瘤的本质特征是细胞不断分裂增生使肿瘤体积增大。肿瘤尤其是生长快的部分向外挤压，导致周围纤维束致密化或反应性胶质增生，T₂WI呈黑线状低或稍低信号，此征象常见于高级别胶质瘤，也可见于其他肿瘤，极少见于淋巴瘤。

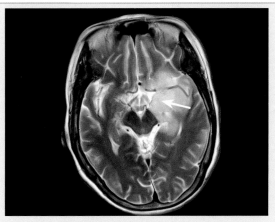

轴位 T_2WI，"塑形征"（箭头）

图1-1-4　左侧颞叶弥漫性胶质瘤MRI

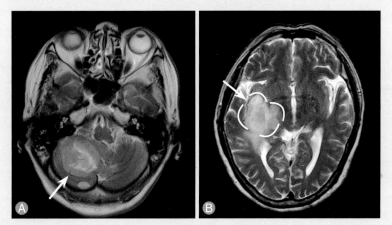

A.轴位 T_2WI，球形肿瘤，周围"黑线征"（箭头）；B.轴位 T_2WI，"分叶征"（白线）及"黑线征"（箭头）

图1-1-5　弥漫性胶质瘤MRI

3.弥漫性胶质瘤明显的空间异质性：肿瘤发展过程中各部分细胞随机累加不同遗传突变，获得不同的生物学特征，形成生物学特征不同的亚克隆细胞群。这种由于基因突变获得的肿瘤生物学异质性，会在机体的免疫压力及肿瘤细胞间的竞争压力下经历优胜劣汰的选择，形成优势的亚克隆，导致肿瘤出现异质性及生物学行为的明显进展，这一过程被称为克隆进化。

高级别胶质瘤在弥漫浸润性生长的基础上出现高增生高细胞密度区，可表现为塑形生长中的局部肿块，或主要表现为肿块。弥漫性胶质瘤空间异质性在影像学上呈明显不均质表现，但要排除出血、囊变、坏死等继发病理改变。

影像学表现为T_2WI高信号背景下的多发T_2WI更高信号或局部细胞致密形成T_2WI低或偏低信号结节灶（图1-1-6），DWI表现为低信号中可见高信号结节灶，增强表现为实性部分有的强化有的不强化（图1-1-7，图1-1-8）。以上表现突出了异质性特点，总结称其为"异质结节征"。

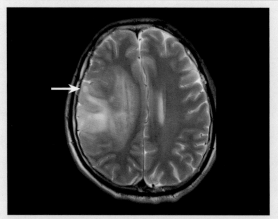

轴位 T₂WI，T₂WI 更高信号小结节（箭头）

图1-1-6 弥漫性胶质瘤MRI

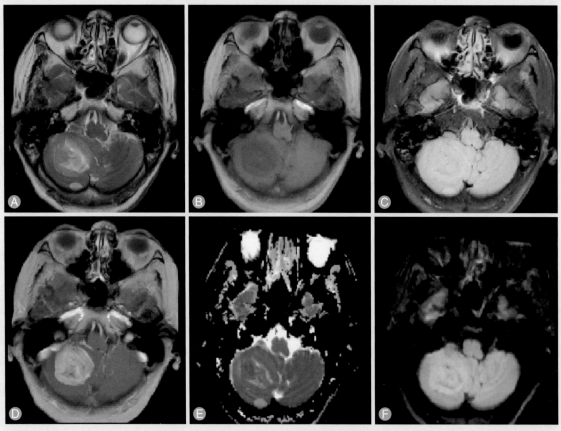

A. 轴位 T₂WI；B. 轴位 T₁WI；C. 轴位 T₂-FLAIR；D. 轴位 T₁WI 增强；E. 轴位 ADC；F. 轴位 DWI。右侧小脑两个细胞密度及强化方式不同的病灶，体现了肿瘤的异质性

图1-1-7 弥漫性胶质瘤MRI

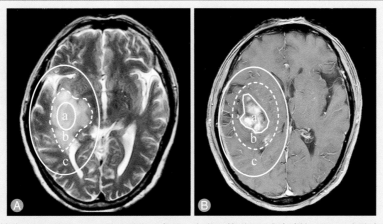

A. 轴位T₂WI；B. 轴位T₁WI增强。a区明显强化，病理上有微血管增生及假栅栏坏死区，为肿瘤核心，但是这种强化特异性不高，本例容易误诊断淋巴瘤；b区T₂WI异常高信号区无强化，病理以肿瘤细胞为主，夹杂残留的神经元及胶质细胞，该区也就是不强化的肿瘤区（"塑形征"），该区充分体现了弥漫性胶质瘤的本质特点，塑形性生长无强化，也可表现为肿块样生长无强化，这也是区别淋巴瘤的特点；c区内无异常信号区（异常信号b区以外0～20mm），为肿瘤浸润区，以正常脑组织为主，混杂着部分浸润的肿瘤细胞

图1-1-8　胶质母细胞瘤MRI

（二）弥漫性胶质瘤的组织学评估

弥漫性胶质瘤的组织学评估主要依据：①细胞核异型性，核浆比；②核分裂象（反应细胞增生活性）；③微血管增生；④坏死。

以星形细胞为例：具有上述①的为Ⅱ级弥漫性星形细胞瘤；同时具有①和②为间变性星形细胞瘤，可见间变的特点为高核分裂、高增生活性，直接结果就是高密度细胞区域产生；具备3点以上就是胶质母细胞瘤，可见胶质母细胞瘤的特点为微血管增生和（或）坏死。在少突胶质细胞谱系肿瘤中，由于没有Ⅳ级肿瘤，间变性少突胶质细胞瘤可同时具有核分裂象多、微血管增生、坏死改变。

组织学改变相关的影像学表现如下。

（1）细胞核异型性：影像学无法评估，这时更多是通过弥漫性生长模式产生的"塑形征"来确定弥漫性胶质瘤。

（2）高核分裂象：高细胞增生活性，直接的结果就是出现局部或全部的细胞高密度区，DWI序列可以评估这个病理变化（图1-1-9）。

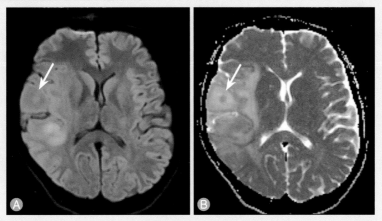

A. 轴位DWI；B. 轴位ADC。低细胞密度区中的高细胞密度结节（箭头），反映间变

图1-1-9　弥漫性胶质瘤（高核分裂）MRI

（3）微血管增生：高级别弥漫性胶质瘤细胞增生快，细胞密度高，易形成肿瘤缺氧微环境。肿瘤缺氧微环境会导致肿瘤细胞及间质细胞缺氧诱导因子升高，进而引起缺氧相关基因表达增加如血管内皮生长因子升高，最终使肿瘤血管生成、血管通透性增加（新形成的肿瘤新生血管幼稚，无神经及平滑肌，基底膜不完整，无血脑屏障）（图1-1-10，文后彩图1-1-10），影像学表现为造影剂外渗，组织强化，从轻度强化到明显强化（新生血管密度和成熟度不同，通透性不同），常见"磨玻璃样"中等强化。脑内强化取决于血管"漏"造影剂的程度，一般用血管通透性或血脑屏障破坏表示（图1-1-11，文后彩图1-1-11B）。

除强化外，肿瘤缺氧相关微血管增生直接增大了肿瘤血管床，导致肿瘤高灌注。

灌注是指血流从动脉向毛细血管网灌注然后汇入静脉的过程。计算模型比较复杂，影响因素多，以常用的脑血流量来说，在流量公式为$Q=SV$中，Q是流量，S是横截面积，即断面的血管腔横截面积，V是血流速度。在脑肿瘤中，血流速度变化不大，可见灌注大小主要取决于断面的血管横截面积，也就是血管的多少和功能状态（扩张/收缩导致的管径变化）。低级别胶质瘤血管横截面积小，呈低灌注（图1-1-12，文后彩图1-1-12）；高级胶质瘤血管横截面积大，呈高灌注（图1-1-13,文后彩图1-1-13）。极其幼稚的血管，血管通透性会严重升高，可以导致红细胞漏出，从而产生少量出血（图1-1-14）。

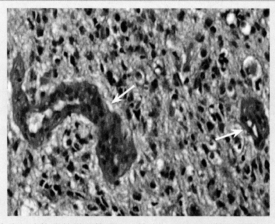

病理显示多层内皮细胞构成的微血管增生（箭头），这种血管是幼稚的，基底膜不完整

图 1-1-10 弥漫性胶质瘤病理组织学检查（HE，×200）

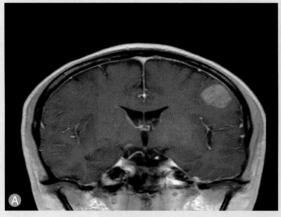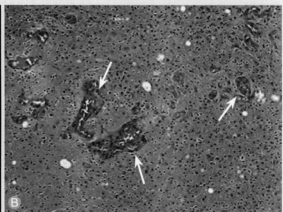

A. 冠状位 MRI-T_1WI 增强，"磨玻璃样"强化；B. 病理显示明显微血管增生（箭头），无坏死

图1-1-11 弥漫性胶质瘤（胶质母细胞瘤）MRI和病理组织学检查（HE，×100）

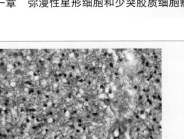

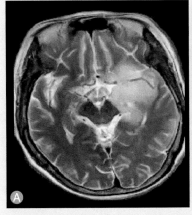 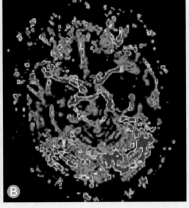 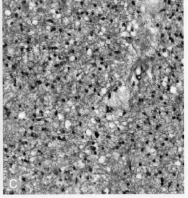

A. 轴位 T_2WI，低级别弥漫性胶质瘤；B. 轴位 PWI-CBV，呈低灌注；C. 病理显示无微血管增生，血管少，血管横截面积小

图 1-1-12　低级别弥漫性胶质瘤 MRI 和病理组织学检查（HE，×100）

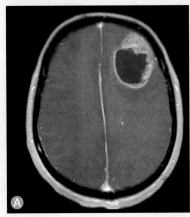 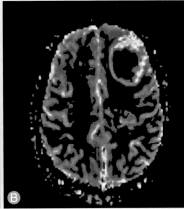 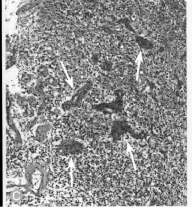

A. 轴位 T_1WI 增强，"磨玻璃样"强化，反映血管通透性升高；B. 轴位 PWI-CBV，高灌注；C. 病理显示明显微血管增生（箭头），肿瘤血管床增大，血管腔横截面积增大

图1-1-13　高级别弥漫性胶质瘤（胶质母细胞瘤）MRI和病理组织学检查（HE，×100）

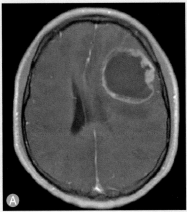 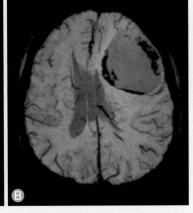

A. 轴位 T_1WI 增强，胶质母细胞瘤不规则"花环样"强化；B. 轴位 SWI，少量出血

图1-1-14　高级别弥漫性胶质瘤（胶质母细胞瘤）MRI

（4）假栅栏状坏死：影像学显示的坏死都是融合性大片坏死，无法显示镜下显微结构的假栅栏坏死，但坏死可以诱发局部炎症，使血管通透性升高，导致不同程度强化。实际上坏死和微血管增生常并存，不易评估，有时磁共振波谱（magnetic resonance spectroscopy，MRS）脂质（Lip）峰会有帮助（图1-1-15，文后彩图1-1-15C）。

中央大的坏死由微坏死融合而成，影像学可见中央T_2WI脑脊液样高信号不强化区，大量坏死细胞破裂释放溶酶体酶等炎症介质诱发炎症，导致坏死周围薄带状组织内血管通透性明显升高、血管扩张、造影剂外渗，从而形成线样明显强化，表现为"内环征""拉丝征""花环征""外环征"及"磨玻璃样"强化等（图1-1-16，图1-1-17，图1-1-18）。

"内环征"：肿瘤坏死相关的炎症引起坏死区周围线状的血管通透性增加，"漏"造影剂增加，常见于胶质母细胞瘤，还可见于脑膜瘤和亚急性脑梗死。

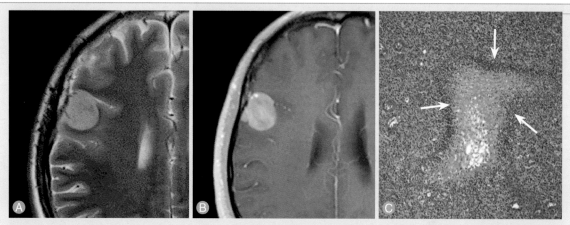

A.轴位T_2WI，假栅栏状坏死区在T_2WI像上未见明显表现；B.轴位T_1WI增强，坏死诱发炎症导致血管通透性升高，可表现强化，但与微血管增生表现重叠；C.病理显示假栅栏状坏死为镜下微结构（箭头）

图1-1-15　高级别弥漫性胶质瘤（胶质母细胞瘤）MRI和病理组织学检查（HE，×100）

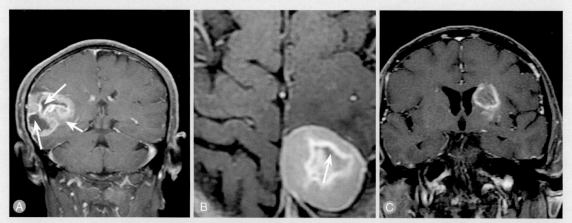

A.冠状位T_1WI增强，胶质母细胞瘤坏死区周围相关炎症线带状明显强化（"内环征"，箭头），外围反映微血管增生的磨"玻璃样"强化（短箭头）；B.轴位T_1WI增强，脑膜瘤"内环征"（箭头），本例为梗死诱发周围炎症，血管高通透，造影剂漏出增多；C.冠状位T_1WI增强，亚急性脑梗死，梗死诱发周围脑组织炎症，血管通透性升高，造影剂外漏呈环形强化

图1-1-16　"内环征"

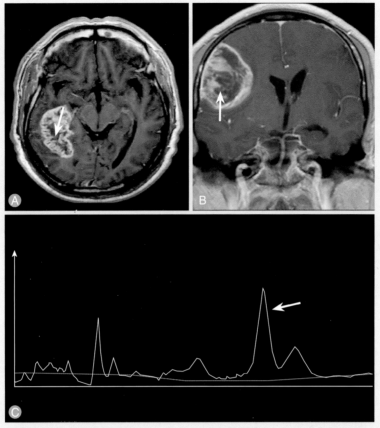

A. 轴位 T₁WI 增强；B. 冠状位 T₁WI 增强；C.MRS。"拉丝征"和"花环征"：无数微小坏死融合成大坏死，这种"崩塌"式坏死具有血运选择性，大分支血管周围的薄层组织一般血运足，不易坏死，表现为坏死相关炎症的线样强化，组织血运差、坏死彻底的则无强化，二者表现为丝丝拉拉的"毛刷状"强化，即"拉丝征"（图 A、图 B 箭头）；坏死在 MRS 上出现高大 Lip/Lac 峰（图 C 箭头）

图1-1-17　"拉丝征""花环征"

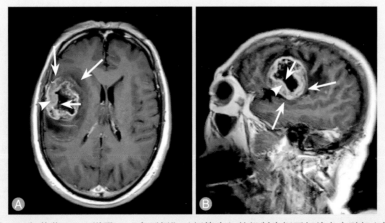

A. 轴位 T₁WI 增强；B. 矢状位 T₁WI 增强。"内环征"（短箭头）的机制为坏死相关炎症引起血管高通透性，从而引起造影剂外漏。外层"磨玻璃样"强化（三角箭头）的机制为微血管增生，幼稚血管高通透性"漏"造影剂。肿瘤的微血管增生有区域性的差异，一般认为微血管增生区外缘血管增生最活跃，新生血管更多更幼稚，通透性更高，强化更明显，表现为"外环征"（箭头）

图1-1-18　"内环征""外环征"

（三）影响影像学表现的其他病理现象及组织结构

1.肿瘤相关炎症：肿瘤中浸润的炎症细胞是机体对肿瘤的防御反应，在肿瘤的发展中既可促进肿瘤生长，也可抑制肿瘤生长。

（1）脊索样胶质瘤：病理中有大量淋巴细胞浸润。推测由于肿瘤血脑屏障发育不完善、炎症细胞浸润等因素引起低级别肿瘤的大水肿与高强化（图1-1-19）。

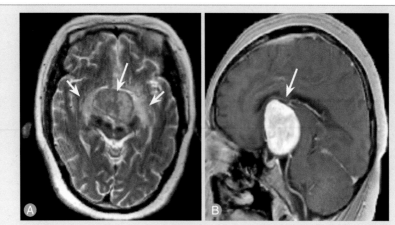

A. 轴位 T_2WI，大水肿（短箭头），实体肿瘤（箭头）；B. 矢状位 T_1WI 增强，高强化（箭头）

图1-1-19 脊索样胶质瘤相关炎症MRI

（2）神经节细胞胶质瘤：病理检查显示淋巴细胞浸润，LCA5%（LCA为淋巴细胞标志物），大量淋巴细胞浸润引起低级别肿瘤大水肿和高强化（图1-1-20，文后彩图1-1-20E）。

（3）间变性星形细胞瘤：大水肿，高强化，病理上类似淋巴瘤的血管周围淋巴套使血脑屏障破坏，引起水肿和强化。组织学镜下可见血管周围淋巴细胞浸润形成血管套（图1-1-21，文后彩图1-1-21C，文后彩图1-1-21D）。

多形性黄色瘤型星形细胞瘤、神经节细胞胶质瘤、脊索样胶质瘤、肥胖型星形细胞瘤、高级别胶质瘤在病理上经常见到肿瘤相关炎症细胞浸润及血管周围淋巴套形成。炎症的本质是以血管为中心的防御反应；基本病理改变是渗出，血脑屏障打开；影像学结果是大水肿，高强化。

肿瘤相关炎症本身与肿瘤恶性程度无关，但其会破坏血脑屏障，引起影像学出现明显大水肿、高强化，继而干扰肿瘤影像评估。

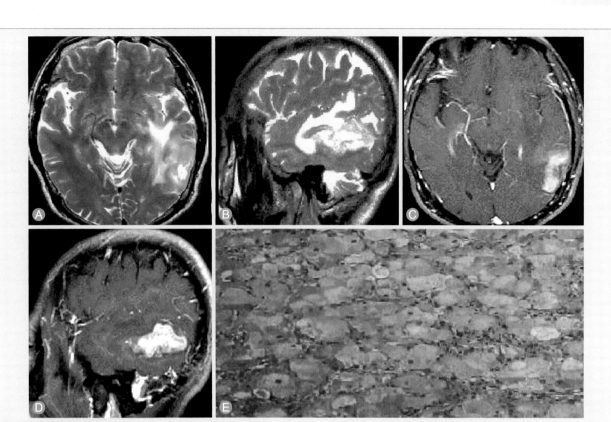

A. 轴位 T₂WI；B. 矢状位 T₂WI；C. 轴位 T₁WI 增强；D. 矢状位 T₁WI 增强；E. 病理显示肿瘤细胞间见大量淋巴细胞浸润

图1-1-20　神经节细胞胶质瘤肿瘤相关炎症MRI和病理组织学检查（HE，×200）

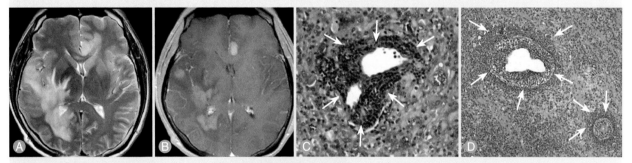

A. 轴位 T₂WI；B. 轴位 T₁WI 增强；C. 病理显示间变性星形细胞瘤血管周围淋巴细胞浸润形成血管套（箭头）；D. 病理显示弥漫大 B 淋巴瘤血管周围淋巴细胞浸润形成血管套（箭头）

图1-1-21　间变性星形细胞瘤和弥漫大B淋巴瘤的MRI及病理组织学检查（HE，×200）

2.坏死相关炎症：组织坏死后，细胞破裂，细胞内容物释放，溶酶体酶等炎症介质引起邻近坏死区血管通透性增加，反应性充血，动员巨噬细胞等清除坏死物质，这个过程引起的坏死区周围血管高通透会使造影剂外漏，形成明显线样强化或表现为"内环征"。坏死相关炎症具有明显的时间相关性，随着时间推移，炎症先逐渐加重后慢慢消退。

（1）单时相坏死相关炎症：肿瘤梗死或一次大块坏死，在血供均等的情况下，肿瘤坏死区周围形成的反应性炎症充血出血带及内环强化在时间及程度上均匀一致。T₁WI增强扫描表现为强化程度较均匀一致的"内环征"（图1-1-22）。常见于脑膜瘤、淋巴瘤、部分胶质母细胞瘤。

（2）多时相坏死相关炎症：因为肿瘤坏死的时间及部位不同，肿瘤坏死程度也有差别，诱发炎症的时间及强度各异，肿瘤坏死区周围形成的反应性炎症充血出血带及内环强化在时间及程度上不均匀，有强有弱，常见于胶质母细胞瘤（图1-1-23）。

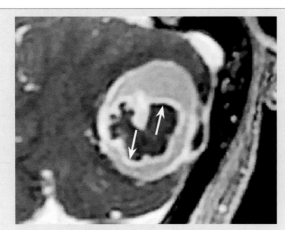

轴位 T_1WI 增强，"内环征"（箭头）

冠状位 T_1WI 增强，强化程度不一致的"内环征"，部分强化明显（箭头），部分炎症不明显强化偏轻（短箭头）

图1-1-22 脑膜瘤单时相坏死相关炎症MRI　　**图1-1-23 胶质母细胞瘤多时相坏死相关炎症MRI**

3.血脑屏障、水肿和强化，具体如下。

（1）血脑屏障（blood brain barrier，BBB）：除了一些脂溶物质，一般情况下血脑屏障对大多数物质是不通透的，常见的葡萄糖、氨基酸等代谢物通过细胞膜上的特殊转运蛋白运输。血脑屏障内皮细胞紧密连接可以通过介质调节开放与关闭（图1-1-24，文后彩图1-1-24）。血脑屏障与影像学上的水肿和强化关系密切。

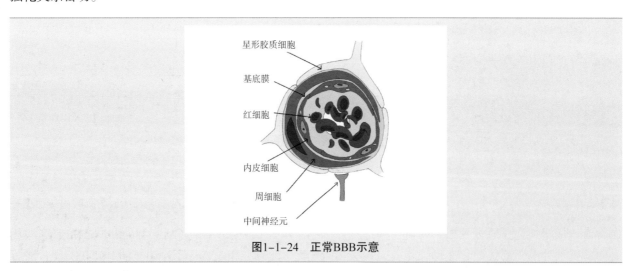

图1-1-24 正常BBB示意

（2）水肿：一般指细胞外间隙的水分增多或分布异常。

脑血管内外液体分布取决于：①毛细血管静水压；②血浆胶体渗透压；③组织液静水压；④组织液胶体渗透压；⑤脑血管通透性，也就是血脑屏障通透能力。②③④基本不会变化，脑血管内外液体分布主要取决于①⑤，特别是脑血管通透性。

当肿瘤血脑屏障完整时，一般没有水肿，如低级别弥漫性星形细胞瘤无明显水肿，但伴发炎症可有水肿；高级别胶质瘤水肿程度不等，也可以完全无水肿，完全无水肿时有助于与淋巴瘤鉴别。图1-1-25是一例间变性星形细胞瘤，无水肿。

在弥漫性胶质瘤中要重视水肿与不强化肿瘤实质区（常呈"塑形征"）的鉴别。

不强化肿瘤实质区呈圆形、分叶状、弧形等，皮质和白质都可累及。水肿呈爪形蔓延，沿白质纤维束更明显（图1-1-26）。不强化肿瘤实质区（"塑形征"区）DWI一般呈等或高信号，而水肿呈低信号。

（3）强化：T_1WI强化机制为质子-电子双极-双极质子弛豫增强效应，钆剂不成对电子引起局部磁场波动，使质子弛豫增强，进而导致T_1WI值缩短。这个效应的前提是质子与钆剂不成对电子距离在3埃米（0.3 nm）以内。由于血管内钆剂的不成对电子隔着血管壁（微米级），距离细胞外组织间液中质子太远（远大于3 Å），弛豫增强效应无法产生，即不会出现细胞外组织间液的强化。如果出现肉眼可见的强化，则意味着血脑屏障破坏，造影剂漏入组织间液。强化的最主要影响因素是血脑屏障破坏的程度（图1-1-27，文后彩图1-1-27）。

低级别胶质瘤不破坏血脑屏障，不强化。少数低级别胶质瘤并发炎症，破坏血脑屏障会强化，如前面提到的脊索样胶质瘤和神经节细胞胶质瘤等。高级别胶质瘤可通过多种机制强化，常见如前面提到的微血管增生与坏死相关炎症等。

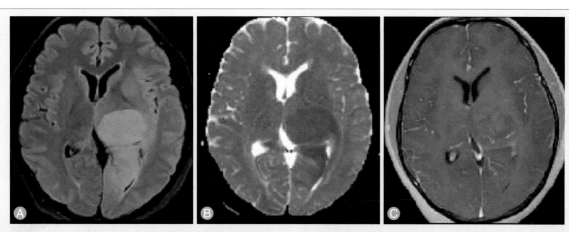

A. 轴位 T_2-FLAIR，周围无水肿；B. 轴位 ADC，弥散受限；C. 轴位增强，不均匀轻度强化

图1-1-25　间变性星形细胞瘤MRI

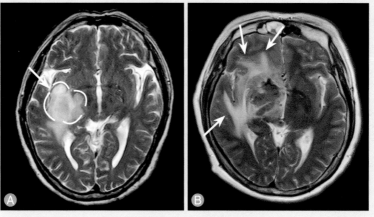

A. 轴位 T_2WI，分叶状（白线），"黑线征"（箭头）；B. 轴位 T_2WI，爪形水肿（箭头）

图1-1-26　弥漫性胶质瘤MRI

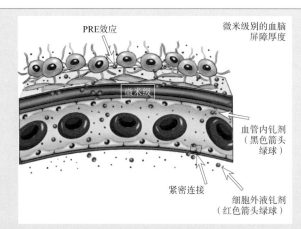

钆剂（绿球）、血管内钆剂（黑色箭头所指绿球）、细胞外液钆剂（红色箭头所指绿球）、细胞外液水质子（蓝点）、血管内水质子（红点）、微米级别的血脑屏障厚度（白色框）

图1-1-27　组织 T_1WI 强化模式示意

胶质瘤强化机制：本质为钆剂从血管内漏到组织间液，引起组织水弛豫改变，具体表现如下。

（1）无血脑屏障，如PA，通常认为其血管内皮为有孔内皮，造影剂渗漏到细胞外间隙致明显强化，非血脑屏障破坏（图1-1-28）。

（2）微血管增生，血管幼稚，血脑屏障不完善，如胶质母细胞瘤强化机制多样，幼稚血管血脑屏障不完善是其主要原因（图1-1-29）。

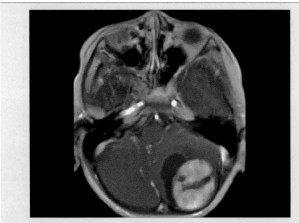

轴位 T_1WI 增强，毛细胞型星形细胞瘤为有孔内皮，漏钆强化

图1-1-28　毛细胞型星形细胞瘤MRI

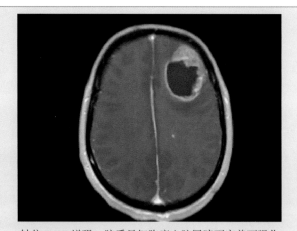

轴位 T_1WI 增强，胶质母细胞瘤血脑屏障不完善而强化

图1-1-29　胶质母细胞瘤MRI

（3）肿瘤浸润或相关炎症引起BBB破坏，血管通透性增加，如神经节细胞胶质瘤（图1-1-30）。

（4）化学介质介导的血管通透性增加，如胶质母细胞瘤坏死区旁强化（图1-1-31），可见"内环征"（反映坏死相关炎症），同时见"磨玻璃样"强化（反映微血管增生，幼稚血管通透性增加）。

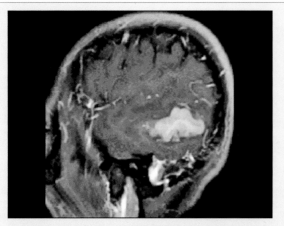

矢状位 T$_1$WI 增强，肿瘤浸润或相关炎症明显强化

图 1-1-30　神经节细胞胶质瘤 MRI

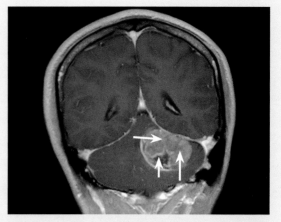

冠状位 T$_1$WI 增强，"内环征"（短箭头），"磨玻璃样"强化（箭头）

图1-1-31　胶质母细胞瘤MRI

（四）常见成像序列评价的病理特征

1.T$_1$WI、T$_2$WI：反映组织含水量，出血，钙化等。

2.DWI、ADC：反映细胞增生活性，细胞密度，核浆比等，一般随肿瘤级别增高，DWI增高/ADC降低。

3.T$_2$-FLAIR：评估胶质瘤实质非强化部分及周围水肿等，现代脑外科术前评估越来越重视肿瘤非强化区的评估。

4.增强：评估血管通透性（血脑屏障破坏程度），可反映高级别肿瘤幼稚血管增生程度及血管高通透性。

5.灌注：评估肿瘤血管床及血管通透性，即反映高级别肿瘤中的微血管增生所致的肿瘤血管床扩增及血管高通透性。

6.MRS：肿瘤代谢信息（如细胞膜转换，神经元损伤，代谢重编程即代谢模式改变，缺氧，坏死等）。

【未来方向】

弥漫性中线胶质瘤*H3K27M*突变型为WHO Ⅳ级，是第一个以分子为主而不依赖组织学定级的肿瘤。分子为主组织学为辅的模式是精准医学的发展方向，未来会有越来越多的肿瘤采用这种模式命名，如组织学表现为Ⅱ级的弥漫性胶质瘤，只要具备相应分子改变就可以直接定Ⅳ级，这给传统依赖组织学的肿瘤影像学评估带来了新的挑战。

（李建业）

第二节 弥漫性星形细胞瘤（*IDH*突变型）

【临床资料】

患者男性，49岁，反复发作性抽搐1年。

【影像学检查】

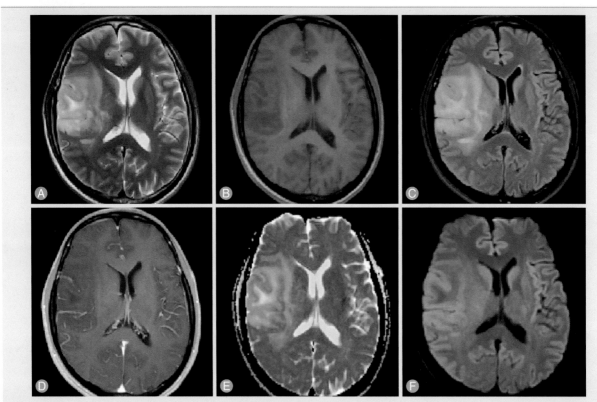

A. 轴位 T$_2$WI；B. 轴位 T$_1$WI；C. 轴位 T$_2$-FLAIR；D. 轴位 T$_1$WI 增强；E. 轴位 ADC；F. 轴位 DWI

图1-2-1 头颅MRI

【解析思路】

1.临床特征：患者为中年男性，长期癫痫发作。

2.影像学特点：右额岛叶皮层及白质增厚、肿胀、僵硬感，即"塑形征"，T$_2$WI呈高信号，内见多发T$_2$WI更高信号小结节，DWI呈等低信号，增强扫描无明显强化（图1-2-1）。

3.定位：右额岛叶皮层及皮层下白质。

4.定性：低级别弥漫性胶质瘤？

【可能的诊断】

1.少突胶质细胞瘤

支持点：中年男性，癫痫，额颞叶皮层肿瘤，少突胶质细胞瘤与弥漫性星形细胞瘤同属于低级别弥漫性胶质瘤，影像学表现有较大重叠。

不支持点：未见钙化。

2.病毒性脑炎

支持点：癫痫，皮层肿胀，可疑"刀切征"。

不支持点：病程长，症状轻，不符合病毒性脑炎临床改变，病变内部见多发T₂WI更高信号结节，表现出空间异质性，符合肿瘤性病变特点。炎症的特点是临床表现相对重，影像学表现相对轻，胶质瘤的特点是影像学表现相对重，临床表现相对轻。

3.弥漫性星形细胞瘤

支持点：长期癫痫发作。影像学可见"塑形征"，呈肥厚、肿胀、僵硬感，内见多发T₂WI更高信号小结节，DWI无受限，无强化。

不支持点：无。

【病理学诊断】

1.组织学诊断：镜下见肿瘤细胞呈弥漫浸润性生长，细胞密度低，核分裂象少于1个/10 HPF，部分可见核周空晕，组织形态学符合弥漫性星形细胞瘤（图1-2-2，文后彩图1-2-2）。分级：WHO Ⅱ级。

2.分子特征：*IDH1*突变（免疫组化检查+Sanger测序），*IDH2*未突变（Sanger测序），*BRAFV600E*未突变（免疫组化检查+荧光定量PCR），1p/19q未共缺失（FISH检测），*MGMT*蛋白阳性表达率5%（免疫组化检查），*H3K27M*未突变（免疫组化检查），*H3K27M*未缺失（免疫组化检查），*ATRX*未突变（免疫组化检查），*TERT*未突变（免疫组化检查），Ki-67阳性率5%（免疫组化检查），*P53*阳性表达率3%（免疫组化检查）。

3.其他免疫组化：GFAP（＋），Olig-2（＋），CD34（血管+），EMA（－），NeuN（神经元+）。

4.病理结果：（右额颞叶肿瘤）弥漫性星形细胞瘤，*IDH*突变型。

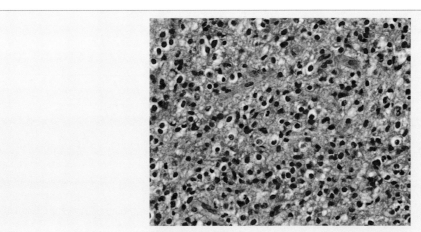

图1-2-2 弥漫性星形细胞瘤（*IDH* 突变型）病理组织学检查（HE，×200）

【讨论】弥漫性星形细胞瘤

1.概述：弥漫性星形细胞瘤（diffuse astrocytoma，DA），*IDH*突变型，WHO Ⅱ级，属于低级别弥漫性胶质瘤。

2.病理组织学：细胞核有异型性，一般无或少核分裂象，细胞密度不高，无微血管增生及坏死。弥漫浸润性生长，边界不清。可有黏液及微囊变。

3.分子病理：异柠檬酸脱氢酶是线粒体三羧酸循环关键酶，可催化异柠檬酸脱羧成 α-酮戊二酸，常见突变类型有*IDH1*突变、*IDH2*突变、*IDH3*突变，常见突变位于*IDH1R132H*，产生致癌代谢产物2-羟基戊二酸，抑制DNA及组蛋白去甲基化酶，导致高甲基化表型（表观遗传学），影响基因表达致癌。*IDH*突变型致癌通路肿瘤一般较温和，恶性度低，预后好，生存期长，常见分子事件：*ATRX*突变、*TP53*突变等。

4.临床表现：好发于30~40岁，一般以癫痫为主要表现，也可出现非特异性头晕、头痛等（一般以癫痫等刺激症状为主，少见神经缺失症状，反映塑形性生长而较少破坏原有脑结构的生长特点）。

5.影像学特点：①水含量多及黏液微囊背景，T_1WI低信号、T_2WI高信号；②细胞密度不高，DWI等低信号，ADC值等高；③无微血管增生及坏死，一般不强化，少数轻度强化；④弥漫浸润性生长：肿瘤细胞沿原有结构如神经纤维束、神经元、血管周围、软脑膜下生长而不明显破坏原有结构，导致脑结构肿胀、增厚、僵硬，形成"塑形征"，Ⅱ级弥漫性胶质瘤的生长特点为肿胀增厚而非形成明显肿块；⑤局部空间异质性：肿瘤各部分不一致性，表现为T_2WI高信号背景下的多发T_2WI更高信号结节灶；⑥PWI：无微血管增生，肿瘤血管床面积小，一般呈低灌注（图1-2-3，文后彩图1-2-3）；⑦MRS：细胞增生加快，膜转换加快，Cho增高，神经元损伤，NAA下降，Cho/NAA的值为2~4，细胞无明显崩解坏死，Lip峰无升高，代谢模式以有氧氧化为主，Lac峰无升高，有报道2-羟基戊二酸峰（2HG，2.25 ppm）对*IDH*突变型弥漫性星形细胞瘤具有较高的预测价值（图1-2-4，文后彩图1-2-4）；⑧水肿与占位效应无或轻（图1-2-5）。

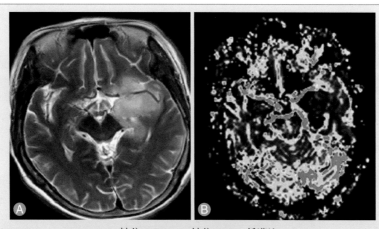

A. 轴位 T_2WI；B. 轴位 PWI，低灌注

图1-2-3 弥漫性星形细胞瘤（*IDH*突变型）MRI

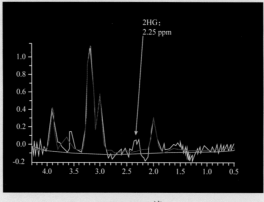

MRS-2HG 峰

图1-2-4 弥漫性星形细胞瘤（*IDH* 突变型）MRS

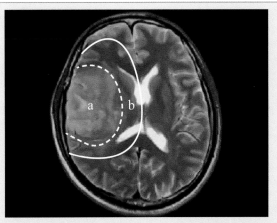

轴位 T$_2$WI，a 区是 MRI 异常信号区，病理以肿瘤细胞为主，夹杂残留的神经元及胶质细胞，b 区为肿瘤可能浸润区，以正常脑组织为主，混杂着部分浸润的肿瘤细胞，肿瘤细胞呈"潜伏、散兵游勇"状态，一般认为 MRI 异常信号外 20 mm 范围内都是有肿瘤细胞浸润的，视周围的组织结构不同及肿瘤浸润能力不同浸润宽度有所变化，有的可以沿白质纤维束跨脑叶浸润形成多灶病变，这就是肿瘤的弥漫浸润性生长，易造成手术残留，实虚线之间的区域残留的肿瘤干细胞可导致复发，影像学边界远不能反映肿瘤真实浸润范围。在非弥漫浸润性胶质瘤如毛细胞型星形细胞瘤中，一般绿线的影像学边界基本代表肿瘤边界

图 1-2-5　弥漫性星形细胞瘤（*IDH* 突变型）MRI

【拓展病例】

病例1　少见类型：患者女性，56岁，反复头晕1个月。弥漫性星形细胞瘤，*IDH*突变型。部分结节状明显强化，推测其是因为肿瘤相关炎症破坏血脑屏障引起（图1-2-6）。

病例2　患者男性，55岁，反复头晕12年。弥漫性星形细胞瘤，*IDH*突变型。"塑形征"（颞叶内侧肿胀、肥厚、僵硬），异质性（侧脑室颞角前圆形结节）（图1-2-7）。

病例3　患者男性，29岁，头痛6个月。弥漫性星形细胞瘤，*IDH*突变型。胶质瘤病（2016年版之前版本）生长模式（弥漫浸润累及多脑叶）（图1-2-8）。

2016年版之前的中枢神经系统肿瘤分类认为的脑内广泛浸润（包括3个以上脑叶）、通常双侧生长及经常累及幕下结构的大脑胶质瘤病在2016年版中不再作为一个独立的诊断（即已删除），而作为弥漫性胶质瘤一种特殊的播散模式。

病例4　患者男性，38岁，间断肢体抽搐半月。病理呈弥漫性星形细胞瘤，*IDH*突变型。"T$_2$-FLAIR 错配征"型（图1-2-9）。

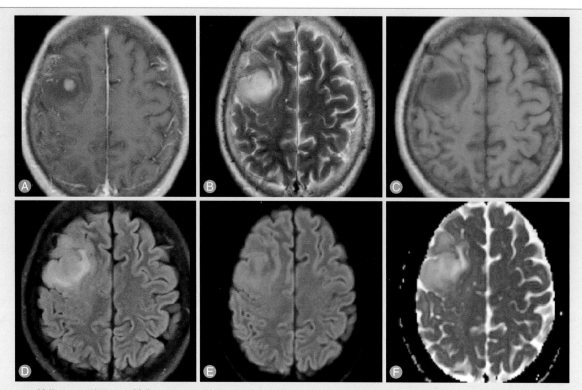

A. 轴位 T₁WI 增强；B. 轴位 T₂WI；C. 轴位 T₁WI；D. 轴位 T₂-FLAIR；E. 轴位 DWI；F. 轴位 ADC。肿瘤相关炎症

图1-2-6　弥漫性星形细胞瘤（*IDH*突变型）MRI

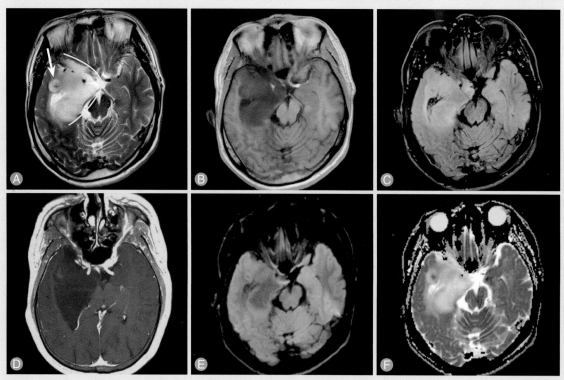

A. 轴位 T₂WI，"塑性征"（白线），异质性（箭头）；B. 轴位 T₁WI；C. 轴位 T₂-FLAIR；D. 轴位 T₁WI 增强；E. 轴位 DWI；F. 轴位 ADC。"塑形征"

图1-2-7　弥漫性星形细胞瘤（*IDH*突变型）MRI

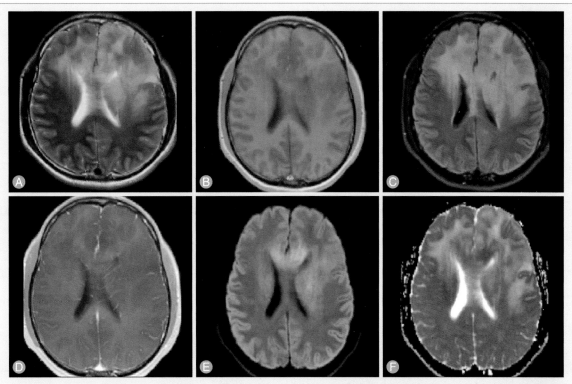

A. 轴位 T_2WI；B. 轴位 T_1WI；C. 轴位 T_2-FLAIR；D. 轴位 T_1WI 增强；E. 轴位 DWI；F. 轴位 ADC。累及多个脑叶

图1-2-8 弥漫性星形细胞瘤（*IDH*突变型）MRI

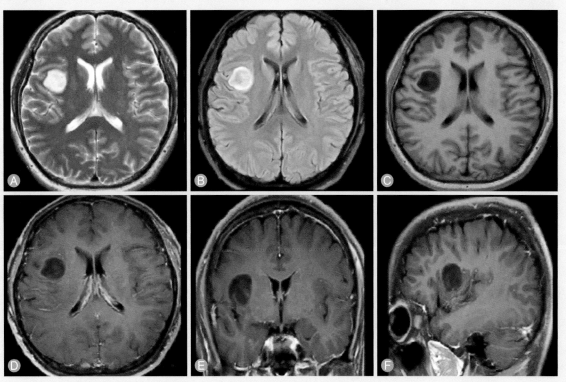

A. 轴位 T_2WI；B. 轴位 T_2-FLAIR；C. 轴位 T_1WI；D. 轴位 T_1WI 增强；E. 冠状位 T_1WI 增强；F. 矢状位 T_1WI 增强。"T_2-FLAIR 错配征"

图1-2-9 弥漫性星形细胞瘤（*IDH*突变型）MRI

"T₂-FLAIR错配征"型，根据文献报道的*IDH*突变型弥漫性星形细胞瘤特征性影像学标准，可区别于*IDH*野生型弥漫性星形细胞瘤及少突胶质细胞瘤，标准定义如下。

（1）T_2WI均匀的明显高信号。

（2）T_2-FLAIR周边薄环形高信号，内部主体信号低于周边，可能反映了长病程相关的肿瘤黏液微囊变性。

未来直接评估分子突变相关的影像学变化可能是一个研究方向，如评估*IDH*突变的MRS异常代谢产物2-羟基戊二酸峰，"T₂-FLAIR错配征"等。

【典型征象】

1. "塑形征"（弥漫性胶质瘤基本特点）：脑回增厚、肿胀、僵硬感。WHO Ⅱ级弥漫性胶质瘤表现为脑回肿胀而非肿块，WHO Ⅱ~Ⅲ级表现为边界模糊的浸润生长模式（图1-2-10）。

2. 肿瘤空间异质性：T_2WI高信号中的T_2WI更高信号结节（图1-2-11）。

3. T_2WI明显高信号，反映肿瘤黏液微囊变，也是常见征象（图1-2-12）。

4. "T₂-FLAIR错配征"（图1-2-13）。

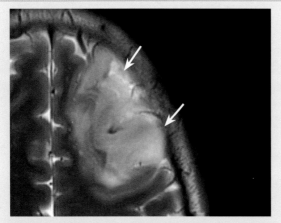

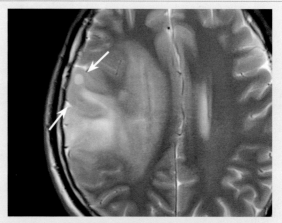

轴位 T_2WI，"塑形征"（箭头）   轴位 T_2WI，空间异质性（箭头）

图 1-2-10 弥漫性星形细胞瘤（*IDH* 突变型）MRI   图 1-2-11 弥漫性星形细胞瘤（*IDH*突变型）MRI

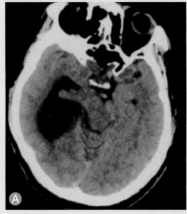
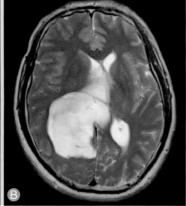
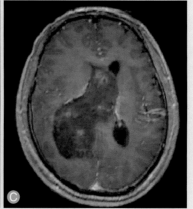

A. 轴位 CT；B. 轴位 T_2WI；C. 轴位 T_1WI 增强。肿瘤黏液微囊变

图 1-2-12 弥漫性星形细胞瘤（*IDH* 突变型）CT 图像和 MRI

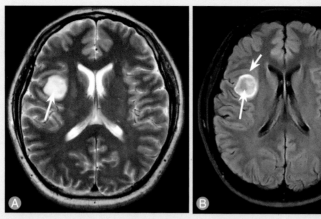

A. 轴位 T$_2$WI，均匀明显高信号（箭头）；B. 轴位 T$_2$-FLAIR，周边薄环形高信号（短箭头），内部主体信号（箭头）低于周边

图1-2-13　弥漫性星形细胞瘤（IDH突变型）MRI

【诊断要点】

1.弥漫性星形细胞瘤，IDH突变型，WHO Ⅱ级，属于弥漫性胶质瘤。

2.临床好发于30~40岁，一般以癫痫为主要表现。

3.影像学表现为塑形脑回增厚，呈T$_1$WI低信号、T$_2$WI高信号，DWI信号不高，一般无明显强化，等低灌注，特异征象"塑形征"。

4.IDH突变型特征性表现为"T$_2$-FLAIR错配征"和MRS上2-羟基戊二酸峰（2HG，2.25 ppm）。

（李建业）

第三节 间变性星形细胞瘤（*IDH*突变型）

【临床资料】

患者男性，31岁，发作性左侧肢体麻木1周。

【影像学检查】

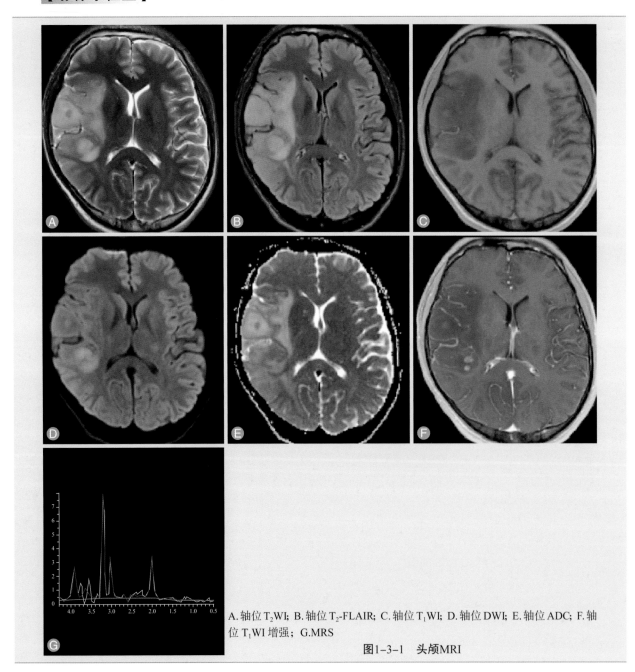

A.轴位 T_2WI；B.轴位 T_2-FLAIR；C.轴位 T_1WI；D.轴位 DWI；E.轴位 ADC；F.轴位 T_1WI 增强；G.MRS

图1-3-1　头颅MRI

【解析思路】

1.临床特征：患者为青年男性，急性发作感觉型癫痫。

2.影像学特点：右额岛叶皮层及白质肥厚、肿胀、僵硬感，呈"塑形征"。T_2WI呈高信号，内见T_2WI偏低信号结节灶，结节在DWI呈高信号，ADC值减低。增强扫描大部分不强化，DWI高信号结节灶强化。MRS显示Cho增高，NAA减低，Cho/NAA的值升高（图1-3-1，文后彩图1-3-1G）。

3.定位：右额岛叶。

4.定性：病灶表现空间异质性，为肿瘤性病变，有"塑形征"，考虑弥漫性胶质瘤，高级别还是低级别？

【可能的诊断】

1.弥漫性星形细胞瘤

支持点：年轻，癫痫发作，"塑形征"，增强扫描大部分不强化。

不支持点：病灶内有细胞致密区及强化结节，考虑局部肿瘤组织间变，不符合单纯Ⅱ级弥漫性星形细胞瘤改变。

2.间变性少突星形细胞瘤

支持点：癫痫，累及额叶皮层。

不支持点：未见典型钙化，强化局限。

3.病毒性脑炎

支持点：年轻，癫痫，脑回肿胀，类似"刀切征"。

不支持点：临床症状轻，无发热等，致密结节样表现不是炎症特点。

4.间变性星形细胞瘤

支持点：癫痫，"塑形征"，致密结节DWI呈高信号，并强化。

不支持点：无。

【病理学诊断】

1.组织学诊断：弥漫性胶质瘤，部分区域细胞密集、增生活跃，核分裂约3个/10 HPF，符合间变性星形细胞瘤（图1-3-2，文后彩图1-3-2）。分级：WHO Ⅲ级。

2.分子特征：*IDH1R132H*突变（测序+免疫组化检查），*IDH2R172*未突变（测序），1p/19q未共缺失（FISH检测），*BRAF*未突变（测序+免疫组化检查），*MGMT*基因启动子区域平均甲基化水平为42%（测序），Ki-67阳性率为20%（免疫组化检查），*P53*阳性表达率高于90%（免疫组化检查）。

3.其他免疫组化：GFAP（＋），Olig-2（＋），Syn（＋），CD34（血管+），NeuN（神经元+），EMA（部分+）（备注：分型参照2016年版WHO中枢神经系统肿瘤分类）。

4.病理结果：间变性星形细胞瘤，*IDH*突变型。

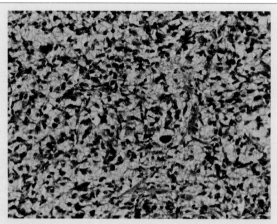

图1-3-2　间变性星形细胞瘤（*IDH*突变型）病理组织学检查（HE，×200）

【讨论】间变性星形细胞瘤

1.概述：间变性星形细胞瘤（anaplastic astrocytoma，AA），*IDH*突变型，WHO Ⅲ级。

2.病理组织学：细胞核明显异型性，核分裂象多，一般以＞2个/10 HPE为诊断标准，细胞密度高，无微血管增生及组织学坏死；弥漫浸润性生长，边界不清。与Ⅱ级弥漫性星形细胞瘤对比，最大特点为细胞增生率明显增高，形成高密度结节；分子病理同Ⅱ级弥漫性星形细胞瘤。值得注意的是，WHO Ⅲ级星形细胞瘤与Ⅱ级肿瘤对比区别在于细胞高增生，核分裂象多，一般以＞2个/10 HPE为诊断标准，但这个标准在2016年版分类中重要性下降，有时候两者界定困难，存在一定主观性，对应影像学表现与Ⅱ级弥漫性星形细胞瘤类似，无致密结节，这时要结合年龄（大龄支持间变）及临床症状（急性、进展性及局灶性症状支持间变）判断。

3.临床表现：平均发病年龄约45岁，以癫痫为主要症状，部分出现局限神经症状，如局部肌无力、感觉异常等（反映肿瘤中的高增生性结节破坏性增加，有别于Ⅱ级肿瘤生长特点）。

4.影像学特点：①水含量增多，T_1WI呈低信号，T_2WI呈高信号，局部细胞致密形成T_2WI偏低信号结节灶；②DWI显示低信号中可见高信号结节灶；③无微血管增生及坏死，可不强化，可见结节灶强化，也可明显强化（继发炎症破坏血脑屏障、肿瘤直接破坏血脑屏障、肿瘤缺氧-缺氧诱导因子—血管内皮生长因子通路引起血脑屏障通透性升高等机制）；④PWI显示无微血管增生，但局部肿瘤高增生、高代谢，需氧增多，形成肿瘤微环境，肿瘤缺氧-缺氧诱导因子-血管内皮生长因子通路引起血管内皮细胞肿胀增厚、血管扩张、血脑屏障通透性增加，中低程度的缺氧通路激活使正常脑组织供血血管床被改造，但此时未出现微血管增生，为微血管增生前的血管床改造阶段，原有血管扩增、增粗，故可呈等、高灌注（图1-3-3，文后彩图1-3-3A）；⑤MRS：局部间变区肿瘤高增生、高代谢，局部缺氧，代谢重编程（代谢模式改变），以无氧糖酵解为主，形成缺氧、酸化的肿瘤微环境，可出现Lac峰，膜转换快，Cho增高，神经元损伤，NAA减低，Cho/NAA的值为4~6；⑥水肿与占位：水肿多变，占位效应可较重；⑦其他：可并发肿瘤出血等。

T_2WI呈高信号，局部细胞致密形成T_2WI偏低信号结节灶，DWI低信号中可见高信号结节灶，增强扫描可见结节灶强化，即"异质结节征"。

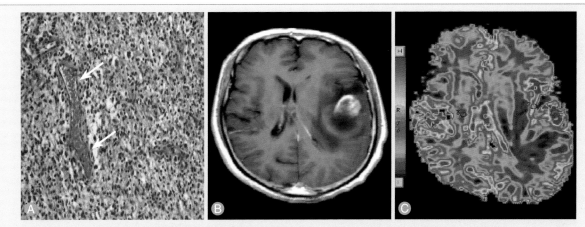

A.病理显示血管内皮肿胀、血管扩张（箭头）；B.轴位 T₁WI 增强；C.轴位 PWI，高灌注

图1-3-3　间变性星形细胞瘤（*IDH* 突变型）病理组织学检查（HE，×200）和MRI

【拓展病例】

病例1　患者男性，40岁，体检发现颅内占位1个月。间变性星形细胞瘤，*IDH*突变型，"异质结节征"（图1-3-4）。

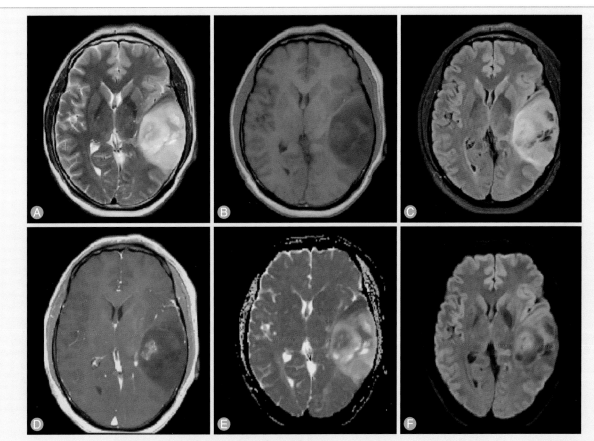

A.轴位 T₂WI；B.轴位轴位 T₁WI；C.轴位 T₂-FLAIR；D 轴位 DWI；E.轴位 ADC；F.轴位 T₁WI 增强。"异质结节征"

图1-3-4　间变性星形细胞瘤（*IDH*突变型）MRI

病例2 患者男性，36岁，发作性神志不清、肢体抽搐4个月，再发10天。间变性星形细胞瘤，*IDH*突变型，单纯影像学表现与Ⅱ级胶质瘤无法鉴别（图1-3-5）。

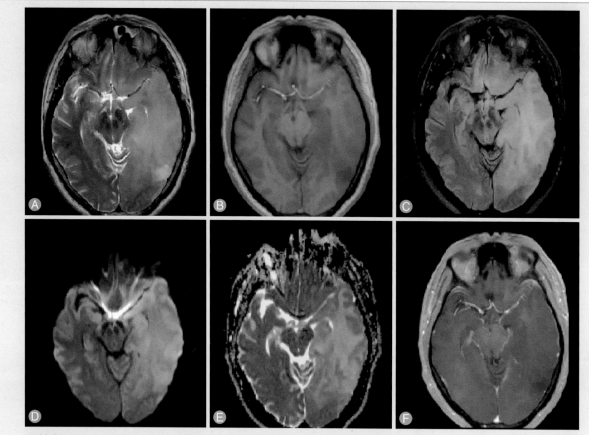

A. 轴位 T_2WI；B. 轴位 T_1WI；C. 轴位 T_2-FLAIR；D. 轴位 T_1WI 增强；E. 轴位 DWI；F. 轴位 ADC。影像学表现与Ⅱ级无法鉴别

图1-3-5 间变性星形细胞瘤（*IDH*突变型）MRI

【典型征象】

"异质结节征"中等密度细胞区域中可见"结节样"致密间变细胞，间变结节T_2WI呈偏低信号，DWI呈高/稍高信号，增强结节强化（图1-3-6）。

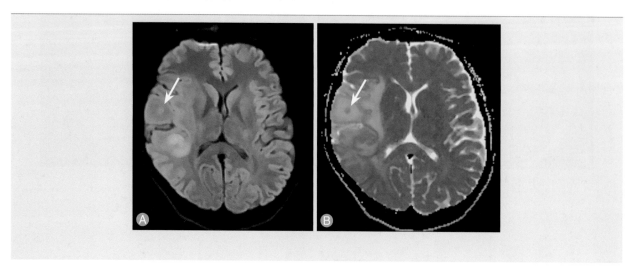

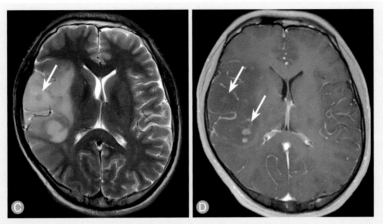

A. 轴位 DWI；B. 轴位 ADC；C. 轴位 T₂WI；D. 轴位 T₁WI 增强。T₂WI 呈偏低信号（图 C、图 D 箭头），DWI 呈高 / 稍高信号（图 A、图 B 箭头）

图1-3-6　间变性星形细胞瘤（*IDH*突变型）MRI

【诊断要点】

1.间变性星形细胞瘤，*IDH*突变型，WHO Ⅲ级。

2.临床平均发病年龄约45岁，以癫痫为主要症状，部分出现局限神经症状。

3.*IDH*突变型间变性星形细胞瘤的特点是局部细胞高增生形成细胞致密区，表现为在弥漫性星形细胞瘤的基础上出现"异质结节征"，结合DWI相应表现诊断价值较大。另外部分病例可仅表现Ⅱ级弥漫性胶质瘤的特点，可能与间变区域小，影像学表现不明显有关。

（李建业）

第四节　间变性星形细胞瘤（*IDH*野生型）

【临床资料】

患者男性，38岁，反复头痛1个月。

【影像学检查】

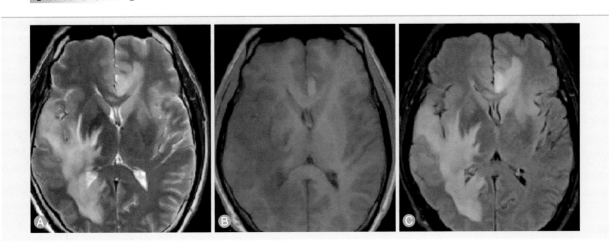

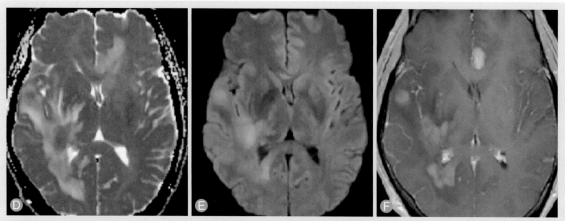

A.轴位 T_2WI；B.轴位 T_1WI；C.轴位 T_2-FLAIR；D.轴位 ADC；E.轴位 DWI；F.轴位 T_1WI 增强

图1-4-1　头颅MRI

【解析思路】

1.临床特征：患者为青年，头痛。

2.影像学特点：左额叶、右颞枕叶、右侧脑室旁多发异常信号，T_1WI 呈稍低信号，T_2WI 呈稍高信号，DWI呈高信号，ADC值减低，其中左额叶部分病灶 T_1WI 呈稍高信号，T_2WI 呈高信号，DWI低信号，ADC稍高信号，周围大片水肿，增强扫描明显强化，部分呈"握拳样""脐凹样""尖角样"改变。左额叶部分病灶脑回增厚，呈"塑形征"改变（图1-4-1）。

3.定位：脑内。

4.定性：高级别胶质瘤？淋巴瘤？

【可能的诊断】

1.淋巴瘤

支持点：亚急性病程，病灶主体DWI高信号，ADC值减低，大水肿，"握拳样""脐凹样""尖角样"强化。

不支持点：左额叶病灶呈塑形改变，DWI低信号、ADC稍高信号，不符合常见弥漫大B细胞淋巴瘤表现。

2.中枢神经系统血管炎

支持点：头痛症状，病灶多发，大水肿，明显强化。

不支持点：未见典型出血及梗死样病灶，DWI高信号，ADC低信号，明显强化不符合。

3.炎性脱髓鞘

支持点：年轻，亚急性病程，多发病灶，部分病灶位于脑室旁。

不支持点：DWI信号及强化为整体均匀，非"开环样"，不符合常见炎性脱髓鞘特点。

4.间变性星形细胞瘤

支持点：可见"塑形征"，部分病灶表现大水肿、DWI高信号、ADC低信号。

不支持点："尖角样""握拳样"强化。

【病理学诊断】

1.组织学诊断：送检冰冻组织和冻后组织全部取材制片，镜下见肿瘤细胞弥漫浸润性大脑实质，边界不清，肿瘤细胞异型性明显，细胞多形，呈短梭形、卵圆形，部分核深染，可见嗜酸性小体，部分瘤细胞核仁明显，核分裂9个/10 HPF，局部浸润至软脑膜，符合间变性星形细胞瘤（图1-4-2，文后彩图1-4-2）。分级：WHO Ⅲ级。

2.分子特征：*BRAF*未突变（荧光定量PCR+免疫组化检查），*IDH1*未突变（Sanger测序+免疫组化检查），*IDH2*未突变（Sanger测序），*ATRX*未突变（免疫组化检查），*MGMT*基因启动子甲基化平均水平3%（焦磷酸测序），Ki-67阳性率（免疫组化检查），*P53*阳性表达率（免疫组化检查）。

3.其他免疫组化：CD34（弱+），GFAP（弱+），Olig-2（部分+），CD3（散在+），CD20（散在+）。HC：网状纤维染色（-）。

4.病理结果：间变性星形细胞瘤，*IDH*野生型。

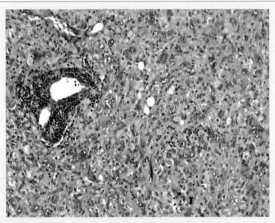

图1-4-2　间变性星形细胞瘤（*IDH*野生型）病理组织学检查（HE，×100）

【讨论】间变性星形细胞瘤

1.概述：间变性星形细胞瘤（anaplastic astrocytoma，AA），*IDH*野生型，WHO Ⅲ级。

2.病理组织学：细胞核明显异型性，核分裂象多，一般以>2个/10 HPE为诊断标准，细胞密度高，无微血管增生及坏死。弥漫浸润性生长，边界不清。与Ⅱ级弥漫性星形细胞瘤对比，最大特点为细胞增生率明显增高，形成高密度区。

3.分子病理：异柠檬酸脱氢酶是线粒体三羧酸循环关键酶，催化异柠檬酸脱羧成α-酮戊二酸，常见突变类型有*IDH1*突变、*IDH2*突变、*IDH3*突变，常见突变位于*IDH1R132H*，产生致癌代谢产物2-羟基戊二酸，抑制DNA及组蛋白去甲基化酶，导致高甲基化表型（表观遗传学）影响基因表达致癌。*IDH*突变型致癌通路肿瘤一般较温和，恶性度低，预后好，生存期长，常见分子事件：*ATRX*突变、*TP53*突变等。*IDH*野生型致癌通路肿瘤一般进展快，恶性度高，预后差，生存期短，常见分子事件：*EGFR*扩增、*PTEN*突变、10号染色体缺失等。

4.临床表现：平均发病年龄为45岁，以癫痫为主要症状，部分出现局限神经症状如局部肌无力，感觉异常等（反映肿瘤中的高增生结节破坏性增加，有别于Ⅱ级肿瘤生长但破坏少的特点）。

5.影像学特点：由于*IDH*野生型间变性星形细胞瘤与突变型分子信号通路不同，其临床表现出明显恶性度高，生存期短，预后差。部分病例表现出整体DWI高信号，ADC低信号，合并肿瘤相关炎症时明显强化，呈淋巴瘤样表现（如本例）。本例呈"握拳样""凹脐样""尖角样"强化，极似淋巴瘤的强化表现，病理上出现明显血管周围淋巴细胞套，对比淋巴瘤的血管周围细胞套，推测是由于这种血管周围淋巴细胞套破坏血管壁（血脑屏障）造成血管高渗透，这与淋巴瘤强化机制类似，推测其为肿瘤相关炎症性淋巴细胞血管周浸润（图1-4-3，文后彩图1-4-3）。部分病例影像学表现类似*IDH*突变型。

*IDH*野生型影像学表现：①水含量增多，且细胞局部致密或整体细胞致密，T₁WI低信号、T₂WI高信号，局部形成结节状T₂WI低信号细胞致密区（T₂WI"异质结节征"），或整体细胞致密呈T₁WI、T₂WI等或接近等信号；②细胞密度中等，局灶高密度间变区或整体都为高密度细胞组成，DWI低信号区中有DWI高信号调节灶（DWI"异质结节征"），或全病灶都为DWI高信号、ADC低信号的细胞致密区；③无微血管增生及坏死，可不强化、局灶性强化（强化"异质结节征"），也可明显强化（继发炎症破坏血脑屏障，肿瘤直接破坏血脑屏障，肿瘤缺氧-缺氧诱导因子-血管内皮生长因子通路引起血脑屏障通透性升高等机制）；④PWI：无微血管增生，但局部肿瘤高增生、高代谢，需氧增多，形成肿瘤微环境，肿瘤缺氧-缺氧诱导因子-血管内皮生长因子通路引起血管内皮细胞肿胀增厚、血管扩张、血脑屏障通透性增加，中低程度的缺氧通路激活使正常脑组织供血血管床被改造，但此时未出现微血管增生，为微血管增生前的血管床改造阶段，原有血管扩增、增粗，故可等、高灌注（图1-4-4，文后彩图1-4-4）；⑤MRS：局部间变区肿瘤高增生，高代谢，局部缺氧，代谢重编程（代谢模式改变），以无氧糖酵解为主，形成缺氧、酸化的肿瘤微环境，可出现Lac峰，膜转换快，Cho增高，神经元损伤，NAA减低，Cho/NAA的值为4~6（图1-4-5，文后彩图1-4-5）；⑥水肿与占位：水肿多变，占位效应可较重；⑦其他：可并发肿瘤出血等。

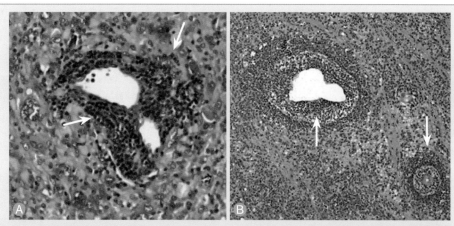

A.病理显示本例血管周围淋巴细胞套（箭头，HE，×200）；B.病理显示弥漫大B细胞淋巴瘤血管周围淋巴套（箭头，HE，×100）

图1-4-3　间变性星形细胞瘤（血管周围淋巴套）病理组织学检查
（相似病理改变可能是影像学表现与淋巴瘤相似的基础）

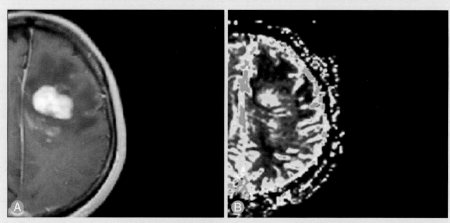

A.轴位T₁WI增强；B.轴位PWI，高灌注
图1-4-4　间变性星形细胞瘤（*IDH*野生型）MRI

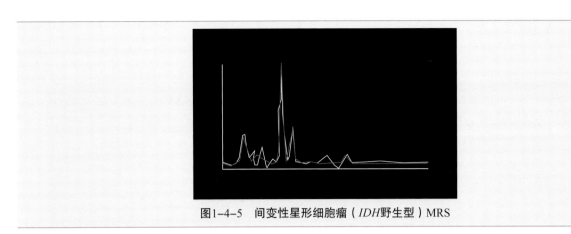

图1-4-5　间变性星形细胞瘤（*IDH*野生型）MRS

【拓展病例】

病例1　患者女性，64岁，反复头痛、头晕伴双下肢无力2个月。间变性星形细胞瘤，*IDH*野生型。模仿淋巴瘤表现（推测为合并肿瘤相关炎症，破坏血脑屏障）（图1-4-6）。

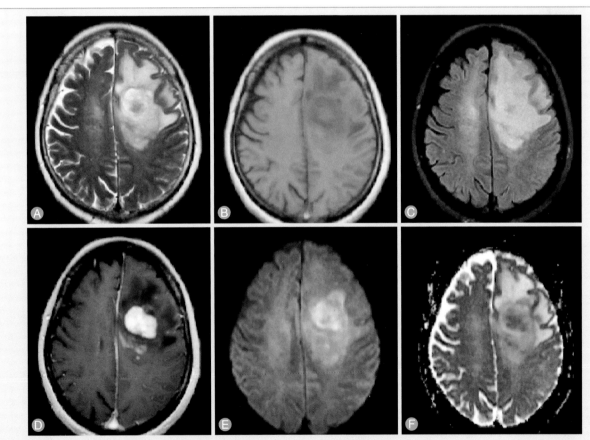

A. 轴位 T_2WI；B. 轴位 T_1WI；C. 轴位 T_2-FLAIR；D. 轴位 T_1WI 增强；E. 轴位 DWI；F. 轴位 ADC。模仿淋巴瘤
图1-4-6　间变性星形细胞瘤（*IDH*野生型）MRI

病例2 患者女性，65岁，右肢体无力麻木1个月。间变性星形细胞瘤，*IDH*野生型。整体DWI高，ADC低，无强化的单纯型表现（图1-4-7）。

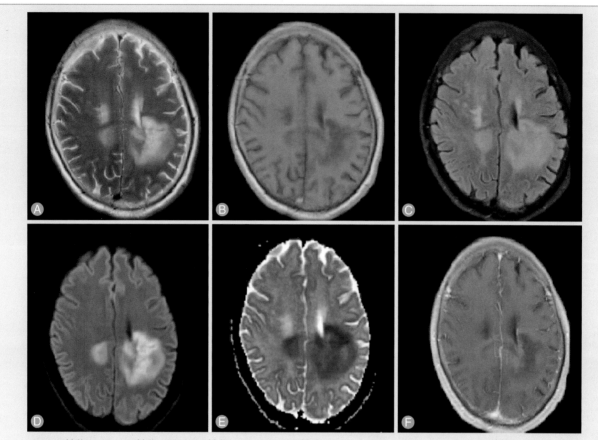

A. 轴位 T₂WI；B. 轴位 T₁WI；C. 轴位 T₂-FLAIR；D. 轴位 DWI；E. 轴位 ADC；F. 轴位 T₁WI 增强。无强化
图1-4-7　间变性星形细胞瘤（*IDH*野生型）MRI

病例3 患者男性，25岁，发作性不省人事1个月。间变性星形细胞瘤，*IDH*野生型。类似*IDH*突变型表现（图1-4-8）。

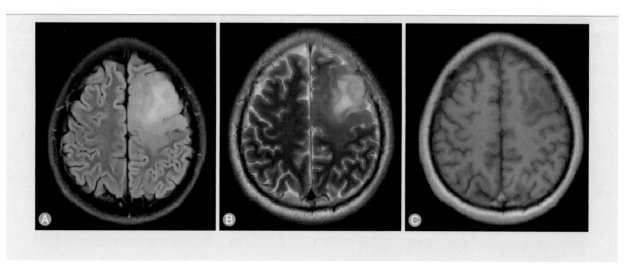

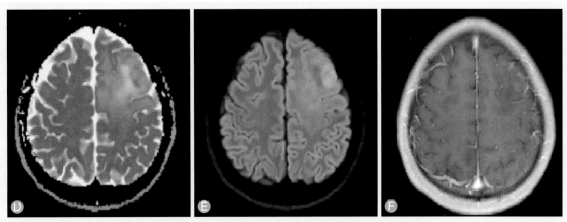

A. 轴位 T$_2$-FLAIR；B. 轴位 T$_2$WI；C. 轴位 T$_1$WI；D. 轴位 ADC；E. 轴位 DWI；F. 轴位 T$_1$WI 增强

图1-4-8 间变性星形细胞瘤（*IDH*野生型）MRI

【典型征象】

1. "塑形征"：肿瘤细胞沿原有脑结构如神经纤维束、神经元、血管周围、软脑膜下生长而不明显将其破坏，导致脑结构肿胀、增厚、僵硬，形成"塑形征"，该征象为胶质瘤特别是弥漫性胶质瘤特异征象。以上所述"塑形征"是指不强化的肿瘤区（图1-4-9）。

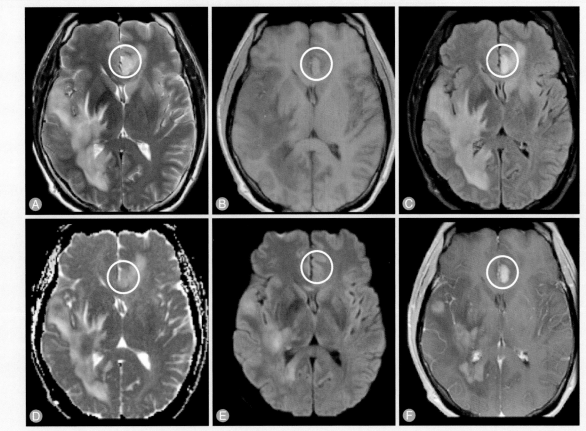

A. 轴位 T$_2$WI；B. 轴位 T$_1$WI；C. 轴位 T$_2$-FLAIR；D. 轴位 ADC；E. 轴位 DWI；F. 轴位 T$_1$WI 增强。伴强化的"塑形征"（白圈）

图1-4-9 间变性星形细胞瘤（*IDH*野生型）MRI

当出现强化的皮层"塑形征"时，如果T$_1$WI低信号、T$_2$WI高信号，DWI低信号、ADC高信号，CT呈低密度影，结果更倾向胶质瘤；如果DWI高信号、ADC低信号、CT呈高密度影，胶质瘤与淋巴瘤两者都有可能。

2."脐凹征""握拳征"（图1-4-10）：①当出现"脐凹征""握拳征"，大多反映高侵袭肿瘤细胞沿血管周围浸润生长，遇到脑内结构绕行生长的特点，主要反映肿瘤细胞沿血管生长及高运动能力的特点，最常见于淋巴瘤；②出现"握拳样""凹脐样"强化时，除了淋巴瘤，还要考虑以上炎症型胶质瘤，特别是IDH野生型间变性星形细胞瘤；③当胶质瘤并发炎症（如本例），形成血管套类似于淋巴瘤的病理改变时，也可以出现这种强化，"握拳样""凹脐样"强化可见于淋巴瘤、IDH野生型间变性星形细胞瘤、胶质母细胞瘤、多形性黄色瘤型星形细胞瘤、神经节细胞胶质瘤、肥胖型星形细胞瘤等；④淋巴瘤与高级别胶质瘤鉴别：没有水肿时多支持胶质瘤，"塑形征"无强化时多支持胶质瘤，高灌注大多为胶质瘤。

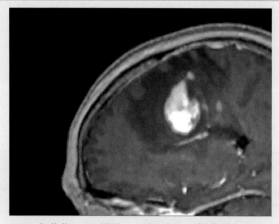

矢状位 T$_1$WI 增强，"脐凹征""握拳征"

图1-4-10　间变性星形细胞瘤（IDH野生型）MRI

【诊断要点】

1.平均发病年龄为45岁，以癫痫为主要症状，部分出现局限神经症状。

2.IDH突变型与野生型肿瘤驱动基因及分子通路不同，影像学表现相似，但有一定程度差异，IDH野生型间变性星形细胞瘤表现多变，除可表现类似低级别胶质瘤及"异质结节征"外，不少表现为肿瘤整体细胞致密，DWI高信号、ADC值低，部分病灶明显强化，而且经常出现"握拳样""脐凹样"强化，可与淋巴瘤表现类似。

3.本节所描述的IDH野生型星形细胞瘤，在2021年WHO中枢神经系统肿瘤第五版分类中，被归入胶质母细胞瘤。

（李建业）

第五节　少突胶质细胞瘤

【临床资料】

患者男性，55岁，体检发现颅内占位1周。

【影像学检查】

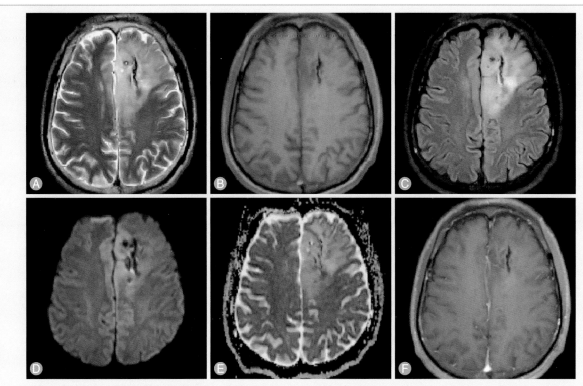

A. 轴位 T_2WI；B. 轴位 T_1WI；C. 轴位 T_2-FLAIR；D. 轴位 DWI；E. 轴位 ADC；F. 轴位 T_1WI 增强

图1-5-1　头颅MRI

【解析思路】

1.临床特征：患者为中年男性，无症状。

2.影像学特点：左额叶皮层及白质增厚，T_2WI高信号，呈肿胀、肥厚、僵硬感，"塑形征"，DWI稍高信号，ADC高信号（无弥散受限，DWI高信号为T_2WI穿透效应），增强扫描无明显强化，内见弯曲条带状T_1WI、T_2WI低信号（钙化）（图1-5-1）。

3.定位：左额叶皮层及皮层下。

4.定性：低级别胶质瘤，少突胶质细胞瘤？弥漫性星形细胞瘤？

【可能的诊断】

1.弥漫性星形细胞瘤

支持点：中年男性、皮层病变、"塑形征"。

不支持点：明显钙化。

少突胶质细胞瘤与弥漫性星形细胞瘤同属低级别弥漫性胶质瘤，影像学表现有较大重叠，就本例来说，首先考虑哪个只是概率性问题，出现特征性钙化首先考虑少突胶质细胞瘤。

2.病毒性脑炎

支持点：皮层肿胀。

不支持点：病程太长，无症状，不符合病毒性脑炎的临床表现。炎症的特点是临床表现重，影像学表现轻，胶质瘤的特点是影像学表现重、临床表现轻。

3.少突胶质细胞瘤

支持点：年龄、部位，弥漫性生长，弯曲条带状钙化样信号。

不支持点：无。

【病理学诊断】

1.组织学诊断：镜下见肿瘤细胞弥漫浸润性生长，细胞圆形，轻度异型性，可见核周空晕，核分裂象偶见，未见明显微血管增生和坏死，伴大片钙化（图1-5-2，文后彩图1-5-2），符合少突胶质细胞瘤。分级：WHO Ⅱ级。

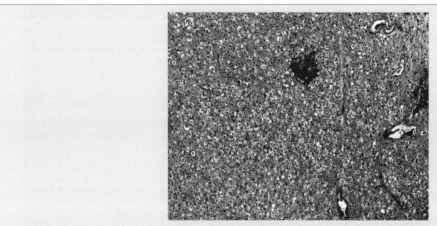

图1-5-2　少突胶质细胞瘤病理组织学检查（HE，×100）

2.分子特征：*IDH1 R132H*突变（免疫组化检查+Sanger测序），1p/19q共缺失（FISH检测），*IDH2*未突变（Sanger测序），*BRAFV600E*未突变（免疫组化检查+荧光定量PCR），*ATRX*未突变（免疫组化检查），*H3F3A*（K27/G34/K36）未突变（Sanger测序+免疫组化检查），*H3K27me3*未缺失（免疫组化检查），*TERT*未突变（免疫组化检查），*MGMT*蛋白阳性表达率5%（免疫组化检查），Ki-67阳性率8%（免疫组化检查），*P53*阳性表达率2%（免疫组化检查）。

3.其他免疫组化：GFAP（＋），NeuN（神经元+），L1CAM（胞浆+），Olig-2（＋），S100（＋），EMA（－），CD34（血管+），SSTR2（＋）。

4.病理结果：（左额叶、胼胝体肿瘤）少突胶质细胞瘤，*IDH*突变及1p/19q共缺失型。

【讨论】少突胶质细胞瘤

1.概述：少突胶质细胞瘤（oligodendroglioma），*IDH*突变型，1p/19q共缺失，WHO Ⅱ级，属于弥漫性胶质瘤。诊断要满足*IDH*突变型、1p/19q共缺失两个分子指标。组织学与分子冲突时以分子为准，如组织学为弥漫性星形细胞瘤，分子诊断为*IDH*突变型、1p/19q共缺失，则诊断为少突胶质细胞瘤，*IDH*突变型，1p/19q共缺失，WHO Ⅱ级。

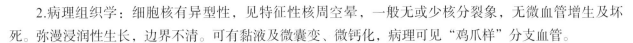

2.病理组织学：细胞核有异型性，见特征性核周空晕，一般无或少核分裂象，无微血管增生及坏死。弥漫浸润性生长，边界不清。可有黏液及微囊变、微钙化，病理可见"鸡爪样"分支血管。

3.分子病理：异柠檬酸脱氢酶是线粒体三羧酸循环关键酶，催化异柠檬酸脱羧成α-酮戊二酸，常见突变类型有*IDH1*突变、*IDH2*突变、*IDH3*突变，常见突变位于*IDH1R132H*，产生致癌代谢产物α-羟戊二酸，抑制DNA及组蛋白去甲基化酶，导致高甲基化表型（表观遗传学）影响基因表达致癌。*IDH*突变型致癌通路肿瘤一般较温和，恶性度低，预后好，生存期长。1p/19q共缺失是特异分子改变。由不平衡的t（1；19）（q10；p10）移位而至的整个拷贝的1p/19q丢失，是预后良好标志，为弥漫性胶质瘤中预后最好的类型。

4.临床表现：好发于40~45岁人群，一般以癫痫为主要表现，其余症状轻（塑形生长，不明显破坏原有脑结构）。

5.影像学特点：①水含量多及黏液微囊背景，T_1WI低信号、T_2WI高信号；②细胞密度不高，DWI等低或稍高信号，ADC等高或稍低（图1-5-4）；③无微血管增生及坏死，一般不强化，少数可不均匀强化（少突胶质细胞瘤有"鸡爪样"血管）；④弥漫浸润性生长，肿瘤细胞沿原有结构如神经纤维束、神经元、血管周围、软脑膜下生长而不明显破坏原有结构，导致脑结构肿胀、增厚、僵硬，形成特有"塑形征"，Ⅱ级弥漫性胶质瘤生长特点为肿胀增厚而非形成明显肿块（弥漫性胶质瘤本质特点）；⑤局部空间异质性：肿瘤的特点是内部各部分不一致性，表现为T_2WI高信号背景下的多发T_2WI更高信号结节灶，即"异质结节征"；⑥肿瘤部分结节及脑回形成圆形、分叶状、弯刀状明显有张力的形态；⑦灌注：无微血管增生，肿瘤血管床面积小，一般低灌注，特征性"鸡爪样"分支血管网，血管床较同级星形细胞瘤大，血管丰富时可高灌注；⑧MRS：细胞增生加快，膜转换加快，Cho增高，神经元损伤，NAA下降，Cho/NAA的值为2~4；⑨水肿与占位效应：一般无明显水肿，占位轻；⑩钙化：特征性"柳条样"带状钙化（图1-5-3，文后彩图1-5-3D~文后彩图1-5-3H）。

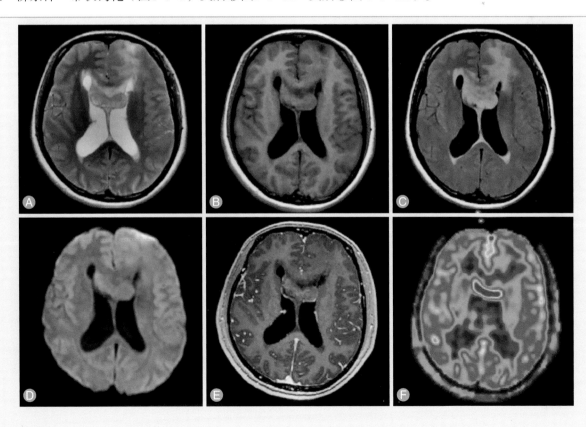

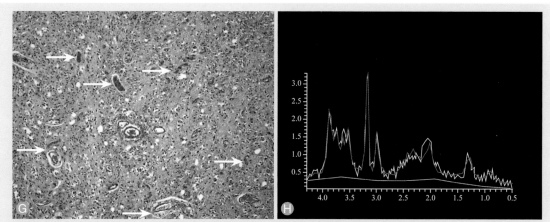

A. 轴位 T_2WI；B. 轴位 T_1WI；C. 轴位 T_2-FLAIR；D. 轴位 DWI，稍高信号；E. 轴位 T_1WI 增强；F. 轴位 PWI，高灌注；G. 病理显示"鸡爪样"血管（箭头）；H.MRS

图1-5-3　少突胶质细胞瘤MRI和病理组织学检查（HE，×100）

【拓展病例】

病例1　患者男性，34岁，左手无力2周余。少突胶质细胞瘤局部弥散受限（图1-5-4）。

分析：少突胶质细胞瘤有较多病例发现有局部弥散受限灶，但病理报告WHO Ⅱ级，推测与局部有钙盐沉积致组织密度增高相关，但也不能除外是病理取材因素导致。

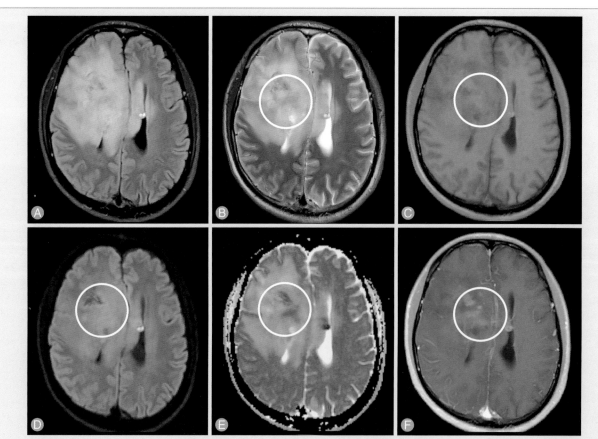

A. 轴位 T_2-FLAIR；B. 轴位 T_2WI；C. 轴位 T_1WI；D. 轴位 DWI；E. 轴位 ADC；F. 轴位 T_1WI 增强。局部不规则结节状弥散受限灶（白圈）

图1-5-4　少突胶质细胞瘤MRI

病例2 患者男性，44岁，发作性四肢抽搐半年，头痛1天。少突胶质细胞瘤出血（图1-5-5）。

分析：少突胶质细胞瘤出血相对少见，出血会严重影响MRI信号分析，造成误诊。

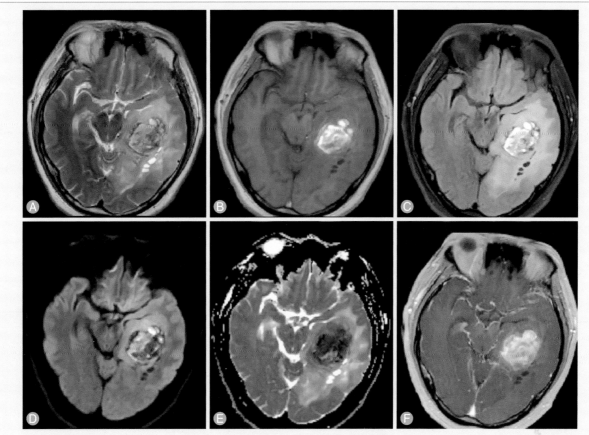

A. 轴位 T_2WI；B. 轴位 T_1WI；C. 轴位 T_2-FLAIR；D. 轴位 DWI；E. 轴位 ADC；F. 轴位 T_1WI 增强。伴出血

图1-5-5 少突胶质细胞瘤MRI

【典型征象】

弯曲条带状钙化（图1-5-6）。

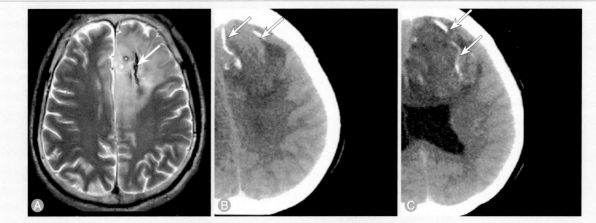

A. 轴位 T_2WI；B、C. 轴位 CT。弯曲条带状钙化（箭头）

图1-5-6 少突胶质细胞瘤MRI和CT图像

【诊断要点】

1.少突胶质细胞瘤，WHO Ⅱ级，属弥漫性胶质瘤，诊断要满足*IDH*突变型，1p/19q共缺失两个分子指标，如无分子检测，只能诊断未定型（NOS）。

2.发病以中年人多见，好发于额叶，以癫痫为主要表现，典型征象为弯曲条带状钙化，部分肿瘤可弥散受限、高灌注。

（李建业）

第六节　间变性少突胶质细胞瘤

【临床资料】

患者女性，29岁，反复头晕头痛1年，加剧1个月。

【影像学检查】

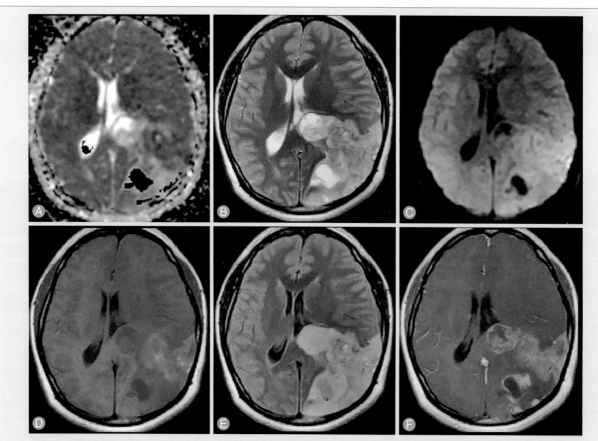

A. 轴位 ADC；B. 轴位 T$_2$WI；C. 轴位 DWI；D. 轴位 T$_1$WI；E. 轴位 T$_2$-FLAIR；F. 轴位 T$_1$WI 增强

图1-6-1　头颅MRI

【解析思路】

1.临床特征：患者为青年，头痛，近期加剧。

2.影像学特点：左顶叶皮层及白质增厚，T_2WI呈高信号，呈肿胀、肥厚、僵硬感，即"塑形征"，DWI高信号，ADC值减低，增强扫描见"磨玻璃-线样强化征"：整体"磨玻璃样"强化，坏死边缘线状明显强化（图1-6-1）。

3.定位：左顶叶皮层及皮层下。

4.定性：高级别胶质瘤，间变性少突胶质细胞瘤？胶质母细胞瘤？

【可能的诊断】

1.胶质母细胞瘤

支持点：病变呈"塑形征"，DWI高信号、ADC低信号，"磨玻璃-线样强化征"。

不支持点：年轻，皮层。

2.病毒性脑炎

支持点：皮层肿胀。

不支持点：病程太长，症状轻，不符合病毒性脑炎临床表现。影像学明显占位效应。炎症的特点是临床表现重，影像学表现轻，胶质瘤的特点是影像学表现重，临床表现轻。

3.间变性少突胶质细胞瘤

支持点：肿胀、肥厚、僵硬感，呈"塑形征"，DWI高信号，ADC值减低，增强扫描见"磨玻璃-线样强化征"：整体"磨玻璃样"强化，坏死边缘线状明显强化。

不支持点：年龄偏小，部位。

【病理学诊断】

1.组织学诊断：镜下见肿瘤细胞弥漫浸润性生长，肿瘤细胞呈圆形、卵圆形，部分区域核周空晕，细胞核轻至中度异型性，部分区域细胞致密，核分裂象易见，分枝状小血管增生，局灶血管内皮增生及灶区坏死，散在钙化，符合间变性少突胶质细胞瘤（图1-6-2，文后彩图1-6-2）。分级：WHO Ⅲ级。

2.分子特征：*IDH1R132H*突变（Sanger测序+免疫组化检查），*IDH2*未突变（Sanger测序），1p/19q共缺失（FISH检测），*ATRX*未突变（免疫组化检查），*TERT*未突变（免疫组化检查），*BRAFV600E*未突变（荧光定量PCR+免疫组化检查），*H3K27M*未突变（免疫组化检查），*MGMT*基因启动子区域平均甲基化水平为29%（焦磷酸测序），*MGMT*蛋白阳性 表达率低于1%（免疫组化检查），Ki-67阳性率15%（免疫组化检查），*P53*阳性表达率10%（免疫组化检查）。

3.免疫组化：CD68（组织细胞+），L1CAM（-），GFAP（+），Olig-2（+），EMA（-），NeuN（-）。

4.病理结果：（左顶肿物）间变性少突胶质细胞瘤，*IDH1*突变型及1p/19q共缺失型。

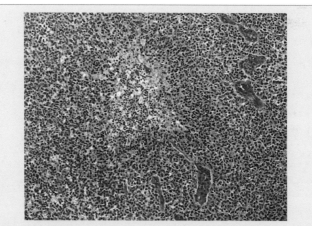

图1-6-2　间变性少突胶质细胞瘤病理组织学检查（HE，×100）

【讨论】间变性少突胶质细胞瘤

1.概述：间变性少突胶质细胞瘤（anaplasticolig odendroglioma），*IDH*突变型，1p/19q共缺失，WHO Ⅲ级，属于弥漫性胶质瘤。诊断要满足*IDH*突变型，1p/19q共缺失两个分子指标。

2.病理组织学：细胞核异型性明显，见特征性核周空晕，核分裂象多，细胞密度高，出现微血管增生及栅栏状坏死。弥漫浸润性生长，边界不清。可有黏液及微囊变、微钙化，病理可见"鸡爪样"分支血管，对比少突胶质细胞瘤，细胞密度明显增高，出现微血管增生和坏死是特点；对比间变性星形细胞瘤，出现微血管增生和坏死等胶质母细胞瘤的改变。

3.分子病理：异柠檬酸脱氢酶是线粒体三羧酸循环关键酶，催化异柠檬酸脱羧成α-酮戊二酸，常见突变类型有有*IDH1*突变、*IDH2*突变、*IDH3*突变，常见突变位*IDH1R132H*，产生致癌代谢产物α-羟戊二酸，抑制DNA及组蛋白去甲基化酶，导致高甲基化表型（表观遗传学）影响基因表达致癌。*IDH*突变型致癌通路肿瘤一般较温和，恶性度低、预后好、生存期长。1p/19q共缺失是特异分子改变。由不平衡的t（1；19）（q10；p10）移位而至的整个拷贝的1p/19q丢失。

4.临床表现：好发于45~50岁，一般以癫痫为主要表现，也可出现颅高压症状如头痛、呕吐及局灶性神经症状，如偏瘫等。

5.影像学特点：①水含量多及黏液微囊背景，T_1WI低信号、T_2WI高信号；②细胞密度增高，DWI不均匀高信号，ADC稍低；③出现微血管增生及坏死，可见反映微血管增生及坏死特征的"磨玻璃-线样强化征"强化；④弥漫浸润性生长：肿瘤细胞沿原有结构如神经纤维束、神经元、血管周围、软脑膜下生长而不明显破坏原有结构，导致脑结构肿胀、增厚、僵硬，形成特有"塑形征"；⑤局部空间异质性：肿瘤的特点是内部各部分不一致性，表现为T_2WI高信号背景下的多发T_2WI更高信号结节灶即"异质结节征"；⑥肿瘤部分结节及脑回形成圆形、分叶状、弯刀状明显有张力形态；⑦PWI：微血管增生，肿瘤血管床面积大，新生血管高渗透，高灌注（图1-6-3，文后彩图1-6-3）；⑧MRS：局部间变区肿瘤高增生，高代谢，局部缺氧，代谢重编程，以无氧糖酵解为主，形成缺氧、酸化的肿瘤微环境，可出现Lac峰，膜转换快，Cho增高，神经元损伤，NAA减低，Cho/NAA增高，坏死可出现Lip峰（图1-6-4，文后彩图1-6-4）；⑨水肿和占位：水肿不定，占位效应重；⑩钙化：可出现弯曲条带钙化，但比少突胶质细胞瘤少见；⑪其他：可出血，囊变等。

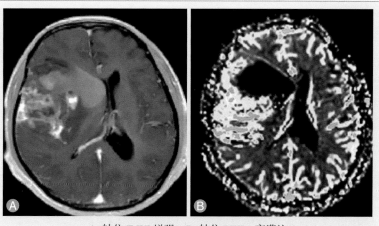

A. 轴位 T_1WI 增强；B. 轴位 PWI，高灌注

图1-6-3　间变性少突胶质细胞瘤MRI

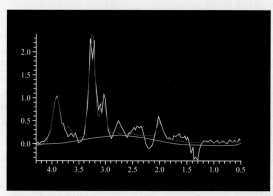

图1-6-4　间变性少突胶质细胞瘤MRS

【拓展病例】

病例1　患者男性，53岁，右额叶胶质瘤术后17年，头痛1周。间变性少突胶质细胞瘤，*IDH*突变型，1p/19共缺失。"磨玻璃-线样强化征"（图1-6-5）。

病例2　患者女性，39岁，反复头痛1月余。间变性少突胶质细胞瘤，*IDH*突变型，1p/19q共缺失。大囊变（图1-6-6）。

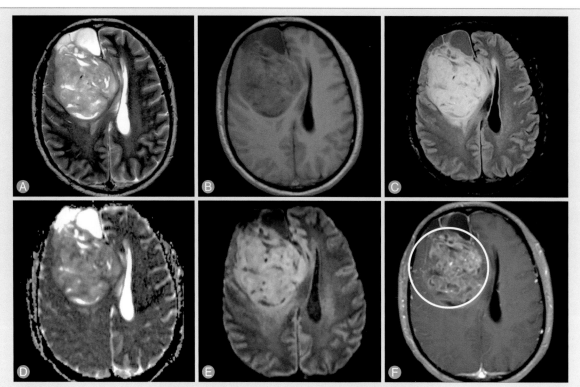

A. 轴位 T_2WI；B. 轴位 T_1WI；C. 轴位 T_2-FLAIR；D. 轴位 ADC；E. 轴位 DWI；F. 轴位 T_1WI 增强，"磨玻璃 – 线样强化征"（白圈）

图1-6-5　间变性少突胶质细胞瘤MRI

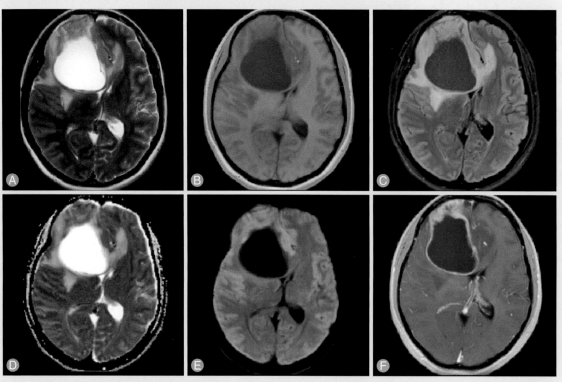

A. 轴位 T_2WI；B. 轴位 T_1WI；C. 轴位 T_2-FLAIR；D. 轴位 ADC；E. 轴位 DWI；F. 轴位 T_1WI 增强。大囊变

图1-6-6　间变性少突胶质细胞瘤MRI

【典型征象】

1．"磨玻璃-线样强化征"（"磨玻璃样"强化+"线样"强化）：反映微血管增生及中央大坏死，常见胶质母细胞瘤、间变性少突细胞瘤等，部分毛细胞型星形细胞瘤也可出现（图1-6-7）。

2．弯曲条带样钙化。

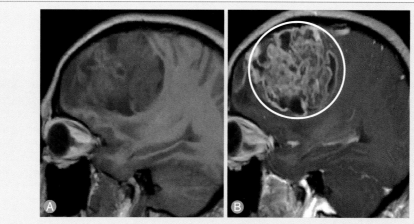

A．矢状位 T_1WI；B．矢状位 T_1WI 增强，"磨玻璃-线样强化征"（白圈）

图1-6-7 间变性少突胶质细胞瘤MRI

【诊断要点】

1．临床患者以中年人多见，以癫痫为主要表现，好发于额叶。当在弯曲条带状钙化等少突胶质细胞瘤影像学表现上出现较明显的DWI高信号、ADC低信号，并可见明显高灌注及大片较明显强化或"毛线样"强化时，要考虑间变性少突胶质细胞瘤。由于间变性少突胶质细胞瘤与少突胶质细胞瘤在影像学上有一定的重叠，诊断时要注意鉴别。

2．诊断要满足*IDH*突变型，1p/19q共缺失两个分子指标，单凭组织学无分子检测的只能是未定型（NOS）。

（李建业）

第七节　胶质母细胞瘤（IDH野生型）

【临床资料】

患者男性，57岁，头痛5个月，加重1个月。

【影像学检查】

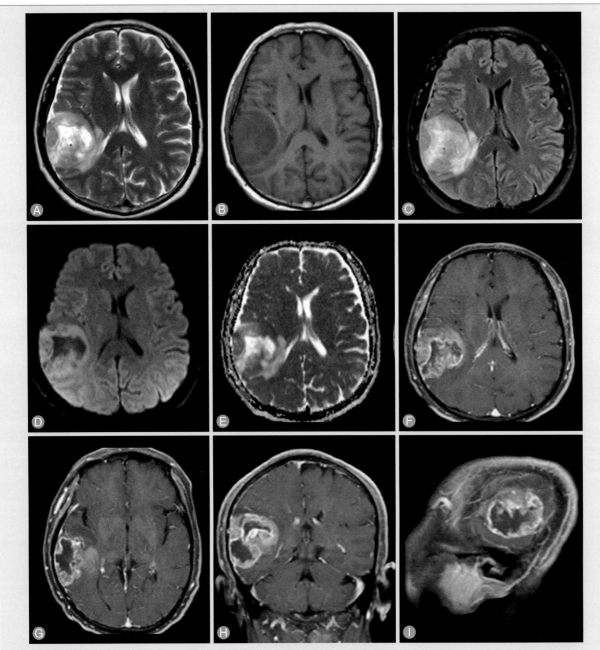

A.轴位 T_2WI；B.轴位 T_1WI；C.轴位 T_2-FLAIR；D.轴位 DWI；E.轴位 ADC；F、G.轴位 T_1WI 增强；H.冠状位 T_1WI 增强；I.矢状位 T_1WI 增强

图1-7-1　头颅MRI

【解析思路】

1.临床特征：患者为中年，头痛。

2.影像学特点：右颞顶叶团块状T_1WI低信号，T_2WI高信号，内见T_2WI更高信号区，DWI高信号，ADC值减低。增强扫描中央T_2WI高信号区不强化，其周围见线状明显强化，外部"磨玻璃样"中度强化，呈"磨玻璃-线样强化征"（图1-7-1）。

3.定位：右颞顶叶。

4.定性：高级别胶质瘤，胶质母细胞瘤？

【可能的诊断】

1.间变性星形细胞瘤

支持点：DWI高信号，ADC值减低，病变强化。

不支持点：中央坏死区，周围"磨玻璃样"强化。

2.间变性少突胶质细胞瘤

支持点：皮层病变，坏死、强化。

不支持点：无钙化，发病率低。

3.胶质母细胞瘤

支持点：年龄，病灶DWI高，ADC低，中央坏死，周围"磨玻璃样"及"线样"强化。

不支持点：无。

【病理学诊断】

1.免疫组化：Ki-67阳性率30%，*P53*（-），GFAP（-），Olig-2（+），AE1/AE3（-），*MGMT*（10%-），MBP（-），*EGFR*（+），NeuN（-），Syn（+），Vimentin（+），Nestin（+），*IDHIR-B2H*（-）。

2.病理结果：（颅内）胶质母细胞瘤伴坏死，*IDH*野生型，WHO Ⅳ级。

【讨论】胶质母细胞瘤

1.概述：胶质母细胞瘤（glioblastoma，GBM），*IDH*野生型，WHO Ⅳ级。

2.病理组织学：细胞异型性明显，出现明显多形性，如瘤巨细胞，核分裂象多，细胞增生率高，细胞密度大，出现微血管增生如肾小球样血管，出现坏死，常见栅栏状坏死，中央大坏死。与间变性星形细胞对比，出现微血管增生和坏死是本病特点。①假栅栏状坏死：本身为显微镜下所见，影像学不可见，但坏死可以诱发局部炎症，血管通透性升高导致不同程度强化（图1-7-2，文后彩图1-7-2）；②中央大坏死：为微坏死融合而成，影像学上可见中央T_2WI高信号不强化区，大量坏死物质诱发炎症，导致坏死周围薄带状组织内血管通透性明显升高，血管扩张，造影剂外渗形成线样明显强化；③肿瘤血管生成（微血管增生）：恶性胶质瘤细胞增生快，细胞密度高，形成缺氧肿瘤微环境，缺氧肿瘤微环境会导致肿瘤细胞及间质细胞缺氧诱导因子升高，进而引起缺氧相关基因表达增加如血管内皮生长因子升高，最终使肿瘤血管生成、血管通透性增加；④肿瘤新生血管幼稚，无神经及平滑肌，基底膜不完整，无血脑屏障，血管通透性高，对比剂外渗，组织强化，从轻度强化到明显强化，常见"磨玻璃样"中等强化（图1-7-3，文后彩图1-7-3）。

3.分子病理：异柠檬酸脱氢酶是线粒体三羧酸循环关键酶，催化异柠檬酸脱羧成α-酮戊二酸，常见突变类型有*IDH1*突变、*IDH2*突变、*IDH3*突变，常见突变位*IDHIR123H*，产生致癌代谢产物2-羟基戊二酸，抑制DNA及组蛋白去甲基化酶，导致高甲基化表型（表观遗传学）影响基因表达致癌。*IDH*突变型致癌通路肿瘤一般较温和，恶性度低，预后好，生存期长。常见分子事件：*ATRX*突变、*TP53*突变等。*IDH*野生致癌通路肿瘤一般进展快，恶性度高，预后差，生存期短。常见分子事件：*EGFR*扩增、*PTEN*突变、*TERT*启动子突变、7号染色体获得或10号染色体缺失等。

4.临床表现：好发年龄为45~75岁，以颅高压症状及局灶性症状多见，癫痫发生率较低级别胶质瘤低（说明更多地破坏正常脑组织，与低级别胶质瘤塑形生长、破坏少不同）。

5.影像学特点：①水含量增多，细胞致密，T_1WI低信号，T_2WI等稍高信号；②细胞密度高，有DWI高信号、ADC低信号的细胞致密区；③微血管增生及坏死，中央坏死不强化，中央坏死边缘线状明显强化（坏死相关炎症引起血管高通透），周围微血管增生（幼稚血管中高通透）和假栅栏状坏死一般呈"磨玻璃样"强化，表现为内线外"磨玻璃样"强化改变（即"磨玻璃-线样强化征"）（图1-7-4）；④PWI：微血管增生，血管床容量大，高灌注（图1-7-5，文后彩图1-7-5G，文后彩图1-7-5H）；⑤MRS：肿瘤高增生，高代谢，局部缺氧，代谢重编程，以无氧糖酵解为主，形成缺氧、酸化的肿瘤微环境，可出现Lac峰，膜转换快，Cho增高，神经元损伤，NAA减低，Cho/NAA的值多>6，出现坏死相关Lip峰（图1-7-5，文后彩图1-7-5H）；⑥瘤周水肿：胶质母细胞瘤水肿不定，可呈大水肿，也可完全无水肿，完全无水肿也是胶质母细胞瘤特点之一，可鉴别淋巴瘤的大水肿、触面水肿（图1-7-6）；⑦占位效应：塑形及局部肿块生长，故占位效应重；⑧其他：可并发瘤内出血等。

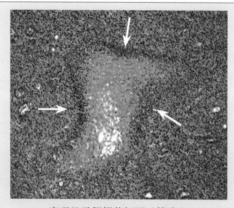

病理显示假栅状坏死（箭头）

图1-7-2 胶质母细胞瘤检查病理组织学检查（HE，×100）

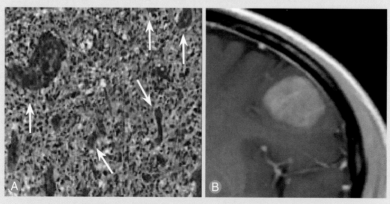

A.病理显示微血管增生（箭头）；B.轴位 T_1WI增强，"磨玻璃样"强化

图1-7-3 胶质母细胞瘤病理组织学检查（HE，×200）和MRI

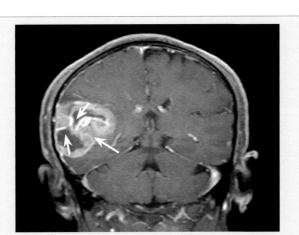

冠状位 T_1WI 增强，"磨玻璃–线样强化征"：邻近坏死区线状高强化（坏死相关炎症血管高通透，短箭头），周围"磨玻璃样"中等强化（微血管增生血管中高通透性，箭头），这种强化反映了胶质母细胞瘤病理特征微血管增生和中央坏死

图1-7-4　胶质母细胞瘤MRI

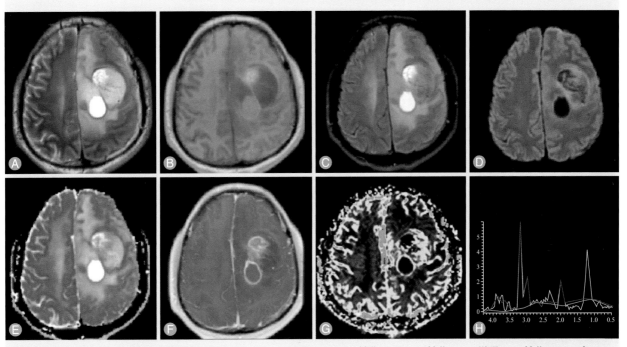

A. 轴位 T_2WI；B. 轴位 T_1WI；C. 轴位 T_2-FLAIR；D. 轴位 DWI；E. 轴位 ADC；F. 轴位 T_1WI 增强；G. 轴位 PWI，高灌注；H.MRS，高 Cho/NAA 值、高耸 Lip 峰

图1-7-5　胶质母细胞瘤MRI

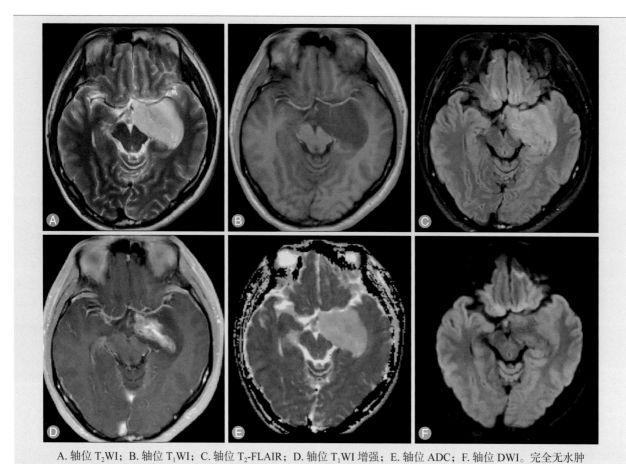

A. 轴位 T₂WI；B. 轴位 T₁WI；C. 轴位 T₂-FLAIR；D. 轴位 T₁WI 增强；E. 轴位 ADC；F. 轴位 DWI。完全无水肿

图1-7-6　胶质母细胞瘤MRI

【拓展病例】

　　病例1　无坏死型：患者男性，44岁，右嘴角抽搐4天。胶质母细胞瘤，*IDH*突变型。类似低级别胶质瘤（"磨玻璃样"强化反映微血管增生）（图1-7-7）。

　　病例2　经典大坏死型：患者女性，50岁，头痛2周。胶质母细胞瘤，*IDH*野生型。单大囊型伴"磨玻璃样"强化（图1-7-8）。

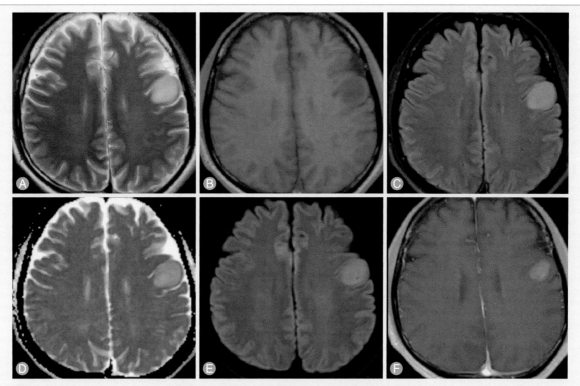

A. 轴位 T_2WI；B. 轴位 T_1WI；C. 轴位 T_2-FLAIR；D. 轴位 ADC；E. 轴位 DWI；F. 轴位 T_1WI 增强

图1-7-7　胶质母细胞瘤（无坏死型）MRI

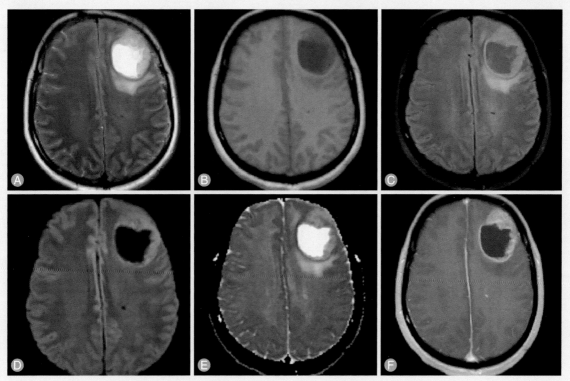

A. 轴位 T_2WI；B. 轴位 T_1WI；C. 轴位 T_2-FLAIR；D. 轴位 DWI；E. 轴位 ADC；F. 轴位 T_1WI 增强

图1-7-8　胶质母细胞瘤（单大囊型）MRI

病例3 小脑经典大坏死型：①患者男性，31岁，左侧行走不稳1周，被诊断为胶质母细胞瘤，*IDH* 野生型，小脑"磨玻璃-线样强化征"（图1-7-9）；②患者女性，38岁，左下肢进行性无力3月余，加重伴双下肢瘫痪1个月，脊髓"磨玻璃-线样强化征"（图1-7-10）。

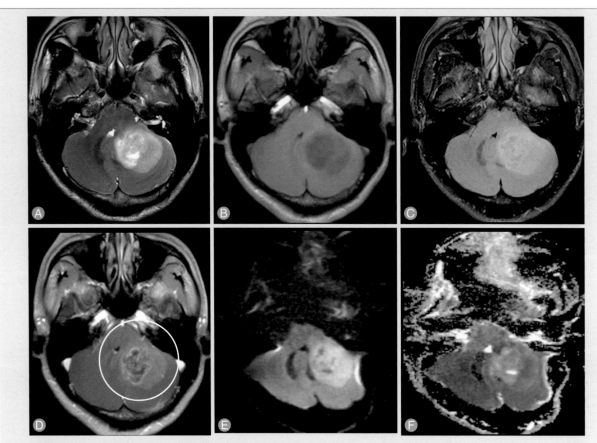

A. 轴位 T$_2$WI；B. 轴位 T$_1$WI；C. 轴位 T$_2$-FLAIR；D. 轴位 T$_1$WI 增强，"磨玻璃–线样强化征"（白圈）；E. 轴位 DWI；F. 轴位 ADC

图1-7-9 胶质母细胞瘤MRI

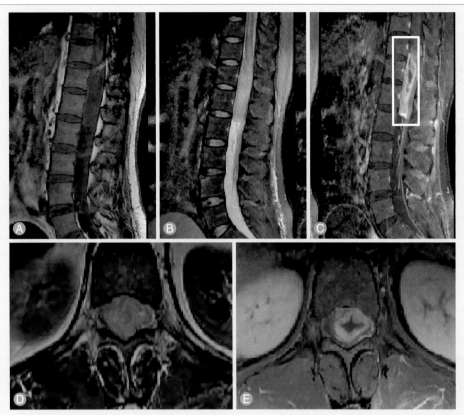

A. 矢状位 T$_1$WI；B. 矢状位 T$_2$WI；C. 矢状位 T$_1$WI 增强，"磨玻璃－线样强化征"（白框）；D. 轴位 T$_2$WI；E. 轴位 T$_1$WI

图1-7-10　腰髓胶质母细胞瘤MRI

　　病例4　假栅栏状微坏死类似淋巴瘤样型：患者男性，68岁。反复左侧肢体麻木2个月（图1-7-11，文后彩图1-7-11G~文后彩图1-7-11I）。

　　分析：右基底节后部团块状T$_1$WI低信号，T$_2$WI高信号，周围见T$_2$WI更高信号区水肿，DWI高信号，ADC值等略低，"握拳样""脐凹样""面团样"强化，外部水肿区无强化，第一感觉像淋巴瘤。但仔细观察水肿区有分叶状生长，"黑线征"说明是无强化的肿瘤区，而非水肿。PWI呈稍高灌注，支持胶质母细胞瘤诊断（图1-7-12）。

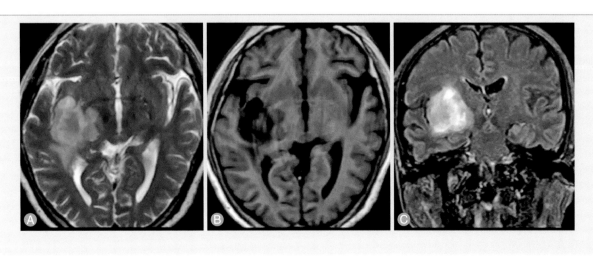

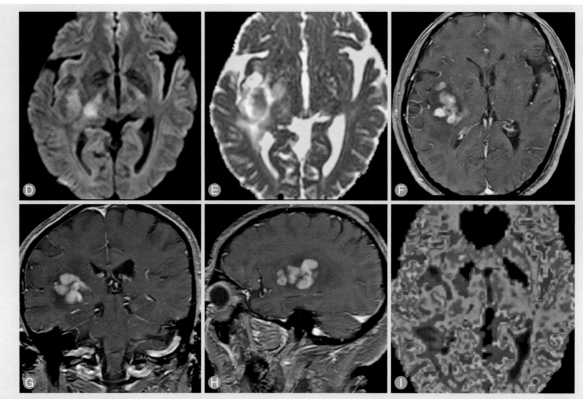

A. 轴位 T_2WI；B. 轴位 T_1WI；C. 轴位 T_2-FLAIR；D. 轴位 DWI；E. 轴位 ADC；F. 轴位 T_1WI 增强；G. 冠状位 T_1WI 增强；
H. 矢状位 T_1WI 增强；I. 轴位 PWI

图1-7-11 胶质母细胞瘤MRI

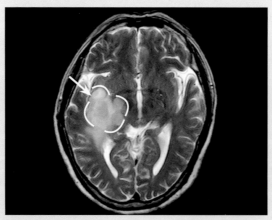

轴位 T_2WI，"黑线征"（箭头），分叶状生长（白线）

图1-7-12 胶质母细胞瘤MRI

【典型征象】

1. "磨玻璃-线样强化征"（图1-7-13）。

2. "拉丝征""花环征"（图1-7-14，图1-7-15）。

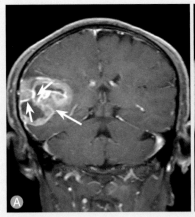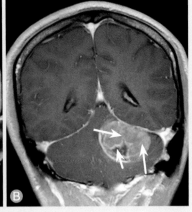

A、B.冠状位 T$_1$WI 增强，中央大坏死不强化，坏死区周围线状明显强化（坏死相关炎症，短箭头），外部"磨玻璃样"强化（微血管增生及假栅栏状微坏死，箭头），即"磨玻璃-线样强化征"

图1-7-13　胶质母细胞瘤MRI

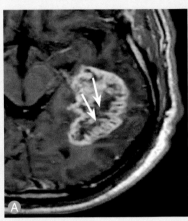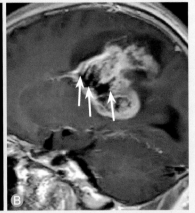

A.轴位T$_1$WI增强；B.矢状位T$_1$WI增强。"拉丝征"（箭头）：不均匀的坏死，血管周围区相对富氧，呈坏死强化，血管之间区相对缺氧坏死不强化，形成丝丝拉拉状改变

图1-7-14　胶质母细胞瘤MRI

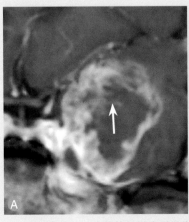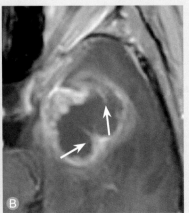

A、B.轴位 T$_1$WI 增强，"花环征"：内部拉丝样线形强化（箭头），周围环形强化，形成"花环样"改变，囊壁及拉丝强化不均反映了不同时间的多次坏死（多时相坏死相关炎症）

图1-7-15　胶质母细胞瘤MRI

【诊断要点】

1.胶质母细胞瘤好发年龄为45~75岁，以颅高压症状及局灶性症状多见，癫痫发生率较低级别胶质瘤低。

2.组织学上微血管增生和坏死是特点。

3.一般细胞致密，DWI高信号，ADC低信号，决定胶质母细胞瘤影像学表现的是微血管增生和坏死，如"磨玻璃–线样强化征""拉丝征""花环征"及高灌注等表现。部分无中央大坏死型胶质母细胞瘤表现类似淋巴瘤均匀强化。

（李建业）

第八节　上皮样胶质母细胞瘤

【临床资料】

患者女性，24岁，发作性四肢抽搐1天。

【影像学检查】

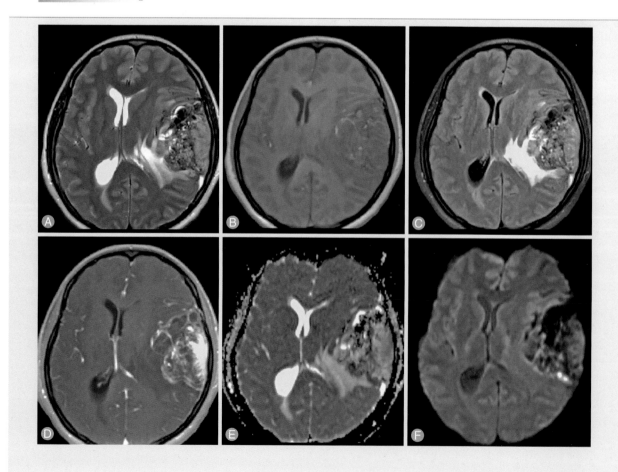

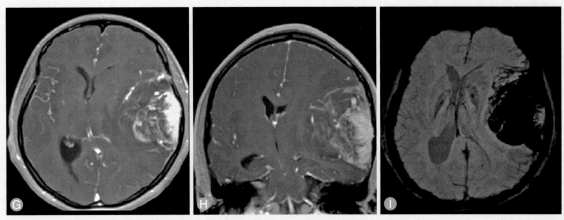

A. 轴位 T_2WI；B. 轴位 T_1WI；C. 轴位 T_2-FLAIR；D、G. 轴位 T_1WI 增强；E. 轴位 ADC；F. 轴位 DWI；H. 冠状位 T_1WI 增强；I. 轴位 SWI

图1-8-1　头颅MRI

【解析思路】

1.临床特征：患者为年轻女性，癫痫。

2.影像学特点：左侧额颞叶区团块状T_1WI稍低信号，T_2WI稍高信号，内见多发T_1WI高信号、T_2WI低信号，DWI低信号，ADC混杂低信号，与脑膜关系密切，可见增宽的蛛网膜下隙，增强扫描可见脑膜侧部分明显强化，内侧部分不均匀强化（图1-8-1）。

3.定位：本例难点，宽基底，周围蛛网膜下隙增宽，容易定位为脑外肿瘤，而且增强扫描可见肿瘤脑膜侧部出现树根状脑膜供血，这是典型脑外肿瘤征象，但肿瘤内侧部分不均匀强化不是脑外肿瘤特征（图1-8-2），反而像脑内有血脑屏障的组织特征。

在定位有疑问时可用一些非常规的征象辅助定位，具体如下。

（1）皮层肿瘤三联征：癫痫、脑回塑形生长、颅骨压迹。本例有癫痫、颅骨压迹，就要考虑皮层肿瘤，特别是外生型胶质瘤，而脑外肿瘤的树根状强化特点在与脑膜关系密切的皮层肿瘤中是可以出现的（胶质瘤引发促纤维增生反应，从脑膜获取血供）。

（2）强化定位法：脑外肿瘤无血脑屏障，除无生机组织（坏死、出血）外，基本都会强化。脑内肿瘤有血脑屏障，即使在高级别胶质瘤中，也往往残留部分区域完整的血脑屏障，故胶质瘤的特点是不强化或一部分强化一部分不强化，本例内侧部分强化就是这种模式，虽有出血影像，但脑内肿瘤是一定不能排除的（图1-8-2）。

4.定性：高级别胶质瘤？综合考虑浅表及外生型胶质瘤如上皮样胶质母细胞瘤、胶质肉瘤、间变性多形性黄色瘤型星性细胞瘤，高级别脑膜瘤待排。

【可能的诊断】

1.高级别脑膜瘤

支持点：宽基底、蛛网膜下隙增宽、外侧部分肿瘤树根状强化，瘤脑交界面不清，水肿大。

不支持点：年龄、内侧肿瘤不均匀强化，癫痫、颅骨压迹。

2.间变性多形性黄色瘤型星形细胞瘤

支持点：年轻，癫痫、颅骨压迹，不均匀强化，出血。

不支持点：癫痫病史短。

3.上皮样胶质母细胞瘤

支持点：年轻，癫痫，不均匀强化，占位效应重，骨质可疑破坏，出血。

不支持点：无。

【病理学诊断】

1.组织学诊断：镜下见肿瘤细胞弥漫成片生长，伴组织间出血，部分间质黏附较差，以血管为中心呈乳头状排列，细胞相对较为一致，中度异型，多为上皮样形态，部分圆形-短梭形，核分裂象少见，伴血管增生及微小灶坏死（图1-8-3，文后彩图1-8-3），形态符合上皮样胶质母细胞瘤。分级：WHO IV级。

2.分子特征：*BRAFV600E*突变（荧光定量PCR+免疫组化检查），*IDH1*未突变（Sanger测序+免疫组化检查），*IDH2*未突变（Sanger测序），*ATRX*未突变（免疫组化检查），1p/19q未共缺失（FISH检测），*H3K27M*未突变（免疫组化检查），*TERT*突变（免疫组化检查），Ki-67阳性率（免疫组化检查），*P53*阳性表达率20%（免疫组化检查）。*MGMT*蛋白表达率1%（免疫组化检查），*MGMT*基因启动子区域平均甲基化水平为5%（焦磷酸测序）。

3.其他免疫组化：GFAP（＋），D2-40（小灶+），L1CAM（－），Olig-2。

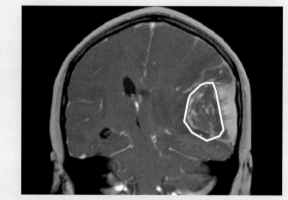

冠状位 T₁WI 增强，肿瘤内侧部分强化不均匀（白圈）

图 1-8-2　头颅 MRI

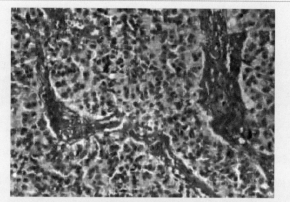

图1-8-3　上皮胶质母细胞瘤病理组织学检查
（ HE，×200 ）

4.病理结果：（左额颞叶）上皮样胶质母细胞瘤，*BRAFV600E*突变。

【讨论】上皮样胶质母细胞瘤

1.概述：上皮样胶质母细胞瘤（epithelioid glioblastoma，eGBM），*IDH*野生，WHO IV级。

2.病理组织学：主要由形态一致的上皮样或横纹肌样细胞构成，更多表现"地图样"坏死及微血管增生。可出现怪异的多核巨细胞，类似于多形性黄色瘤型星形细胞瘤。常有经典胶质母细胞瘤区域，部分区域显示与多形性黄色瘤型星形细胞瘤样的低级别区具体表现相似：①栅栏状坏死：本身为显微镜下所见，影像学检查不可见，但坏死可以诱发局部炎症，血管通透性升高导致不同程度强化；②中央大坏死：为微坏死融合而成，影像学上中央T₂WI高信号无强化区，大量坏死物质诱发炎症，导致坏死周围薄带状组织内血管通透性明显升高，血管扩张，造影剂外渗形成线样明显强化；③肿瘤血管生成（微血管增生）：恶性胶质瘤细胞增生快，细胞密度高，形成缺氧肿瘤微环境，缺氧肿瘤微环境会导致肿瘤细胞及间质细胞缺氧诱导因子升高，进而引起缺氧相关基因表达增加如血管内皮生长因子升高，最终使肿瘤血管生成、血管通透性增加；④肿瘤新生血管幼稚，无神经及平滑肌，基底膜不完整，无血脑屏障，血管通透性高，对比剂外渗，组织强化，从轻度强化到明显强化，常见"磨玻璃样"中等强化。

3.分子病理：常见*BRAFV600E*突变。突变使BRAF激酶活性升高，持续激活RAS/RAF/MEK/ERK信号通路（MAPK丝裂原激活蛋白激酶信号通路）引起细胞转化癌变。与多形性黄色瘤型星形细胞瘤相同，部分组织学改变类似，并常可见多形性黄色瘤型星形细胞瘤低级前体病变。故部分学者认为多形性黄色瘤型星形细胞瘤、间变性多形性黄色瘤型星形细胞瘤、上皮样胶质母细胞瘤为同样谱系疾病。缺乏*IDH*野生型胶质母细胞瘤常见分子标记如*EGFR*扩增、10号染色体缺失等。

4.临床表现：好发于年轻人和儿童，一般位于脑表面浅表位置，症状多变，可出现颅高压症状、局灶性症状及癫痫等。

5.影像学特点：①水含量增多，细胞致密，T_1WI等信号、T_2WI稍高信号；②细胞密度高，有DWI高信号、ADC低信号的细胞致密区；③微血管增生及坏死，中央坏死不强化，中央坏死边缘线状明显强化（坏死相关炎症引起血管高通透），周围微血管增生和栅栏坏死一般呈"磨玻璃样"强化，表现为内线、外磨玻璃特征改变即"磨玻璃-线样强化征"；④当坏死不明显或没有中央大坏死时，肿瘤中心表现为均匀强化；⑤灌注：微血管增生，血管床容量大，高灌注；⑥MRS：肿瘤高增生，高代谢，局部缺氧，代谢重编程，以无氧糖酵解为主，形成缺氧、酸化的肿瘤微环境，可出现Lac峰，膜转换快，Cho增高，神经元损伤，NAA减低，Cho/NAA的值>6，出现坏死相关Lip峰；⑦水肿：胶质母细胞瘤水肿不定，可中等或较大水肿，也可完全无水肿；⑧占位效应：塑形及局部肿瘤生长，故占位重；⑨其他：容易并发瘤内出血，上皮样胶质母细胞瘤好发于脑表面及间脑，部分与脑膜关系密切，可见外生生长，常见出血，早期出现软脑膜播散。

【拓展病例】

病例1 患者男性，6岁，头晕呕吐1个月，头痛1天，诊断为上皮样胶质母细胞瘤，*IDH*野生型（图1-8-4）。

病例2 患者女性，33岁，诊断为上皮样胶质母细胞瘤，*IDH*野生型（图1-8-5）。

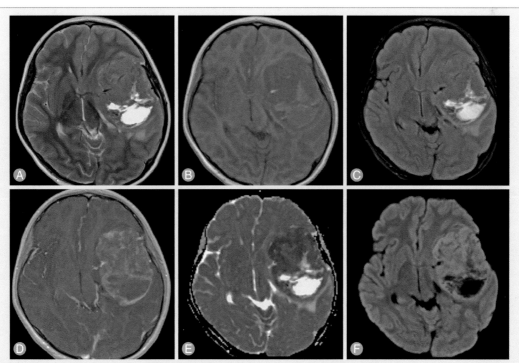

A. 轴位 T_2WI；B. 轴位 T_1WI；C. 轴位 T_2-FLAIR；D. 轴位 T_1WI 增强；E. 轴位 ADC；F. 轴位 DWI。左侧额叶部分囊变占位，实性部分 DWI 高信号，ADC 值低，不均匀强化

图1-8-4 上皮样胶质母细胞瘤MRI

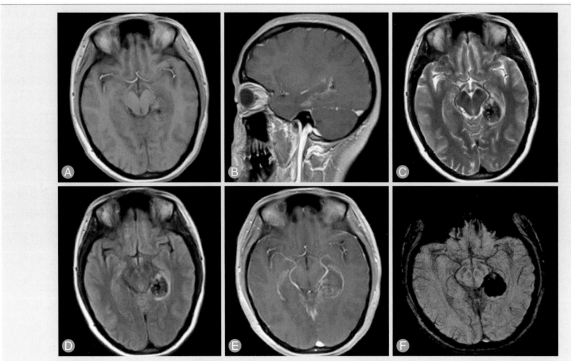

A. 轴位 T_1WI；B. 矢状位 T_1WI 增强；C. 轴位 T_2WI；D. 轴位 T_2-FLAIR；E. 轴位 T_1WI 增强；F. 轴位 SWI

图1-8-5　上皮样胶质母细胞瘤MRI

【典型征象】

1.脑表面与脑膜关系密切甚至外生性生长、易出血等可能有一定提示意义（图1-8-6）。

2.肿瘤实质部分强化、部分不强化的强化模式有助于定位脑内胶质瘤（部分血脑屏障残留）（图1-8-2）。

3.早期软脑膜播散。

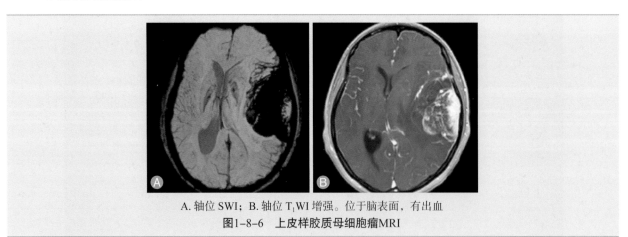

A. 轴位 SWI；B. 轴位 T_1WI 增强。位于脑表面，有出血

图1-8-6　上皮样胶质母细胞瘤MRI

【诊断要点】

影像学上具有胶质母细胞瘤常规表现，又有年轻、肿瘤表浅或外生、出血、早期软脑膜播散的特点时要考虑eGBM。

（李建业）

第九节　弥漫性中线胶质瘤（*H3K27M*突变型）

【临床资料】

患者男性，9岁，头痛、呕吐，行走不稳6天。

【影像学检查】

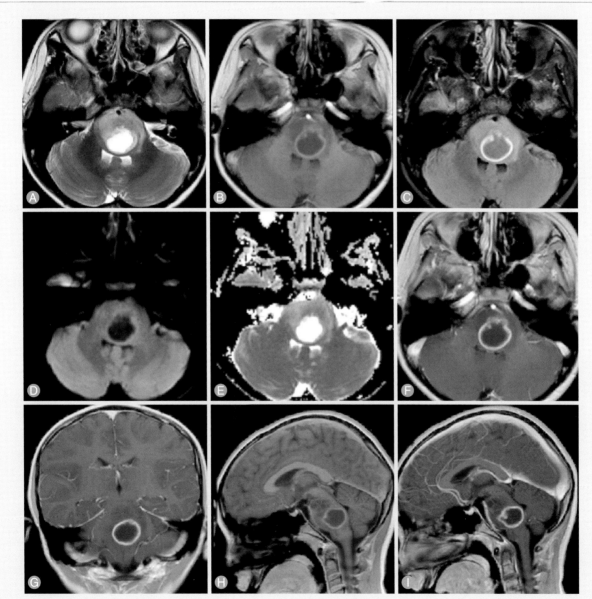

A.轴位 T_2WI；B.轴位 T_1WI；C.轴位 T_2-FLAIR；D.轴位 DWI；E.轴位 ADC；F.轴位 T_1WI 增强；G.冠状位 T_1WI 增强；
H、I.矢状位 T_1WI

图1-9-1　头颅MRI

【解析思路】

1.临床特征：患者为儿童，颅高压症状。

2.影像学特点：脑桥为主囊实性占位，T_1WI呈稍低信号，T_2WI呈稍高信号，内见T_2WI高信号坏死区，囊壁DWI稍高，ADC等稍低，不规则环形强化（图1-9-1）。

3.定位：脑桥中线区。

4.定性：高级别胶质瘤？

【可能的诊断】

1.毛细胞型星形细胞瘤

支持点：年龄，囊变，强化。

不支持点：部位，毛细胞型星形细胞瘤在幕下好发于中脑延髓小脑，与本例不符，毛细胞型星形细胞瘤多表现为囊结型，毛细胞型星形细胞瘤一般DWI呈低信号，ADC呈高信号。

2.弥漫性中线胶质瘤

支持点：儿童、中线部位、弥漫性生长，DWI稍高信号，不规则环形强化。

不支持点：无。

【病理学诊断】

1.组织学诊断：镜下见肿瘤细胞弥漫浸润性生长，细胞中度异型，核分裂可见，伴血管内皮增生及微小坏死（图1-9-2，文后彩图1-9-2），符合高级别弥漫性胶质瘤。分级：WHO Ⅳ级。

2.分子遗传学特征：*IDH1*、*IDH2*未突变（Sanger测序+免疫组化检查），*BRAFV600E*未突变（荧光定量PCR+免疫组化检查），*MGMT*基因甲基化水平平均12%（焦磷酸测序），*H3K27M*突变（免疫组化检查），*H3K27me3*未缺失（免疫组化检查），*ATRX*未突变（免疫组化检查），Ki-67阳性率20%（免疫组化检查），*P53*（−，免疫组化检查）。

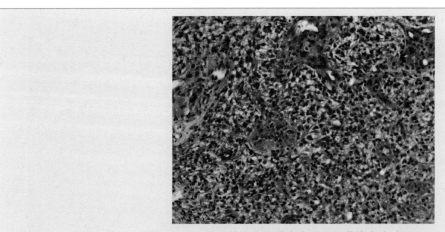

图 1-9-2　弥漫性中线胶质瘤病理组织学检查（HE，×100）

3.其他免疫组化：EMA（−），NF（−），TERT（−/+）。

4.病理结果：（脑干）弥漫性中线胶质瘤，*H3K27M*突变型。

【讨论】弥漫性中线胶质瘤

1.概述：弥漫性中线胶质瘤（diffuse midline glioma），*H3K27M*突变型，WHO Ⅳ级。

构成要件：①弥漫性胶质瘤，而不能是毛细胞型星形细胞瘤、室管膜瘤等非弥漫性胶质瘤；②中线部位，如丘脑、脑干、脊髓，而不能是大脑半球；③H3K27M突变。以上三要件缺一不可。

2.病理组织学：组织学上的弥漫性胶质瘤Ⅱ～Ⅳ级改变。大部分表现高级别胶质瘤病理表现，如细胞核明显异型性，丰富的核分裂象，微血管增生，坏死等，少部分组织学呈低级别胶质瘤表现。

3.分子病理：H3K27M突变，组蛋白H3第27位赖氨酸被甲硫氨酸替代。H3K27M突变破坏了组蛋白修饰的甲基化位点，改变了组蛋白甲基化状态。H3K27M还可以与甲基转移酶EZH2相互作用，抑制多梳抑制复合物2（PRC2）的活性，导致组蛋白低甲基化。组蛋白低甲基化可影响基因转录表达，引起癌变（表观遗传）。

4.临床表现：好发于儿童，青少年，症状多变，以颅高压及局灶症状为主，好发部位为中线结构，常见脑干（特别是脑桥）、丘脑、脊髓。

5.影像学特点：大部分肿瘤表现为组织学高级别肿瘤影像，即①水含量增多，细胞致密，T_1WI低信号，T_2WI高/稍高信号；②细胞密度高和（或）低，DWI高/低信号，ADC低/高信号；③微血管增生及坏死，中央坏死不强化，中央坏死边缘线状明显强化（坏死相关炎症引起血管高通透），周围微血管增生和栅栏状坏死，一般"磨玻璃样"强化，表现为内线、外磨玻璃特征改变，即"磨玻璃-线样强化征"，部分病例也可表现无强化；④PWI：微血管增生，血管床容量大，高灌注多见（图1-9-3，文后彩图1-9-3）；⑤MRS：肿瘤高增生，高代谢，局部缺氧，代谢重编程，以无氧糖酵解为主，形成缺氧、酸化的肿瘤微环境，可出现Lac峰，膜转换快，Cho增高，神经元损伤，NAA减低，Cho/NAA的值增高，出现坏死相关Lip峰（图1-9-4，文后彩图1-9-4）；⑥水肿和占位：水肿不定，占位较重；⑦其他：部分可出血。少部分可表现为低级别的肿瘤影像。

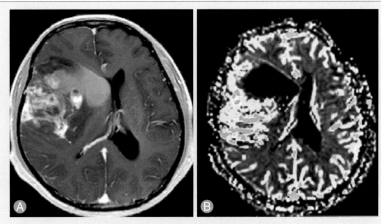

A.轴位 T_1WI 增强；B.轴位 PWI，高灌注
图1-9-3　弥漫性中线胶质瘤MRI

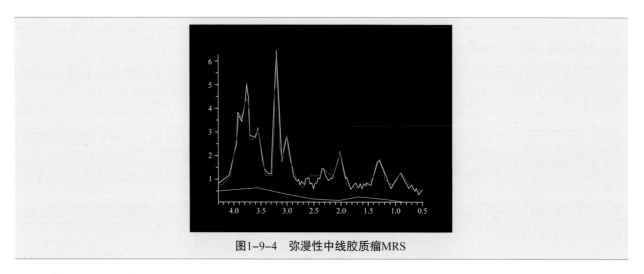

图1-9-4 弥漫性中线胶质瘤MRS

【拓展病例】

病例1 患者男性，27岁，头晕伴视物重影1周。弥漫性中线胶质瘤，*H3K27M*突变型（图1-9-5）。

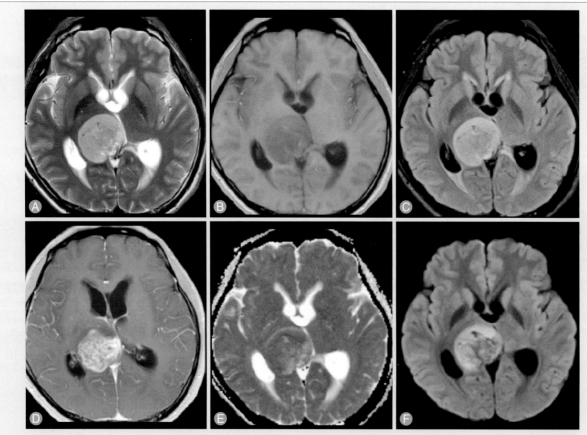

A. 轴位 T_2WI；B. 轴位 T_1WI；C. 轴位 T_2-FLAIR；D. 轴位 T_1WI 增强；E. 轴位 ADC；F. 轴位 DWI。右侧丘脑实性占位，内见少量出血，DWI 高信号，ADC 值低，不均匀强化。

图1-9-5 弥漫性中线胶质瘤MRI

病例2　患者男性，15岁。弥漫性中线胶质瘤，*H3K27M*突变型（图1-9-6）。

病例3　患者男性，31岁，左下肢无力半年，加重2个月，*H3K27M*突变型（图1-9-7）。

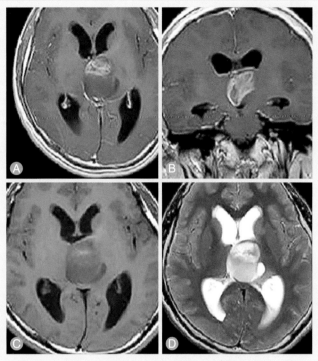

A.轴位 T_1WI；B.轴位 T_2WI；C.轴位 T_1WI 增强；D.冠状位 T_1WI 增强。左侧丘脑实性为主占位，不均匀"磨玻璃－线样"强化

图1-9-6　弥漫性中线胶质瘤MRI

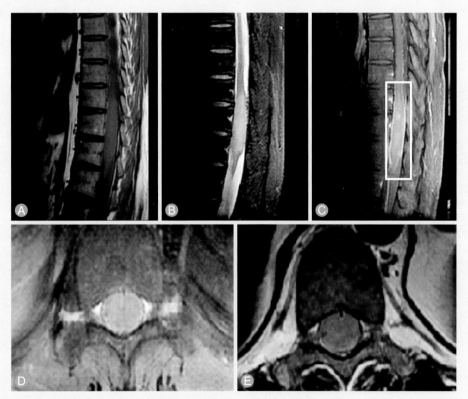

A.矢状位 T_1WI；B.矢状位 T_2WI；C.矢状位 T_1WI 增强，不均匀轻度强化（白框）；D.轴位 T_2WI；E.轴位 T_1WI

图1-9-7　腰髓弥漫性中线胶质瘤MRI

【诊断要点】

1.儿童青少年多发。

2.定位于脑干、丘脑、脊髓等中线部位。

3.弥漫性胶质瘤的生长方式。

4.*H3K27M*突变。

5.大部分为高级别胶质瘤的影像学表现。

弥漫性中线胶质瘤是第一个以分子为主而不依赖组织学来定级的肿瘤，分子为主、组织学为辅的模式是精准医学环境下的发展方向，未来会有越来越多的肿瘤采用这种模式命名。对于儿童的中线部位肿瘤，无论是高级别胶质瘤的影像学表现还是低级别的影像学表现都需要考虑其他可能性。

（李建业）

第十节　儿童型弥漫性胶质瘤

【临床资料】

患者女性，14岁，双眼视力下降1年半，抽搐、肢体乏力3天。

检查与治疗经过：①腰椎穿刺压力：320 mmH$_2$O；②视觉诱发电位：双眼FVEP异常（左眼明显）；③血清、脑脊液外送查脱髓鞘脑病抗体：抗MBP抗体、抗MOG抗体、抗AQP4抗体均为阴性；④激素冲击治疗无效，2019年11月18日行左额叶病变穿刺活检术，病理结果显示镜下为脑白质，未见明显异型细胞，但可见Ki-67指数增生明显细胞，目前免疫组化不能确定来源。

【影像学检查】

1.发病时头颅、视神经及颈髓MRI检查（图1-10-1）。

2.发病1年半检查（图1-10-2）。

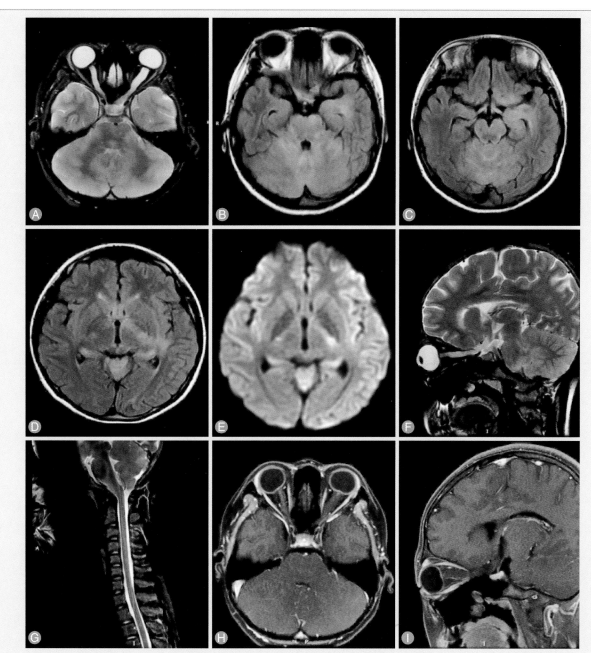

A～D.轴位 T$_2$-FLAIR；E.轴位 DWI；F、G. 矢状位 T$_2$WI；H.轴位 T$_1$WI 增强；I.矢状位 T$_1$WI 增强

图1-10-1 头颅、视神经及颈髓MRI

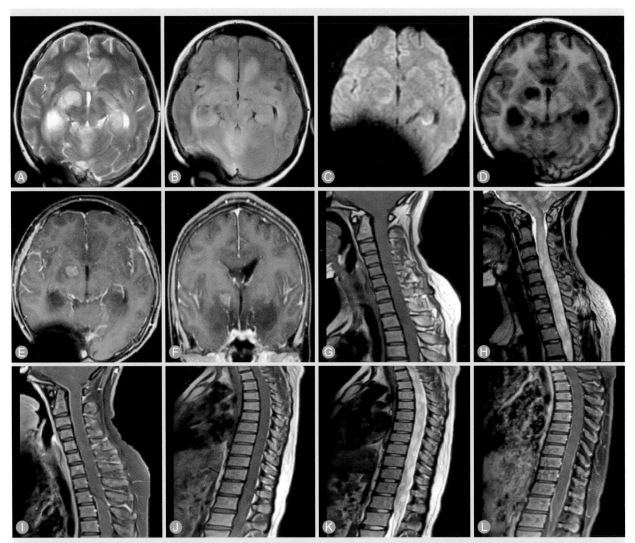

A.轴位 T_2WI；B.轴位 T_2-FLAIR；C.轴位 DWI 轴位；D.轴位 T_1WI；E.轴位 T_1WI 增强；F.冠状位 T_1WI 增强；G、J.矢状位 T_1WI；H、K.矢状位 T_2WI；I、L.矢状位 T_1WI 增强

图1-10-2　头颅、颈胸髓MRI

【解析思路】

1.临床特征：患者为儿童，视力进行性下降，癫痫发作。

2.影像学特点：双侧视神经增粗，视神经、胼胝体、颞叶、脑干、小脑、脊髓 T_2WI 高信号，"塑形征"，脑结构呈肿胀、肥厚、僵硬感，DWI等低信号，增强扫描无明显强化，右基底节病灶DWI稍高信号，增强扫描呈不均匀中度强化，病灶呈进行性进展（图1-10-1，图1-10-2）。

3.定位：脑内。

4.定性：病灶表现出生长性，复查可见病灶进行性进展，除视神经外，具有胶质瘤影像学表现重、临床表现轻的特点（视神经症状推测为骨性视神经管对肿瘤的限制，导致管内段视神经压力升高继发缺血损伤，而非肿瘤直接侵袭），考虑肿瘤病变，明显沿脑组织原有结构弥漫浸润性生长，即"塑形征"，首先考虑弥漫性胶质瘤，局部有DWI高并强化，考虑间变可能。

【可能的诊断】

1.弥漫性中线胶质瘤（*H3K27M*突变型）

支持点：儿童，脑干、脊髓、小脑受累。

不支持点：早期视神经受累为主，病程长。

2.炎性脱髓鞘病变

支持点：视神经症状。

不支持点：病灶表现明显生长性，"塑形征"，除视神经外，病灶影像学改变明显而症状轻微，临床及实验室检查不支持炎性脱髓鞘，激素冲击治疗无效。

3.儿童型低级别弥漫性胶质瘤

支持点：年龄，病程长，影像学上"塑形征"明显。

不支持点：右基底节局部DWI稍高，部分具有高级别肿瘤征象。

【病理学诊断】

1.组织学诊断：（右侧基底节区占位）胶质细胞增生伴灶性钙化，散在少量细胞伴非典型性，符合脑脊髓弥漫性胶质瘤。分级：WHO Ⅲ级

2.分子特征：1p/19q染色体缺失（1p缺失），*BRAF*基因突变（野生型），*IDH1*基因突变（野生型），*IDH2*基因突变（野生型），*MGMT*甲基化（阳性），*TERT*启动子突变（野生型），*NF1*突变，*FGFR3*突变。

3.免疫组化：GFAP（＋），Olig-2（＋），*IDH1*（－），Ki-67阳性率约15%，*P53*（散在少量+），*ATRX*（＋），*H3K27M*（－），*H3K27me3*（＋），NeuN（－），S-100（少量+），Syn（＋），CD34（－），Braf（－），Vim（＋），INI-1（＋），NF（＋）。

4.病理结果：（右侧基底节区占位）儿童型弥漫性低级别胶质瘤，伴MAPK信号通路改变。

【讨论】儿童型弥漫性胶质瘤

1.概述：2021年第5版WHO中枢神经系统肿瘤分类明确把儿童型和成人型弥漫性胶质瘤分开。两者遗传学特征、生物学行为、预后完全不同，儿童型无成人型常见的如*IDH*、*ATRX*、1p/19q共缺失、*EGFR*等分子改变，而有诸如*H3K27*、*H3G34*、MAPK通路等相关改变，根据分子特征和组织学表现又可分高级别组和低级别组。

儿童型高级别弥漫性胶质瘤：常见*H3*基因改变如*H3K27*、*H3G34*突变，分子改变与成年人*EGFR*扩增、*TERE*启动子突变、7号染色体获得/10号染色体丢失等改变不同，预后差。

儿童型低级别弥漫性胶质瘤：一般以*MYB/MYBL1*、*FGFR*、*BRAF*基因异常导致MAPK通路激活相关，其向高级别胶质瘤进展较成人型弥漫性胶质瘤少见，与成年人弥漫低级别胶质瘤对比相对惰性，预后较成年人好。特别是*MYB/MYBL1*改变者预后接近传统Ⅰ级肿瘤。

最新儿童型弥漫性胶质瘤部分分类如下（表1-10-1）。

新的分类着重强调分子信息在胶质瘤界定和定级中的作用，以弥漫性中线胶质瘤*H3K27*改变为例，它是第一个以分子为主而不依赖于组织学来定级的肿瘤，组织学满足弥漫性胶质瘤、中线部位、分子*H3K27M*突变就可以诊断，而不完全依赖于过去诊断高级别胶质瘤的组织病理标准，如微血管增生、假栅栏坏死等。

同样在儿童型弥漫性低级别胶质瘤中，只要组织学确定了弥漫浸润性生长模式，结合相应分子遗传

标志如MAPK通路相关分子改变就可确立弥漫性胶质瘤诊断。

而过去不少的诊断，诸如儿童少突胶质细胞瘤等，在目前看来并不是一个独立的肿瘤类型，更倾向于是不同的儿童型弥漫性胶质瘤中出现了少突胶质细胞分化特征，甚至在儿童局限性胶质瘤如毛细胞型星形细胞瘤中也常见少突胶质细胞瘤样形态。可见基于组织学和分子特征的整合诊断才能更好界定肿瘤、指导治疗、预测愈合。

2.病理组织学：弥漫性胶质瘤的组织学表现。

3.分子病理见表1-10-2。

表 1-10-1　2021 年版 WHO 中枢神经系统肿瘤分类

WHO 中枢神经系统肿瘤分类，第 5 版
胶质瘤，胶质神经元肿瘤和神经元肿瘤
成人型弥漫性胶质瘤
星形细胞瘤，*IDH*突变型
少突胶质细胞瘤，*IDH*突变伴1p/19q联合缺失型
胶质母细胞，*IDH*野生型
儿童型弥漫性低级别胶质瘤
弥漫性星形细胞瘤，伴*MYB*或*MYBLI*改变
血管中心性胶质瘤
青少年多形性低级别神经上皮肿瘤
弥漫性低级别胶质瘤，伴MAPK信号通路改变
儿童型弥漫性高级别胶质瘤
弥漫性中线胶质瘤，伴*H3K27*改变
弥漫性半球胶质瘤，*H3K27*突变型
弥漫性儿童型高级别胶质瘤，*H3*及*IDH*野生型
婴儿型半球胶质瘤

表 1-10-2　2021 年版中枢神经系统肿瘤 WHO 分类

WHO 中枢神经系统肿瘤分类，第 5 版	
弥漫性星形细胞瘤，伴*MYB*或*MYBLI*改变	*MYB*，*MYBLI*
血管中心性胶质瘤	*MYB*
青少年多形性低级别神经上皮肿瘤	*BRAF*，*FGGR*家族
弥漫性低级别胶质瘤，伴MAPK信号通路改变	*FGFRI*，*BRAF*
弥漫性中线胶质瘤，伴*H3K27*改变	*H3K27*，*TP53*，*ACVRI*，*PDGFRA*，*EGER*，*EZHIP*
弥漫性半球胶质瘤，*H3G34*突变型	*H3G34*，*TP53*，*ATRX*
弥漫性儿童型高级别胶质瘤，*H3*及*IDH*野生型	*IDH*野生型，*H3*野生型，*PDGFRA*，*MYCN*，*EGFR*（甲基化组）
婴儿型半球胶质瘤	*NTRK*家族，*ALK*，*ROS*，*MET*

4.影像学特点：可出现Ⅱ～Ⅳ级组织学的弥漫性胶质瘤影像学改变。①水含量多及黏液微囊背景，长T_1长T_2信号；②细胞密度高低不等，DWI高等低信号，ADC低等高信号；③无或有微血管增生及坏死，可强化或不强化；④弥漫浸润性生长（弥漫性胶质瘤本质特点）导致"塑形征"：肿瘤细胞沿原有结构如神经纤维束、神经元、血管周围、软脑膜下生长而不明显破坏原有结构，导致脑结构肿胀、增厚、僵硬，Ⅱ级弥漫性胶质瘤生长特点为肿胀增厚而非形成明显肿块，Ⅲ、Ⅳ级的肿瘤可在塑形生长的基础上

形成肿块；⑤肿瘤局部空间异质性：肿瘤的特点是内部各空间部分不一致性，表现为T₂WI高信号背景下的多发T₂WI低/更高信号灶；⑥PWI：有或无微血管增生，可高或低灌注；⑦MRS：细胞增生加快，膜转换快，CHO峰增高，神经元损伤，NAA峰下降，Cho/NAA的值升高，有坏死出现Lip峰，以无氧糖酵解为主时，出现Lac峰；⑧水肿与占位效应：轻重不等。

【典型征象】

1. "塑形征"：皮层脑回增厚、肿胀、僵硬感，为弥漫性胶质瘤基本特点（图1-10-3）。

2. 肿瘤异质性：肿瘤区强化与不强化的明显异质性改变。脑内肿瘤性病变明显的异质性通常是胶质瘤的显著特点（图1-10-4）。

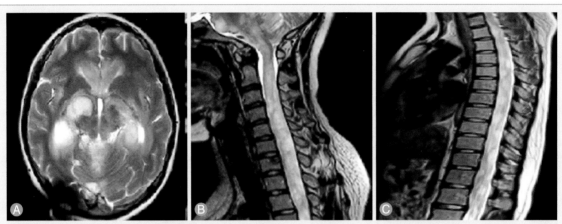

A. 轴位 T₂WI，胼胝体、内侧颞叶肿胀增厚；B、C. 矢状位 T₂WI，脑干、小脑、脊髓肿胀增厚但轮廓存在，无明显肿块

图1-10-3 儿童型弥漫性胶质瘤MRI

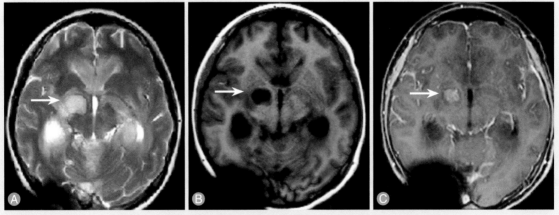

A. 轴位 T₁WI；B. 轴位 T₁WI；C. 轴位 T₁WI 增强。肿瘤异质性（箭头）

图1-10-4 儿童型弥漫性胶质瘤MRI

【展望】

儿童型弥漫性胶质瘤是与成人型弥漫性胶质瘤遗传学特征、生物学行为、预后完全不同的肿瘤，其无成人型弥漫性胶质瘤常见如*IDH*、*AIRX*、1p/19q共缺失等分子改变，而有诸如*H3K27*、*H3G34*、MAPK通路等相关改变，以分子为主的最新病理模式能更好地界定这类肿瘤并指导治疗。

对影像学诊断来说，仍是基于弥漫性胶质瘤的基本特点来评估儿童型弥漫性胶质瘤，如反映弥漫浸润性生长的"塑形征"，反映胶质瘤特点的空间异质性及反映微血管增生和坏死的强化、灌注、波谱等。但有时基于组织学与影像学对照经验的胶质瘤级别影像学评估不一定准确，如弥漫性中线胶质瘤 *H3K27M* 突变型，但组织学为 II 级的肿瘤在影像学评估中可能诊断为低级别弥漫性胶质瘤。

未来直接评估分子突变相关的影像学变化可能是一个方向。重要的是要明确：分子时代的儿童型弥漫性胶质瘤是与成人型弥漫性胶质瘤完全不同的肿瘤类型，虽然两者有相似的组织学特征。

第十一节　分子时代的弥漫性胶质瘤

【临床资料】

患者女性，48岁，头晕11小时，意识不清伴反复发作性抽搐8小时。

【影像学检查】

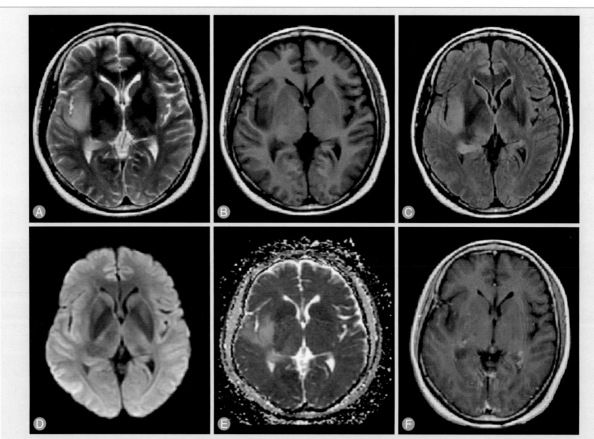

A. 轴位 T_2WI；B. 轴位 T_1WI；C. 轴位 T_2-FLAIR；D. 轴位 DWI；E. 轴位 ADC；F.T_1WI 增强
图1-11-1　头颅MRI

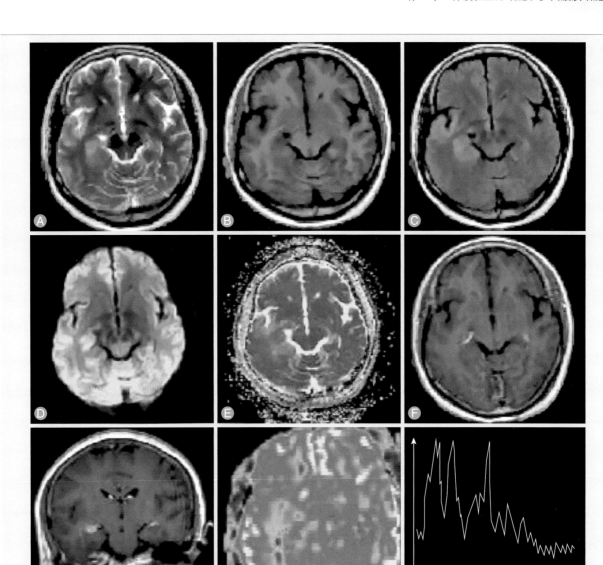

A.轴位 T_2WI；B.轴位 T_1WI；C.轴位 T_2-FLAIR；D.轴位 DWI；E.轴位 ADC；F.轴位 T_1WI 增强；G.冠状位 T_1WI 增强；H.轴位 PWI；I.MRS

图1-11-2　头颅MRI

【解析思路】

1.临床特征：患者为中年人，长期癫痫发作，药物控制欠佳。

2.影像学特点：右岛叶及颞叶内侧皮层 T_2WI 高信号，肿胀、肥厚、僵硬感，"塑形征"，DWI等低信号，增强扫描无明显强化，临床考虑病毒性脑炎，行抗病毒、抗癫痫等处理后好转出院，因癫痫反复发作，于5个月后复查MRI，可见颞叶内侧内见结节DWI高信号，ADC等低信号，轻度强化，PWI低灌注，MRS显示Cho增高不明显（图1-11-1，图1-11-2，图1-11-2G～文后彩图1-11-2I）。

3.定位：右岛叶及右颞叶皮层。

4.定性：弥漫性胶质瘤，低级别胶质瘤可能大，局部间变有待排除。

【可能的诊断】

1.少突胶质细胞瘤

支持点：中年，皮层病变，癫痫病史。肿胀、肥厚、僵硬感，"塑形征"。

不支持点：额叶多见，未见明显钙化。

少突胶质细胞瘤与弥漫性星形细胞瘤同属低级别弥漫性胶质瘤，影像学表现有较大重叠，诊断意见：未出现特征性钙化应首先考虑弥漫性星形细胞瘤。

2.病毒性脑炎

支持点：癫痫，皮层肿胀，疑似有"刀切征"。

不支持点：病程长，除癫痫外症状轻，复查无脑萎缩，不符合病毒性脑炎临床改变，病变内部见DWI高信号结节，表现出进展性及空间异质性，符合肿瘤性病变特点，不符合炎症。

炎症的特点是临床表现重，影像学表现轻，胶质瘤的特点是影像学表现重，临床表现轻。

3.弥漫性星形细胞瘤

支持点：中年，癫痫病史，岛叶颞叶皮层病变，有轻度的占位效应，肿胀、肥厚、僵硬感，"塑形征"。5个月后复查病变无缩小，并出现DWI高信号伴强化结节。

不支持点：无。

【病理学诊断】

1.病理取材：右侧颞叶肿瘤，不整形脑组织数块，总大小7 cm×4.5 cm×1.3 cm，局部附于脑表面，面积4 cm×2.3 cm，切面灰白灰黄，局灶伴出血。

2.病理学诊断如下。

（1）组织学诊断：镜下见肿瘤细胞弥漫浸润脑实质，细胞中度异型，部分区域细胞密度增加，查见核分裂4个于一张切片，部分细胞呈肥胖或微肥胖星形细胞形态，部分细胞胞浆透亮并有核空晕形成，伴微囊变及钙化，未见明显微血管增生和坏死，组织学符合间变性肥胖型星形细胞瘤，分级WHO Ⅳ级。

（2）分子特征：*IDH1*未突变（免疫组化检查+Sanger），*IDH2*未突变（Sanger测序），*TERT*突变（荧光定量PCR+免疫组化检查），*EFGR*扩增（FISH检测测序），*MGMT*蛋白阳性表达率1%（免疫组化检查），*ATRX*未突变（免疫组化检查），*BRAFV600*未突变（免疫组化检查+荧光定量PCR），*H3K27M*未突变（免疫组化检查），*H3K27ME3*未缺失（免疫组化检查），Ki-67阳性率20%，*P53*阳性表达率15%。

（3）其他免疫组化：EMA（－），GFAP（＋），NeuN（神经元＋），Olig-2（＋），CD34（＋）。HC：PAS染色（－），六胺银染色（－），VG染色（－），黏液卡红（－），革兰氏染色（－）。

（4）病理结果：（右侧颞叶）*IDH*野生型弥漫性星形细胞胶质瘤，具有胶质母细胞瘤分子特征（*TERT*启动子突变、*EGFR*扩增）。

【讨论】分子时代的胶质母细胞瘤

1.概述：根据中枢神经系统肿瘤分类分子信息及实践方法联盟最新*IDH*野生型及突变型弥漫性胶质瘤部分分类，*IDH*野生型弥漫性星形细胞瘤，具有胶质母细胞瘤分子特点，WHO Ⅳ级。简化命名为胶质母细胞瘤，*IDH*野生型。诊断分两种情况：①组织学有血管增生和（或）坏死的，即可诊断，不必满足分子特征（*EGFR*扩增、7号染色体获得/10号染色体缺失、*TERT*启动子突变）；②没有血管增生或坏死，只要满足一个或多个胶质母细胞瘤分子特征（*EGFR*扩增、7号染色体获得/10号染色体缺失、*TERT*启动子突变），即诊断成立。

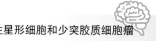

星形细胞瘤，*IDH*突变型，WHO Ⅱ级：弥漫浸润的星形细胞瘤，伴有*IDH1*或*IDH2*突变，分化好，缺乏间变的组织学特征，无核分裂象或核分裂象少，不存在微血管增生、坏死和*CDKN2A/B*纯合性缺失。

星形细胞瘤，*IDH*突变型，WHO Ⅲ级：弥漫浸润的星形细胞瘤，伴有*IDH1*或*IDH2*突变，分化好，显示局部或弥散的间变特征，核分裂象增多，不存在微血管增生、坏死和*CDKN2A/B*纯合性缺失。

星形细胞瘤，*IDH*突变型，WHO Ⅳ级：弥漫浸润的星形细胞瘤，伴有*IDH1*或*IDH2*突变，分化好，显示微血管增生、坏死、*CDKN2A/B*纯合性缺失，或这3种特征的任意组合。*IDH*突变的弥漫性胶质瘤伴有血管增生或坏死，但不诊断为胶质母细胞瘤，而诊断为星形细胞瘤，*IDH*突变，WHO Ⅳ级。

新的分类着重强调分子信息在胶质瘤定级中的作用，与弥漫性中线胶质瘤（*H3K27M*突变型）类似。胶质母细胞瘤*IDH*野生型，只要组织学为弥漫性胶质瘤加上分子*IDH*野生及*EGFR*扩增、*TERE*启动子突变、7号染色体获得/10号染色体丢失三者中的一个就可以诊断为胶质母细胞瘤，而不再依赖于组织学的微血管增生/坏死。就本例来说，影像学表现和组织学表现都只能定到间变性星形细胞瘤，但根据分子*EGFR*扩增、*TERT*启动子突变，就可以诊断为胶质母细胞瘤了。

分子时代的病理分型对依赖传统病理组织学进行胶质瘤分级的影像学诊断提出了挑战，原来有高级别组织学改变的，继续诊断高级别胶质瘤，但对于一些类似低级别弥漫性胶质瘤影像学表现的，也要考虑到高级别的可能性，如本例。

2.病理组织学：含原Ⅱ～Ⅳ级弥漫性胶质瘤*IDH*野生型的组织学表现。

3.分子病理：异柠檬酸脱氢酶是线粒体三羧酸循环关键酶，催化异柠檬酸脱羧成α-酮戊二酸，常见突见类型有*IDH1*突变、*IDH2*突变、*IDH3*突变，常见突变位*IDH1R132H*，产生致癌代谢物2-羟基戊二酸，抑制DNA及组蛋白去甲基化酶，导致高甲基化表型（表观遗传学）影响基因表达致癌。

*IDH*突变型致癌通路肿瘤一般较温和，恶性度低，预后好，生存期长，常见分子事件：*ATRX*突变、*TP53*突变等。

*IDH*野生型致癌通路肿瘤一般进展快，恶性度高，预后差，生存期短，常见分子事件：*EGFR*扩增、烫*PTEN*突变或7号染色体获得/10号染色体缺失等。

*EGFR*扩增：扩增的*EGFR*使表皮生长因子的生长信号异常放大，引起细胞增生、转化致癌。

*TERT*启动子突变：*TERT*（端粒酶逆转录酶）启动子突变，使*TERT*激活，细胞绕过端粒生长限制，细胞永生化。

7号染色体获得/10号染色体丢失：使相应癌基因及抑癌基因异常，细胞转化致癌。如10号染色体的*PTEN*基因异常引起PI3K-AKT信号通路激活。

4.影像学特点：Ⅱ级、Ⅲ级、Ⅳ级弥漫性星形细胞瘤及胶质母细胞瘤的影像学表现可出现重叠，传统的影像学推定胶质瘤级别的方法受到挑战，影像学评估高级别的肿瘤仍是高级别的可能性大，但影像学评估低级别的却不一定是低级别胶质瘤。

【展望】

分子诊断为主的最新病理模式，对基于传统组织学的原影像学分级模式提出了极大挑战，分子诊断打破了传统低高级别的界限，原影像学评估为高级别的还是高级别，原影像学评估低级别却不一定是低级别。未来发现直接评估分子突变相关的影像学变化，是影像学工作者努力的一个方向，如MRS评估*IDH*突变的异常代谢产物2-羟基戊二酸峰、"T_2-FLAIR错配征"等。作为进入分子时代的神经影像学诊断工作者，我们应该如何适应节奏，把握时代的脉搏呢？

（李建业）

第 **2** 章

其他星形细胞瘤

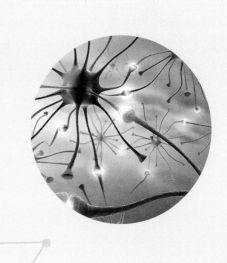

第一节 毛细胞型星形细胞瘤

【临床资料】

患者男性，2岁4个月，头围增大，伴进行性视物模糊1年。

【影像学检查】

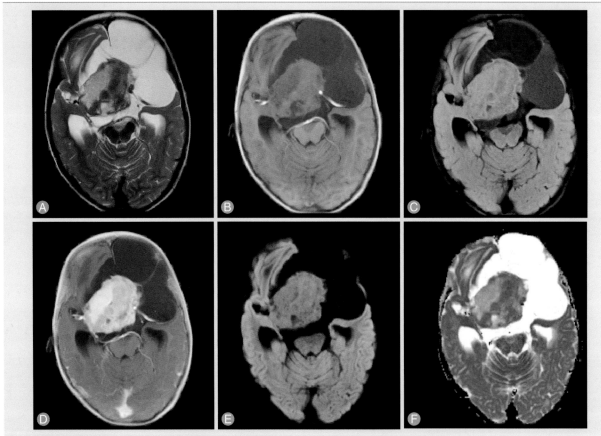

A.轴位 T_2WI ；B.轴位 T_1WI ；C.轴位 T_2-FLAIR；D.轴位 T_1WI 增强；E.轴位 DWI；F.轴位 ADC
图2-1-1 头颅MRI

【解析思路】

1.临床特征：患者为儿童，头围大，出现视神经压迫。

2.影像学特点：鞍区巨大肿块，周围多发囊变，见"双相征"（内部 T_2WI 高信号及 T_2WI 低信号区），DWI等低信号，增强扫描可见强化，尤其 T_2WI 高信号区强化明显（图2-1-1）。

3.定位：鞍上区。

4.定性：低级别肿瘤？

【可能的诊断】

1.生殖细胞瘤

支持点：部位，信号多变，强化。

不支持点：临床肿块大而无尿崩，提示侵袭性不大，不符合生殖细胞瘤的特点，DWI呈低信号，不支持生殖细胞瘤改变。

2.颅咽管瘤

支持点：部位，年龄。

不支持点：未见特征性钙化，未见腔内T$_1$WI低/高信号、T$_2$WI低信号。

3.毛细胞型星形细胞瘤

支持点：儿童，鞍区占位，特异性双相征及长T$_2$WI呈明显强化特点。

不支持点：无。

【**病理学诊断**】

1.免疫组化：GFAP（+），Olig-2（+），Syn（部分+），CD34（血管+），*ATRX*（+），*TERT*（+），*H3K27M*（－），*IDH1*（－），*BRAF*（－），NeuN（－），CR（－），TTF1（SPT2WI4），EMA（－），Ki-67阳性率2%，*P53*阳性表达率5%。

2.病理结果（图2-1-2，文后彩图2-1-2）：（颅内肿瘤、鞍区肿物）低级别胶质瘤，符合毛细胞型星形细胞瘤（WHO Ⅰ级）。

【**讨论**】**毛细胞型星形细胞瘤**

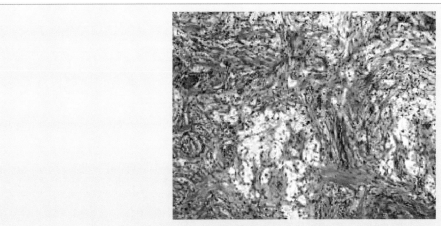

图2-1-2 毛细胞型星形细胞瘤病理组织学检查（HE，×100）

1.概述：毛细胞型星形细胞瘤（pilocysticastrocytoma，PA）属于其他星形细胞瘤，为非弥漫性胶质瘤。

2.病理组织学：低至中等细胞密度，表现为组织双相型改变，包含罗森塔尔纤维的双极细胞致密区（双极细胞即毛细胞）和伴微囊、嗜酸性颗粒小体的多极细胞疏松区，核分裂象罕见，偶见多形性的细胞核、肾小球样血管增生、梗死样坏死及软脑膜浸润，不代表恶性表现。

3.分子病理：一般表现为RAS/RAF/MEK/ERK信号通路（MAPK丝裂原激活蛋白激酶信号通路）相关分子突变至异常激活，常见*BRAF*基因改变。①60%~70%为*BRAF-KIAA1549*融合基因，持续激活*BRAF*激酶及MAPK通路；②约10%为*BRAFV600E*突变，持续激活*BRAF*激酶及MAPK通路；③*NF1*基因突变主要见于*NF1*相关毛细胞型星形细胞瘤，激活RAS及MAPK通路。

遗传综合征：①*NF1*综合征，*NF1*基因生殖系突变，激活RAS及MAPK通路，表现为视路胶质瘤（毛细胞型星形细胞瘤）、神经纤维瘤、皮肤牛奶咖啡斑、结缔组织病变等；②NOONAN综合征（神经–心血管–面部–皮肤综合征，努南综合征），MAPK通路生殖系突变，*PTPN11*最常见，激活MAPK通路。

4.临床表现：好发于20岁前的儿童青少年，好发于小脑、视路、丘脑基底节、脑干两端，症状取决于发病部位，如视路的视觉异常，小脑行走不稳，以及非特异头痛等症状，一般癫痫不常见。

5.影像学特点如下。

（1）含水量多及黏液微囊背景，T_1WI呈低信号、T_2WI呈高信号。

（2）细胞密度不高，DWI呈等低信号，ADC呈等高信号。

（3）"双相征"是毛细胞型星形细胞瘤特征性表现，病理上的双极细胞致密区和多极细胞疏松区在T_2WI上分别表现为等信号和高信号区，在DWI上表现为相应的等信号、低信号区，囊变也是"双相征"表现（多极黏液区黏液聚集），这种改变类似于神经鞘瘤的Antoni A区和Antoni B区（图2-1-3，文后彩图2-1-3B）。

（4）强化：毛细胞型星形细胞瘤强化机制多样，如血管内皮为有孔内皮，无血脑屏障，造影剂外漏；微血管增生及管壁玻璃样变性，造影剂外漏。常见强化模式：①T_2WI高信号区反而明显强化：毛细胞型星形细胞瘤组织相对疏松，尤其以多极细胞疏松区为主时，表现为T_2WI极高/高信号，并明显强化，这种T_2WI极高/高信号区比T_2WI等/稍低信号区强化更明显是其特点，可能反映了黏液基质对于造影剂的亲嗜性，此种征象在脑内肿瘤中一般见于毛细胞型星形细胞瘤和脊索样胶质瘤，是特异性征象，反映血管高通透（图2-1-4）；②"磨玻璃–线样强化征"或"青椒切面征"：这种类似于高级别胶质瘤的由线状及"磨玻璃样"强化构成的"磨玻璃–线样"强化也是常见特点，当出现高级别胶质瘤"磨玻璃–线样""青椒切面样"强化，但DWI细胞密度低时，要考虑毛细胞型星形细胞瘤（图2-1-5）；③不强化或轻微强化：当肿瘤中的血管内皮细胞以连续内皮为主形成血脑屏障时，表现为不强化（图2-1-6）。

（5）PWI：大部分无微血管增生，肿瘤血管床面积小，一般低灌注。

（6）MRS：一般同低级别胶质瘤，Cho升高，NAA下降，Cho/NAA的值升高。

（7）水肿与占位：一般水肿无或轻，占位效应轻。

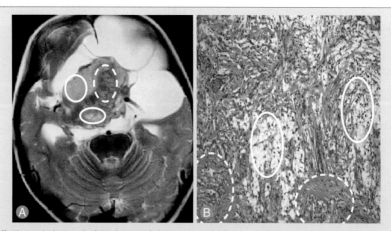

A.轴位T_2WI，影像学"双相征"：虚线圈内细胞致密，T_2WI稍低信号，实线圈内细胞疏松长T_2WI高信号；B.病理"双相征"：虚线圈内为双极细胞致密区，双极细胞也就是所谓毛细胞，实线圈内为多极细胞疏松区。T_2WI高信号区是以多极细胞为主的疏松区

图2-1-3　毛细胞型星形细胞瘤MRI和病理组织学检查（HE，×100）

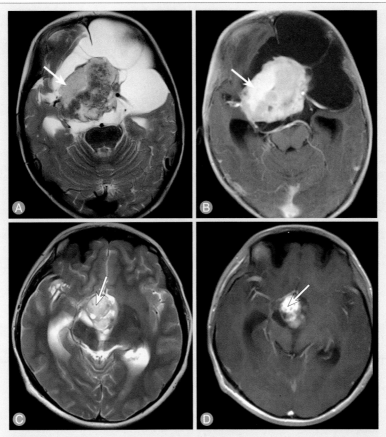

A. 轴位 T_2WI；B.T_1WI 增强；C. 轴位 T_2WI；D. 轴位 T_1WI 增强。T_2WI 高 / 极高信号区明显强化，并且强化程度超过
T_2WI 等 / 稍低信号区是特点（箭头，图 A、B 和图 C、D 为两个病例）

图2-1-4　毛细胞型星形细胞瘤MRI

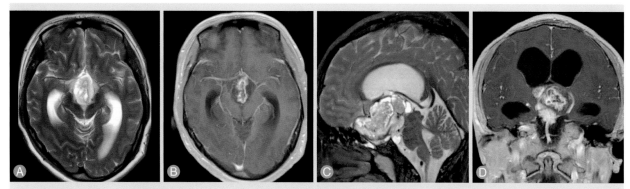

A.矢状位 T_2WI；B.冠状位 T_1WI 增强；C.轴位 T_2WI；D.T_1WI 增强。"磨玻璃-线样强化征" "青椒切面征"（图A、B 和图C、D 为两个病例）

图2-1-5 毛细胞型星形细胞瘤MRI

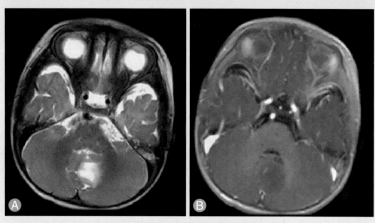

A.轴位 T_2WI；B.T_1WI 增强，无强化

图2-1-6 毛细胞型星形细胞瘤MRI

【拓展病例】

病例1 最常见为小脑大囊大结节型毛细胞型星形细胞瘤：患者男性，4岁，头晕行走不稳1年。毛细胞型星细胞瘤（图2-1-7）。

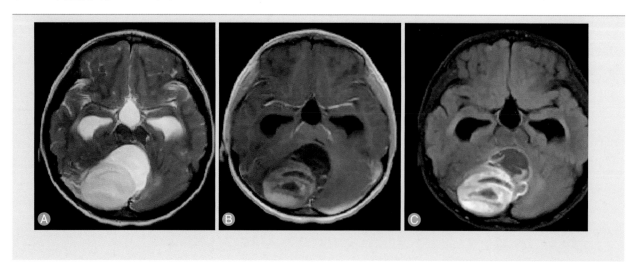

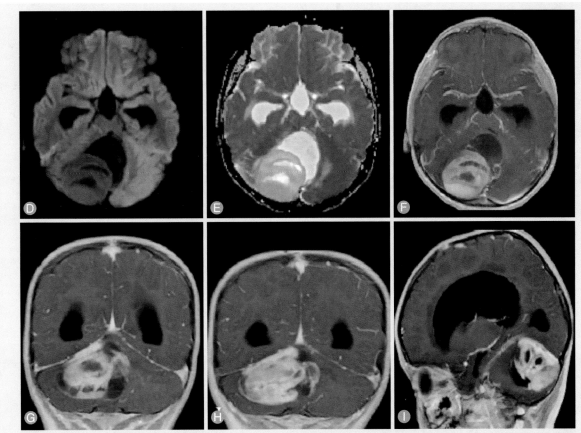

A. 轴位 T$_2$WI；B. 轴位 T$_1$WI 增强；C. 轴位 T$_2$-FLAIR；D. 轴位 DWI；E. 轴位 ADC；F. 轴位 T$_1$WI 增强；G、H. 冠状位 T$_1$WI 增强；I. 矢状位 T$_1$WI

图2-1-7　小脑毛细胞型星形细胞瘤MRI

儿童小脑毛细胞型星形细胞瘤为最常见类型，大部分表现为大囊肿、大结节如本例，出现明显T$_2$WI高信号强化，特别是"毛线样"强化或均匀明显强化是其特点，根据无/轻度水肿、无血管流空及灌注不高可与血管母细胞瘤相鉴别。

病例2　小脑大囊肿、大结节型毛细胞型星形细胞瘤：患者男性，6岁，头痛半个月（图2-1-8）。

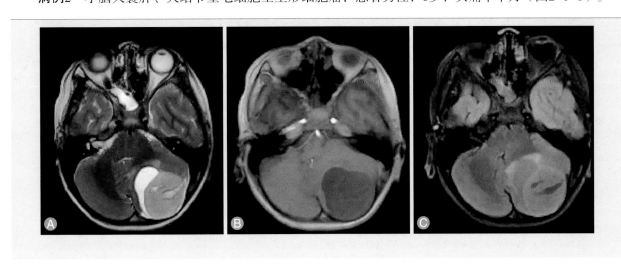

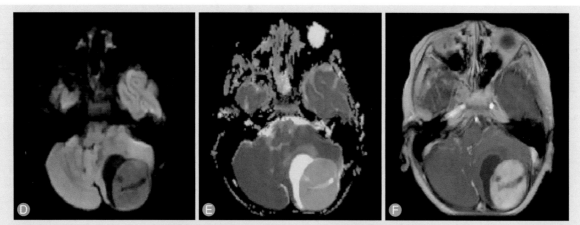

A. 轴位 T_2WI；B. 轴位 T_1WI；C. 轴位 T_2-FLAIR；D. 轴位 DWI；E. 轴位 ADC；F. 轴位 T_1WI 增强。大囊大结节，实性部分 T_2WI 呈高信号，DWI 无受限，实性部较明显强化，周围无明显水肿

图2-1-8 小脑毛细胞型星形细胞瘤MRI

病例3 脑干型毛细胞型星形细胞瘤：患者男性，6岁，反复呕吐2周。脑干型一般好发于中脑延髓（脑干两端），呈外生性生长（本例部分外生），注意仍然是 T_2WI 极高信号，明显强化（图2-1-9）。

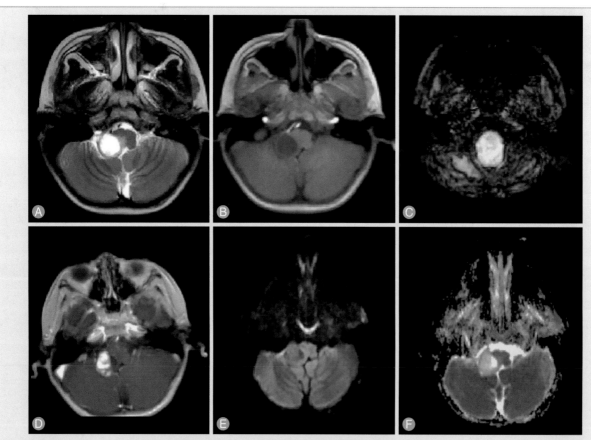

A. 轴位 T_2WI；B. 轴位 T_1WI 增强；C. 轴位 SWI；D. 轴位 T_1WI 增强；E. 轴位 DWI；F. 轴位 ADC。病灶位于延髓（好发脑干两端），T_2WI 高信号，无弥散受限，较明显强化，周围无明显水肿

图2-1-9 脑干毛细胞型星形细胞瘤MRI

病例4 退化型毛细胞型星形细胞瘤：患者男性，32岁，体检发现颅内占位3年。退化型毛细胞型星形细胞瘤常见出血、钙化等退行性改变，邻近脑室，部分T_2WI高信号区强化，结合患者年龄较大，需与海绵状血管瘤、室管膜瘤等鉴别（图2-1-10）。

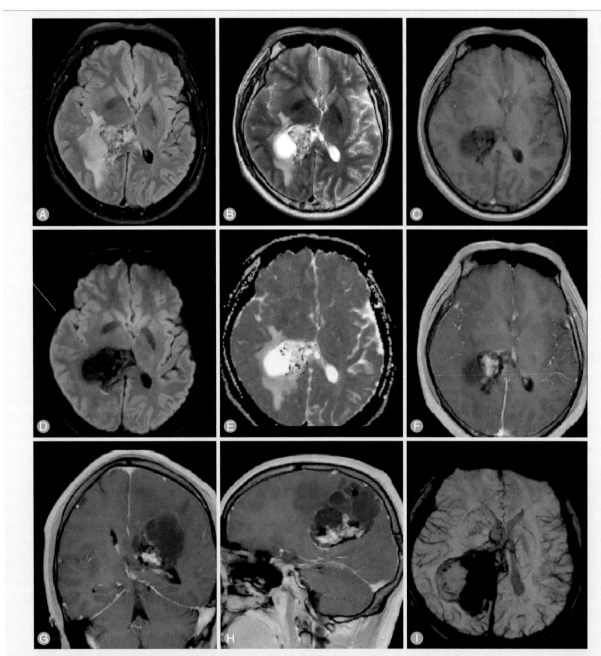

A. 轴位 T_2-FLAIR；B. 轴位 T_2WI；C. 轴位 T_1WI；D. 轴位 DWI；E. 轴位 ADC；F. 轴位 T_1WI 增强；G. 冠状位 T_1WI 增强；H. 矢状位 T_1WI；I. 轴位 SWI。位于幕上，钙化及出血邻近脑室

图2-1-10 毛细胞型星形细胞瘤（退化型）MRI

病例5 退化型毛细胞型星形细胞瘤：患者女性，51岁，反复发呆半个月。毛细胞型星形细胞瘤（大部分区域血管扩张呈血管瘤样形态，伴出血）（图2-1-11）。

关于毛细胞型星形细胞瘤退行性改变：由于毛细胞型星形细胞瘤惰性本质和缓慢的临床病程，常在肿瘤中见到退行性改变，如陈旧出血、含铁血黄素沉积、钙化、坏死、淋巴细胞浸润、囊变等都是肿瘤退行性改变（2016年WHO中枢神经系统肿瘤分类第4版及修订版）。

毛细胞型星形细胞瘤的退行性改变分两种情况：①肿瘤血管相关退行性改变：肿瘤血管发育不完善，结构与脑组织正常血管有差异，结构的缺陷使肿瘤血管在长期血流应力作用下出现退行性改变，如小血管损伤、血浆蛋白渗出、反应性基底膜样物质合成，引起血管透明变性、扩张，部分出现血管瘤样变，出现陈旧出血、含铁血黄素沉积、钙化，有时与海绵状血管畸形不好鉴别；②其他退行性改变：肿瘤内淋巴细胞浸润（可能反映机体的抗肿瘤免疫反映）、长期炎症细胞浸润引起部分肿瘤细胞退化等，另外还有退行性改变相关囊变、细胞损伤营养不良钙化等。

退化型毛细胞型星形细胞瘤三联征：①大龄（一般＞20岁）；②出血、钙化；③脑室旁多见（推测与局部血供较差、肿瘤在脑室旁有较大生长空间长期无压迫等症状相关）。

退行性改变不仅见于毛细胞型星形细胞瘤，也可见于其他良性惰性肿瘤。

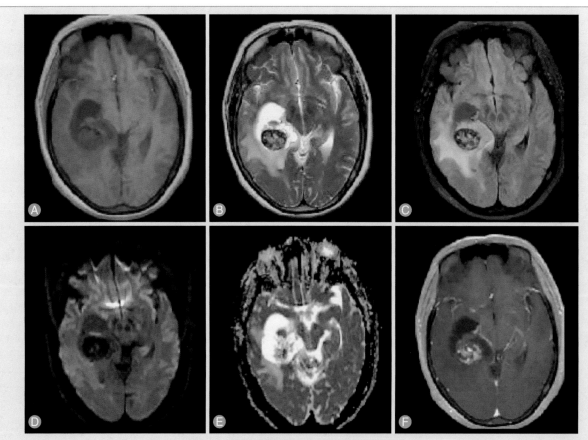

A. 轴位 T_1WI；B. 轴位 T_2WI；C. 轴位 T_2-FLAIR；D. 轴位 DWI；E. 轴位 ADC；F. 轴位 T_1WI 增强。钙化、出血邻近脑室

图2-1-11　脑干毛细胞型星形细胞瘤（退化型）MRI

病例6 出血型毛黏液型星形细胞瘤：患者男性，7岁，突发头痛伴不省人事5小时。毛黏液型星形细胞瘤（图2-1-12），存在*BRAF-KIAA1549*融合基因。

2007年版WHO分类认为毛黏液型星形细胞瘤是WHO Ⅱ级，目前认为其遗传学改变与毛细胞型星形细胞瘤一致，都存在*BRAF-KIAA1549*融合基因，部分学者认为是同一种病变，2016年修订版已取消Ⅱ级的分级，2021年版将其归类于毛细胞型星形细胞瘤。该病以发病年龄小（平均10个月），中线部位特别是下丘脑出血为主要表现。

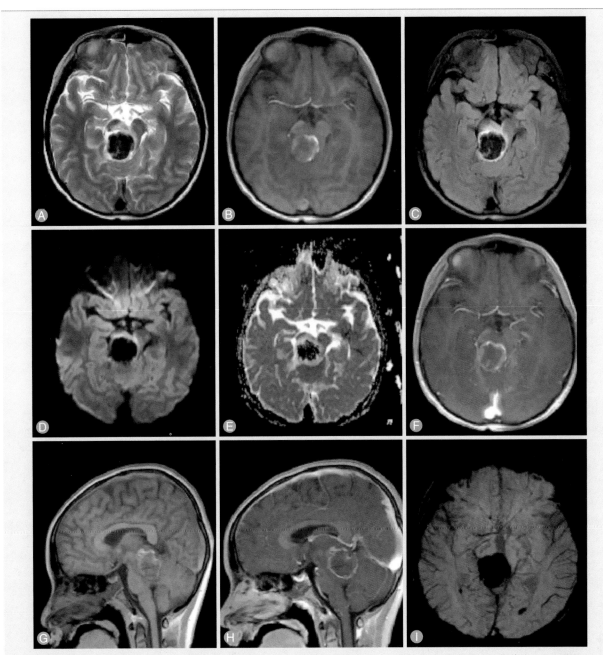

A.轴位 T_2WI；B.轴位 T_1WI；C.轴位 T_2-FLAIR；D.轴位 DWI；E.轴位 ADC；F.轴位 T_1WI 增强；G.矢状位 T_1WI 增强；H.矢状位 T_1WI；I.轴位 SWI

图2-1-12 脑干毛细胞型星形细胞瘤（出血型）MRI

病例7 丘脑基底节型：患者女性，3岁，左侧肢体无力3个月。毛细胞型星形细胞瘤（图2-1-13）。

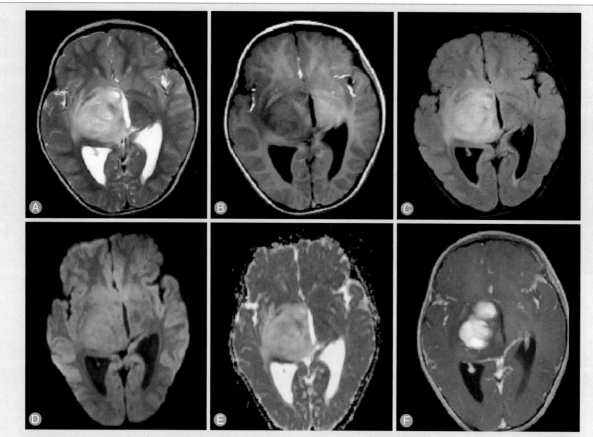

A. 轴位 T_2WI；B. 轴位 T_1WI；C. 轴位 T_2-FLAIR；D. 轴位 DWI；E. 轴位 ADC；F. 轴位 T_1WI 增强。右侧丘脑实性占位，T_2WI 高信号、无弥散受限，增强扫描后强化明显不均匀，周围脑组织水肿

图2-1-13 丘脑毛细胞型星形细胞瘤MRI

【典型征象】

1. "双相征"（图2-1-3）。

2. 极长T_2WI明显强化（图2-1-4）。

3. "磨玻璃–线样强化征" "青椒切面征"（图2-1-5）。

4. 退化型毛细胞型星形细胞瘤征象，钙化（额叶病例）。

【诊断要点】

1. 毛细胞型星形细胞瘤，WHO Ⅰ级，属于非弥漫性胶质瘤，好发于20岁前的儿童及青少年，好发于小脑、视路、丘脑基底节、脑干两端，症状取决于发病部位。

2. 病理特征为双相改变。

3. 影像学特点为DWI信号不高，"双相征"，T_2WI高信号明显强化，"磨玻璃–线样"强化。常见鞍区型、小脑大囊大结节型、脑干两端外生型等。

4. 少见类型表现有退化型（大龄、出血/钙化、脑室旁）、出血型、纯囊型、不强化型等。

（李建业　李鼎旭）

第二节　多形性黄色瘤型星形细胞瘤

【临床资料】

患者男性，24岁，意识反复短暂丧失11个月。

【影像学检查】

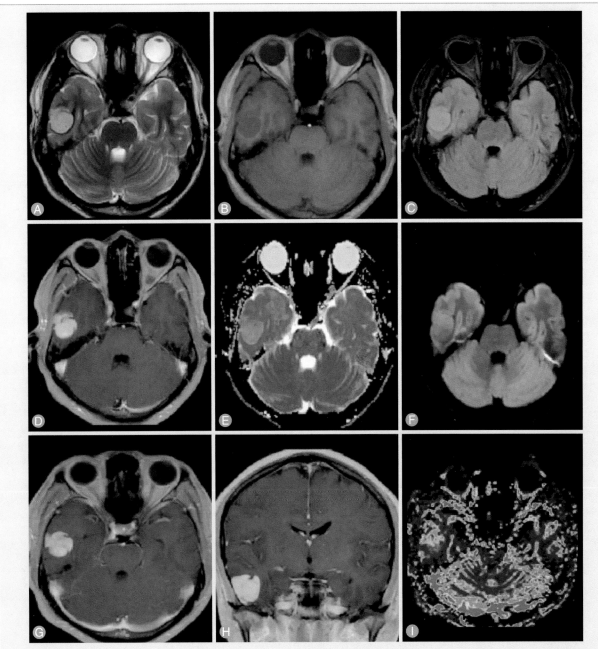

A. 轴位 T_2WI；B. 轴位 T_1WI；C. 轴位 T_2-FLAIR；D、G. 轴位 T_1WI 增强；E. 轴位 ADC；F. 轴位 DWI；H. 冠状位 T_1WI 增强；I. 轴位 PWI

图2-2-1　头颅MRI

【解析思路】

1.临床特征：患者为男青年，反复癫痫发作。

2.影像学特点：右颞叶病灶T_2WI高信号，DWI信号不高，明显强化，与脑膜关系密切，见"切迹征"，呈等稍高灌注（图2-2-1，文后彩图2-2-1G ~ 文后彩图2-2-1I）。

3.定位：右颞叶皮层。

4.定性：皮层常见的肿瘤性病变（神经节细胞胶质瘤？胚胎发育不良性节细胞瘤？多形性黄色瘤型星形细胞瘤？）。

【可能的诊断】

1.神经节细胞胶质瘤

支持点：青年，反复癫痫，右颞叶皮层强化结节。

不支持点：未见囊变、钙化，结节与脑膜关系密切。

2.胚胎发育不良性神经上皮瘤

支持点：青年，反复癫痫，右颞叶皮层结节。

不支持点：未见典型"三角征""空泡征"及T_2-TLAIR及"环征"，明显强化也不支持。

3.多形性黄色瘤型星形细胞瘤

支持点：青年，反复癫痫，右颞叶皮层强化结节，与脑膜关系密切，"切迹征"。

不支持点：无。

【病理学诊断】

1.组织学诊断：（右颞叶肿瘤）肿瘤细胞呈短梭形，束状分布，背景为大量的黏液性成分，肿瘤与正常脑组织界限清楚，肿瘤周边可见散在泡状多核巨细胞，免疫表型呈GFAP和Oligo-2阳性，考虑为胶质细胞源性肿瘤，局部区域细胞密集，增生活跃（图2-2-2，文后彩图2-2-2）。

2.免疫组化：GFAP（+），Olig-2（+），S-100（+），Syn（背景+），CD34（-），*NF*（-），EMA（-），NeuN（-），Ki-67阳性率3%，*P53*阳性表达率50%；HC：网状纤维染色（-）。建议做分子病理检测。

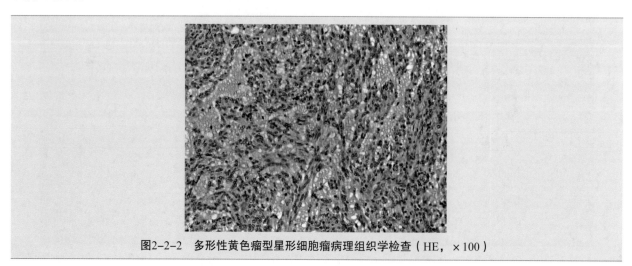

图2-2-2 多形性黄色瘤型星形细胞瘤病理组织学检查（HE，×100）

3.病理结果：非典型多形性黄色瘤型星形细胞瘤（WHO Ⅱ级）可能性大。建议密切随诊。

【讨论】多形性黄色瘤型星形细胞瘤

1.概述：多形性黄色瘤型星形细胞瘤（pleomorphic xanthoastrocytoma，PXA），好发于大脑半球表浅部位，常累及脑膜，预后相对较好，WHO Ⅱ级，属于其他星形细胞瘤。

2.病理组织学：主要位于脑表浅部位，与脑膜相连，伴囊腔形成。可见附壁结节。典型的组织学特征包括表达GFAP的多形性星形细胞和脂质化细胞，这些细胞常被网状纤维和嗜酸性颗粒小体包绕。①多形性：指肿瘤组织学表现多样，可见梭形成分混合单个或多个星行巨细胞，细胞核大小、染色相差很大，梭形细胞、黄瘤细胞、瘤巨细胞并存；②黄色瘤型星形细胞瘤：指肿瘤中许多瘤细胞内含脂肪，浸银染色显示丰富网状纤维，嗜伊红细胞或淡染颗粒小体常见，灶性小淋巴细胞聚集，间变的组织学表现包括显著的核分裂象和坏死。

3.分子病理：常见 *BRAFV600E* 突变（50%~70%）。突变使BRAF激酶活性升高，持续激活RAS/RAF/MEK/ERK信号通路（MAPK丝裂原激活蛋白激酶信号通路）引起细胞转化致瘤，可间变成间变性多形性黄色瘤型星形细胞瘤，并可进一步进展为上皮样胶质母细胞瘤，3种有共同 *BRAFV600E* 突变，部分病例病理能见移行性改变，倾向认为是连续的同一谱系肿瘤。

4.临床表现：生长缓慢，全年龄组均可发病，儿童和青年好发。常见症状为难治性癫痫。好发部位为脑膜和大脑表面，最常见颞叶皮层，部分观点认为起源于软脑膜下星形细胞。

5.影像学特点：由于病理组织学的多形性，多形性黄色瘤型星形细胞瘤几乎是最多变的星形细胞瘤，表现极其复杂多变，在临床诊断中极易出错。

（1）相对特征性征象：①脑膜关系密切（"脑膜强化征"）：与多形性黄色瘤型星形细胞瘤起源于软脑膜下星形细胞、早期累及脑膜有关（图2-2-3）；②"切迹征"：常见边缘"切迹样""脐凹样"强化，可能反映肿瘤位置在浅表脑回，肿瘤被脑沟塑造成"切迹样"改变，或肿瘤相关炎症有关（图2-2-4），常见于淋巴瘤、多形性黄色瘤型星形细胞瘤、幕下神经节细胞胶质瘤、肥胖型星形细胞瘤、野生型高级别弥漫性胶质瘤。

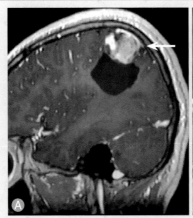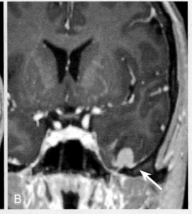

A. 矢状位 T_1WI 增强；B. 冠状位 T_1WI 增强。"脑膜强化征"（箭头）

图2-2-3 多形性黄色瘤型星形细胞瘤MRI

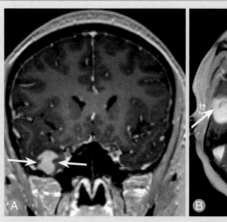
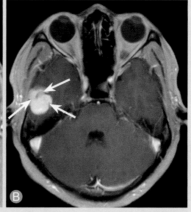

A. 冠状位 T$_1$WI 增强；B. 轴位 T$_1$WI 增强。"切迹征"、"脐凹征"（头箭）

图2-2-4　多形性黄色瘤型星形细胞瘤MRI

（2）常规特点：①含水量增多，细胞致密，T$_1$WI低信号、T$_2$WI等/高信号；②DWI：组织学多形性，导致细胞密度可高可低，DWI信号可高可低（图2-2-5），细胞疏松时，DWI等低信号，ADC高信号（图2-2-1）；③强化：多变，可不强化到轻微明显强化，一般明显强化多见，"切迹样"强化和脑膜强化是特点（图2-2-6）；④灌注：多变，可等低，也可明显增高（与血管丰富有关，血管瘤型多形性黄色瘤型星形细胞瘤）（图2-2-7，文后彩图2-2-7）；⑤MRS：一般为低级别胶质瘤的波谱表现。

（3）常见影像学表型：①经典囊节型：表现为囊性病灶+附壁结节，附壁结节位于脑膜侧，伴脑膜强化，最常见（图2-2-8）；②实质型：表现皮层实性肿块，强化或不强化，常见（图2-2-1）。

（4）少见影像学表型：①弥漫性（图2-2-9）；②不典型及类似高级别胶质瘤型（图2-2-10）。

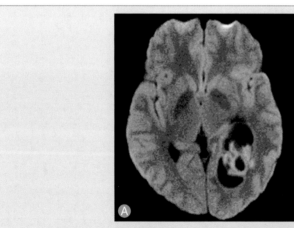
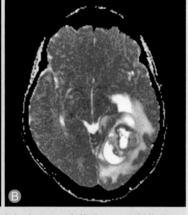

A. 轴位 DWI；B. 轴位 ADC。细胞致密时，DWI 高信号，ADC 低信号

图2-2-5　多形性黄色瘤型星形细胞瘤MRI

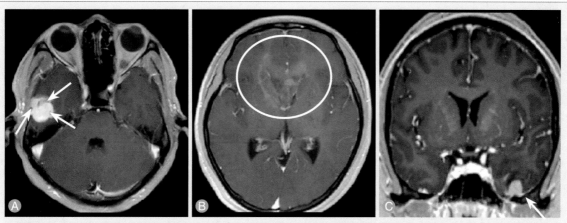

A.轴位T$_1$WI增强，典型"切迹样"明显强化（箭头）；B.轴位T$_1$WI增强，轻度强化（白圈）；C.冠状位T$_1$WI增强，脑膜强化（箭头）

图2-2-6 多形性黄色瘤型星形细胞瘤MRI

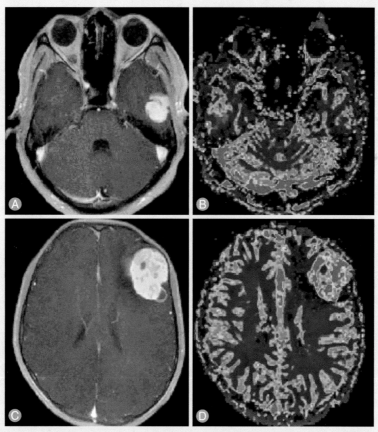

A.轴位T$_1$WI增强；B.轴位PWI，等灌注；C.轴位T$_1$WI增强；D.轴位PWI，高灌注（图A、B和图C、D为两个病例）

图2-2-7 多形性黄色瘤型星形细胞瘤MRI

【拓展病例】

病例1 经典囊结节型：表现为囊性病灶+附壁结节，附壁结节位于脑膜侧，伴脑膜强化，是多形性黄色瘤型星形细胞瘤最常见的类型（图2-2-8）。

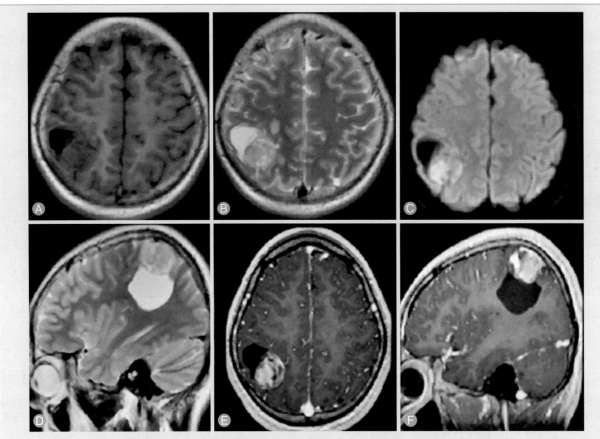

A. 轴位 T₁WI；B. 轴位 T₂WI；C. 轴位 DWI；D. 矢状位 T₂WI；E. 轴位 T₁WI 增强；F. 矢状位 T₁WI

图 2-2-8　多形性黄色瘤型星形细胞瘤（囊结节型）MRI

　　病例2　弥漫型：患者女性，18岁，发现脑占位6天，多形性黄色瘤型星形细胞瘤。表现与弥漫性胶质瘤的塑形生长相似，少见，容易误诊（图2-2-9）。

　　病灶沿胼胝体塑形性生长，不均匀轻度强化。弥漫型的多形性黄色瘤型星形细胞瘤与弥漫性胶质瘤鉴别困难，且其本身也可以进一步转变为弥漫性胶质瘤，如上皮样胶质母细胞瘤。

　　病例3　不典型及类似高级别胶质瘤型：患者女性，42岁，反复头痛3个月。病例为多形性黄色瘤型星形细胞瘤。

　　多形性黄色瘤型星形细胞瘤影像学表现极其多变，部分与高级别胶质瘤表现类似，可能是与组织病理学上的多形性有关，也可以进一步转变为高级别胶质瘤（图2-2-10）。

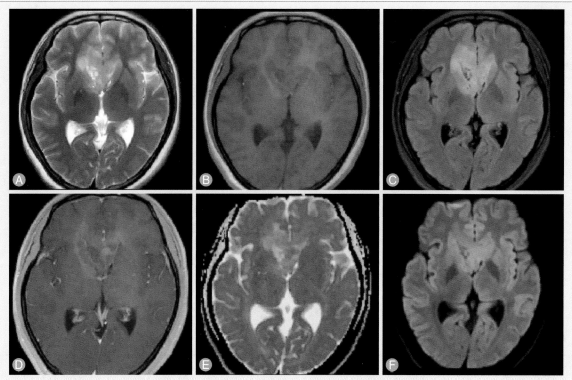

A. 轴位 T_2WI；B. 轴位 T_1WI；C. 轴位 T_2-FLAIR；D. 轴位 T_1WI 增强；E. 轴位 ADC；F. 轴位 DWI

图2-2-9 多形性黄色瘤型星形细胞瘤（弥漫型）MRI

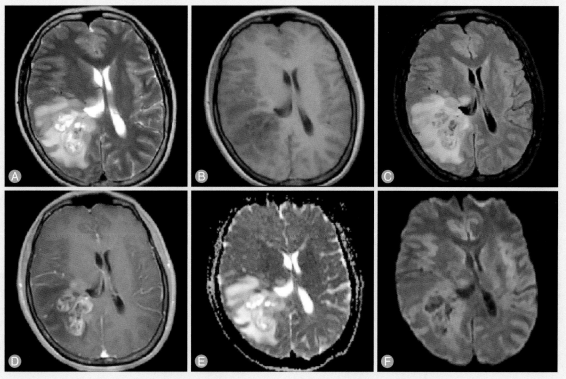

A. 轴位 T_2WI；B. 轴位 T_1WI；C. 轴位 T_2-FLAIR；D. 轴位 T_1WI 增强；E. 轴位 ADC；F. 轴位 DWI

图2-2-10 多形性黄色瘤型星形细胞瘤（模仿高级别胶质瘤）MRI

【典型征象】

"切迹征""脑膜强化征"（图2-2-11）。

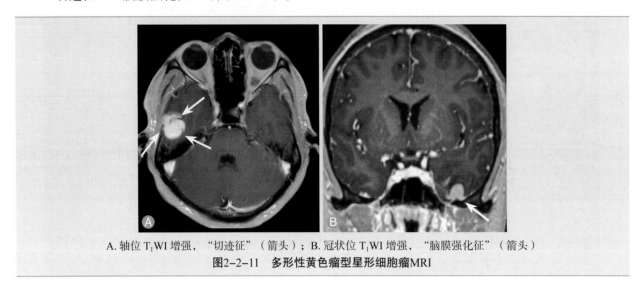

A. 轴位 T_1WI 增强，"切迹征"（箭头）；B. 冠状位 T_1WI 增强，"脑膜强化征"（箭头）

图2-2-11 多形性黄色瘤型星形细胞瘤MRI

【诊断要点】

1.多形性黄色瘤型星形细胞瘤好发于青少年，常有长期癫痫病史，颞叶好发，影像学常表现为囊性病灶伴附壁结节，结节位于脑膜侧，增强扫描可见肿瘤强化伴邻近脑膜强化，或实性结节型伴"切迹样"强化。DWI、灌注没有固定的表现，病理多形性导致影像学改变极其多变，需结合临床影像学综合分析。

2.影像学改变极其多变，诊断过程中极易出错。

（李建业　李鼎旭）

第 **3** 章

室管膜肿瘤

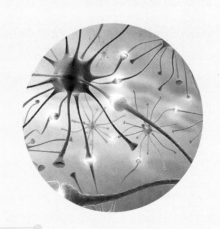

第一节　室管膜下室管膜瘤

【临床资料】

患者男性，58岁，头痛1个月，加重伴呕吐1天。

【影像学检查】

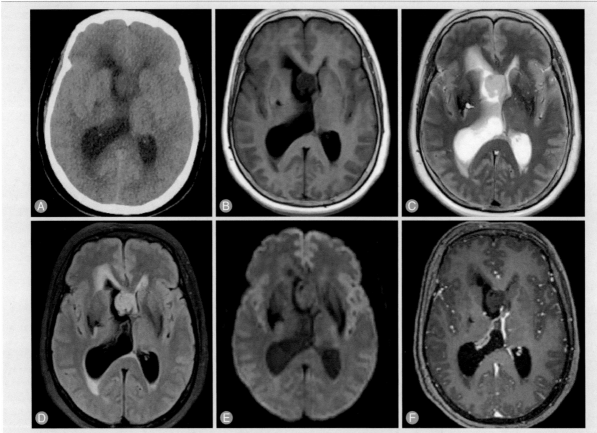

A. 轴位CT平扫；B. 轴位 T_1WI；C. 轴位 T_2WI；D. 轴位 T_2-FLAIR；E. 轴位DWI；F. 轴位 T_1WI 增强
图3-1-1　头颅CT图像和MRI

【解析思路】

1.临床特征：患者为男性，58岁，头痛。

2.影像学特点：①右侧脑室近孟氏孔区类圆形肿块，透明隔受压稍向左侧移位；② T_1WI 呈低信号，T_2WI 呈中等高信号，内部见小囊状更高信号，DWI呈等低信号，ADC呈高信号；③增强扫描病灶未见强化；④间质性脑水肿（图3-1-1）。

3.定位：右侧脑室近孟氏孔区。

4.定性：良性肿瘤？

【可能的诊断】

1.中枢神经细胞瘤

支持点：右侧脑室近孟氏孔区实性肿块，透明隔受压左侧移位。

不支持点：T_2WI信号均匀，未见典型"皂泡征""血管流空征"，未见钙化，DWI呈等低信号，无强化。

2.室管膜瘤

支持点：侧脑室实性肿块。

不支持点：T_2WI均匀中等高信号，瘤周未见水肿，增强扫描未见强化。

3.室管膜下巨细胞星形细胞瘤

支持点：右侧脑室近孟氏孔区肿块。

不支持点：无结节性硬化病史及相应影像学改变，发病年龄偏大，T_2WI均匀中等高信号，增强扫描未见强化。

4.脑膜瘤

支持点：侧脑室实性肿块，T_2WI信号均匀。

不支持点：脑室内脑膜瘤好发于侧脑室三角区，增强扫描未见强化。

5.脉络丛乳头状瘤

支持点：侧脑室实性肿块。

不支持点：非好发部位，脉络丛乳头状瘤在成年人好发于第四脑室，在儿童好发于侧脑室三角区。形态规则而无颗粒感，T_2WI均匀中等高信号，增强扫描未见强化，均不支持。

6.室管膜下室管膜瘤

支持点：侧脑室近孟氏孔区实性肿块，边界清晰，T_2WI信号均匀，有小囊变，无强化。

不支持点：无。

【病理学诊断】

1.免疫组化：瘤细胞GFAP（＋），S-100（＋），Vim（＋），Olig-2（个别细胞+），EMA（－），NeuN（－），Syn（－），*P53*（－），TTF-1（－）。

2.病理结果：室管膜下室管膜瘤（WHO Ⅰ级）。

【讨论】室管膜下室管膜瘤

1.概述：室管膜下室管膜瘤（subependymoma）是中枢神经系统生长缓慢的罕见良性肿瘤，约占室管膜肿瘤的8%，由Scheinker于1985年首次提出。2016年版WHO中枢神经系统肿瘤分类将其归类于室管膜肿瘤，WHO Ⅰ级。

2.病理组织学：肿瘤多呈类圆形、椭圆形肿块，少数呈分叶状肿块，质地较韧，血供较少，切面多呈灰白色。肿瘤细胞疏松，呈巢状、簇状散在分布于胶质纤维基质中，伴大量的微囊形成。

3.临床表现：室管膜下室管膜瘤起源于向星形胶质细胞分化的祖细胞，具有双向分化的潜能。可发生于任何年龄，但多见于中老年人，男女比例约为2.3∶1。

室管膜下室管膜瘤好发于侧脑室、第四脑室，少见部位包括第三脑室和透明隔。在脊髓，室管膜下室管膜瘤好发于颈髓和颈–胸段髓内，罕见于髓外。

4.影像学特点：肿瘤形态规则，边界清晰，多呈卵圆形或椭圆形，少数呈分叶状。CT呈低密度影，发生于第四脑室内时钙化多见，在MRI上，T_1WI呈低信号，T_2WI呈均匀稍高信号，T_2-FLAIR呈高信号，主要是由于肿瘤细胞疏松且散在分布于纤维间质中，同时对水分子的弥散运动限制较小，导致其DWI呈等或低信号。肿瘤内部可见散在分布的微囊，对于室管膜下室管膜瘤的诊断具有一定提示性，这与病理的间质中微囊形成相对应。肿瘤增强扫描多为无强化或轻度局灶性强化，这是其另一重要特征性征象。无强化可能是由肿瘤细胞疏松且富含胶质纤维导致，而局灶性强化则可能是因部分病灶病理可见到血管周围假菊形团形成而出现了环状强化。

肿瘤内部出血比较少见，在文献中约占12%，出血可能是由于肿瘤增生的微血管破裂导致。

【拓展病例】

病例 患者脑实质内病灶中央不典型结节状强化（图3-1-2，文后彩图3-1-2G）。

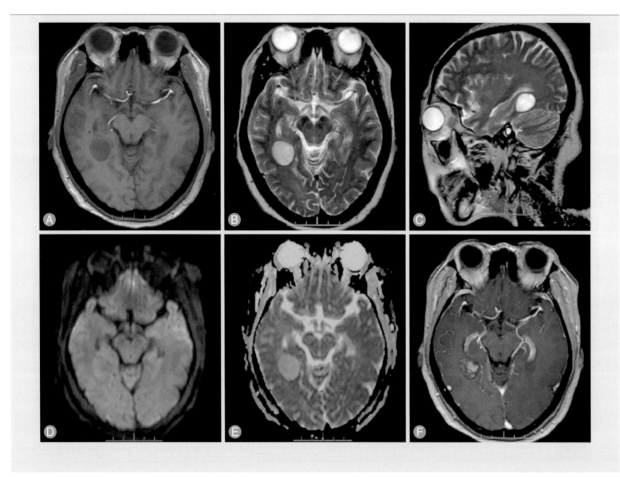

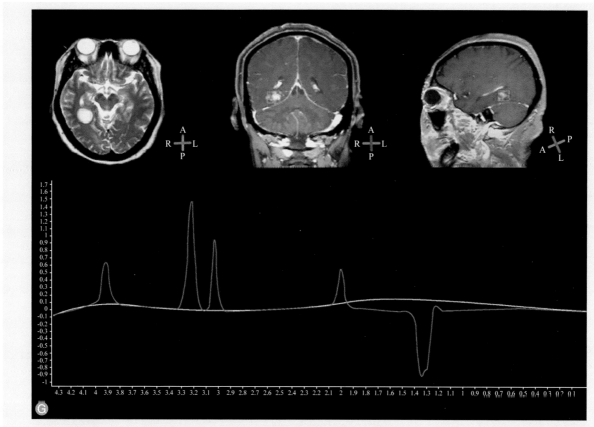

A. 轴位 T_1WI；B. 轴位 T_2WI；C. 矢状位 T_2WI；D. 轴位 DWI；E. 轴位 ADC；F. 轴位 T_1WI 增强；G.MRS

图3-1-2 室管膜下室管膜瘤MRI

【诊断要点】

1.成年人多见，常无临床症状。

2.多位于侧脑室前角近孟氏孔附近及第四脑室底部。

3.T_1WI呈低信号，T_2WI呈稍高或高信号，其内可见小囊，无弥散受限，增强扫描多不强化或轻微强化。

（拓展病例由中国医科大学附属第一医院邱俊医师提供）

（黄　聪）

第二节 室管膜瘤

【临床资料】

患者女性，22岁，头痛2月余。

【影像学检查】

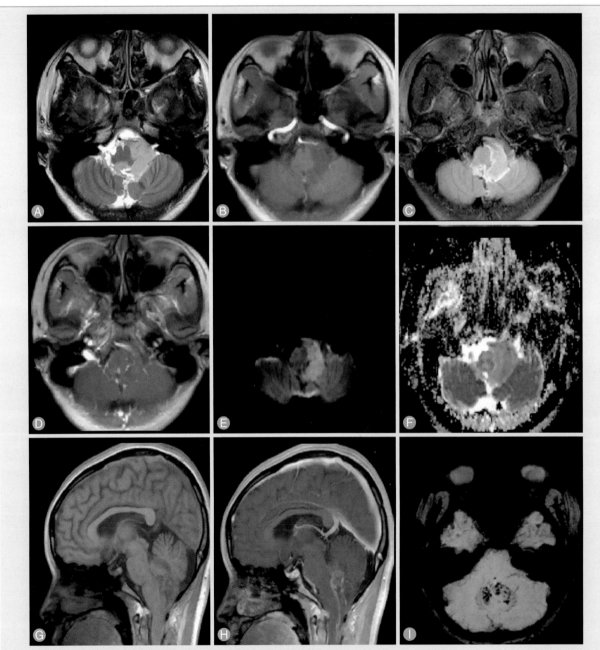

A. 轴位 T_2WI；B. 轴位 T_1WI；C. 轴位 T_2-FLAIR；D. 轴位 T_1WI 增强；E. 轴位 DWI；F. 轴位 ADC；G. 矢状位 T_1WI；H. 矢状位 T_1WI 增强；I. 轴位 SWI

图3-2-1 头颅MRI

【解析思路】

1.临床特征：患者为青年女性，头痛。

2.影像学特点：①第四脑室内囊实性肿块，实性部分T_2WI呈稍高信号，T_1WI稍低信号，DWI呈等高信号，ADC稍高信号，囊性部分T_1WI呈低信号，T_2WI呈高信号，DWI呈低信号，增强扫描不均匀强化；②信号混杂，SWI可见囊变、钙化、出血；③沿第四脑室正中孔及左侧侧孔塑形性生长（图3-2-1）。

3.定位：第四脑室侧孔区。

4.定性：低级别胶质瘤，室管膜瘤可能性大。

【可能的诊断】

1.髓母细胞瘤

支持点：第四脑室区，部分DWI稍高。

不支持点：ADC信号不够低，信号不均匀，SWI见囊变、钙化、出血，髓母细胞瘤的囊变一般呈"小泡样"，少见大囊变，一般不沿第四脑室正中孔及侧孔塑形性生长。

2.毛细胞型星形细胞瘤

支持点：青年女性，囊实病灶，结节内部囊变，部分强化。

不支持点：年龄偏大，位于脑室内，部分DWI高信号，强化程度也不够，毛细胞型星形细胞瘤一般不出现沿第四脑室正中孔及侧孔塑形性生长。

3.室管膜瘤

支持点：青年女性，囊实性病灶，信号不均匀，SWI可见囊变、钙化、出血，沿第四脑室正中孔及侧孔塑形性生长的特征表现。

不支持点：无。

【病理学诊断】

1.免疫组化：瘤细胞GFAP（＋），S-100（部分+），$P53$（－），CD68（－），EMA（核旁点状+）。

2.病理结果（图3-2-2，文后彩图3-2-2）：室管膜瘤（WHO Ⅱ级）。

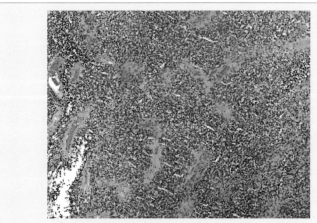

病理显示肿瘤细胞中等－稍高密度，肿瘤细胞围绕在小血管周围，呈典型的血管周围菊形团结构

图3-2-2　室管膜瘤病理组织学检查（HE，×100）

【讨论】室管膜瘤

1.概述：在2016年版WHO中枢神经系统肿瘤分类中，室管膜肿瘤分为黏液乳头型室管膜瘤（WHO Ⅰ级）、室管膜下室管膜瘤（WHO Ⅰ级）、室管膜瘤（WHO Ⅱ级）（含乳头型、透明细胞型、伸长细胞型）、间变性室管膜瘤（WHO Ⅲ级）及RELA融合基因阳性室管膜瘤（Ⅱ级~Ⅲ级）。

近年结合全基因组甲基化测序分析等手段提出了新的室管膜瘤分子分型方法。

（1）脊髓室管膜类肿瘤：①室管膜下室管膜瘤；②黏液乳头型室管膜瘤；③脊髓室管膜瘤：预后较颅内室管膜瘤好，一般与NF2基因突变相关。

（2）后颅窝室管膜类肿瘤：①室管膜下室管膜瘤；②后颅窝室管膜瘤A型（GroupA型、PF-EPN-A）：CPG岛高甲基化，染色体1q扩增，常发生于婴幼儿及低龄儿童，肿块多偏中心，预后差；③后颅窝室管膜瘤B型（GroupB型、PF-EPN-B）：CPG岛低甲基化，常发生于大龄儿童及青少年，预后较好。

（3）幕上室管膜肿瘤：①室管膜下室管膜瘤；②RELA基因融合阳性室管膜瘤（ST-EPN-RELA型）：好发于儿童，RELA-C110RF95融合蛋白导致NF-kB通路激活致瘤，预后差；③YAP1基因融合阳性室管膜瘤（ST-EPN-YAP1型）：儿童、成年人都可见，预后较好。

本节介绍后颅窝管膜肿瘤、幕上室管膜瘤、圆锥区黏液乳头状室管膜瘤，室管膜下室管膜瘤见前章节。

2.病理组织学：室管膜瘤质软，黄褐色、界限多清楚，组织学特征性改变是血管周围出现假菊形团和室管膜菊形团。血管周围假菊形团表现为肿瘤细胞放射状分布在血管周围，其间质为富于GFAP蛋白的胶质纤维无核区。肿瘤可发生退行性变，包括黏液样变性、肿瘤内出血、肿瘤内钙化、偶尔出现灶性软骨及骨组织。明显的肿瘤血管透明变性并不少见，且早于钙化。除常规形态外，还有呈乳头状排列的乳头状室管膜瘤、呈透明细胞形态（类似少突胶质细胞）的透明细胞室管膜瘤、伸长细胞室管膜瘤等少见亚型。

黏液乳头型室管膜瘤：立方形或长梭形瘤细胞呈乳头放射状排列在血管间质轴心周围，大量黏液聚集在血管与瘤细胞间或微囊内。

3.临床表现：室管膜瘤占所有神经上皮肿瘤的2%~9%，占儿童颅内肿瘤的6%~12%，其中3岁以上儿童占30%，是脊髓最好发的神经上皮肿瘤。幕下室管膜瘤常发生于儿童，年龄为2~16岁，平均6.4岁。幕上室管膜瘤累及儿童和成年人，男女发病率相等。黏液乳头状室管膜瘤少见，发病年龄跨度大，几乎只发生在脊髓圆锥、马尾、终丝。

4.影像学特点：与病理类型（乳头型、透明细胞型、伸长细胞型）及发病部位明显相关。

（1）后颅窝室管膜瘤多发生于儿童，位于第四脑室，表现为塑形生长肿块（"塑形征""浇铸征"，主要是病理结构太软导致），可向第四脑室正中孔或侧孔生长，对周围结构推压较轻。T_1WI、T_2WI及T_2-FLAIR信号较为混杂，主要是由于肿瘤易发生退变（囊变、出血、钙化等），增强扫描多为不均匀强化（内部见斑片状、环状强化区）。

（2）幕上室管膜瘤多位于脑实质，靠近脑表面或脑室侧生长，肿瘤内部常见大片状囊变区和钙化。根据是否肿瘤内部可见血管影，对于诊断有一定提示作用。瘤周多无或轻度水肿，增强扫描多为明显不均匀强化。根据是否常见又分3个类型：①囊实型，常见，好发于顶枕叶，一般表现囊实性病灶伴钙化；②实质型，少见，根据是否好发于额叶，表现额叶实质肿块，特别是双侧额叶肿块有一定特异性；③脑室型，少见，好发于侧脑室，表现基本同后颅窝室管膜瘤。

（3）黏液乳头状室管膜瘤几乎只发生在脊髓圆锥、终丝、马尾。生长缓慢，长期压迫硬膜囊及椎管，椎体后缘骨质被压迫吸收呈扇贝状，肿瘤富含黏液，T_2WI明显高信号，内部常见少量退变出血，出血部位T$_2$WI低信号，增强扫描后T$_2$WI高信号区强化，T$_2$WI低信号区不强化。

（4）脊髓室管膜瘤好发于成年人，脊髓中央性分布，纵向生长，常见出血、囊变等退行性改变，MRI上信号不均，T$_2$WI明显高信号囊变和T$_2$WI低信号出血，慢性出血易引起含铁血黄素沉积，因脊髓长期屈伸运动，使得含铁血黄素在应力作用下，常分布于肿瘤两端，呈"含铁血黄素帽征"，增强后肿瘤实质明显强化，边界更明显。

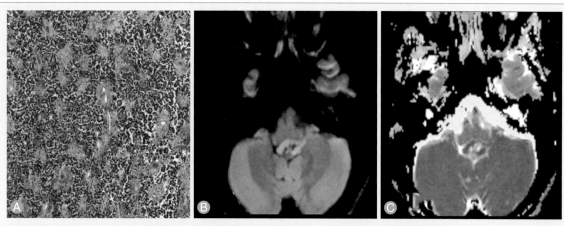

A.病理显示细胞密度高；B.轴位DWI，弥散受限；C.轴位ADC
图3-2-3　室管膜瘤病理组织学检查（HE，×200）和MRI

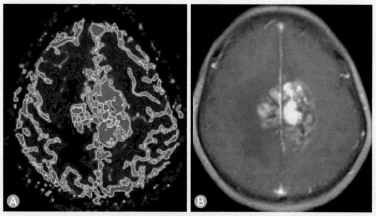

A.轴位PWI，高灌注；B.轴位T$_1$WI增强
图3-2-4　室管膜瘤MRI

（5）DWI显示室管膜瘤病理多变，细胞密度不等，DWI和ADC表现多变，部分原细胞型、透明细胞型室管膜瘤细胞致密，好发于脑实质内，常以实质型为主，可见DWI高信号，ADC值低（图3-2-3，文后彩图3-2-3A）。

（6）灌注：部分室管膜瘤血管丰富（标志性病理改变血管周围假菊形团）（图3-2-3，文后彩图3-2-3A），可见等高灌注（图3-2-4，文后彩图3-2-4）。

【拓展病例】

病例1　幕上脑实质型：患者女性，59岁，头晕1个月。病理诊断室管膜瘤。

额顶区跨大脑镰肿块，T$_1$WI低信号，T$_2$WI高信号，DWI等稍高信号，不均匀明显强化。

额顶区跨大脑镰肿瘤，常见有脑膜瘤、室管膜瘤及高级别胶质瘤，本例部分肿瘤见脑回状改变及部分强化部分不强化的特点，提示为定位脑内的胶质瘤，根据冠状位肿瘤从大脑镰下向对侧生长的生长方式，首先考虑室管膜瘤（胶质母细胞瘤等弥漫性胶质瘤一般直接沿胼胝体纤维浸润生长到对侧，与室管膜瘤的大脑镰下膨胀生长方式有区别）（图3-2-5）。

幕上实质型室管膜瘤特点：额叶好发，实质型，DWI信号可高，ADC信号可低，水肿少，少见囊变，组织学类型多为原分类中的细胞型室管膜瘤，细胞致密，典型者跨大脑镰形成双额叶肿块。当DWI高信号或ADC低信号，弥散受限显著时要注意与脑室外神经细胞瘤（extraventricular neurocytoma，EVN）鉴别，双侧额叶型与脑膜瘤及胶质母细胞瘤鉴别同上。

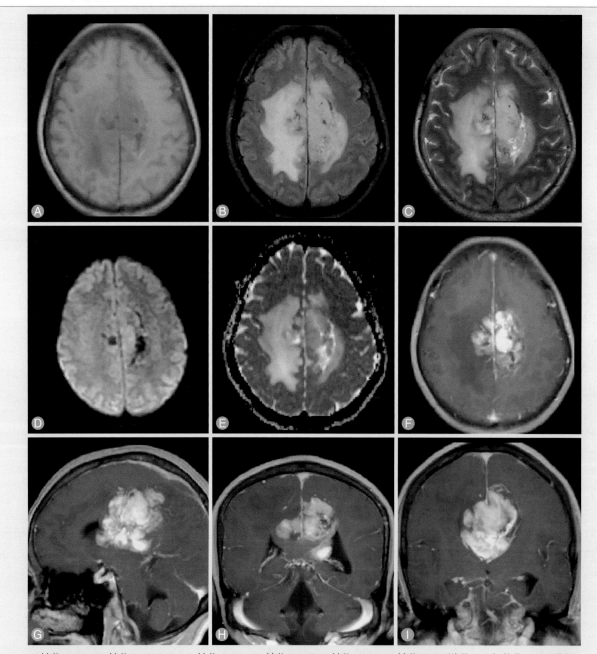

A. 轴位 T_1WI；B. 轴位 T_2-FLAIR；C. 轴位 T_2WI；D. 轴位 DWI；E. 轴位 ADC；F. 轴位 T_1WI 增强；G. 矢状位 T_1WI 增强；H、I. 冠状位 T_1WI 增强

图3-2-5 室管膜瘤（幕上脑实质型）MRI

病例2　幕上脑内囊实型：患者男性，32岁，头痛1个月，病理诊断为室管膜瘤。

左顶枕叶囊实性病灶，信号不均，内见出血、钙化，部分DWI高信号，ADC低信号，增强后不均匀强化，实质部分明显强化（图3-2-6）。

幕上囊实性室管膜瘤特点：常见，一般顶枕叶好发，囊实型，囊变较大，实质成分见钙化及陈旧出血，增强不均匀强化，实质部分弥散可受限。

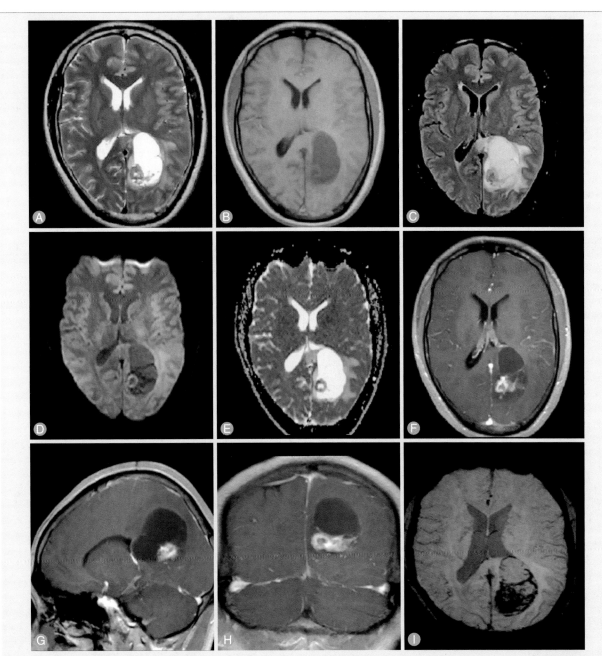

A. 轴位 T₂WI；B. 轴位 T₁WI；C. 轴位 T₂-FLAIR；D. 轴位 DWI；E. 轴位 ADC；F. 轴位 T₁WI 增强；G. 矢状位 T₁WI 增强；H. 冠状位 T₁WI 增强；I. 轴位 SWI

图3-2-6　室管膜瘤（幕上脑内囊实型）MRI

　　病例3　　黏液乳头型室管膜瘤：患者女性，38岁，腰腿痛伴下肢麻木10年。病理结果：黏液乳头型室管膜瘤。病程长。脊髓圆锥区占位，T_1WI呈低信号，T_2WI、脂肪抑制序列明显高信号，内见点线状T_2WI低信号，增强后T_2WI高信号区明显强化，内部点线状低信号不强化，病灶膨胀性生长，邻近椎体受压，呈"扇贝样"改变。病史长、椎体"扇贝样"压迹为良性肿瘤长期生长的结果，结合特征性脊髓圆锥区、扫描T_2WI黏液样高信号区强化、内部点线状短T_2WI信号区不强化（图3-2-7），符合黏液乳头型室管膜瘤。

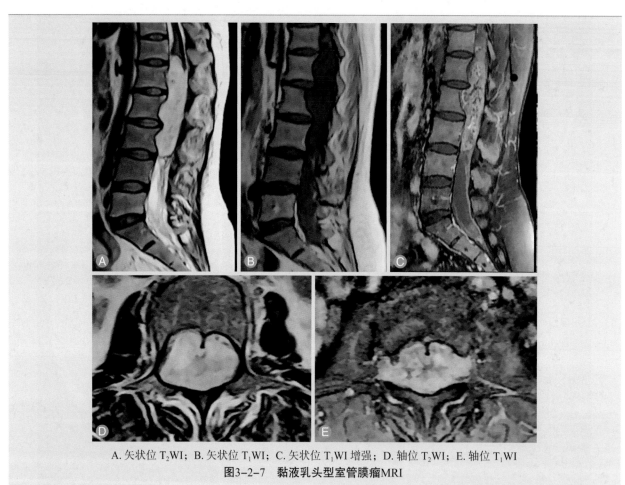

A.矢状位 T_2WI；B.矢状位 T_1WI；C.矢状位 T_1WI增强；D.轴位 T_2WI；E.轴位 T_1WI

图3-2-7　黏液乳头型室管膜瘤MRI

病例4　脊髓室管膜瘤：患者女性，35岁，颈部疼痛10天。颈脊髓中央占位，见囊变、出血及"含铁血黄素帽征"，增强后实质部分明显强化，符合典型脊髓室管膜瘤表现（图3-2-8）。

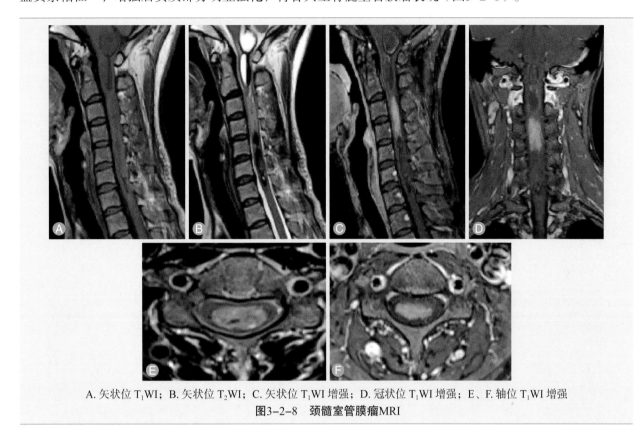

A. 矢状位 T_1WI；B. 矢状位 T_2WI；C. 矢状位 T_1WI 增强；D. 冠状位 T_1WI 增强；E、F. 轴位 T_1WI 增强

图3-2-8　颈髓室管膜瘤MRI

【经典征象】

1.沿第四脑室正中孔及侧孔塑形性生长（图3-2-9）。

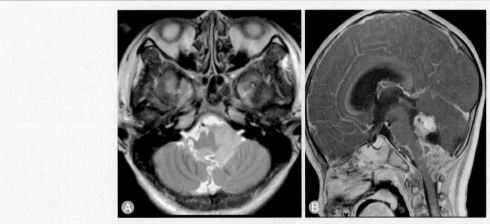

A. 轴位 T_2WI；B. 矢状位 T_1WI 增强。塑形生长

图3-2-9　室管膜瘤MRI

2.信号混杂（退行性改变：囊变、钙化、出血）（图3-2-10）。

3.幕上典型囊实性改变（图3-2-11）。

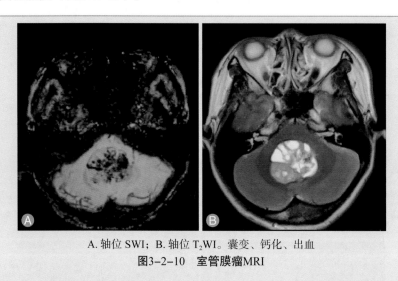

A.轴位SWI；B.轴位T₂WI。囊变、钙化、出血

图3-2-10 室管膜瘤MRI

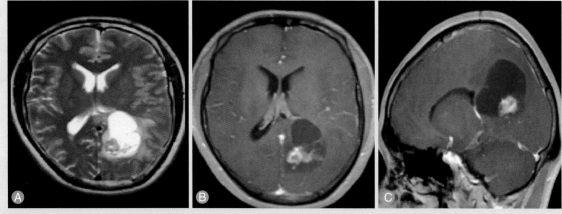

A.轴位T₂WI；B.轴位T₁WI增强；C.矢状位T₁WI增强。囊实性改变

图3-2-11 室管膜瘤MRI

4.黏液乳头型室管膜瘤特征性征象（图3-2-12）。

（1）"扇贝征"：椎体后缘骨质长期受压导致骨质吸收改变，是一种长期慢性应力相关骨改变。可见于肿瘤及非肿瘤病变。非肿瘤见于硬膜囊结构缺陷病变，是脑脊液搏动应力长期作用于椎体的结果，如Ⅰ型神经纤维瘤病、马方综合征。肿瘤见于长期膨胀生长的良性肿瘤，如黏液乳头型室管膜瘤等。

（2）T₂WI明显高信号、T₁WI强化区：这是黏液乳头室管膜瘤的特点，反映了肿瘤富含黏液血管间质。

（3）中央T₂WI点线低信号不强化区：可能反映良性肿瘤时间相关退行性变，如出血钙化等。

5.脊髓室管膜瘤特征性"含铁血黄素帽征"（慢性出血时含铁血黄素因颈脊髓长期屈伸应力在两端分布）及囊变（图3-2-13）。

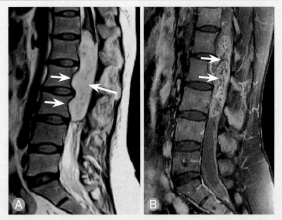

A. 矢状位 T_2WI；B. 矢状位 T_1WI 增强。"扇贝征"（图 A 短箭头），T_2WI 明显高信号区（图 A 箭头），T_1WI 强化区、T_2WI 点线低信号不强化区（图 B 短箭头）

图3-2-12　黏液乳头型室管膜瘤MRI

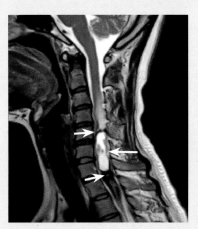

矢状位 T_2WI，"含铁血黄素帽征"（短箭头）、囊变（箭头）

图3-2-13　颈髓室管膜瘤MRI

【诊断要点】

1.室管膜瘤影像学表现有两大特点：与病理类型（乳头型、透明细胞型，伸长细胞型）及发病部位明显相关，病理类型及发病部位不同的室管膜瘤影像学表现不同。

2.第四脑室室管膜瘤多见于儿童，多沿第四脑室铸形生长，沿侧孔和正中孔塑形生长是典型特点。

3.幕上室管膜瘤多见于成年人，分脑实质内与脑室内室管膜瘤。以脑实质内多见，囊实型多见于顶枕叶脑室周围，实质型常见于额叶，特别是双侧额叶肿块有一定特异性。

4.常合并囊变、出血及钙化，增强扫描见明显不均匀强化。

5.圆锥部位肿瘤，"扇贝征"，黏液样长T_2WI信号区并强化，内部点线短T_2WI信号不强化，可考虑黏液乳头型室管膜瘤。

6.脊髓型室管膜瘤：成年人呈脊髓中央性分布，纵向生长，常见出血、囊变等退行性改变，MRI上信号不均，"含铁血黄素帽征"，增强后肿瘤实质明显强化，边界更明显。

（黄　聪　李建业）

第三节　间变性室管膜瘤

【临床资料】

患者男性，6岁，头痛呕吐20天。

【影像学检查】

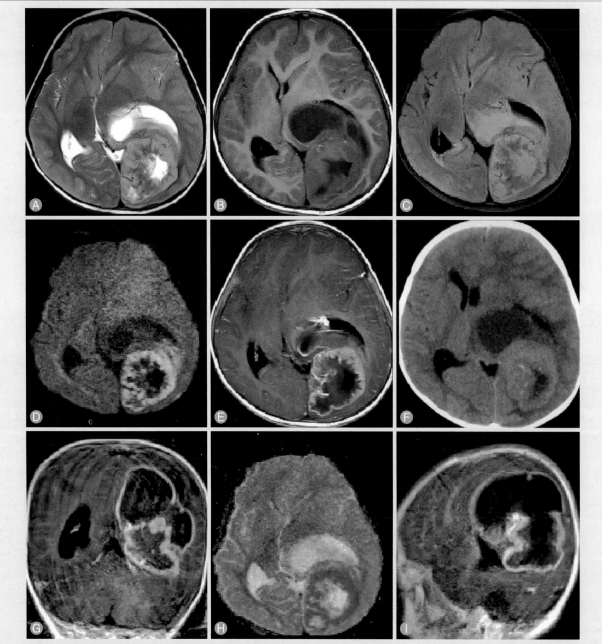

A.轴位 T_2WI；B.轴位 T_1WI；C.轴位 T_2-FLAIR；D.轴位 DWI；E.轴位 T_1WI 增强；F.轴位 CT 平扫；G.冠状位 T_1WI 增强；
H.轴位 ADC；I 矢状位 T_1WI 增强

图3-3-1　头颅MRI和CT图像

【解析思路】

1.临床特征：患者为男性儿童，有头痛、呕吐等颅高压症状。

2.影像学特点：左侧枕叶囊实肿块，边界清晰，"厚唇样"，囊性部分T_1WI呈低信号，T_2WI呈高信号，DWI呈低信号；实性部分CT呈高密度影，T_2WI呈稍高信号，T_1WI低信号，DWI呈明显高信号，CT见钙化；增强扫描显示结节呈明显环状强化，瘤周轻度水肿（图3-3-1）。

3.定位：左侧枕叶。

4.定性：高级别胶质瘤？

【可能的诊断】

1.胚胎性肿瘤

支持点：儿童，CT呈高密度影，并见钙化。DWI明显高信号，ADC信号减低，明显不均匀强化。

不支持点：大囊变一般见于间变性室管膜瘤，胚胎类肿瘤多为"小泡样"小囊变。

2.特殊胶质母细胞瘤

支持点：CT呈高密度影，中央坏死，"花环样"强化。

不支持点：年龄小，DWI和ADC表现不符合常见胶质母细胞瘤改变，特殊胶质母细胞瘤如上皮样胶质母细胞瘤、胶质母细胞瘤伴原始神经元可见，但缺乏其他特征，不首先考虑。

3.间变性室管膜瘤

支持点：儿童，CT呈高密度影，钙化。"厚唇征"，大囊变，DWI明显高信号，ADC信号减低，说明细胞明显致密，最常见于胚胎性肿瘤、间变性室管膜瘤、中枢神经细胞瘤、淋巴瘤、特殊类型胶质母细胞瘤、脑膜瘤等，结合年龄，大囊变、"厚唇征"、钙化、首先考虑间变性室管膜瘤。

不支持点：发病率较低。

【病理学诊断】

1.免疫组化：瘤细胞GFAP（＋），S-100（部分＋），*P53*（＋），EMA（＋），Ki-67阳性率10%。

2.病理结果：间变性室管膜瘤（WHO Ⅲ级）。

【讨论】间变性室管膜瘤

1.概述：间变性室管膜瘤（anaplastic ependymoma），WHO Ⅲ级，室管膜分化的恶性胶质瘤。

2.病理组织学：间变性室管膜瘤细胞密度明显增高，核分裂象活跃，常伴微血管增生和假栅栏坏死。组织学特征性改变是血管周围假菊形团，常表现为细胞密度增高，细胞分化差伴狭窄的放射状假菊形团形成。免疫组化同室管膜瘤。

3.临床表现：好发于儿童，症状体征类似室管膜瘤，但生长速度快，临床进展迅速，早期引起头痛、呕吐等颅高压症状，预后很差。

4.影像学特点：间变性室管膜瘤影像学上可见两类明显不同的类型。

（1）儿童幕上典型囊实型间变性室管膜瘤：常见于儿童顶枕颞叶，囊实性，"厚唇征"，中央大囊变，实性区细胞明显致密，DWI明显高信号，ADC低信号，不规则强化。CT呈高密度影，可见钙化。本组病例影像学表现基本一致，表现极具特点，部分为*RELA*融合基因阳性室管膜瘤。

（2）其他型间变性室管膜瘤：发病年龄多变，儿童和成年人均可见，影像学上大部分为室管膜瘤特点，可能在室管膜瘤基础上间变升级而来。大部分在室管膜瘤的基础上表现为局部DWI高信号，ADC低信号，"花环样"强化等恶性特征。

【拓展病例】

病例1 儿童幕上典型囊实型间变性室管膜瘤：患者女性，7岁，头痛8小时。病理学诊断为*RELA*融合基因阳性室管膜瘤（WHO Ⅲ级）（图3-3-2）。

病例2 其他型间变性室管膜瘤：患者男性，48岁，头晕呕吐3个月。病理学诊断为间变性室管膜瘤（WHO Ⅲ级）。

第四脑室占位，信号不均匀，见囊变、出血、钙化，不均匀强化，沿正中孔塑形生长，本例影像学表现符合室管膜瘤Ⅱ级表现，病理学诊断为Ⅲ级间变性室管膜瘤，可能反映Ⅱ级室管膜瘤升级间变后改变，但肿瘤大体还保留了Ⅱ级室管膜瘤的特点（图3-3-3）。

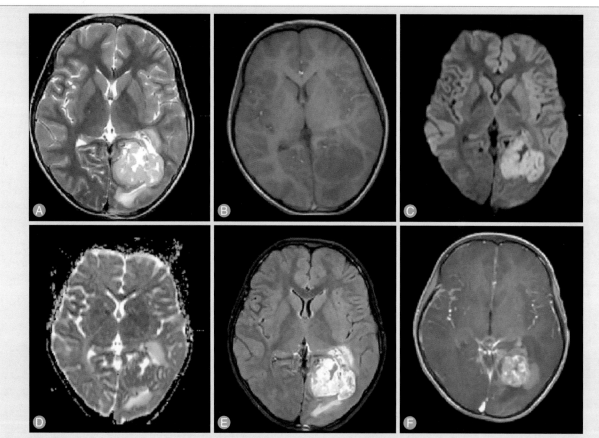

A. 轴位 T_1WI；B. 轴位 T_2WI；C. 轴位 DWI；D. 轴位 ADC；E. 轴位 T_2-FLAIR；F. 轴位 T_1WI 增强。左枕叶囊实性肿块，中央囊变，DWI 明显高信号，ADC 信号减低，不均匀厚环形强化（"厚唇征"）

图3-3-2 间变性室管膜瘤（儿童幕上典型囊实型）MRI

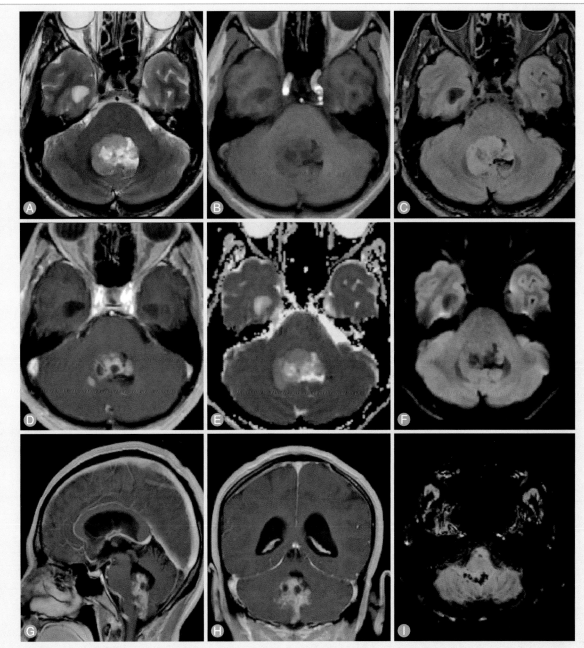

A.轴位 T$_2$WI；B.轴位 T$_1$WI；C.轴位 T$_2$-FLAIR；D.轴位 T$_1$WI 增强；E.轴位 ADC；F.轴位 DWI；G.矢状位 T$_1$WI 增强；H.冠状位 T$_1$WI 增强；I.轴位 SWI

图3-3-3　间变性室管膜瘤MRI

【典型征象】

1.DWI高信号，ADC低信号，反映细胞极致密（图3-3-4，文后彩图3-3-4C）。

2."厚唇征"、中央大囊变（图3-3-5）。

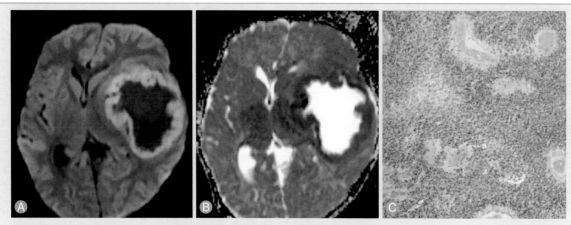

A. 轴位 DWI；B. 轴位 ADC；C.病理显示细胞致密

图3-3-4 间变性室管膜瘤MRI和病理组织学检查（HE，×100）

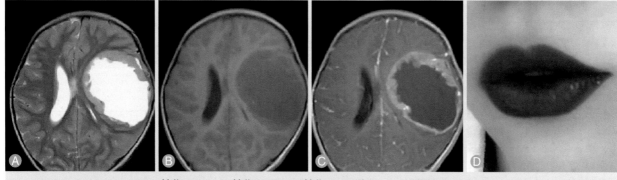

A. 轴位 T_2WI；B. 轴位 T_1WI；C. 轴位 T_1WI 增强；D."厚唇征"示意

图3-3-5 间变性室管膜瘤MRI

【诊断要点】

间变性室管膜瘤影像学上可见两类明显不同的类型，影像学上与室管膜瘤有重叠。

（1）儿童幕上典型囊实型间变性室管膜瘤：常见儿童顶枕颞叶，囊实性，"厚唇样"，中央大囊变，实性区细胞明显致密，DWI明显高信号，ADC低信号，不规则强化，CT呈高密度影，可见钙化。

（2）其他型间变性室管膜瘤：发病年龄多变，儿童和成年人均可见，影像学上大部分为室管膜瘤特点，可能在室管膜瘤基础上间变升级而来。大部分在室管膜瘤的基础上表现为局部DWI高信号、ADC低信号、"花环样"强化等恶性特征。

（李建业）

第 **4** 章

其他胶质瘤

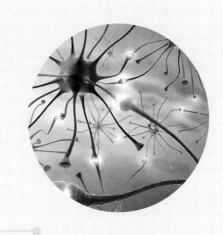

第一节　脊索样胶质瘤

【临床资料】

患者女性，34岁，头痛1个月，加重伴呕吐1天。

【影像学检查】

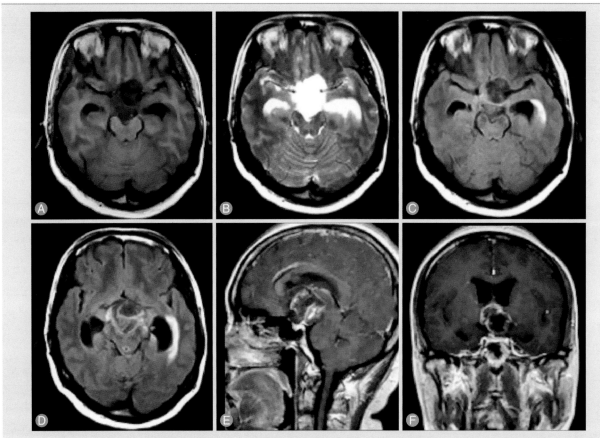

A. 轴位 T_1WI；B. 轴位 T_2WI；C、D. 轴位 T_2-FLAIR；E. 矢状位 T_1WI 增强；F. 冠状位 T_1WI 增强

图4-1-1　头颅MRI

【解析思路】

1.临床特征：患者为中青年女性，既往史与实验室检查无特殊表现。

2.影像学特点：①鞍上-第三脑室区分叶状肿块，T_1WI呈不均匀低信号，T_2WI呈不均匀高信号，T_2-FLAIR呈混杂信号；②周围轻度水肿；③增强扫描呈环状强化，内部见条状强化灶；④梗阻性脑积水（图4-1-1）。

3.定位：鞍上突向第三脑室。

4.定性：低级别肿瘤？高级别肿瘤？

【可能的诊断】

1.毛细胞型星形细胞瘤

支持点：幕下好发于小脑，幕上好发于鞍上区，T_2WI呈高信号，环状不均匀强化。

不支持点：患者年龄偏大，鞍区毛细胞型星形细胞瘤多实性为主、伴囊变，瘤周水肿及强化程度不够也不支持。

2.室管膜瘤

支持点：中青年女性，脑室内，囊变，均匀强化。

不支持点：儿童室管膜瘤好发于第四脑室，成年人好发于幕上脑实质，囊变、出血及钙化常见，导致其信号混杂，增强扫描见不均匀强化。此部位室管膜瘤发病率太低。

3.颅咽管瘤

支持点：部位，环状不均匀强化。

不支持点：鞍上-第三脑室区病变，未见"蛋壳样"钙化，T_2WI信号较为均匀。

4.生殖细胞瘤

支持点：鞍上区肿块，较明显强化，瘤周水肿。

不支持点：年龄偏大，囊变区太多，T_2WI信号太高。

5.脊索样胶质瘤

支持点：中青年女性，鞍上区肿块，主体位于第三脑室，瘤周水肿。

不支持点：环形不均匀强化不很典型。

【病理学诊断】

1.组织学诊断：瘤组织与周围脑组织界限清楚，瘤细胞成簇或散在分布于黏液样基质内，瘤细胞为椭圆形、梭形或不规则形，在细胞的一端或两端可见突起，胞体较小，胞质偏少，无明显异型。瘤组织未见坏死（图4-1-2，文后彩图4-1-2）。

2.免疫组化：瘤细胞GFAP（＋），S-100（＋），MGMT（－），EMA（部分+），Vim（＋），CgA（－），Syn（－），NSE（－）。

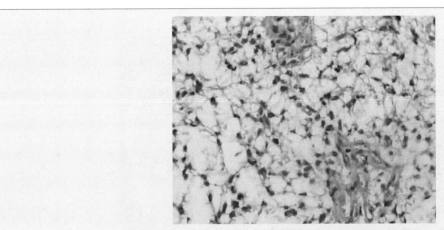

病理显示瘤细胞成簇或散在分布于黏液样基质内，瘤细胞为椭圆形、梭形或不规则形
图4-1-2 脊索样胶质瘤病理组织学检查（HE，×200）

3.病理结果：第三脑室脊索样胶质瘤（WHO Ⅱ级）。

【讨论】脊索样胶质瘤

1.概述：2016年版WHO中枢神经系统肿瘤分类将脊索样胶质瘤（chordoid glioma，CG）归类于其他类型胶质瘤，WHO Ⅱ级。

脊索样胶质瘤的起源及确切发病率尚不清楚，发病年龄较广，多见于30～60岁的中年患者，平均年龄约为46岁，女性发病率较高，男女比例约为1∶2，少数文献报道其可发生于儿童及婴儿。

脊索样胶质瘤常发生于第三脑室、鞍上及下丘脑，少数文献报道其还可发生于侧脑室、丘脑、小脑及颞顶叶等。

2.临床表现：脊索样胶质瘤临床表现不一，多数症状轻微，进展缓慢，最常见的特征是头痛、健忘和视力障碍。特殊的症状，如内分泌改变是由于其位置及其与下丘脑、垂体区域的密切关系所致，视力障碍和视路密切相关。当梗阻性脑积水发生时，会引起颅内高压症状。

3.影像学特点：肿瘤多位于第三脑室前部，可向上和（或）向下生长突入鞍内，但病灶主体位于第三脑室。肿瘤由排成簇状、条索状的上皮样细胞埋在富含黏液的基质中构成，因此两者成分的多少也导致了信号随之改变，当以上皮样细胞为主时（此型表现较为多见），T$_1$WI呈稍低或低信号，T$_2$WI以等、稍低信号为主，内部夹杂了斑片状、条状稍高信号，T$_2$-FLAIR呈稍高信号；当以黏液基质为主时，T$_1$WI呈低信号，T$_2$WI呈较明显高信号，内部可夹杂条状低信号。增强扫描以明显强化为主要表现，极少病例可表现为不均匀强化或环状强化。

肿瘤周围可出现不同程度的水肿带，特别是双侧视束可出现对称性的水肿，即"八字水肿征"，对于脊索样胶质瘤的诊断有一定提示意义，也是和毛细胞型星形细胞瘤的鉴别点。推测其产生原因是肿瘤细胞间质中淋巴细胞、浆细胞浸润。但在颅咽管瘤、生殖细胞瘤中也可见到此征象，只是在脊索样胶质瘤中出现概率比较高。

有研究认为脊索样胶质瘤的MRI灌注多呈低灌注，比脑膜瘤及恶性胶质瘤局部脑血容量低，而Ki等报道了1例MRI灌注呈高灌注的脊索样胶质瘤，但此例脊索样胶质瘤播散到了侧脑室及第四脑室。

【拓展病例】

病例1 上皮样细胞为主型：第三脑室脊索样胶质瘤，第三脑室椭圆形肿块，T$_2$WI呈等、稍高信号（实性成分多），瘤周可见对称性"八字水肿征"，增强扫描见病灶明显强化（图4-1-3）。

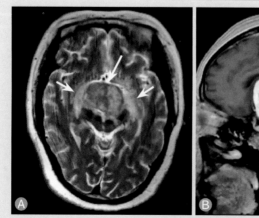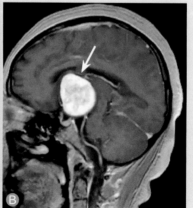

A.轴位 T$_2$WI，脊索样胶质瘤（箭头），瘤周"八字水肿征"（短箭头）；B.矢状位 T$_1$WI 增强，明显强化（箭头）

图4-1-3　脊索样胶质瘤MRI

病例2 黏液为主型：右侧丘脑区脊索样胶质瘤，右侧丘脑区见椭圆形囊实性肿块，边界清晰，囊性部分多位于病灶中央，T₁WI呈低信号，T₂WI高信号（黏液基质为主），T₂-FLAIR呈稍高信号，DWI呈低信号；实性部分多位于病灶外周，T₁WI呈稍低信号，T₂WI及T₂-FLAIR呈稍高信号，DWI呈等信号；此外囊性部分中央T₂WI及T₂-FLAIR见结节状稍高信号，DWI呈稍高信号；增强扫描可见中央小结节强化，囊性部分及周围实性部分未见明显强化。瘤周未见明显水肿带，肿瘤压迫第三脑室致梗阻性脑积水（图4-1-4）。

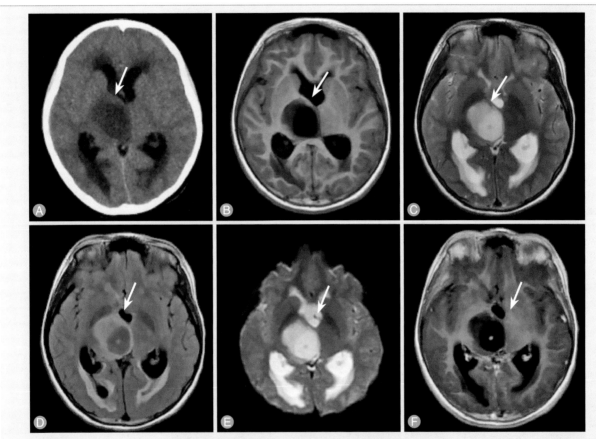

A.轴位CT；B.轴位T₁WI；C.轴位T₂WI；D.轴位T₂-FLAIR；E.轴位DWI；F.轴位T₁WI增强。椭圆形囊实性肿块（箭头）

图4-1-4 脊索样胶质瘤CT图像和MRI

【诊断要点】

1.成年人多见，多位于第三脑室前部（关键），视交叉前移或下移，颅咽管瘤则多上移。

2.上皮样细胞为主时，T₂WI信号偏低（黑），常有钙化（图4-1-3）。黏液基质为主时，T₂WI呈明显高信号（亮）（图4-1-4）。

3.瘤周可见对称性"八字水肿征"（图4-1-3）。

4.增强后明显强化。

5.肿块累及视交叉及下丘脑，但不浸润周围脑实质。

（黄 聪）

第二节　血管中心性胶质瘤

【临床资料】

患者女性，21岁，发作性意识不清伴肢体抽搐16年余。

【影像学检查】

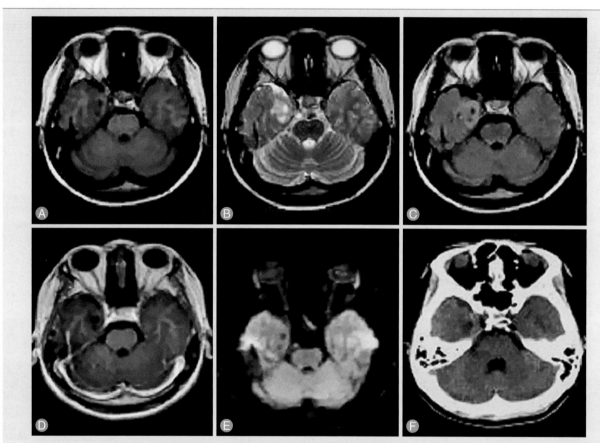

A. 轴位 T_1WI；B. 轴位 T_2WI；C. 轴位 T_2-FLAIR；D. 轴位 T_1WI 增强；E. 轴位 DWI；F. 轴位 CT

图4-2-1　头颅MRI和CT图像

【解析思路】

1.临床特征：患者为青年女性，慢性病程，发作性意识不清伴肢体抽搐16年余，慢性病程。

2.影像学特点：①右侧颞叶内侧占位性病变，边界不清，T_1WI呈稍低信号，T_2WI呈高信号，T_2-FLAIR呈高信号，内有小囊变区，病变内侧显示条带状T_1WI稍高信号影；②周围无水肿；③弥散不受限；④增强扫描后不强化；⑤CT扫描呈低-等密度，内有小点状高密度钙化灶（图4-2-1）。

3.定位：右侧颞叶内侧。

4.定性：低级别肿瘤？

【可能的诊断】

1.神经节细胞胶质瘤/神经节细胞瘤

支持点：病史，部位，钙化。

不支持点：神经节细胞胶质瘤典型影像学表现：幕上皮层区囊性病灶伴壁结节，常有斑片状钙化，增强后壁结节可强化；神经节细胞瘤与神经节细胞胶质瘤影像学表现相似，但更容易出现斑片状钙化。本例不能完全排除神经节细胞胶质瘤/神经节细胞瘤。

2.胚胎发育不良性神经上皮肿瘤

支持点：病史，年龄，部位，T_2-FLAIR序列环状高信号。

不支持点：胚胎发育不良性神经上皮肿瘤典型生长方式常呈扇形或倒三角形，囊变时囊内分隔多见，钙化少见，无皮质边缘的T_1WI稍高信号影。

3.血管中心性胶质瘤

支持点：病史，年龄，部位，点状钙化，无强化，皮质边缘有T_1WI稍高信号影。

不支持点：发病率太低。

【病理学诊断】

1.组织学诊断：组织镜下见肿瘤边界不清，与脑组织紧密相连，肿瘤呈放射状或巢状，肿瘤细胞形态单一，细长双极，紧靠在受累血管周围，平行或垂直于血管内皮排列（图4-2-2，文后彩图4-2-2）。

2.免疫组化：GFAP（＋），NeuN（－），Vimentin（＋），Syn（－），NF（－），CD34（－），Braf（－），*P53*（－），*IDH1*（－），Ki-67阳性率低于1%，EMA（－），Olig-2（－）。

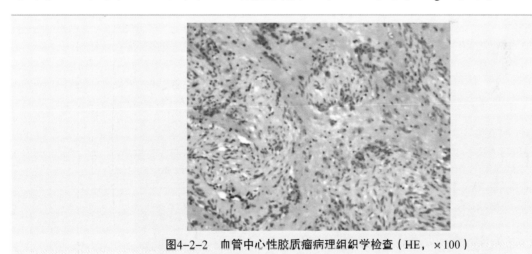

图4-2-2 血管中心性胶质瘤病理组织学检查（HE，×100）

3.病理结果：右侧颞叶血管中心性胶质瘤（WHO Ⅰ级）。

【讨论】血管中心性胶质瘤

1.概述：血管中心性胶质瘤（angiocentric glioma，AG）在2002年首先被报道为"血管中心性双极性星形细胞瘤"，2007版WHO中枢神经系统肿瘤分类正式将其收录为独立的肿瘤实体并统一命名为"血管中心性胶质瘤"。2016年版WHO中枢神经系统肿瘤分类中把它划分为"其他胶质瘤"。因其生长缓慢，增生潜能低，预后良好，故其分级为"Ⅰ级"。

血管中心性胶质瘤的起源及病因尚不清楚，有学者推测可能是在胚胎发育过程中，大脑出现发育异常导致肿瘤发生。血管中心性胶质瘤多见于儿童及青年人，男性发病率较高，男女比例约为1.5∶1。

血管中心性胶质瘤常发生于幕上皮层及皮层下白质，最常见部位依次为颞叶、额叶、顶叶，其中颞叶血管中心性胶质瘤约50%位于颞叶内侧海马结构区，尤其是成年人，常伴有皮质发育不良及海马硬化。少见部位包括脑干、岛叶和丘脑等。

2.临床表现：通常为慢性病程，90%患者有长期癫痫病史，癫痫发作表现形式多样，绝大部分为药物难治性癫痫。

3.影像学特点：血管中心性胶质瘤单发，边界不清晰，多为实性，部分可有小囊变区。CT呈低密度影，部分见点状钙化，出血罕见。MRI显示T_1WI呈低信号，肿瘤邻近皮质可有线条状或环状高信号影，被认为是血管中心性胶质瘤的特征性表现，可能与血管中心性胶质瘤生长缓慢，长期压迫脑组织导致胶质增生有关。T_2WI、T_2-FLAIR呈等-高信号，部分可见蒂状结构延伸至邻近脑室，被认为是血管中心性胶质瘤的另一较有特征性的表现，可能与神经元迁移过程异常有关，但这个征象同样可以在胚胎发育不良性神经上皮肿瘤和局灶性脑皮质发育不良中看到，这表明它们之间可能存在一定关系。增强后绝大多数无强化，若出现强化提示为高级别血管中心性胶质瘤并伴有血脑屏障的破坏。血管中心性胶质瘤无明显占位效应，无瘤周水肿。血管中心性胶质瘤也可具有颅骨重塑的特点。

DWI未见弥散受限，ADC呈高信号。MRS见可NAA明显下降，MI和Gly峰升高，Cho峰一般不升高，若升高提示高级别血管中心性胶质瘤可能，可同时伴有Lac峰。

【拓展病例】

病例1 患者男性，29岁，右侧海马区血管中心性胶质瘤。

右侧颞叶内侧海马区不规则肿块，边界不清，T_1WI呈低信号，邻近皮层呈线样稍高信号，T_2WI呈等-稍高信号，T_2-FLAIR序列呈高信号，无瘤周水肿，增强后肿瘤无强化（图4-2-3）。

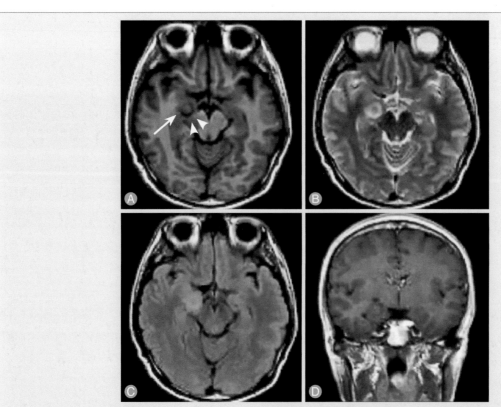

A.轴位T_1WI，不规则肿块（箭头），线样稍高信号（三角箭头）；B.轴位T_2WI；C.轴位T_2-FLAIR；D.冠状位T_1WI增强

图4-2-3 血管中心性胶质瘤MRI

病例2 患者女性，22岁，右侧颞叶内侧血管中心性胶质瘤。

右侧颞叶不规则实性肿块，边界不清，T_1WI呈低信号，见片状T_1WI稍高信号影，T_2WI呈稍高信号，T_2-FLAIR呈高信号，其内伴小囊变，增强后病变未见明显异常强化，瘤周未见水肿（图4-2-4）。

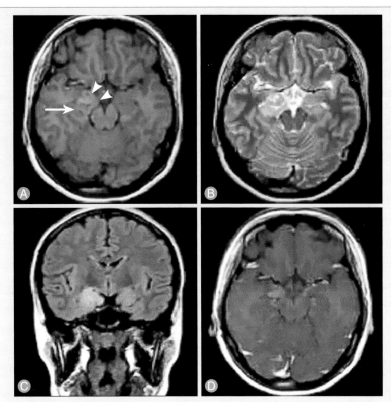

A. 轴位 T_1WI，实性肿块（箭头），稍高信号影（三角箭头）；B. 轴位 T_2WI；C. 冠状位 T_2-FLAIR；D. 轴位 T_1WI 增强

图4-2-4 血管中心性胶质瘤MRI

【诊断要点】

1.常见于儿童及青年，慢性病程，常有药物难治性癫痫。

2.常发生于幕上皮层及皮层下白质，常见于颞叶内侧及额叶。T_1WI上肿瘤邻近皮质边缘有线条状或环状高信号影；T_2WI上有蒂状结构延伸至邻近脑室。增强后绝大多数无强化。

3.可有点状钙化。

（邓达标）

第 **5** 章

脉络丛肿瘤

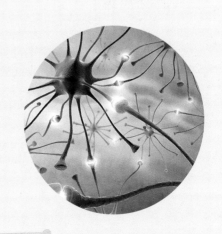

第一节 脉络丛乳头状瘤

【临床资料 病例1】

患者男性，51岁，下肢无力半年，伴视物模糊3个月。

【影像学检查】

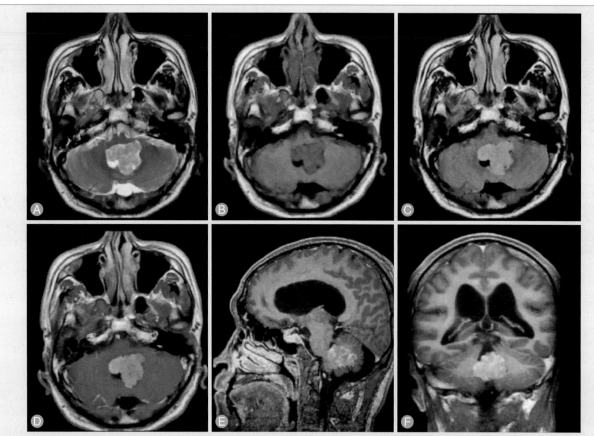

A. 轴位 T_2WI；B. 轴位 T_1WI；C. 轴位 T_2-FLAIR；D. 轴位 T_1WI 增强；E. 矢状位 T_1WI 增强；F. 冠状位 T_1WI 增强

图5-1-1 颅脑MRI

【解析思路】

1.临床特征：患者为中年男性，慢性病程。

2.影像学特点：第四脑室实性分叶状肿块，局部向左侧Luschka孔延伸，T_1WI主要呈等信号，T_2WI主要呈稍高信号，其内夹杂小片状T_1WI低信号、T_2WI高信号，病变于T_2-FLAIR上呈高信号，增强后呈明显、不均匀强化，肿瘤边缘呈颗粒状，幕上脑室扩张（图5-1-1）。

3.定位：第四脑室。

4.定性：低级别肿瘤？

【可能的诊断】

1.室管膜瘤

支持点：肿瘤部位。

不支持点：患者年龄较大，无明显坏死、出血，无塑形生长。

2.脑膜瘤

支持点：实性肿块、较明显强化。

不支持点：中老年女性更多见，发生于第四脑室的脑膜瘤少见，形态太不规则，脑室内脑膜瘤多为圆形。

3.脉络丛乳头状瘤

支持点：发病年龄、部位、实性肿块、边缘颗粒感及伴行征象脑积水。

不支持点：无。

【病理学诊断】

1.免疫组化：CK（+），CK7（-），GFAP（+），EMA（-），Ki-67阳性率5%，S-100（+），Syn（+），TTF-1（-），Vimentin（+）。

2.病理结果：（第四脑室）脉络丛乳头状瘤，WHO Ⅰ级。

【临床资料　病例2】

患者女性，32岁，发作性头晕半年，加重伴视物模糊、走路不稳2个月。

【影像学检查】

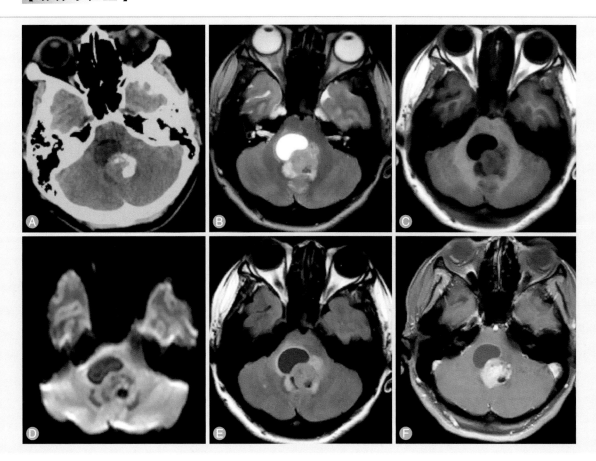

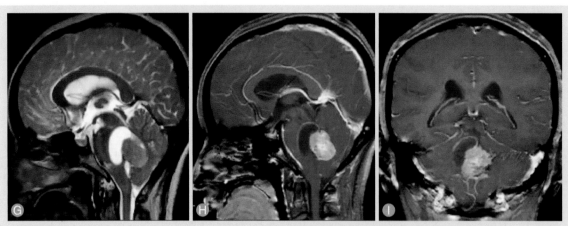

A.轴位 CT 平扫；B.轴位 T_2WI；C.轴位 T_1WI；D.轴位 DWI；E.轴位 T_2-FLAIR；F.轴位 T_1WI 增强；G.矢状位 T_2WI；H.矢状位 T_1WI 增强；I.冠状位 T_1WI 增强

图5-1-2　CT图像和MRI

【解析思路】

1.临床特征：患者为青年女性，慢性病程。

2.影像学特点：第四脑室囊实性肿块，实性部分CT呈稍高密度影，其内见斑片状钙化，T_1WI呈等/稍低信号，T_2WI呈等信号，DWI呈不均匀稍低信号，部分稍高信号，T_2-FLAIR呈等信号，增强后实性部分明显强化，囊性部分类似脑脊液信号，囊壁可见强化，可见小脑后下动脉供血，肿瘤与第四脑室壁分界不清，邻近脑实质内见轻度水肿（图5-1-2）。

3.定位：第四脑室区。

4.定性：肿瘤性病变。

【可能的诊断】

1.菊形团形成型胶质神经元肿瘤

支持点：性别，年龄，发病部位，囊实性肿块。

不支持点：发病率低，本例实性成分偏多，菊形团形成型胶质神经元肿瘤瘤周水肿少见。

2.毛细胞型星形细胞瘤

支持点：发病部位，囊实性肿块，明显强化。

不支持点：发病年龄偏大，T_2WI信号过低，瘤周水肿。

3.神经节细胞胶质瘤

支持点：发病年龄，囊实性肿块，钙化。

不支持点：幕下神经节细胞胶质瘤常伴有同侧小脑半球萎缩。

4.室管膜瘤

支持点：第四脑室囊实性肿块、钙化。

不支持点：年龄偏大，沿脑室及侧孔塑形征不明显。

5.髓母细胞瘤

支持点：后颅窝囊实性肿块，实性部分局部弥散受限。

不支持点：成年人髓母细胞瘤发病部位多偏离中线，钙化及较大的囊变少见，DWI多呈中等或高信号。

6.脉络丛肿瘤

支持点：发病年龄、肿瘤部位、囊实性肿块、小脑后下动脉供血。

不支持点：无。

【病理学诊断】

1.免疫组化：CK（＋），CK7（－），GFAP（灶状＋），EMA（－），Ki-67阳性率约10%，S-100（＋），Vimentin（＋），NSE（灶状＋）。

2.病理结果：不典型脉络丛乳头状瘤，WHO Ⅱ级。

【讨论】脉络丛肿瘤

1.概述：脉络丛肿瘤（choroid plexus tumor，CPT）是起源于脉络丛上皮的少见中枢神经系统肿瘤，分别占成年人和儿童颅内肿瘤的0.4%～0.8%和1%～4%。儿童CPT好发于侧脑室，成年人则好发于幕下（第四脑室、桥小脑角区），极少数病例可发生于鞍上、松果体区、脑实质、髓外硬膜下等部位。在2016年版WHO神经系统肿瘤分类中，CPT包括脉络丛乳头状瘤（choroid plexus papilloma，CPP，WHOⅠ级）、非典型脉络丛乳头状瘤（atypicalchoroid plexus papilloma，ACPP，WHOⅡ级）和脉络丛癌（choroid plexus carcinoma，CPC，WHOⅢ级）3种类型。在所有的CPT中，CPP约占80%，ACPP约占15%，CPC约占5%。

2.病理组织学：①CPP表面呈细小乳头状或颗粒状，出血、囊变、坏死少见，与瘤周脑组织分界清晰，镜下观察肿瘤细胞与正常脉络丛细胞相似，特点为单层立方上皮细胞或复层柱状上皮细胞围绕纤维血管分布并形成乳头状结构，无明显核异型性及核分裂象；②ACPP表现为乳头状结构变得模糊，细胞密度增加，有丝分裂活性增加，可见细胞核异型性及核分裂象；③CPC表现为乳头状结构消失、坏死明显，细胞密度增加，有丝分裂＞5个/10 HPF，核异型性明显。文献报道CPP的平均MIB-1稳定指数为1.9%，CPC为13.8%。免疫组化显示细胞角蛋白（cytokeratin，CK）和波形蛋白（vimentin，VIM）几乎在所有CPP中均表达，可被看作是CPP的标志性蛋白。CK7（＋）与CK20（－）的组合通常有助于区分原发性和转移性癌，后者通常显示不同的染色组合。

3.临床表现：与肿瘤的发病部位有关，除此之外，还表现为颅内压升高和脑积水的症状。

4.影像学特点：CPT的3种肿瘤影像学表现有一定程度的重叠，多表现为分叶状实性肿块，CT上常表现为等或略高密度，钙化常见。MRI显示T_1WI表现为等或稍低信号，T_2WI上呈稍低、等或稍高信号，中等至明显强化，肿块边缘呈颗粒状，有时可见到血管蒂与脉络丛相连，对诊断较具特异性。位于侧脑室的CPT通常由脉络膜后动脉或脉络膜前动脉供血，位于第四脑室的CPT由来自小脑后下动脉的脉络膜分支供血。极少数CPP可表现为单纯囊性，病理上可见到囊壁上有增厚的脉络丛附着，虽然单纯囊性的CPP在组织学上是良性的，但是它可以引起梗阻性脑积水，严重者可导致猝死。三者影像学表现也有一定的差别，CPP常表现为边缘颗粒状肿块，而CPC多表现为不规则形，文献报道肿瘤体积与肿瘤的分级呈正相关；相对于CPP，CPC因肿瘤内出血、坏死、囊变而表现为更不均质的密度/信号。CPP一般不侵犯邻近脑实质，ACPP偶尔会侵犯邻近脑实质，而绝大多数CPC会通过脑室壁侵犯邻近脑实质，并且出现邻近脑实质内血管源性水肿。ACPP常见瘤内血管流空影。DWI上，CPP通常弥散不受限，ACPP和CPC可见弥散受限，肿瘤级别越高，弥散受限程度越重。PWI上，CPT因血供丰富，常表现为高灌注。MRS上，CPT表现为Cho峰升高，NAA峰降低，可见MI峰升高。脑室外CPP可不强化或轻度强化（脑室外肿瘤血供不如脑室内丰富）。伴随征象：脑积水是CPT的特征性影像学表现之一，脑脊液分泌过多、肿瘤阻断脑脊液通路、脑脊液吸收受损是脑积水的常见原因，但是没有脑积水征象不能排除CPT。3种肿瘤均可通过脑脊液播散转移或术后复发，但以CPC更常见，其转移的发生率为25%~70%。转移表现为脑实质内或脑室内结节，尤其是蛛网膜下隙结节，少数表现为弥漫性软脑膜转移。

【拓展病例】

病例1　患者男性，35岁，右侧耳鸣2个月，进行性加重2周，右侧桥小脑角区CPP。右侧桥小脑角占位，形态、信号典型，肿瘤边缘呈颗粒状，弥散不受限，强化明显（图5-1-3）。

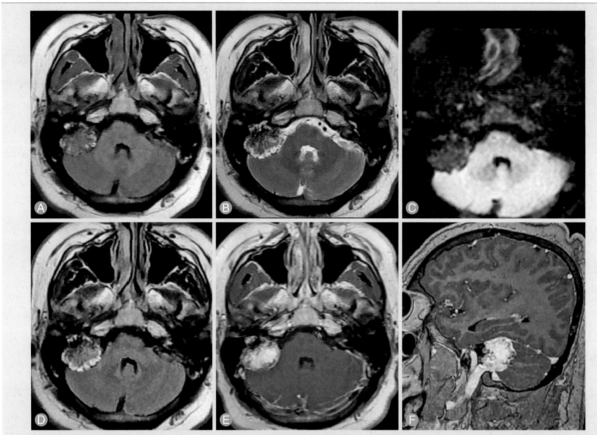

A. 轴位 T_1WI；B. 轴位 T_2WI；C. 轴位 DWI；D. 轴位 T_2-FLAIR；E. 轴位 T_1WI 增强；F. 矢状位 T_1WI 增强
图5-1-3　脉络丛乳头状瘤MRI

病例2　患者男性，2岁，双眼下翻7天，前囟隆起2天，第三脑室CPP。幼儿，第三脑室内颗粒感显著的占位，DWI稍低信号，显著强化，脑积水明显（图5-1-4）。

【典型征象】

颗粒状外观伴显著强化（图5-1-5）。

【诊断要点】

1.影像学表现呈颗粒状（"桑葚征"）外观。ACPP颗粒外观常不典型。

2.显著高强化。

3.放射状分支血管。

4.脑积水。

5.成年人幕下多见，儿童好发于侧脑室三角区。

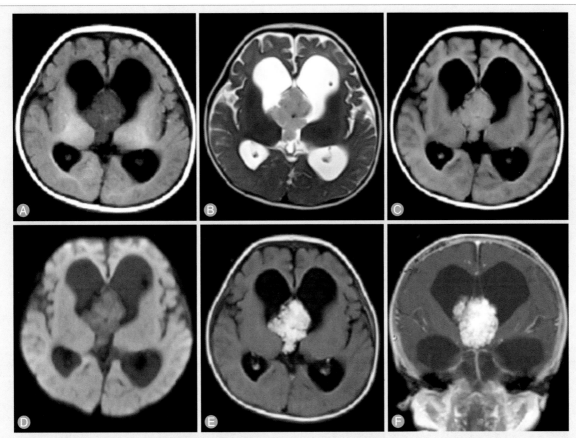

A. 轴位 T_2-FLAIR；B. 轴位 T_2WI；C. 轴位 T_1WI；D. 轴位 DWI；E. 轴位 T_1WI 增强；F. 冠状位 T_1WI 增强

图5-1-4　脉络丛乳头状瘤MRI

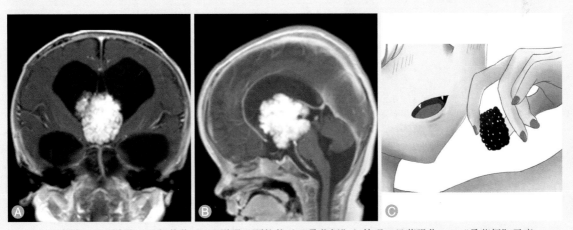

A. 冠状位 T_1WI 增强；B. 矢状位 T_1WI 增强。颗粒状（"桑葚征"）外观、显著强化；C. "桑葚征"示意

图5-1-5　脉络丛乳头状瘤MRI

（病例由大连医科大学附属第一医院苗延巍医师、石家庄市人民医院磁共振室韩壮医师提供）

（张成周　邓达标）

第二节 脉络丛癌

【临床资料】

患者女性，4岁，呕吐，视力下降5个月。

【影像学检查】

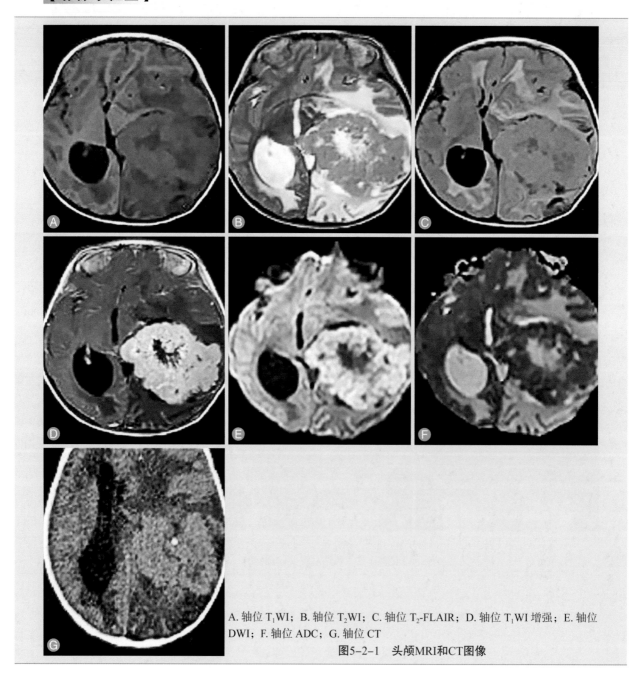

A. 轴位 T_1WI；B. 轴位 T_2WI；C. 轴位 T_2-FLAIR；D. 轴位 T_1WI 增强；E. 轴位 DWI；F. 轴位 ADC；G. 轴位 CT

图5-2-1 头颅MRI和CT图像

【解析思路】

1.临床特征：患者为女性儿童，呕吐，视力下降个月，慢性病程。

2.影像学特点：①左侧侧脑室三角区分叶颗粒状肿块，实性部分在T_1WI呈等信号，在T_2WI呈等信号，在T_2-FLAIR呈稍高信号，坏死部分在T_1WI呈低信号，在T_2WI呈明显高信号，在T_2-FLAIR呈稍低信号（较脑脊液高）；②肿块侵犯邻近脑实质，周围重度脑水肿；③DWI呈高信号，ADC呈低信号；④增强扫描呈厚环状显著强化，内部见条索状、结节状强化灶；⑤右侧侧脑室脑积水；⑥CT上呈稍高密度，并见一钙化灶（图5-2-1）。

3.定位：左侧侧脑室三角区占位突入脑实质。

4.定性：高级别肿瘤？

【可能的诊断】

1.室管膜瘤

支持点：脑室内。

不支持点：儿童室管膜瘤好发于第四脑室，成年人好发于侧脑室。室管膜瘤常见囊变、出血及钙化，强化程度弱于脉络丛癌，DWI常呈低信号。

2.脑膜瘤

支持点：侧脑室三角区。

不支持点：脑膜瘤好发于中年女性，瘤体多呈圆形或椭圆形，边缘光滑，分叶少见。

3.中枢神经细胞瘤

支持点：脑室内，DWI呈高信号。

不支持点：中枢神经细胞瘤多见于20~40岁人群，肿瘤常附于透明隔区，内有"皂泡样"改变，T_2WI呈高信号。

4.胚胎性肿瘤

支持点：年龄，DWI呈高信号，明显强化。

不支持点：幕上胚胎性肿瘤一般起源于脑白质，邻近脑室系统受压，瘤周水肿通常轻。

5.脉络丛乳头状瘤/不典型脉络丛乳头状瘤

支持点：年龄，脑室内，形态，强化程度。

不支持点：脉络丛乳头状瘤/不典型脉络丛乳头状瘤很少侵犯脑实质，瘤内坏死较少；肿瘤体积一般较小，DWI常呈低信号，一般不引起周围脑实质明显水肿。

6.脉络丛癌

支持点：年龄，脑室内，肿瘤边缘呈分叶状，显著强化，DWI呈高信号，肿瘤可侵犯脑实质，周围脑实质明显水肿。

不支持点：无。

【病理学诊断】

1.组织学诊断：肿瘤细胞排列密集，细胞核多形性明显，核分裂象多见，且缺乏明显的乳头状结构（图5-2-2，文后彩图5-2-2）。

2.免疫组化：GFAP（少数），Olig-2（－），S-100（－），Vimentin（＋），CK（＋），EMA（－），CEA（－），CK7（－），CK8（－），CK20（－），TTF1（－），Syn（＋），NSE（＋），ChrA（－），

Ki-67阳性率60%，*P53*（++），VEGFR（+），Topo Ⅱ（+），EGFR（+），VEGF（+），Bax（+），P170-MDR（部分+），MAP2a.b.c（+），TG（－），CK19（－），INI-1（+）。

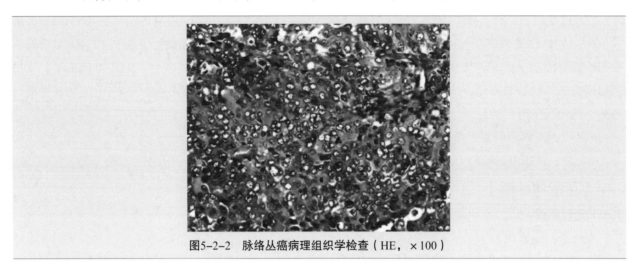

图5-2-2　脉络丛癌病理组织学检查（HE，×100）

3.病理结果：左侧脑室脉络丛癌伴脑实质内浸润（WHO Ⅲ级）。

【讨论】脉络丛癌

1.概述：脉络丛癌（choroid plexus carcinoma，CPC）在2016年版WHO中枢神经系统肿瘤分类中不变，仍是WHO Ⅲ级。

CPC起源于脑室脉络丛上皮，占脉络丛肿瘤的20%~40%，占儿童颅内肿瘤<1%。好发于婴儿和幼儿（常小于5岁），中位年龄为26~32个月，成年人少见。男女比例无明显差异。

其发病部位与年龄有一定关系，儿童好发于侧脑室三角区，其次是第四脑室、第三脑室。成年人则好发于第四脑室。罕见发生于脑实质内。

2.临床表现：从出现症状到诊断的时间间隔常为1~3个月。CPC的神经体征和症状包括：头部增大、颧骨膨大、癫痫发作、共济失调、恶心、呕吐、运动和感觉障碍、易怒和意识改变等。

3.影像学特点：肿瘤体积较大，边缘呈分叶状。CT常表现为等到高密度。MRI显示T_1WI呈不均匀等信号或低信号，T_2WI呈不均匀低等高信号，伴或不伴瘤内血管流空信号，增强后肿瘤呈显著不均匀强化。坏死、囊变、出血常见，20%~25%可见瘤内钙化。肿瘤常侵犯周围脑实质，并伴有明显水肿，可能原因：①肿瘤浸润引起血管源性水肿；②脑积水造成脑脊液经室管膜进入脑室周围组织间隙。在DWI上呈高信号，ADC呈低信号。在MRS上，Cho峰明显升高，MI峰不升高或轻度升高。在PWI上，因血供丰富常表现为高灌注。

伴随征象：脑积水是CPC的特征性影像学表现之一，脑脊液分泌过多、肿瘤阻断脑脊液通路、脑脊液吸收受损是脑积水的常见原因，但没有脑积水时不能排除CPC。CPC常见脑脊液播散转移，其转移的发生率为25%~70%。转移表现为脑室内或脑实质内结节，尤其是蛛网膜下隙结节，少数表现为弥漫性软脑膜转移。

CPC可能是Lynch综合征（遗传性非息肉病性结直肠癌）的神经系统受累表现。此外，CPC是*P53*种系突变的肿瘤之一，大约50%的CPC携带*TP53*突变，而脉络丛乳头状瘤和不典型性脉络丛乳头状瘤没有类似的基因异常。研究表明，在儿童患者，伴有*P53*突变的CPC肿瘤结构变异较低，且较无*P53*突变的CPC预后良好。另外，多瘤病毒SV40、JC病毒和BK病毒可能与CPC的发生有关。

【拓展病例】

病例　患者女性，6岁，CPC。

左侧侧脑室三角区CPC：左侧侧脑室三角区分叶状肿块，T_1WI呈低信号，T_2WI呈等-稍高信号，T_2-FLAIR呈不均匀等信号，肿块后缘可见出血信号，肿瘤侵犯邻近脑实质，并伴有明显的瘤周水肿，脑室系统积水不明显。增强后肿瘤不均匀明显强化，并见肿瘤脑脊液播散。CT呈高密度影（图5-2-3）。

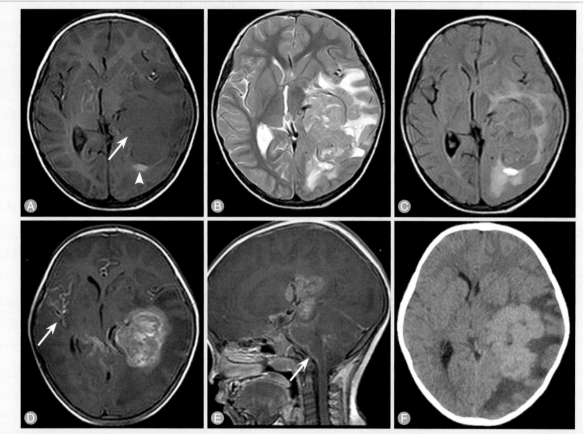

A.轴位 T_1WI，三角区分叶肿块（箭头），出血信号（三角箭头）；B.轴位 T_2WI；C.轴位 T_2-FLAIR；D.轴位 T_1WI 增强，不均匀强化（箭头）；E.矢状位 T_1WI 增强，肿瘤沿脑脊液播散（箭头）；F.轴位 CT

图5-2-3　脉络丛癌MRI和CT图像

【典型征象】

CPC除具有CPP的颗粒状外观外，DWI多呈高信号，邻近脑组织水肿明显，颗粒状外观+强化显著+弥散受限+水肿明显（图5-2-4）。

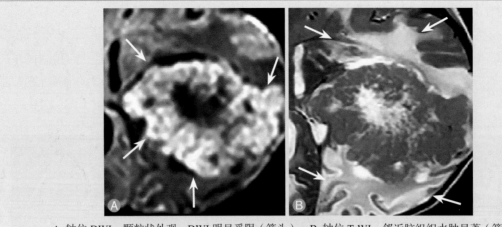

A.轴位 DWI，颗粒状外观，DWI 明显受限（箭头）；B.轴位 T₂WI，邻近脑组织水肿显著（箭头）

图5-2-4　脉络丛癌MRI

【诊断要点】

1.儿童多见，位于侧脑室三角区（关键）的分叶状肿块，常侵犯邻近脑实质，并伴有明显水肿。

2.CT平扫常表现为高密度。在MRI上，因坏死、囊变、出血、钙化而信号不均匀；增强后显著强化。

3.DWI呈高信号，ADC呈低信号。在MRS上，Cho峰明显升高，MI峰不升高或轻度升高。PWI呈高灌注。

4.常伴有脑积水，但不是诊断CPC的必要条件。CPC常见脑脊液播散转移。

（张成周）

第 **6** 章

神经元及混合性
神经元－神经胶质肿瘤

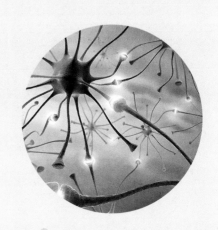

第一节　神经元及混合性神经元–神经胶质肿瘤总论

神经元和混合性神经元–神经胶质肿瘤属于中枢神经系统较少见的一类肿瘤，占颅内肿瘤的1%~3%，组织学分级多为Ⅰ~Ⅱ级，一般预后较好。2016年版WHO中枢神经系统肿瘤分类包括：神经节细胞瘤、神经节细胞胶质瘤、间变性神经节细胞瘤、婴幼儿促纤维增生性星形细胞瘤/神经节细胞胶质瘤、中枢神经细胞瘤、脑室外神经细胞瘤、小脑脂肪神经细胞瘤、胚胎发育不良性神经上皮肿瘤、乳头状胶质神经元肿瘤、菊形团形成型胶质神经元肿瘤、小脑发育不良性节细胞瘤和弥漫性软脑膜胶质神经元肿瘤，与白质内胶质瘤相比，该类肿瘤大多位于或侵犯皮层，在一定程度上可解释患者以癫痫起病或伴发癫痫的原因，同时预示病理可能含神经元成分。颅内神经元及混合性神经元–神经胶质肿瘤，一般病程多较长，肿瘤边界多清楚，瘤周水肿轻微或无水肿，瘤体内常有囊变或钙化，增强扫描多轻度强化或无强化，不同类型各有好发部位并且有一定的特征性表现，结合年龄和临床表现，常可做出倾向性诊断。

（常志强）

第二节　胚胎发育不良性神经上皮肿瘤

【临床资料】

患者女性，32岁，发作性抽搐6年。

【影像学检查】

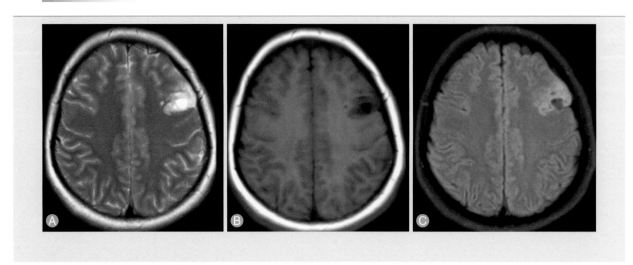

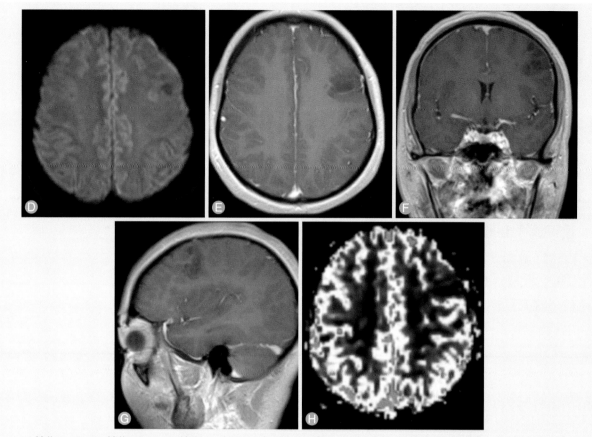

A. 轴位 T_2WI；B. 轴位 T_1WI；C. 轴位 T_2-FLAIR；D.DWI；E. 轴位 T_1WI 增强；F. 冠状位 T_1WI 增强；G. 矢状位 T_1WI 增强；H. 轴位 ASL

图6-2-1　头颅MRI

【解析思路】

1.临床特征：患者为青年女性，长期癫痫病史。

2.影像学特点：MRI显示左侧额叶皮层及皮层下见边界清晰的三角形肿块，T_1WI呈低信号，T_2WI呈高信号，病灶内部可见小囊及条索样分隔，弥散未见受限，周围无水肿；增强扫描无明显强化，ASL呈低灌注改变（图6-2-1，文后彩图6-2-1G～文后彩图6-2-1H）。

【可能的诊断】

1.神经节细胞胶质瘤

支持点：长期癫痫病史，皮层下囊性肿块。

不支持点：额叶少见，无明显强化壁结节，未见钙化，瘤内分隔少见。

2.少突胶质细胞瘤

支持点：癫痫病史，好发于额叶。

不支持点：病程太长，未见条索样钙化、无明显水肿。

3.多形性黄色瘤型星形细胞瘤

支持点：长期癫痫病史，额叶皮层及皮层下肿块。

不支持点：无明显强化壁结节，邻近脑膜未见强化。

4.胚胎发育不良性神经上皮肿瘤

支持点：青年女性、癫痫病史；皮层及皮层下三角形囊性肿块伴条索样分隔，未见明显强化。

不支持点：无。

【病理学诊断】

1.免疫组化：GFAP（＋），*IDH1*（－），Ki-67阳性率1%，Nestin（－），NeuN（＋），Olig-2（－），Vimentin（局灶＋），CgA（－），SYN（＋），ATRX（＋）。

2.分子病理结果：19Q（Fish）（－），1P（Fish）（－）。

3.病理结果：（左侧额叶）镜下显示少量黏液背景中见少突样细胞和胶质细胞，考虑胚胎发育不良性神经上皮肿瘤。

【讨论】胚胎发育不良性神经上皮肿瘤

1.概述：胚胎发育不良性神经上皮肿瘤（dysembryoplatic neuroepithelial tumor，DNET）是较为少见的生长缓慢的良性中枢神经系统肿瘤，2016年版WHO中枢神经系统肿瘤分类将其归类为神经元及混合性神经元-神经胶质肿瘤，属于WHO Ⅰ级。

2.病理组织学：肿瘤由数量不等的神经元和神经胶质成分混合而成，以黏液基质为背景，部分可见数量不等的成熟神经元漂浮在由少突胶质样细胞组成的黏液基质或微囊结构之中。

胚胎发育不良性神经上皮肿瘤主要由少突胶质样细胞、星形细胞和神经元3种细胞成分混合而成，各种细胞所占比例、细胞分布和排列的变异较大。特异性胶质神经元成分为其特征性病理改变，由成束排列的轴索组成，常垂直于皮层表面分布。Daumas-Duport据组织学特点分为：单纯型、复杂型和非特异型。

单纯型：仅含有特异性胶质神经元成分。

复杂型：除特异性胶质神经元成分之外，还有局灶性皮层发育不良、胶质结节和多结节样构造等。

非特异型：具有与复杂型相同的临床和神经影像学表现，但组织学上不含有特异性胶质神经元成分。

不同组织学结构决定影像学有典型性和多样性表现。

3.临床表现：好发于儿童和青少年，临床表现主要为长期药物难治性癫痫。

4.影像学特点：病灶多位于大脑皮层，可累及皮层下白质，颞叶最常见，额叶次之，顶叶及枕叶较少见。其他少见部位还有小脑、脑干、侧脑室等。

CT主要表现为大脑皮层下边界清楚的低密度灶，少部分病灶为等低混杂密度。

MRI表现为皮层下单发或多发囊性信号，这些囊性病变并非真正意义上的囊肿，与囊肿相比，在组织学上缺乏上皮和膜样结构；T_1WI呈低或稍低信号（略高于脑脊液），T_2WI近似于脑脊液信号，无弥散受限，无瘤周水肿，增强扫描一般不强化，部分可点片状或环形强化。

"三角征" / "楔形征"：可能反映特殊胶质神经元结构中轴索束皮层到皮层下的楔形走向。

"皂泡征" / "分隔征"：反映胶质结节的多结节结构，分布于囊性病变之间或其边缘，囊性病变边缘在T_2-FLAIR像上呈稍高信号，表现为囊内线样分隔或肿瘤周边呈环状高信号影，即"环征"，可能提示肿瘤内不同成分，如细胞密集的胶质结节和疏松的特殊胶质神经元成分。部分周围T_2-FLAIR高信号环与局部皮层发育不良有关。

【拓展病例】

病例　患者男性，50岁，发作性抽搐10年。胚胎发育不良性神经上皮肿瘤WHO Ⅰ级。

右侧枕顶叶见边界清晰的三角形肿块，T_1WI呈低信号，T_2WI呈高信号，病灶内部可见条索样低信号分隔，弥散未见受限，周围无水肿；增强扫描未见明显强化（图6-2-2）。

本病例典型表现：皮层及皮层下三角形病变，有小囊变，无明显强化。不典型表现：年龄偏大，实性成分较多。

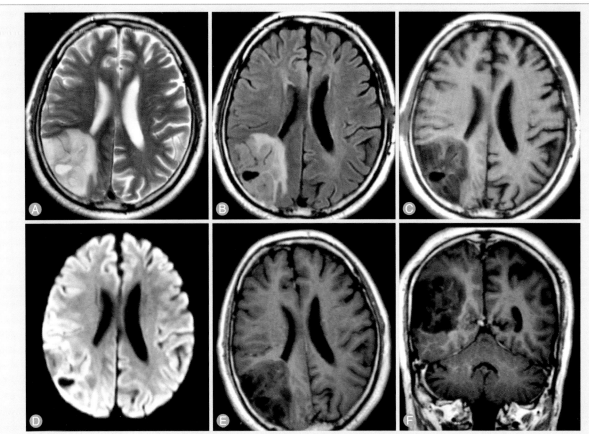

A. 轴位 T_2WI；B. 轴位 T_2-FLAIR；C. 轴位 T_1WI；D. 轴位 DWI；E. 轴位 T_1WI；F. 冠状位 T_1WI 增强

图6-2-2　胚胎发育不良性神经上皮瘤MRI

【典型征象】

"三角征""皂泡征"/"分隔征""环征"（图6-2-3）。

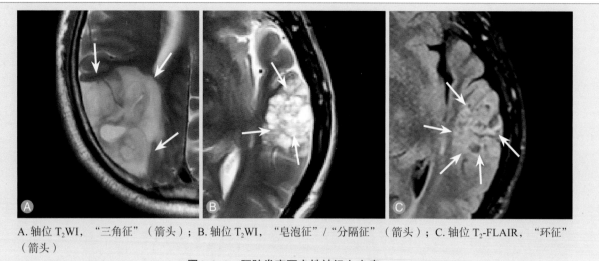

A. 轴位 T_2WI，"三角征"（箭头）；B. 轴位 T_2WI，"皂泡征"/"分隔征"（箭头）；C. 轴位 T_2-FLAIR，"环征"（箭头）

图6-2-3　胚胎发育不良性神经上皮瘤MRI

【诊断要点】

1.发病年龄多低于20岁，长期药物难治性癫痫，颞叶皮层多见。

2.病灶多呈三角形或楔形，皮层及皮层下囊性、囊实性肿块，瘤内分隔，可见"皂泡样"囊变，一般无强化。

（病例由北京大学人民医院吴巍珍医师提供）

（常志强）

第三节　神经节细胞胶质瘤

【临床资料】

患者女性，58岁，发现右侧颞叶占位4个月。

【影像学检查】

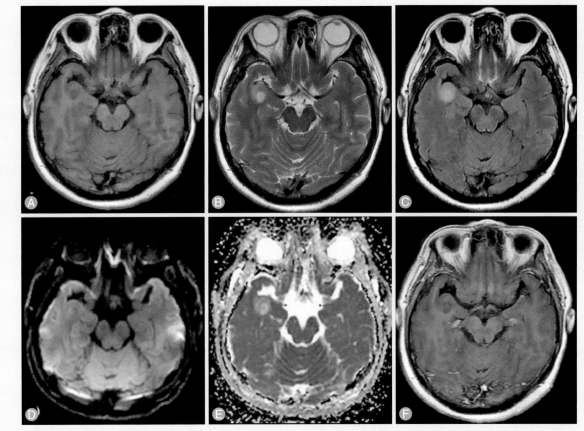

A. 轴位 T₁WI；B. 轴位 T₂WI；C. 轴位 T₂-FLAIR；D. 轴位 DWI；E. 轴位 ADC；F. 轴位 T₁WI 增强

图6-3-1　头颅MRI

【解析思路】

1.临床特征：患者为中老年女性，发现右颞叶占位。

2.影像学特点：右侧颞叶囊实性结节，实性部分T₁WI呈等信号，T₂WI呈稍高信号，DWI呈等信号，ADC为高信号，增强扫描后未见明显强化（图6-3-1）。

3.定位：右侧颞叶。

4.定性：低级别混合神经元胶质瘤？

【可能的诊断】

1.转移瘤

支持点：中老年，转移瘤是万能模仿者。

不支持点：无原发肿瘤病史，无水肿、无明显强化。

2.多形性黄色瘤型星形细胞瘤

支持点：发病部位颞叶，囊实性肿块。

不支持点：一般多发生于30岁以前，颞叶表浅位置最多见，多伴有难治性癫痫，通常会引起邻近脑膜异常强化，本例不符合。

3.胚胎发育不良性神经上皮瘤

支持点：发病部位在颞叶，囊实性无明显强化肿块。

不支持点：无癫痫，年龄偏大，T₂WI信号偏低，T₂-FLAIR无明显环征，无典型三角形形态。

4.神经节细胞胶质瘤

支持点：发病部位在颞叶，囊/实性肿块。

不支持点：神经节细胞胶质瘤主要发生在儿童和青少年，最常见的临床表现是难治性复杂性癫痫，该患者年龄偏大且无癫痫症状，不太符合。

【病理学诊断】

1.免疫组化：CK（−），CD68（病灶区+），GFAP（部分+），Syn（+），LDH-1（−），S-100（+），CD34（个别+），Ki-67阳性率约1%。

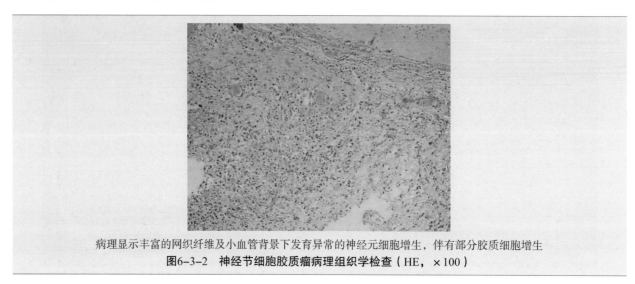

病理显示丰富的网织纤维及小血管背景下发育异常的神经元细胞增生，伴有部分胶质细胞增生

图6-3-2　神经节细胞胶质瘤病理组织学检查（HE，×100）

2.病理结果（图6-3-2，文后彩图6-3-2）：可见丰富的网织纤维及小血管背景下发育异常的神经元细胞增生，伴有部分胶质细胞增生，结合免疫组化及影像学资料，病变符合神经节细胞胶质瘤（WHO Ⅰ级）。

【讨论】神经节细胞胶质瘤

1.概述：2016年版WHO中枢神经系统肿瘤分类将神经节细胞胶质瘤（ganglio glioma，GG）归类为神经元及混合性神经胶质起源肿瘤，属于WHO Ⅰ级。颞叶多见，可发生在任何年龄段，儿童及青少年多见。其发生率占整个神经系统肿瘤的0.4%~6.25%，是混合性神经元-神经胶质肿瘤中最常见的类型。

2.病理组织学：神经节细胞胶质瘤由不同比例相对成熟的肿瘤胶质细胞和节细胞组成。通常预后良好，少部分肿瘤胶质成分可以间变。

3.临床表现：以难治性复杂部分性癫痫最常见，但临床症状可能因肿瘤大小及部位而异。

4.影像学特点：MRI可表现为囊性、囊实性、实性。实性部分T_1WI多为低信号或等信号，T_2WI通常表现为高信号。约50%神经节细胞胶质瘤可见钙化，通常表现为结节状、环状、斑片状、点条状。实性部分强化表现多样，可表现为无强化或明显强化，也可呈环状强化。钙化、囊变、局部组织萎缩是相对特征性改变。具体有3种表现：囊性（少见）、囊性病灶+附壁结节（常见典型表现）、实性为主（表现为局灶性或弥漫性生长）。瘤周水肿无或较轻。

幕下实性神经节细胞胶质瘤常呈"面疙瘩样"均匀且细腻的强化并可有同侧脑萎缩，为特征性表现，不同于其他肿瘤常见的占位效应，其发生机制目前尚不明确，可能是肿瘤侵及脑桥、小脑中脚和小脑半球的轴突，导致跨突触神经元变性，故而引起病变同侧小脑皮质萎缩。

【拓展病例】

病例1 患者为中年女性，既往乳腺癌术后2个月。右侧枕叶神经节细胞胶质瘤（图6-3-3）。

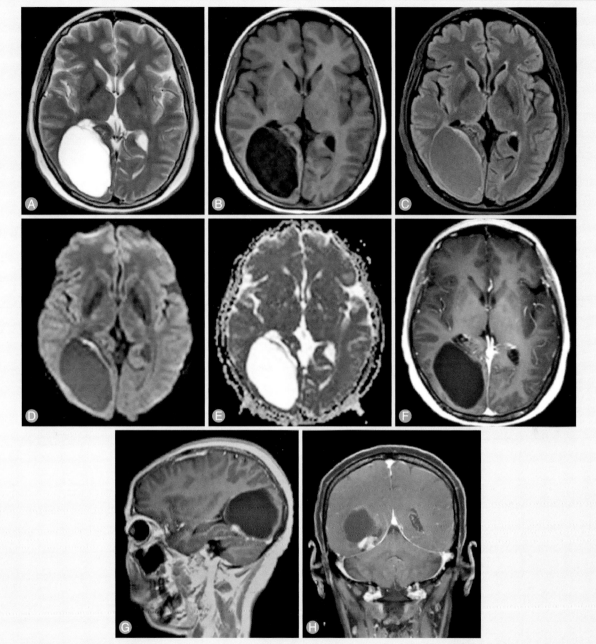

A. 轴位 T_2WI；B. 轴位 T_1WI；C. 轴位 T_2-FLAIR；D. 轴位 DWI；E. 轴位 ADC；F. 轴位 T_1WI 增强；G. 矢状位 T_1WI 增强；H. 冠状位 T_1WI 增强。右枕叶大囊小结节占位，结节轻度弥散受限，增强后结节不均匀强化，周围无明显水肿

图6-3-3 神经节细胞胶质瘤MRI

病例2 患者男性，47岁，右侧小脑邻近桥臂实性神经节细胞胶质瘤（图6-3-4）。

右侧小脑邻近桥臂实性占位，CT可见钙化灶，DWI呈等信号，增强后呈轻中度均匀强化，同侧小脑脑沟明显增宽，邻近脑组织无水肿。

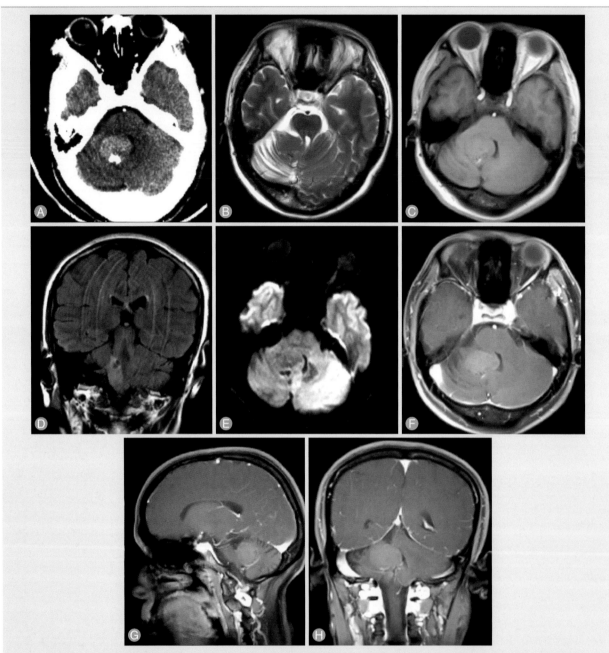

A.轴位CT；B.轴位T_2WI；C.轴位T_1WI；D.冠状位T_2-FLAIR；E.轴位DWI；F.轴位T_1WI增强；G.矢状位T_1WI增强；H.冠状位T_1WI增强

图6-3-4 神经节细胞胶质瘤CT图像和MRI

病例3　患者男性，7岁，右侧桥臂神经节细胞胶质瘤（图6-3-5，文后彩图6-3-5G，文后彩图6-3-5H）。

　　主要位于右侧桥臂实性占位，沿纤维束流注状生长，DWI呈等及稍高信号，增强后呈"面疙瘩样"明显较细腻强化，MRS支持低级别肿瘤，ASL呈低灌注表现，同侧小脑脑沟明显增宽（冠状位显示明显），邻近脑组织无水肿。

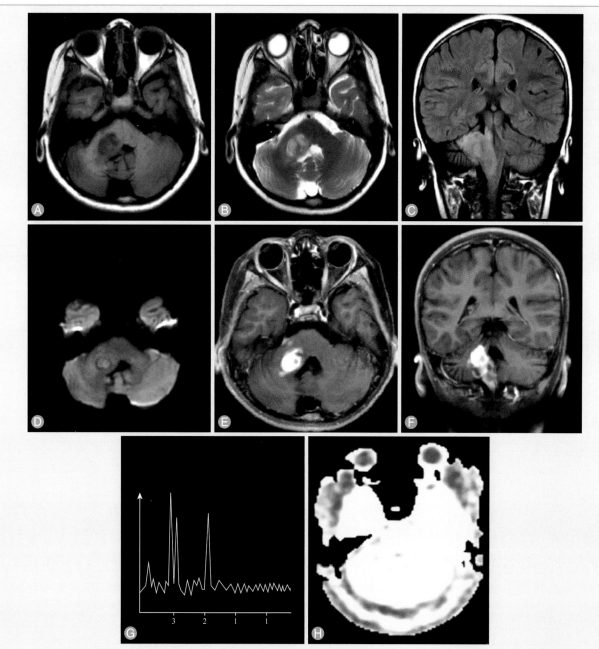

A. 轴位 T_1WI；B. 轴位 T_2WI；C. 冠状位 T_2-FLAIR；D. 轴位 DWI；E. 轴位 T_1WI 增强；F. 冠状位 T_1WI 增强；G.MRS；H. 轴位 ASL

图6-3-5　神经节细胞胶质瘤MRI

【典型征象】

1.幕下神经节细胞胶质瘤："面疙瘩样"强化及同侧小脑萎缩（图6-3-6A，图6-3-6B）。

2.约50%神经节细胞胶质瘤可见钙化（图6-3-6C）。

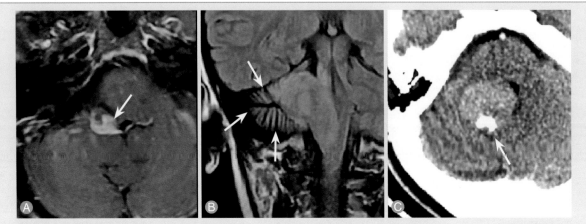

A.轴位T$_1$WI增强，"面疙瘩样"强化（箭头）；B.冠状位T$_2$-FLAIR，同侧小脑萎缩（箭头）；C.轴位CT，钙化（箭头）

图6-3-6　神经节细胞胶质瘤MRI和CT图像

【诊断要点】

1.儿童和青少年多见，临床上表现为药物难治性癫痫，好发于颞叶皮层，慢性生长，邻近颅骨可受压变薄（颅骨重塑）。

2.典型表现为囊性病灶+附壁结节，实性部分易发生钙化，强化方式多样。

3.小脑神经节细胞胶质瘤呈"面疙瘩样"均匀且细腻的强化，并可有同侧小脑萎缩，不同于其他肿瘤常见占位效应。

（常志强）

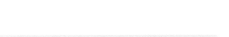

第四节　小脑发育不良性神经节细胞瘤

【临床资料】

患者女性，28岁，头痛、头晕1月余。

【影像学检查】

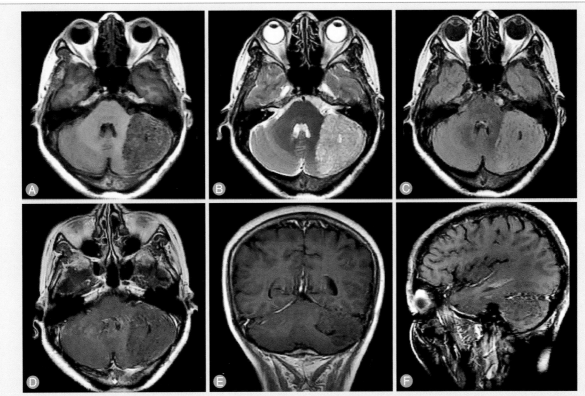

A. 轴位 T_1WI；B. 轴位 T_2WI；C. 轴位 T_2-FLAIR；D. 轴位 T_1WI 增强；E. 冠状位 T_1WI 增强；F. 矢状位 T_1WI 增强

图6-4-1　头颅MRI

【解析思路】

1.临床特征：患者为青年女性，慢性病程。

2.影像学特点：左侧小脑半球见大片状不均匀T_1WI低信号、T_2WI高信号、T_2-FLAIR高信号；其内可见相间排列的多发条状T_1WI等信号、T_2WI等信号影，呈典型"虎纹征"表现，病变与正常脑实质分界欠清晰，其内可见小囊变，第四脑室略受压，周围未见明显水肿；病变内可见相间排列的条状轻度强化影（图6-4-1）。

【可能的诊断】

1.成年人髓母细胞瘤

支持点：发生于左侧小脑半球肿块。

不支持点：T_2WI高信号，强化程度不符合。

2.毛细胞型星形细胞瘤

支持点：幕下常见肿瘤之一。

不支持点：发病年龄偏大，未见大囊及明显强化结节灶。

3.小脑发育不良性神经节细胞瘤

支持点：慢性病程，"虎纹征"及肿瘤轻度强化。

不支持点：小囊变较少见。

【病理学诊断】

1.免疫组化：GFAP（−），NeuN（＋），Syn（＋），CgA（＋），S-100（＋），Nestin（−），EMA（−），VIM（−），Ki-67阳性率约0.1%。

2.病理结果：（左侧小脑）小脑发育不良性神经节细胞瘤（WHO Ⅰ级）。

【讨论】小脑发育不良性神经节细胞瘤

1.概述：2016年版WHO最新分类仍将小脑发育不良性神经节细胞瘤（dysplastic cerebellar ganglio-cytoma）归类于神经元和混合神经元–神经胶质肿瘤，其又称莱尔米特–杜克洛病（Lhermitte-Duclos disease，LDD），WHO分级为Ⅰ级，发病机制尚不清楚，是真性肿瘤还是错构瘤或是畸形还不确定。本病的发病年龄以10~30岁者多见，无性别差异，可发生于小脑半球和中线。

小脑发育不良性神经节细胞瘤可能是Cowden综合征的一种颅内表现，Cowden综合征又称为多发性错构瘤综合征，为*PTEN/MMAC*1基因突变，表现为周身皮肤黏膜丘疹，甲状腺及乳腺肿瘤，肠息肉等。

2.病理组织学：肉眼可见小脑皮层局部增大，颜色略显苍白，沟回显示不清，与正常小脑组织分界不清。显微镜下可见小脑半球分子层、Purkinje细胞层及颗粒细胞层的正常结构消失，被病变取代，形成特征性的层状结构：外层为束状排列的有髓轴突；内层主要是发育异常的神经元，一种是体积大的多角形细胞，另一种是体积小、核深染的神经元，两者比例不一，增生活性很低。组织学上易与神经节细胞瘤相混淆。

3.临床表现：小脑发育不良性神经节细胞瘤具有发育畸形和良性肿瘤的特点，进展缓慢，早期多无症状，随着肿瘤长大，第四脑室变形移位，导致脑脊液循环梗阻，出现脑积水颅高压症状和小脑症状，如头痛、呕吐、走路不稳、记忆力下降，也可出现颅神经麻痹。小脑发育不良性神经节细胞瘤预后良好。

4.影像学特点：CT扫描上肿瘤多表现为低密度或稍低密度灶，部分病变可见散在钙化；MRI上表现为典型的"虎纹征"特征：T_1WI呈条纹状相间的等、低信号或层状排列结构，T_2WI呈条纹状相间的等、高信号。这种表现为在T_1WI低信号T_2WI高信号区域里相间排列的等信号条纹状结构，即为"虎纹征"。DWI呈高信号（T_2穿透效应参与其中），ADC低到高信号均可。通常无水肿。小脑发育不良性神经节细胞瘤增强扫描时多数无强化或轻度强化，如见到增强血管影则具有重要提示意义。部分罕见或不典型影像学表现为病变内可见多发囊变区，或增强扫描局部明显强化。

【拓展病例】

病例 患者女性，9个月，发现颅内占位4天，左侧小脑小脑发育不良性神经节细胞瘤，无典型"虎纹征"，左侧小脑见不规则异常信号，T_1WI稍低信号，T_2WI稍高信号，DWI等稍高信号，脑干稍受压，增强扫描后病灶轻度强化（图6-4-2）。

本例未见典型"虎纹征"，可能与婴儿小脑白质髓鞘未发育完全有关。

【典型征象】

"虎纹征"（图6-4-3）。

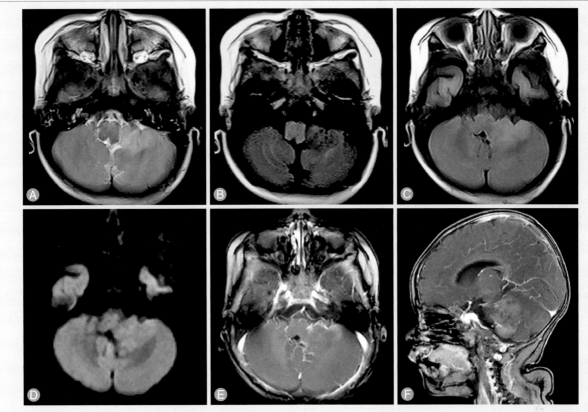

A. 轴位 T_2WI；B. 轴位 T_1WI；C. 轴位 T_2-FLAIR；D. 轴位 DWI；E. 轴位 T_1WI 增强；F. 矢状位 T_1WI 增强。无典型"虎纹征"

图6-4-2　左侧小脑发育不良性神经节细胞瘤MRI

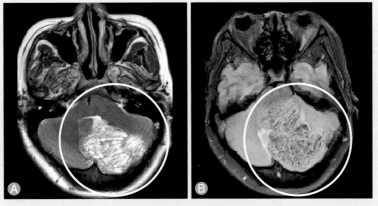

A. 轴位 T_2WI；B. 轴位 T_2-FLAIR。"虎纹征"（白圈）

图6-4-3　小脑发育不良性神经节细胞瘤MRI

【诊断要点】

"虎纹征"及肿瘤缺少明显强化为小脑发育不良性神经节细胞瘤特征性的影像学表现。

（常志强）

157

第五节 婴儿促纤维增生性星形细胞瘤/神经节细胞胶质瘤

【临床资料】

患者女性，3个月，体检发现头围增大1天。

【影像学检查】

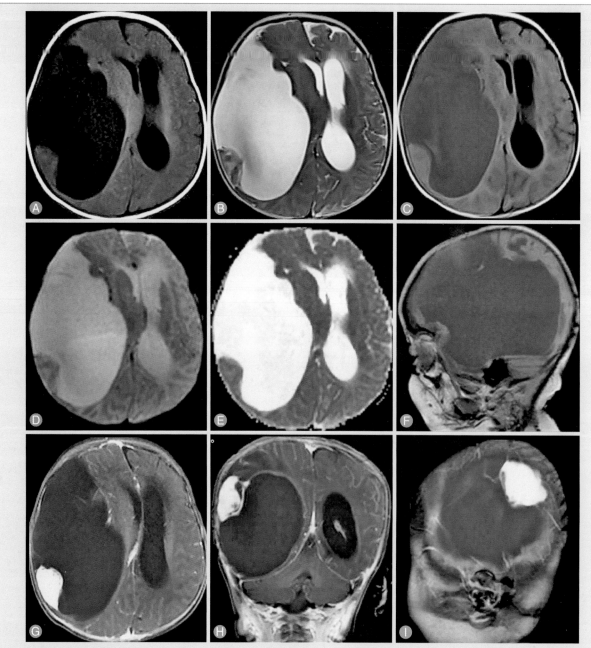

A. 轴位 T_1WI；B. 轴位 T_2WI；C. 轴位 T_2-FLAIR；D. 轴位 DWI（b=0）；E. 轴位 ADC；F. 矢状位 T_1WI；G. 轴位 T_1WI 增强；
H. 冠状位 T_1WI 增强；I. 矢状位 T_1WI 增强

图6-5-1 头颅MRI

【解析思路】

1.临床特征：患者为女性，3个月大婴儿，体检发现头围增大1天。

2.影像学特点：右侧大脑半球见囊实性肿块，囊性部分较大，实性部分T_1WI稍低信号，T_2WI不均匀高信号，DWI/ADC等信号，弥散未见明显受限。右侧脑室受压变窄，中线结构向左移位；增强扫描显示肿块实性部分明显强化，与邻近脑膜广基底相连，囊性部分无强化，邻近脑组织无明显水肿（图6-5-1）。

3.定位：右侧大脑半球。

4.定性：低级别肿瘤？

【可能的诊断】

1.毛细胞型星形细胞瘤

支持点：囊结节型占位。

不支持点：年龄太小，毛细胞型星形细胞瘤好发于幕下小脑，小儿幕上罕见。

2.多形性黄色瘤型星形细胞瘤

支持点：囊实性肿块，实性部分位于脑表面且明显强化。

不支持点：患者年龄太小，无癫痫病史。

3.胚胎性肿瘤（如非典型畸胎样/横纹肌样瘤）

支持点：发病年龄小，囊实性肿块，肿瘤边界清楚，瘤周水肿轻。

不支持点：DWI多为高信号，ADC信号减低，且可见囊变、坏死、出血及钙化，增强后常呈"盘山公路征"和"厚唇样"改变，本例不符合。

4.胚胎发育不良性神经上皮肿瘤

支持点：年龄符合，病变邻近皮层，位置符合。

不支持点：胚胎发育不良性神经上皮肿瘤常位于皮层或皮层下，呈三角形或楔形改变，T_2WI表现为多囊泡状，T_2-FLAIR见"环征"，增强扫描多无明显强化。

5.婴儿促纤维增生性星形细胞瘤/神经节细胞胶质瘤

支持点：年龄符合，巨大囊实性肿块，囊性成分大，实性成分位置表浅，且靠近大脑皮层且沿脑膜生长，实性成分明显强化。

不支持点：无。

【病理学诊断】

1.组织学诊断：光镜下见成纤维细胞样梭形细胞，部分胞质丰富，呈束状、车辐状、漩涡状排列，局部可见小圆细胞与梭形细胞交织在一起，呈散在或条索状排列，可见核分裂象（>10个/10 HPF）。

2.免疫组化：CD34（＋），CollagenⅣ（少数梭性细胞＋），GFAP（部分＋），EMA（－），INI-1（SNF5）（＋），Ki-67局灶阳性率约25%，MAP2a.b.c（＋），NFL+H（个别细胞＋），PR（约20%弱＋），SMA（少数细胞弱＋），Syn（个别细胞＋），Vimentin（＋）。

3.病理结果：（右侧脑内囊性病变）婴儿促纤维增生性星形细胞瘤，WHO Ⅰ级。

【讨论】婴儿促纤维增生性星形细胞瘤／神经节细胞胶质瘤

1.概述：婴儿促纤维增生性星形细胞瘤/神经节细胞胶质瘤（desmoplastic infantile astrocytoma/ganglioglioma，DIA/DIG）通常发生于新生儿或18个月内的婴儿，表现为巨大囊实性肿瘤。

2.病理组织学：DIG的病理组织学与DIA的不同之处在于具有神经胶质分化的神经元成分，但是它们具有相似的临床表现和影像学表现。组织学上，肿瘤的最显著特征是纤维增生与梭形细胞呈星形或漩涡状排列，除肿瘤性星形细胞和神经元外，还有分化差的神经上皮细胞。

3.临床上多数会导致巨颅症、癫痫和局灶性神经系统症状。完全手术切除后，预后良好，很少需要化疗或放疗。

4.影像学特点：MRI表现为幕上囊实性占位，囊性成分常常较大且可见分隔，实质部分位置表浅且沿脑膜生长，T_1WI呈等、稍低信号，T_2WI呈等、稍低或稍高信号，增强后实质部分明显强化，可见部分邻近脑膜强化，囊性部分无强化。通常弥散不受限。MRS显示肿瘤可表现为Cho/NAA的值升高。

【拓展病例】

病例 患者女性，4岁，头痛1年，右眼视力下降11个月。（右颞叶）婴儿促纤维增生性星形细胞瘤/神经节细胞胶质瘤，WHO Ⅰ级。

影像学检查可见：右侧颞叶囊实性肿块，实性部分T_1WI呈不均匀等信号，T_2WI呈不均匀等、稍低信号；DWI实性病变部分呈稍高信号，右侧脑室受压变窄，中线结构向左移位，MRI增强扫描显示肿块实性部分呈明显强化，内有小囊变区，大囊区未见明显强化（图6-5-2）。

本例发病年龄稍大于文献报道的好发年龄，但是病灶较大，颅骨受压变薄，提示慢性生长良性肿瘤，主要与胚胎性肿瘤、室管膜瘤鉴别。

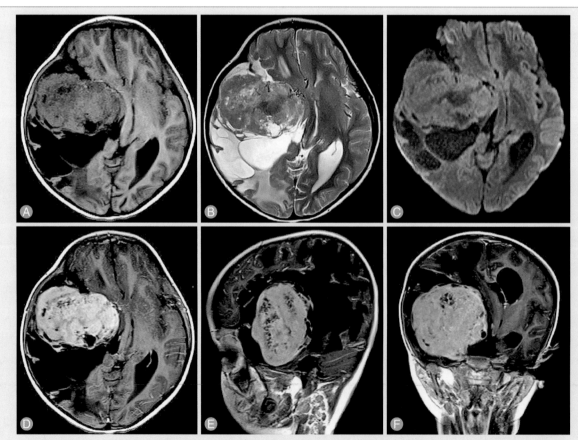

A. 轴位 T_1WI；B. 轴位 T_2WI；C. 轴位 DWI；D. 轴位 T_1WI 增强；E. 矢状位 T_1WI 增强；F. 冠状位 T_1WI 增强
图6-5-2 婴儿促纤维增生性星形细胞瘤/神经节细胞胶质瘤MRI

【诊断要点】

1.患者多小于 2 岁，也有成年人病例的相关报道，头围增大。

2.较大囊实性肿块，实性部分表浅，贴近脑膜生长，囊性部分较大可见分隔，增强后实性部分明显强化，囊性部分无强化。

3.病变累及浅表大脑皮层和软脑膜，并通过增生性反应与硬脑膜相连是其独特的MRI特征。

（常志强）

第六节　乳头状胶质神经元肿瘤

【临床资料】

患者男性，25岁，双眼视物模糊1月余。

【影像学检查】

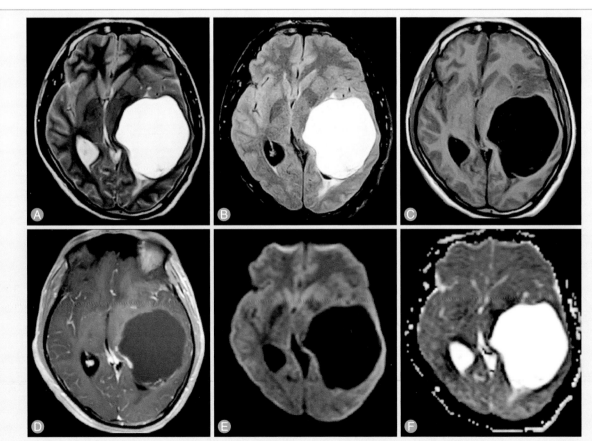

A. 轴位 T_2WI；B. 轴位 T_2-FLAIR；C. 轴位 T_1WI；D. 轴位 T_1WI 增强；E. 轴位 DWI；F. 轴位 ADC

图6-6-1　头颅MRI

【解析思路】

1.临床特征：患者为青年男性，亚急性起病。

2.影像学特点：左侧颞枕叶见囊实性肿块，以囊性为主，病变与左侧脑室后角分界欠清，T_1WI呈低信号，T_2WI及T_2-FLAIR呈高信号，内部见条状低信号分隔；周围未见明显水肿；增强扫描呈环状不均匀强化，分隔可见强化（图6-6-1）。

3.定位：左侧颞枕叶脑室旁。

4.定性：低级别混合神经元胶质肿瘤？

【可能的诊断】

1.毛细胞型星形细胞瘤

支持点：T_2WI呈高信号，T_2-FLAIR囊内容物信号未受抑制，呈高信号，DWI实性部分未见明显弥散受限，环状不均匀强化。

不支持点：幕下多见，幕上多为实性。

2.室管膜瘤

支持点：中青年女性，环状不均匀强化。

不支持点：脑实质内室管膜瘤儿童多见，实性伴囊变（可偏侧囊变或伴有结节，甚至完全囊变），由于出血、坏死囊内容物，T_2FLAIR多呈等、稍高信号，囊壁DWI多呈稍高信号（DWI呈高信号往往与是否间变关系不大），增强扫描后强化较明显。

3.神经节细胞胶质瘤

支持点：中青年女性，脑内囊性占位。

不支持点：无癫痫，部位邻近脑室，未见钙化。

4.乳头状胶质神经元肿瘤

支持点：年龄符合，邻近左侧脑室后角，T_2WI见线状低信号分隔。

不支持点：乳头状胶质神经元肿瘤以囊实性肿块多见，且实性部分明显强化，而本例实性成分偏少。

【病理学诊断】

1.病理取材：左侧顶颞肿物，灰白灰褐碎组织一堆，大小2.0 cm×2.0 cm×0.5 cm。

2.病理学诊断如下。

（1）组织学诊断：送检组织镜下见肿瘤细胞与周围脑组织界限清楚，立方形肿瘤细胞围绕在透明变性的血管周围呈假乳头状排列，乳头结构间散在分布不同大小的细胞，轻度异形，未见明显核分裂、微血管增生和坏死（图6-6-2，文后彩图6-6-2）。

（2）分子特征：*IDH1*未突变（免疫组化检查+Sanger测序）*IDH2*未突变（Sanger测序），*BRAFV600E*未突变（免疫组化检查+荧光定量PCR），1p/19q未共缺失（FISH检测），*H3K27M*未突变（免疫组化检查），*H3K27me3*未缺失（免疫组化检查），*ATRX*未突变（免疫组化检查），*TERT*未突变（免疫组化检查），Ki-67阳性率3%（免疫组化检查），*P53*阳性表达率2%（免疫组化检查）。

（3）免疫组化：CD34（血管+），EMA（－），GFAP（胶质成分+），Olig-2（胶质成分+），Vimentin（胶质成分+），TTF-1（－），NF（神经纤维+），NeuN（散在+），Syn（神经细胞+），NSE（散在+）。

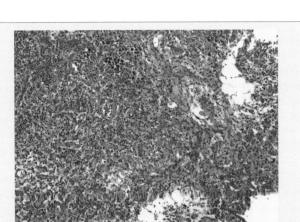

图6-6-2 乳头状胶质神经元肿瘤病理组织学检查（HE，×100）

（4）病理结果：（左侧顶颞肿物）乳头状胶质神经元肿瘤。

【讨论】乳头状胶质神经元肿瘤

1.概述：乳头状胶质神经元肿瘤（papillary glio neuronal tumor，PGNT）是一种罕见的混合性神经元–神经胶质肿瘤，目前认为乳头状胶质神经元肿瘤是一种既有星形细胞成分又有神经元成分的具有双向分化潜能的肿瘤，出现玻璃样变性的血管性假乳头状突起是诊断乳头状胶质神经元肿瘤的组织学标志。2016年版WHO中枢神经系统肿瘤分类标准中，将其归入神经元和混合性神经元–神经胶质肿瘤中的一个独立个体，WHO Ⅰ级。

2.病理组织学：假乳头状结构是乳头状胶质神经元肿瘤的特征性病理表现，表现为乳头表面包绕单层或假复层的GFAP阳性的星形胶质细胞。乳突结构有片状分布的突触素（Syn）阳性的神经元细胞、大的神经元及中等大小的神经节样细胞。*SLC44A1-PRKCA*基因融合显示与乳头状胶质神经元肿瘤相关，并且几乎是特异性诊断。

3.临床表现：多见于青年人，最常发生于额叶、颞叶，大多邻近脑室，极少位于脑室、松果体区和小脑。主要症状为头痛、癫痫、呕吐、视觉障碍、言语不清和轻度偏瘫等，也可无明显症状。

4.影像学特点：以前认为乳头状胶质神经元肿瘤是神经节细胞胶质瘤的一个亚型，影像学上有一定类似性，MRI通常表现为囊性、囊实性肿块或伴壁结节囊性肿块，单纯实性少见，实性部分T_1WI呈稍低信号，T_2WI及T_2-FLAIR序列呈稍高或高信号，瘤周多无明显水肿，增强扫描实性部分、壁结节明显强化，囊性成分也可能显示环壁强化，强化表现与病理所见肿瘤实性部分丰富的假乳头中央血管相一致。CT可见点状或砂砾状钙化。

【拓展病例】

病例 患者男性，27岁，间断抽搐伴意识不清半个月，乳头状胶质神经元肿瘤（WHO Ⅰ级）。左侧额叶白质区囊实性肿块，与左侧脑室前角关系密切，实性部分及分隔T_1WI呈等信号，T_2WI稍低信号，弥散无受限，周围未见明显水肿。增强扫描显示实性部分及分隔明显不均匀强化（图6-6-3）。

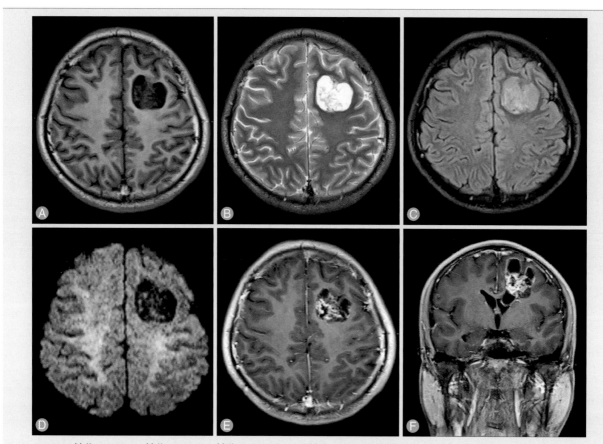

A. 轴位 T$_1$WI；B. 轴位 T$_2$WI；C. 轴位 T$_2$-FLAIR；D. 轴位 DWI；E. 轴位 T$_1$WI 增强；F. 冠状位 T$_1$WI 增强

图6-6-3 乳头状胶质神经元肿瘤MRI

【典型征象】

"辐轮征"或"麻团征"（图6-6-4）。

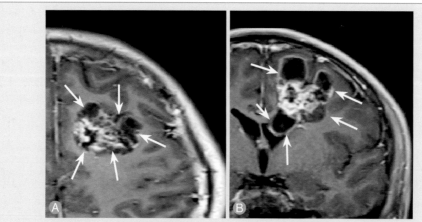

A. 轴位 T$_1$WI 增强；B. 冠状位 T$_1$WI 增强。囊性成分内明显的分隔形成"辐轮征"或"麻团征"（箭头），位于脑室旁（短箭头）

图6-6-4 乳头状胶质神经元肿瘤MRI

【诊断要点】

1.好发于青年，多位于额颞叶侧脑室旁（区别于皮层区多发混合神经元肿瘤）。

2.表现为囊性或囊实性肿块，囊性成分内明显的分隔形成同心圆板层状结构，即"辐轮征"或"麻团征"，是MRI特征性表现。

（常志强）

第七节　菊形团形成型胶质神经元肿瘤

【临床资料】

患者男性，36岁，头晕2个月，无明显诱因摔倒3天。

【影像学检查】

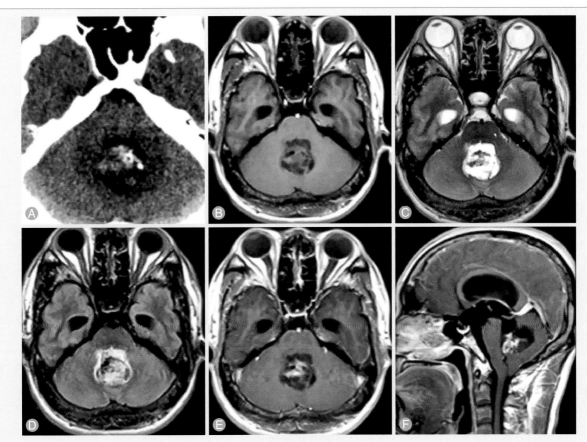

A. 轴位 CT；B. 轴位 T$_1$WI；C. 轴位 T$_2$WI；D. 轴位 T$_2$-FLAIR；E. 轴位 T$_1$WI 增强；F. 矢状位 T$_1$WI 增强

图6-7-1　头颅CT图像和MRI

【解析思路】

1.临床特征：患者为中青年男性，慢性起病。

2.影像学特点：CT及MRI显示第四脑室内可见团块状占位性病变，CT呈高低混杂密度，病灶内见不规则钙化；MRI显示T_1WI呈等低混杂信号，T_2WI呈稍低等高混杂信号。增强扫描，病灶散在不均匀明显强化，边界清楚，边缘规整，瘤周有轻度水肿，梗阻性脑积水（图6-7-1）。

3.定位：第四脑室。

4.定性：低级别胶质瘤？

【可能的诊断】

1.室管膜瘤

支持点：第四脑室囊实性占位，病灶内有钙化，继发脑积水。

不支持点：第四脑室室管膜瘤儿童好发，一般呈塑形生长，实性部分偏少。

2.毛细胞型星形细胞瘤

支持点：第四脑室囊实性占位性病变，有钙化，T_2WI信号高，实性部分明显强化。

不支持点：幕下毛细胞型星形细胞瘤儿童多见，钙化少见，一般呈弧形，强化呈"丝瓜瓤"改变。

3.脉络丛乳头状瘤

支持点：第四脑室囊实性混杂占位性病变，病灶内有钙化，第四脑室扩大，病灶实性成分明显强化，第四脑室脉络丛乳头状瘤成年人多见。

不支持点：囊变太大，脉络丛乳头状瘤呈分叶状改变，有颗粒感，肿瘤表面凸凹不平。

4.菊形团形成型胶质神经元肿瘤

支持点：第四脑室以囊性为主的囊实性混杂病变，病灶内有钙化，第四脑室明显扩大，实性成分明显强化，周围无明显水肿。

不支持点：无。

【病理学诊断】

1.病理取材：肿瘤组织为红色块状，质韧，血运丰富，内有硬质钙化组织，边界不清。

2.病理学诊断具体如下。

（1）免疫组化：GFAP（+），S-100（+），Vimentin（+），Olig-2（+），*P53*（个别弱+），Ki-67阳性率约1%，NeuN（-），CgA（-），Syn（部分+），EMA（-），NSE（-），Nf（-）。

（2）病理结果：符合菊形团形成型胶质神经元肿瘤。

【讨论】菊形团形成型胶质神经元肿瘤

1.概述：菊形团形成型胶质神经元肿瘤（rosette-forming glioneuronal tumor，RGNT）是一种神经元胶质成分混合存在的肿瘤，WHO Ⅰ级。

2.病理组织学：菊形团形成型胶质神经元肿瘤具有特征性的双向结构，镜下观察均可见神经元和神经胶质细胞。主要组织学特点：由大小较一致的神经细胞，形成神经菊形团和（或）假菊形团；胶质成分显著，主要表现为类似毛细胞型星形细胞瘤的形态，可见Rosenthal纤维（易误诊为毛细胞型星形细胞瘤）、嗜酸性颗粒小体、微钙化及含铁血黄素沉积；血管形态复杂，有新生薄壁分支状血管和肾小球样结构，有厚壁血管，管壁纤维化、玻璃样变性；一般无核分裂象和坏死，偶见神经节细胞，周围脑组织变化不明显。

3.分子病理：免疫组化显示神经菊形团或假菊形团Syn阳性，肿瘤性神经细胞的胞质突起也可表达MAP2和NSE；胶质成分GFAP和S-100阳性，菊形团和假菊形团阴性；Ki-67标记指数通常较低，多数为1%～3%。

4.临床表现：发病率女性略高于男性，平均发病年龄为20～35岁。多表现头痛、呕吐等颅高压症状或共济失调等小脑症状。

5.影像学特点：多位于第四脑室，也可累及小脑、脑干、松果体、脊髓等部位。MRI典型表现为边界清楚的囊实性病灶，可表现为囊性或实性病灶，增强扫描呈絮样、蜂窝状、环状的中等或明显强化，也可无强化。有文献提出"青椒切面征"为本病的强化特点，即病灶中央实性成分呈现出类似青椒横切面的隔膜结构并在增强扫描中出现强化，而周围囊性部分不强化。当组织中血管增生较为丰富时，则会出现明显强化；反之当病灶胞质疏松、黏液基质占优势时，则强化不显著或不强化。DWI通常不受限。MRS上Cho峰略升高，NAA峰降低，没有Lip峰和Lac峰。肿瘤内可见出血。CT实性部分呈稍低密度，囊性部分呈低密度，可见钙化。

【拓展病例】

病例 患者男性，61岁，头晕半年，菊形团形成型胶质神经元肿瘤（WHO Ⅰ级）。左侧小脑半球囊实混杂占位性病变，DWI呈低信号，ADC呈高信号，病灶内有出血，边界清楚，边缘规整，未见水肿，增强扫描病灶内见小片状不均匀强化灶（图6-7-2）。

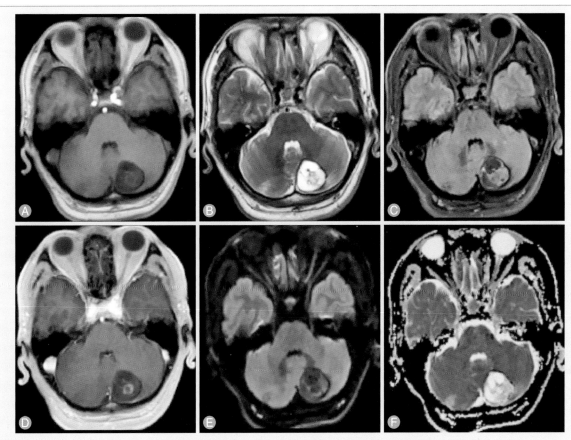

A. 轴位 T_1WI；B. 轴位 T_2WI；C. 轴位 T_2-FLAIR；D. 轴位 T_1WI 增强；E. 轴位 DWI；F. 轴位 ADC

图6-7-2 菊形团形成型胶质神经元肿瘤MRI

该患者病理取材：（左侧小脑占位）结节状组织一块，大小2.1 cm×1.3 cm×0.7 cm，切面灰黄、暗红色，质脆，砂砾感，另见游离组织一块，大小1.5 cm×0.5 cm×0.2 cm，全取。

该患者病理学诊断具体如下。

（1）镜下：（左侧小脑占位）肿瘤由两种不同组织学诊断的组织成分构成，一种是位于周边，细胞形态均一，核圆形，形成以神经毡为中心的真菊形团和血管周围假菊形团结构，部分细胞退变呈少突胶质细胞样形态，可见核周空晕；另一种是胶质成分，为毛细胞型星形细胞瘤样形态的星形细胞，其所在区域血管扩张、充血、玻璃样变性、钙化及硬化，形成血管瘤样结构，未见明显核分裂、微血管增生和坏死（图6-7-3，文后彩图6-7-3）。

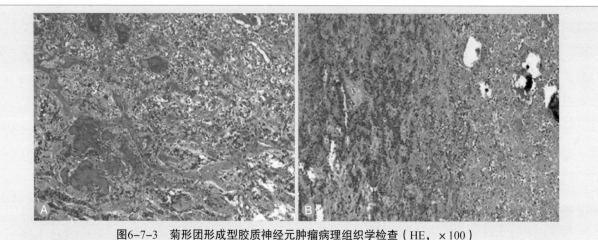

图6-7-3　菊形团形成型胶质神经元肿瘤病理组织学检查（HE，×100）

（2）分子特征：*BRAFV600*未突变（免疫组化检查+荧光定量PCR），*IDH1R132H*未突变（免疫组化检查），*ATRX*未突变（免疫组化检查），*H3K27M*未突变（免疫组化检查），Ki-67阳性率2%（免疫组化检查），*P53*阳性表达率3%（免疫组化检查）。

（3）免疫组化：GFAP（胶质+），Olig-2（+），SYN（神经细胞+），NeuN（-），CD34（血管+），ERG（血管内皮+），EMA（-），SOX10（+）。

（4）病理结果：结合免疫组化、分子特征及临床影像学表现符合伴真菊形团形成的胶质神经元肿瘤（WHO Ⅰ级）。

【诊断要点】

1.好发于年轻女性，好发于第四脑室区，多呈絮样、蜂窝状、环状中等或明显强化，也可无强化，"青椒切面样"强化较有特点，水肿轻或无。

2.菊形团形成型胶质神经元肿瘤在病理上大部分是毛细胞型星形细胞瘤形态区域，故影像学表现与毛细胞型星形细胞瘤类似，但青年女性后颅窝出现类似毛细胞型星形细胞瘤的影像学改变时，要考虑到该病的可能。

（病例由哈尔滨医科大学附属第二医院付旷、王尊医师提供）

（李文华）

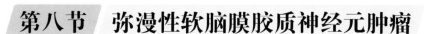

第八节 弥漫性软脑膜胶质神经元肿瘤

【临床资料】

患者女性，19岁，无明显诱因出现头晕、视物旋转，伴恶心、呕吐、四肢无力、行走不稳20天，呕吐物为胃内容物。

【影像学检查】

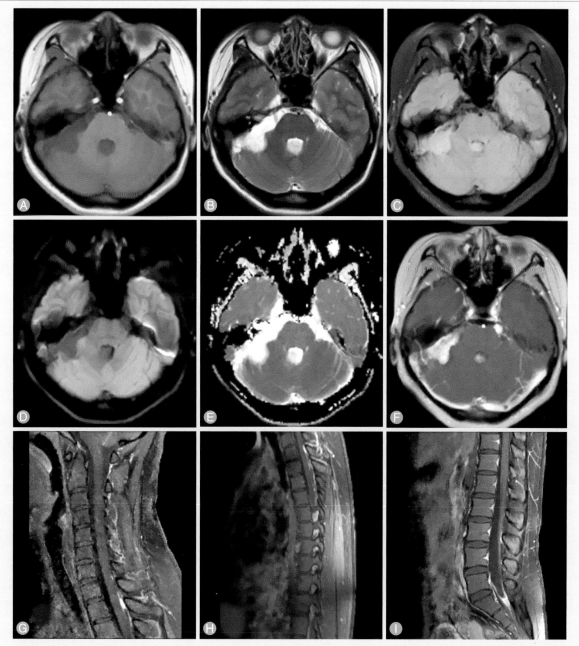

A.轴位 T_1WI；B.轴位 T_2WI；C.轴位 T_2-FLAIR；D.轴位 DWI；E.轴位 ADC；F.轴位 T_1WI 增强；G ~ I.脊髓矢状位 T_1WI 增强

图6-8-1 头颅及脊髓MRI

【解析思路】

1.临床特征：患者为年轻女性，亚急性起病。

2.影像学特点：右侧桥小脑角区、第四脑室、桥前池左侧及右侧内听道多发结节状异常信号，T_1WI呈稍低信号，T_2WI呈高信号，DWI呈低信号，病灶均明显强化，伴有全脊膜节段性及线状增厚并有强化。可见由蛛网膜下隙沿V-R间隙向内生长的生长模式（图6-8-1）。

3.定位：第四脑室、桥小脑角区、桥前池及脊膜。

4.定性：脑脊膜感染？肿瘤？

【可能的诊断】

1.脑膜淋巴瘤

支持点：脑实质及脊髓软脑膜受累，病灶分布在后颅窝、基底池和脊膜。

不支持点：T_2WI信号太高，脑膜淋巴瘤内部多明暗相间细条形放射状改变。

2.结核性脑膜炎

支持点：桥小脑角区、桥前池左侧结节、全脊膜节段性及线状增厚并有强化。

不支持点：病史无结核感染史及相关症状，结核性脑膜炎脑池脑膜增厚常引起蛛网膜下隙闭塞，导致交通性脑积水。

3.继发恶性转移性肿瘤

支持点：脑实质和全脊髓多发结节状病灶，明显强化。

不支持点：年轻，无原发肿瘤病史。

4.弥漫性软脑膜胶质神经元肿瘤

支持点：脑实质及脊髓软脑膜受累呈弥漫性病变，脑实质和全脊髓多发结节状病灶，明显强化。

不支持点：发病率太低。

【病理学诊断】

1.组织学诊断：镜下见肿瘤组织成片或结节状分布，主要位于软脑膜及V-R间隙，少部分浸润小脑实质。软脑膜肿瘤局部促纤维增生。细胞轻-中等密度；肿瘤细胞多呈少突细胞样，部分呈原浆型星形细胞样形态，核相对较一致，多为圆形，少数可见小核仁，未见明显核分裂及微血管增生；瘤组织中局灶可见嗜酸性颗粒小体，周围小脑实质见反应性Bergmann细胞增生及Rosenthal纤维。

2.免疫组化：GFAP（+），Olig-2（+），NeuN（–），Nestin（+），CR（+），Syn（灶+），EMA（–），CD34（血管+）。

3.分子特征：*IDH*未突变（测序+免疫组化检查），*BRAFV600E*未突变（测序+免疫组化检查），1p/19q未共缺失（FISH检测），*MGMT*基因启动子区域平均甲基化水平为2%（测序），*ATRX*未缺失（免疫组化检查），*H3K27M*未突变（免疫组化检查），Ki-67阳性率1%（免疫组化检查），*P53*阳性表达率2%（免疫组化检查）。

4.病理结果：结合免疫组化、分子特征及临床影像学表现（右桥小脑角区、第四脑室、桥前池左侧、双侧内听道、前纵裂池多发异常信号，以及全脊髓脊膜增厚并明显强化），符合弥漫性软脑膜胶质神经元肿瘤。目前，2016年版WHO中枢神经系统中旅分类认为该类型肿瘤大多为低级别，少数为高级别，WHO暂未给出明确的分级。

【讨论】弥漫性软脑膜胶质神经元肿瘤

1.概述：弥漫性软脑膜胶质神经元肿瘤（diffuse leptomeningeal glioneuronal tumor，DLGNT）非常罕见，属于神经元及混合性神经元–神经胶质起源肿瘤，目前2016年版WHO中枢神经系统肿瘤分类认为该类型肿瘤大多为低级别，少数为高级别，仅在近几年才有文献报道该肿瘤，WHO暂未给出明确的分级。组织学上，由单层的类似于少突胶质细胞瘤的圆形胶质细胞组成，并带有神经元成分，这种形态通常与*BRAF*融合或染色体1p缺失结合在一起，或同时存在染色体19q缺失，与少突胶质细胞瘤相比，这类肿瘤没有*IDH*突变。

2.临床表现：最常见的首发症状是无特异性的头痛，其次是恶心呕吐、癫痫发作和颈部僵硬等。

3.影像学特点：表现为伴有软脑膜下T$_2$WI、T$_2$-FLAIR高信号的囊性成分的弥漫性、结节状强化的蛛网膜下隙肿瘤，主要发生于儿童及青少年的脊髓、基底池，有或没有明显实质病灶。易继发脑积水致脑室扩大。最近有文献报道了既没有弥漫性生长，也没有软脑膜播散的弥漫性软脑膜胶质神经元肿瘤〔Appay和Lakhani分别报道了表现为脊髓（1例）和脑内（2例）孤立性占位而非弥漫性生长及软脑膜播散的弥漫性软脑膜胶质神经元肿瘤〕。CT表现为低密度影，可合并结节样或不规则钙化。

【典型征象】

沿V-R间隙由外向内生长模式（图6-8-2，图6-8-3，文后彩图6-8-3）。

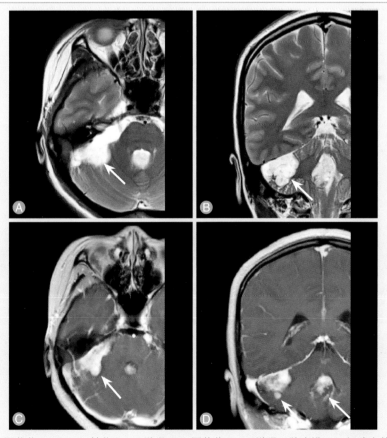

A.轴位 T$_2$WI；B.冠状位 T$_2$WI；C.轴位 T$_1$WI 增强；D.冠状位 T$_1$WI 增强。肿瘤沿 V-R 间隙由外向内生长、脑室内播散（箭头）

图6-8-2 弥漫性软脑膜胶质神经元肿瘤MRI

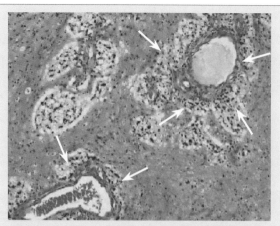

病理显示少突样肿瘤细胞沿 V-R 间隙生长（箭头）

图6-8-3 弥漫性软脑膜胶质神经元肿瘤病理组织学检查（HE，×100）

【诊断要点】

1.肿瘤早期：脑室扩大及局部或弥漫性软脑膜增厚、强化，是最常见的影像学征象，可伴有脑膜结节形成、囊性变及脑室肿块，可沿软脑（脊）膜播散或沿血管周围间隙向脑实质内播散。软脑膜增厚常出现在脊髓和基底池、脑干和大脑半球。

2.进展期：软脑膜和脑实质内可出现囊性变，其数量和大小随着病程的发展而不断增加，这表明软脑膜增厚强化不一定是肿瘤晚期表现，但囊性变可能提示肿瘤的发展和进展。

3.最典型征象为由蛛网膜下隙沿V-R间隙向内生长的生长模式。

（李文华）

第九节 中枢神经细胞瘤

【临床资料】

患者男性，25岁，头痛、头晕4个月，加重伴右侧肢体无力2个月。

【影像学检查】

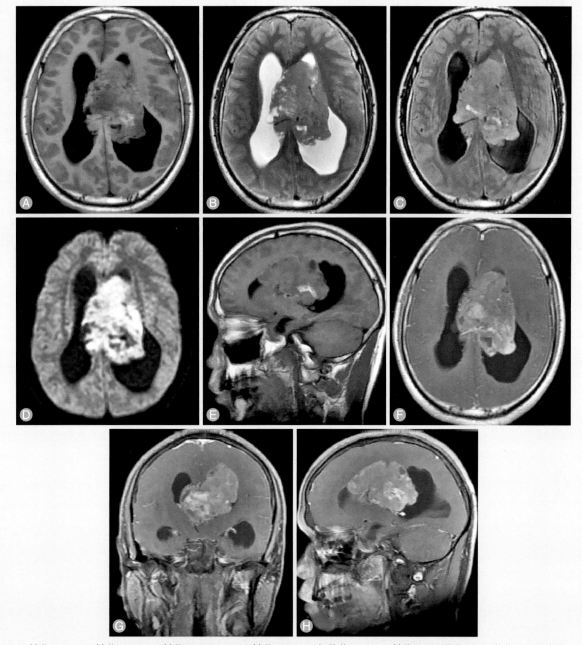

A.轴位 T$_1$WI；B.轴位 T$_2$WI；C.轴位 T$_2$-FLAIR；D.轴位 DWI；E.矢状位 T$_1$WI；F.轴位 T$_1$WI 增强；G.冠状位 T$_1$WI 增强；H.矢状位 T$_1$WI 增强

图6-9-1 头颅MRI

【解析思路】

1.临床特征：患者为年轻男性，慢性起病。

2.影像学特点：MRI显示侧脑室实性为主占位，宽基底附于透明隔，T$_1$WI呈等低混杂信号，内见小片状高信号；T$_2$WI等信号为主，肿块近边缘多发小囊状高信号；DWI肿瘤实性部分明显高信号；增强扫描不均质强化（图6-9-1）。

3.定位：侧脑室孟氏孔区。

4.定性：低级别肿瘤？

【可能的诊断】

1.室管膜瘤

支持点：侧脑室占位，有囊变，T_1WI序列高信号可能为钙化或出血。

不支持点：成年人室管膜瘤多见于邻近侧脑室的脑实质内，DWI信号太高，肿块囊变偏少且位于边缘也不支持。

2.室管膜下室管膜瘤

支持点：发病部位，强化方式及小囊变。

不支持点：年龄偏小，DWI信号太高，室管膜下室管膜瘤无强化或轻度强化。

3.脉络丛乳头状瘤

支持点：侧脑室实性为主占位性病变，病灶表面凸凹不平感，侧脑室扩大脑积水表现。

不支持点：侧脑室脉络乳头状瘤高发于儿童，且多位于三角区，而成年人脉络乳头状瘤常见于第四脑室。增强程度远远不够，DWI明显高信号也不支持。

4.中枢神经细胞瘤

支持点：年轻患者，侧脑室宽基底附于透明隔的占位，血管流空信号，出血、钙化信号，多发小囊变位于肿块边缘，DWI明显高信号。

不支持点：无。

【病理学诊断】

1.免疫组化：Syn（＋），NeuN（＋），CD56（＋），EMA（＋），VIM（－），S-100（－），GFAP（－），P53（－），CgA（－），CD45（LCA）（－），Oligo-2（－），INI-1（＋），Ki-67阳性率约5%。

2.病理结果（图6-9-2，文后彩图6-9-2）：（脑室占位）中枢神经细胞瘤（WHO Ⅱ级），细胞增生稍活跃，建议随访。

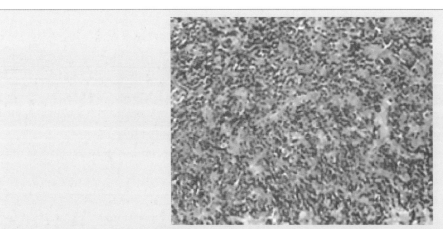

病理显示小圆形的单一细胞构成，细胞核圆形或椭圆形，一般无核分裂象，胞浆透亮，可见核周空晕，胞间可见丰富的分支毛细血管

图6-9-2 中枢神经细胞瘤病理组织学检查（HE，×100）

【讨论】中枢神经细胞瘤

1.概述：中枢神经细胞瘤（central neurocytoma，CNC），WHO Ⅱ级，发病部位多位于侧脑室透明隔近孟氏孔处，广基底与透明隔相连，也可见于第三及第四脑室。

2.病理组织学：中枢神经细胞瘤起源于室旁残余的胚胎性基质，肿瘤细胞分化介于神经节细胞和神经母细胞之间。瘤体标本切面色灰白，质软，呈"鱼肉样"，血供较丰富，钙化，坏死和囊变较为常见。光学显微镜下瘤细胞由小圆形的单一细胞构成，细胞核圆形或椭圆形，一般无核分裂象，胞浆透亮，可见核周空晕，胞间可见丰富的分支毛细血管。

3.免疫组化：中枢神经细胞瘤中Syn和NSE呈阳性表达，其中特异性标记物是Syn，而GFAP与S-100一般为阴性表达。

4.临床表现：好发于中青年，以20~40岁多见，无明显性别差异，由于肿瘤发生部位深，多因头痛、恶心、呕吐等颅内高压症状就诊。

5.影像学特点：影像学有一定的特征性，中枢神经细胞瘤主要位于透明隔近孟氏孔区，宽基底与透明隔、室壁相连呈"幕帘征"或"扇形征"，边缘不规则，肿瘤可呈不规则形向两侧生长，可使透明隔向对侧明显移位，均伴有不同程度脑积水；肿瘤巨大时可突入第三脑室，瘤周水肿及肿瘤侵入脑实质的征象罕见。肿瘤最大特点为细胞致密，DWI呈高信号，ADC值低，常见多发囊变、钙化和血管流空影，呈"蜂窝状"表现，囊变位于肿瘤周边更具特征性。强化不定，可轻度强化到明显强化，部分可见大部分肿瘤不强化，但局灶性结节强化呈"宝石征"。病灶边缘与侧脑室壁之间表现为多发条索状影，牵拉并黏连侧脑室壁呈"缆绳征"。中枢神经细胞瘤的检查可见明显升高的Cho峰，NAA峰降低，3.55 ppm处出现Giy峰。中枢神经细胞瘤的PWI实性部分一般都呈高灌注。

【拓展病例】

病例1　患者男性，48岁，视物模糊、视力下降半年，中枢神经细胞瘤。孟氏孔区、边缘囊变、宽基底、CT稍高密度影，T_2WI信号偏低，推测DWI呈高信号，轻到中度不均质条片状强化（图6-9-3）。

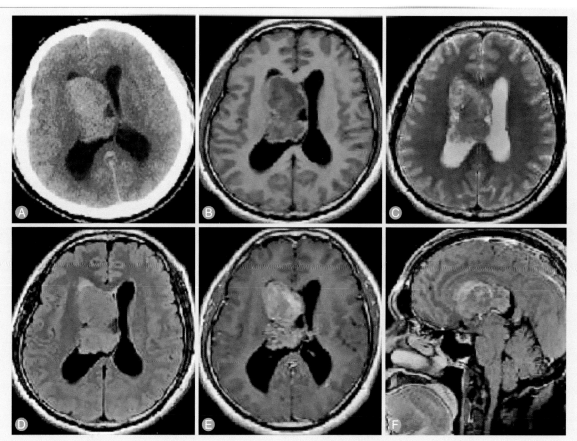

A.轴位CT；B.轴位T_1WI；C.轴位T_2WI；D.轴位T_2-FLAIR；E.轴位T_1WI；F.矢状位T_1WI增强

图6-9-3　中枢神经细胞瘤CT图像和MRI

病例2 患者女性，28岁，头痛恶心1个月，头晕2周，中枢神经细胞瘤。青年，孟氏孔区、T₁WI局部稍高信号，推测为钙化，多发"皂泡样"囊变、宽基底与透明隔相连、DWI呈高信号，轻度不均质强化（图6-9-4）。

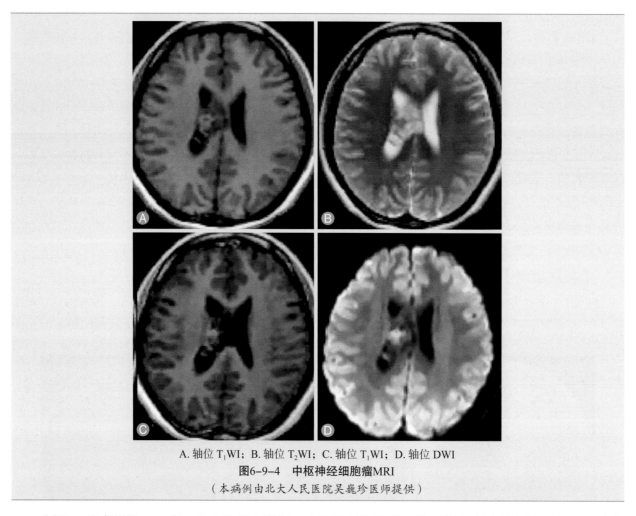

A. 轴位 T₁WI；B. 轴位 T₂WI；C. 轴位 T₁WI；D. 轴位 DWI
图6-9-4 中枢神经细胞瘤MRI
（本病例由北大人民医院吴巍珍医师提供）

病例3 患者男性，57岁，左上肢无力半年，中枢神经细胞瘤。第四脑室中脑导水管区、T₂WI流空血管影，DWI呈高信号，轻度不均质结节样、线样强化，可见"宝石征"（图6-9-5）。

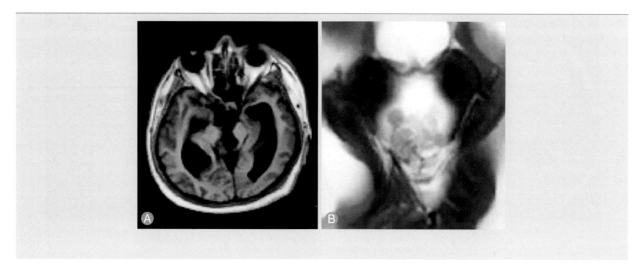

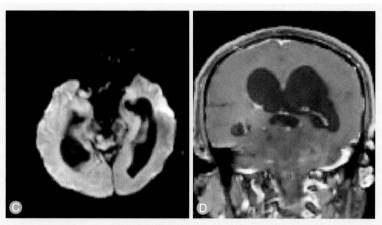

A. 轴位 T_1WI；B. 轴位 T_2WI；C. 轴位 DWI；D. 冠状位 T_1WI 增强

图6-9-5　第四脑室中脑导水管区中枢神经细胞瘤MRI

【典型征象】

"皂泡征""宝石征""缆线征""流空血管征"（图6-9-6，文后彩图6-9-6D～文后彩图6-9-6F）

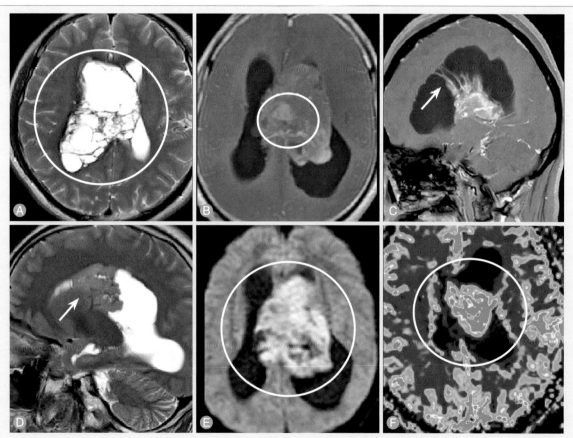

A. 轴位 T_2WI，"皂泡征"（白圈）；B. 轴位 T_1WI 增强，"宝石征"（白圈）；C. 矢状位 T_1WI 增强，"缆线征"
（箭头）；D. 矢状位 T_2WI 增强，"流空血管征"（箭头）；E. 轴位 DWI，弥散受限（白圈）；F. 轴位 PWI，
高灌注（白圈）

图6-9-6　中枢神经细胞瘤典型征象

【诊断要点】

青中年、孟氏孔区多见，实性部分DWI弥散受限，钙化，血管流空影，宽基底征，"幕帘征""扇形征""宝石征""皂泡征""边缘囊变征""缆绳征"。

（李文华）

第十节 脑室外中枢神经细胞瘤

【临床资料】

患者女性，59岁，发现颅内占位2年。

【影像学检查】

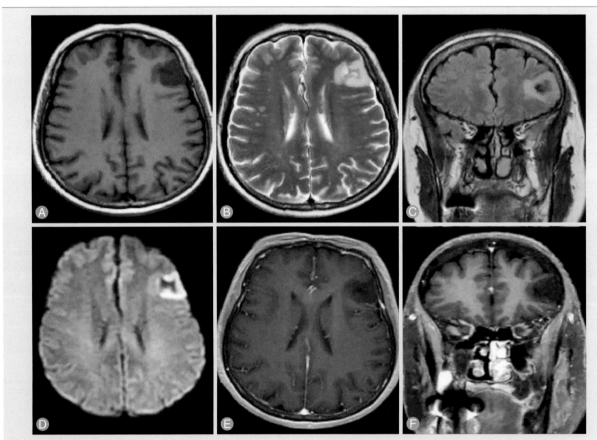

A.轴位 T$_1$WI；B.轴位 T$_2$WI；C.冠状位 T$_2$-FLAIR；D.轴位 DWI；E.轴位 T$_1$WI 增强；F.冠状位 T$_1$WI 增强

图6-10-1 头颅及脊髓MRI

【解析思路】

1.临床特征：患者为中老年女性，慢性起病。

2.影像学特点：MRI显示左侧额叶皮层及皮层下囊实性占位性病变，T_1WI呈低信号，T_2WI呈不均匀高信号，T_2-FLAIR呈部分高信号，实性部分DWI呈高信号，病变与脑实质边界清楚，邻近脑组织内无明显水肿。增强后肿瘤呈轻度强化（图6-10-1）。

3.定位：左侧额叶皮层及皮层下。

4.定性：胶质瘤和混合神经元-胶质肿瘤？

【可能的诊断】

1.低级别弥漫胶质瘤（弥漫性星形细胞或少突胶质细胞瘤）

支持点：额叶常见肿瘤，瘤体占位效应相对较轻，平扫信号及增强扫描支持。

不支持点：DWI呈高信号，少突胶质细胞瘤常有钙化。

2.神经节细胞胶质瘤

支持点：多位于幕上浅表部位，MRI表现为T_1WI低信号，T_2WI高信号，边界清楚，周边无明显水肿，占位效应不明显。

不支持点：年龄大，无明确癫痫病史。

3.脑室外中枢神经细胞瘤

支持点：脑室外中枢神经细胞瘤好发于额顶叶，弥散受限，增强扫描病灶可呈轻中度强化，也可不明显强化。

不支持点：发病率很低。

【病理学诊断】

1.病理取材：肿瘤呈灰白色，切面灰白质软，大小5 mm×4.85 mm×20 mm。

2.病理学诊断如下。

（1）免疫组化：Syn（+），S-100（+），GFAP（−），VIM（−），EMA（−），NF（+），CD34血管（+），Ki-67阳性率约10%。

（2）病理结果：结合免疫组化符合脑室外中枢神经细胞瘤（WHO Ⅱ级）。

【讨论】脑室外中枢神经细胞瘤

1.概述：脑室外中枢神经细胞瘤（extraventricular neurocytoma，EVN）是罕见的中枢神经系列肿瘤，WHO Ⅱ级，属于神经元及混合胶质神经元肿瘤，脑室外中枢神经细胞瘤与中枢神经细胞瘤有相似的生物学行为和组织病理学特征。

2.病理组织学：脑室外中枢神经细胞瘤大体病理标本切面呈灰白或灰红色，伴不同程度的钙化或囊变。镜下肿瘤细胞形态单一呈巢状紧密排列，细胞核呈圆形，瘤细胞巢间散在分布类似神经毡样无细胞纤维区。有文献报道免疫组织化学检查中，Syn是诊断脑室外中枢神经细胞瘤最可靠的标记。Ki-67阳性率高于2%的脑室外中枢神经细胞瘤患者易复发。

3.临床表现：脑室外中枢神经细胞瘤有70%发生于20~40岁人群，平均年龄34岁；临床表现有不同程度的头晕、头痛、恶心、呕吐、癫痫发作、视物模糊；其他症状包括青春期性早熟、脑神经麻痹、意识障碍、行为或认知发展障碍。

4.影像学特点：脑室外中枢神经细胞瘤发病部位广泛，如大脑半球、小脑半球、鞍区及脑干，大脑半球多发生于额叶和顶叶。CT价值有限，30%~50%出现斑点状或粗糙外观的钙化，轻中度增强。MRI上T$_1$WI实性部分呈等或稍低信号，T$_2$WI呈稍高、高信号或等信号，病灶内可见流空血管影、钙化，病灶囊壁呈花环形。DWI呈高信号，瘤周一般无明显水肿，增强扫描强化程度从轻度到明显不等。脑室外中枢神经细胞瘤具备中枢神经细胞瘤影像学特征表现，据文献报道，肿瘤囊性部分内多可见等密度/信号的纤维分隔是其特征性表现。

【拓展病例】

病例 患者男性，50岁，头痛、头晕2个月。脑室外中枢神经细胞瘤（WHO Ⅱ级）。右侧顶叶实性为主占位，T$_1$WI呈稍低信号，T$_2$WI呈稍高信号，T$_2$-FLAIR像呈稍高信号，DWI像呈弥散受限高信号，病灶周围见大片状水肿带，增强扫描可见病灶实性成分明显强化（图6-10-2）。

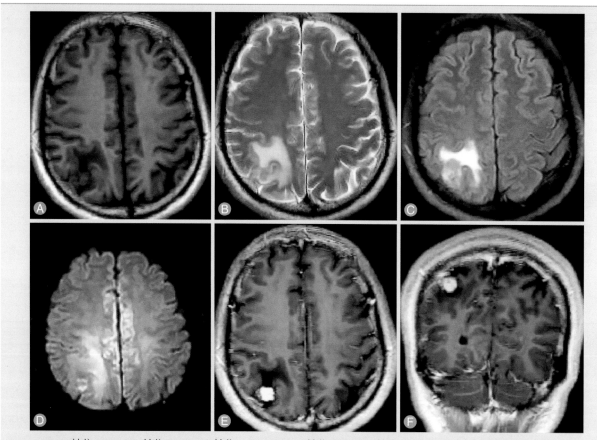

A. 轴位 T$_1$WI；B. 轴位 T$_2$WI；C. 轴位 T$_2$-FLAIR；D. 轴位 DWI；E. 轴位 T$_1$WI 增强；F. 冠状位 T$_2$WI 增强

图6-10-2 脑室外中枢神经细胞瘤MRI

【典型征象】

影像学可见弥散受限、钙化及"流空血管征"（图6-10-3）。

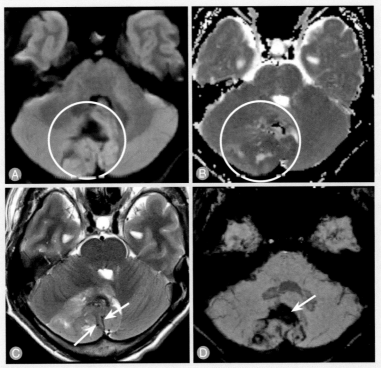

A.轴位 DWI；B.轴位 ADC；C.轴位 T₂WI；D.轴位 SWI。弥散受限（白圈）、"流空血管征"（图 C 箭头）、钙化（图 D 箭头）

图6-10-3　小脑脑室外中枢神经细胞瘤典型征象

【诊断要点】

脑室外中枢神经细胞瘤罕见，病程较长，影像学有一定特点，多位于大脑尤其是额叶、小脑和鞍区，单发实质肿块或多发囊实性占位性病变，DWI呈高信号，ADC值低，病灶内流空血管影、钙化，但又不支持淋巴瘤及其他胶质瘤时应将其列入鉴别诊断中。

（拓展病例由南通市第三人民医院达康医师提供）

（李文华）

第十一节　小脑脂肪神经细胞瘤

【临床资料】

患者女性，64岁，头晕6年余，耳聋1周。6年前发现右侧小脑半球占位，患者在门诊定期复查，近年复查发现肿瘤有变化。

【影像学检查】

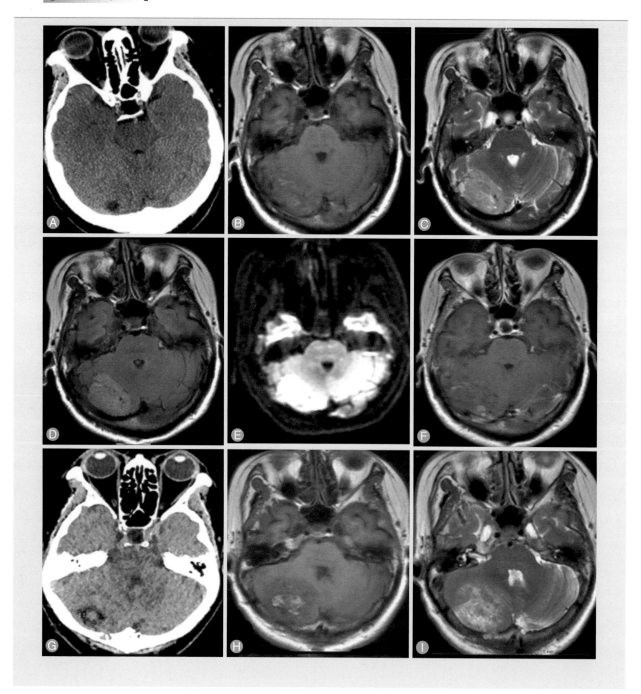

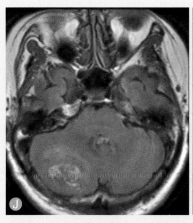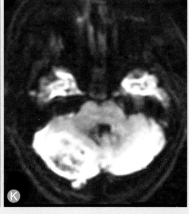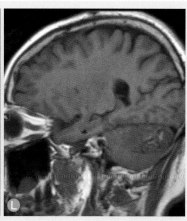

（A～F为2010年影像学资料）A.轴位CT；B.轴位T_1WI；C.轴位T_2WI；D.轴位T_2-FLAIR；E.轴位DWI；F.轴位T_1WI增强；
（G～L为2016年影像学资料）G.轴位CT；H.轴位T_1WI；I.轴位T_2WI；J.轴位T_2-FLAIR；K.轴位DWI；L.矢状位T_1WI

图6-11-1 头颅MRI和CT图像

【解析思路】

1.临床特征：患者为老年女性，慢性起病。

2.影像学特点：CT显示右侧小脑半球等密度，其内见小片状低密度CT值约-24Hu；MRI显示右侧小脑半球内团块状混杂信号灶；T_1WI呈不均匀等高混杂信号，T_2WI呈不均匀高信号，T_2-FLAIR呈高信号，DWI呈混杂高信号，瘤周水肿不明显。增强扫描显示病灶轻微不均匀强化。两次MRI比较可见病灶增大（图6-11-1）。

3.定位：右侧小脑半球。

4.定性：小脑肿瘤。

【可能的诊断】

1.畸胎瘤

支持点：含T_1WI高信号肿瘤。

不支持点：年龄太大，小脑侧缘不是畸胎瘤好发部位，强化也不支持。

2.转移瘤

支持点：老年人，小脑最常见的肿瘤，DWI呈混杂高信号。

不支持点：病程太长，脂肪信号少见，强化方式也不支持。

3.髓母细胞瘤伴脂肪化

支持点：部位，含脂肪信号，DWI呈混杂高信号。

不支持点：病程太长，强化方式不支持。

4.小脑脂肪神经细胞瘤

支持点：成年人发病，DWI呈混杂高信号，病灶内见典型脂肪密度/信号，邻近脑组织无水肿，增强扫描结果也支持。

不支持点：无。

【病理学诊断】

1.病理取材：肿瘤呈灰红灰黄色，切面灰红灰黄，质软中，大小5.2 cm×4.9 cm×1.6 cm。

2.病理学诊断如下。

（1）免疫组化：NeuN（＋），MBP（－），SMA（－），Syn（＋），NES（＋），GFAP（＋），MAP-2（＋），Vimentin（＋）。

（2）病理结果：小脑脂肪神经细胞瘤WHO Ⅱ级。

【讨论】小脑脂肪神经细胞瘤

1.概述：小脑脂肪神经细胞瘤（cerebellar liponeurocytoma，CLN），WHO Ⅱ级。在1978年Bechtel首次报道，非常罕见，好发于小脑半球，其次是小脑蚓部。好发年龄为40~60岁，男性稍多见。生长缓慢，但可复发。

2.病理组织学：小脑脂肪神经细胞瘤主要由灶性分布的富脂肪细胞和肿瘤性神经细胞组成。显微镜下瘤细胞呈圆形，伴有明显神经元和灶性脂肪瘤分化，肿瘤细胞大小均匀一致，核分裂比较少见；核呈圆形或卵圆形，胞质空，特别像少突胶质瘤细胞。除了脂肪瘤细胞灶性分布，无特别的组织类型。

3.免疫组化：Syn（＋），NSE（＋），S-100（＋），Ki-67阳性率5%，CgA（－）。

4.临床表现：不典型，以高颅压及小脑症状为主，例如头痛、眩晕、恶心、呕吐、视物异常和行走不稳、共济失调等，其中最常见的首发症状为头痛头晕和行走不稳。小脑脂肪神经细胞瘤文献报道大多为个案报道，因此肿瘤的遗传学目前尚不明确，猜测可能与*TP53*基因突变有关。

5.影像学特点：小脑脂肪神经细胞瘤比较罕见，有一定特点，影像学可表现多样。CT和MRI一般表现为肿瘤边界清楚，典型病例见脂肪密度/信号，脂肪抑制序列呈低信号。DWI可呈低等高信号，ADC可呈高低信号。无明显浸润性生长，无水肿。增强扫描表现多样，可不强化、轻微强化、不均匀强化。另外，小脑脂肪神经细胞瘤并不限于小脑，也可见于幕上。

【拓展病例】

病例　患者男性，12岁，头痛、头晕、走路不稳6月余，加重伴有呕吐3天。小脑脂肪神经细胞瘤（WHO Ⅱ级）。MRI显示右侧额叶见囊实性混杂信号肿块，T_1WI呈等低高混杂信号，T_2WI呈等高混杂信号，瘤周见大片状水肿带，DWI像实性成分呈稍高、高信号；肿块实性成分及囊壁明显不均匀强化，肿瘤侵犯胼胝体体部、膝部，右侧侧脑室额角受压变形（图6-11-2）。

【典型征象】

脂肪密度/信号，弥散受限（图6-11-3）。

【诊断要点】

罕见，多发生于小脑，幕上也有报道，当发现肿块内有脂肪密度/信号，实性部分DWI呈高信号时，要考虑到小脑脂肪神经细胞瘤的可能。

（主病例由北京大学人民医院吴巍珍医师提供）

（李文华）

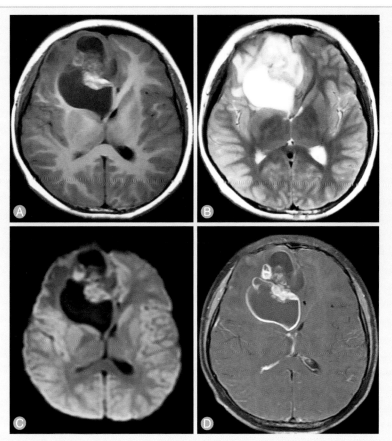

A. 轴位 T₁WI；B. 轴位 T₂WI；C. 轴位 DWI；D. 轴位 T₁WI 增强

图6-11-2　小脑脂肪神经细胞瘤MRI

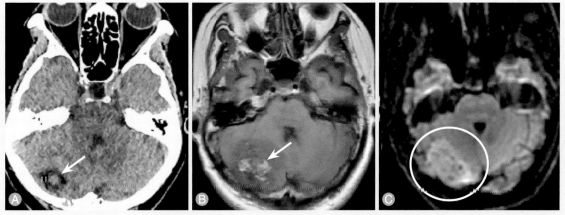

A. 轴位 CT；B. 轴位 T₁WI；C. 轴位 DWI。脂肪密度 / 信号（箭头），弥散受限（白圈）

图6-11-3　小脑脂肪神经细胞瘤CT图像和MRI

第 **7** 章

松果体区肿瘤

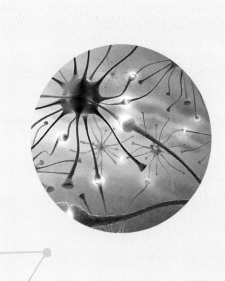

第一节 松果体细胞瘤

【临床资料】

患者男性，55岁，反应迟钝伴行走不稳半年。

【影像学检查】

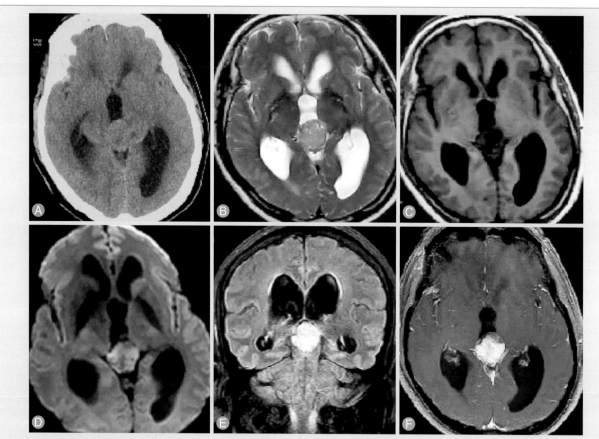

A. 轴位 CT；B. 轴位 T_2WI；C. 轴位 T_1WI；D. 轴位 DWI；E. 冠状位 T_2-FLAIR；F. 轴位 T_1WI 增强

图7-1-1　头颅CT图像和MRI

【解析思路】

1.临床特征：患者为中老年男性，临床表现无特异性。

2.影像学特点：CT可见等密度影，内部密度不均匀，与周围分界清晰，幕上脑室扩大；MRI显示 T_1WI 以低信号为主，T_2WI 以等信号为主，内部可见多发小囊变，DWI呈不均匀高信号，增强后肿瘤呈不均匀明显强化（图7-1-1）。

3.定位：松果体区。

4.定性：松果体细胞来源肿瘤？生殖细胞瘤？

【可能的诊断】

1.脑膜瘤

支持点：实性肿瘤，CT呈等密度影，DWI呈高信号，增强后明显强化。

不支持点：与大脑镰、小脑幕关系不密切，未见"脑膜尾征"。

2.生殖细胞瘤

支持点：该区常见肿瘤之一，以实性为主，DWI呈高信号。

不支持点：年龄太大，原发松果体生殖细胞瘤患者的年龄很少超过30岁；周围脑组织未见侵犯，无脑脊液种植转移。

3.松果体母细胞瘤

支持点：松果体区占位。

不支持点：年龄大，体积小，分叶状表现不显著，MRI信号相对太均匀，无脑脊液播散至全脑或脊髓，幕上脑室周围无水肿。

4.松果体细胞瘤

支持点：成年人松果体区实性占位，DWI呈高信号，增强后明显强化，周围脑组织无浸润。

不支持点：无。

【病理学诊断】

病理结果：（松果体区肿瘤）符合松果体细胞瘤。

【讨论】松果体细胞瘤

1.概述：松果体细胞瘤（pineocytoma）是一种生长缓慢的松果体实质细胞肿瘤，在2016年版WHO中枢神经系统肿瘤分类中为Ⅰ级，少见，仅占神经上皮起源肿瘤的0.5%，占松果体实质肿瘤的14%~60%。肿瘤全部切除不易复发，脑脊液转移罕见。

2.临床表现：发病年龄较广，以成年人多见，可表现为Parinaud综合征，即眼球垂直运动障碍、瞳孔不等大、光反射消失、调节反射存在，还可表现为眩晕、共济失调等。

3.影像学特点：典型者常小于3 cm，T_1WI呈低、等信号，T_2WI以等、稍高信号为主，病灶呈圆形或椭圆形，实性为主，可有囊变，DWI呈等或高信号，增强后明显较均匀强化。CT以等、低密度影为主，松果体钙化常被推移至肿块周围，表现为松果体结构消失，正常松果体钙化向周围爆裂。肿瘤突向第三脑室后部呈，杯口状扩大，周围脑组织没有受侵水肿。肿瘤可压迫大脑大静脉，使其流空信号消失，常可见中脑卜斤及导水管受压，使脑脊液循环通路受阻进而导致幕上脑积水。

【诊断要点】

1.成年人多见，平均年龄40岁，松果体区占位，实性为主（囊变较少见），增强后实性部分较明显强化，周围脑组织没有受侵水肿。

2.松果体钙化常被推移至肿块周围呈"炸开样"（与之相比，生殖细胞瘤呈包裹钙化样，即"生吞松爆"）。

（李学坤 席晶晶）

第二节　松果体母细胞瘤

【临床资料】

患者男性，12岁，间断性头痛并加重。

实验室检查：脑脊液（氯化物114.6 mmol/L，葡萄糖3.13 mmol/L，蛋白2.10 g/L）；超敏C-反应蛋白（27.7 mg/L）。

【影像学检查】

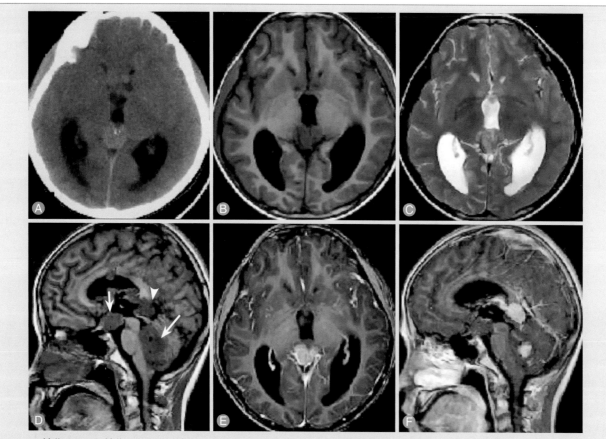

A. 轴位CT；B. 轴位T₁WI；C. 轴位T₂WI；D. 矢状位T₁WI，松果体结节（三角箭头），第四脑室结节（箭头），鞍上池结节（短箭头）；E. 轴位T₁WI增强；F. 矢状位T₁WI增强

图7-2-1　头颅CT图像和MRI

【解析思路】

1.临床特征：患者为儿童，起病急，既往史无特异性。

2.实验室检查：超敏C-反应蛋白升高，脑脊液检查显示：氯化物下降，蛋白明显升高。

3.影像学特点：CT可见松果体区类圆形等、稍高密度肿块影，内可见点状钙化影；松果体区结节T₂WI呈等、稍高信号，T₁WI呈等低信号，矢状位鞍上池、第四脑室、松果体区可见多发病变；增强扫描后松果体区肿块明显强化，第四脑室肿块明显不均匀强化，鞍上池肿块不均匀弱强化（图7-2-1）。

4.定位：松果体区、第四脑室、鞍上池。

5.定性：恶性肿瘤？

【可能的诊断】

1.淋巴瘤

支持点：急性起病，进展快。

不支持点：本例患者年龄小，病灶虽明显强化，但强化幅度欠均匀，多处病变强化程度不一致；位于中线区的淋巴瘤常可见"蝴蝶征""尖角征"或"握拳征"；淋巴瘤很少出现钙化。

2.生殖细胞瘤

支持点：男性儿童，性别及发病年龄符合，急性起病、进展快，累及多部位，病变沿脑脊液播散转移；CT可见肿块中心的钙化影。

不支持点：鉴别困难，如果有实验室检查（如HCG、AFP），可帮助诊断。

3.髓母细胞瘤

支持点：儿童好发，可沿脑脊液播散，可见多发病灶。

不支持点：后颅窝病变主体位于小脑蚓部。

4.松果体母细胞瘤

支持点：男性儿童，CT可见稍高密度影，进展快，累及多个部位，病变沿脑脊液播散转移。

不支持点：无。

【病理学诊断】

1.组织学诊断：光镜下呈明显的富细胞肿瘤，胞质稀少，核浆比例增高，部分细胞呈巢状结构，可见小菊形团（图7-2-2，文后彩图7-2-2）。

2.免疫组化：CgA（＋），Syn（＋），NSE（＋），CD34（－），CD99（－），GFAP（－），S-100（－），Ki-67阳性率低于30%。

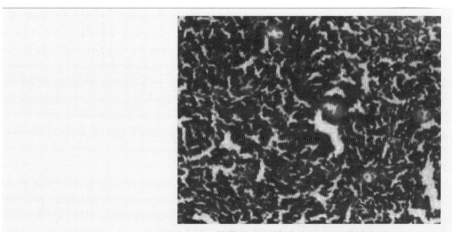

图7-2-2　松果体母细胞瘤病理组织学检查（HE，×100）

3.病理结果：松果体母细胞瘤（WHO Ⅳ级）

【讨论】松果体母细胞瘤

1.概述：2016年版WHO中枢神经系统肿瘤分类将松果体母细胞瘤（pineoblastoma，PB）划分为Ⅳ级，其由未分化或不成熟松果体细胞组成，体积偏大，无包膜，恶性程度高，呈浸润性生长，可沿脑脊液播散，预后差。

松果体区肿瘤是一种少见的肿瘤，占颅内肿瘤的0.4%~1%，而松果体母细胞瘤更是罕见，约占松果体实质细胞肿瘤的45%。

2.临床表现：可出现颅内压增高、精神状态异常，当损伤下丘脑时可有内分泌异常。

3.影像学特点：肿瘤常呈分叶状，浸润性生长，边界不清，可有囊变、坏死、出血和钙化，钙化多位于边缘，呈"爆裂征"。第三脑室常受压变形，扩张成"杯口"状，使中脑导水管阻塞，合并脑积水，引起神经内分泌紊乱。CT平扫松果体母细胞瘤呈浸润性生长，细胞密集区呈高密度。MRI显示肿块在T_1WI、T_2WI上呈脑灰质样等信号，T_2-LAIR序列呈等信号，DWI弥散受限，可能因为松果体母细胞瘤细胞丰富而缺乏胞质，瘤内有时可见血管流空信号，增强扫描明显不均匀强化。松果体母细胞瘤影像学表现具有一定特点，但若要确诊还需结合临床表现及有/无细胞异型性。

【典型征象】

钙化多位于边缘，呈"爆裂征"（图7-2-3）。

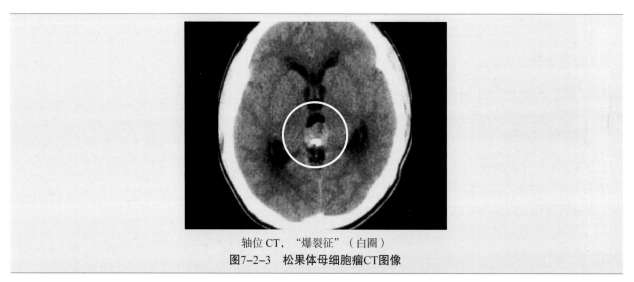

轴位CT，"爆裂征"（白圈）
图7-2-3 松果体母细胞瘤CT图像

【诊断要点】

1.儿童好发，不均质松果体肿块，位于胼胝体下方，抬高大脑内静脉；病灶多体积较大，钙化多位于边缘，呈"爆裂征"。

2.CT实性成分呈高密度影，T_2WI呈等/低信号，弥散受限多显著。

3.几乎100%会出现梗阻性脑积水。

（李学坤　席晶晶）

第三节　中等分化松果体实质肿瘤

【临床资料】

患者女性，43岁，头晕伴耳鸣、呕吐10余年，加重2个月。

【影像学检查】

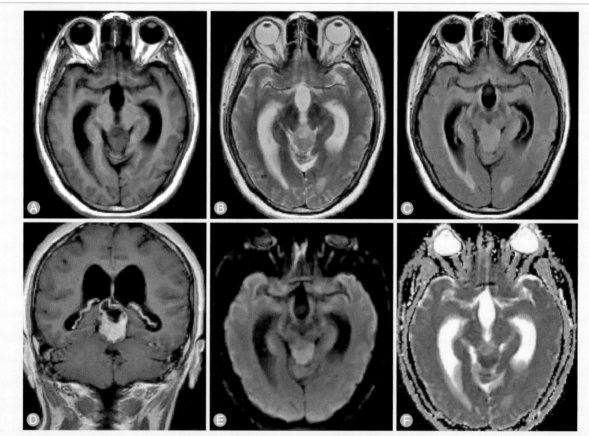

A. 轴位 T_1WI；B. 轴位 T_2WI；C. 轴位 T_2-FLAIR；D. 冠状位 T_1WI 增强；E. 轴位 DWI；F. 轴位 ADC

图7-3-1　头颅MRI

【解析思路】

1.临床特征：患者为中年女性，头晕伴耳鸣、呕吐10余年，加重2个月，慢性病程。既往史与实验室检查无殊。

2.影像学特点：①松果体区不规则肿块，T_1WI呈低信号，T_2WI呈不均匀稍高信号，T_2-FLAIR呈高信号，边界局部不清楚；②增强扫描呈不均匀明显强化，边缘见较大囊变区；③DWI呈高信号，ADC呈低信号；④幕上脑积水（图7-3-1）。

3.定位：松果体区占位性病变。

4.定性：松果体来源肿瘤性病变？

【可能的诊断】

1.生殖细胞瘤

支持点：部位，信号支持。

不支持点：生殖细胞瘤常见于儿童及青少年，松果体区生殖细胞瘤以男性多见，即性别及年龄均不支持松果体区生殖细胞瘤。

2.畸胎瘤

支持点：部位。

不支持点：畸胎瘤多见于儿童，信号混杂，可见钙化、骨骼、毛发及脂肪等成分。

3.脑膜瘤

支持点：性别，年龄，偏实性肿瘤。

不支持点：与大脑镰、小脑幕关系不密切，信号欠均匀，未见"脑膜尾征"。

4.松果体母细胞瘤

支持点：部位，松果体区实性占位，DWI呈高信号等影像学信号支持。

不支持点：松果体母细胞瘤多见于儿童，体积一般较大，常≥5 cm；常有脑脊液播散。

5.松果体细胞瘤/松果体区乳头状瘤

支持点：年龄、部位、松果体区实性为主占位。

不支持点：鉴别困难。

6.中等分化松果体实质肿瘤

支持点：年龄、部位、松果体区实性为主占位，形态欠规则，DWI呈高信号。

不支持点：无。

【病理学诊断】

1.组织学诊断：镜下由圆形肿瘤细胞构成，肿瘤细胞排列较为密集，细胞大小一致，核染色质深染，见核分裂，未见坏死（图7-3-2，文后彩图7-3-2）。

2.免疫组化：Syn（＋），NF（散在+），MAP-2（＋），GFAP（－），CK（－），IDH-1（－），Olig-2（－），$P53$（－），S-100（－），Neu-N（－），Vimentin（－），Ki-67阳性率15%。

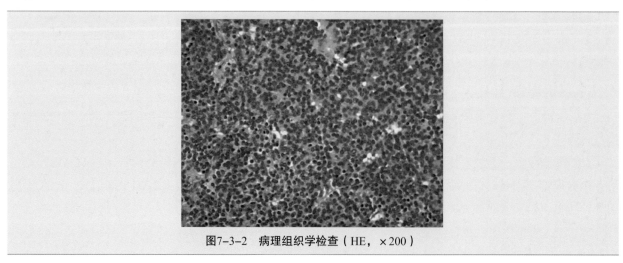

图7-3-2 病理组织学检查（HE，×200）

3.病理结果：中等分化松果体实质肿瘤（WHO Ⅱ或Ⅲ级）。

【讨论】中等分化松果体实质肿瘤

1.概述：2016年版WHO中枢神经系统肿瘤分类中中等分化松果体实质肿瘤（pineal parenchymal tumors of intermediate Differentiation，PPTID）归类于松果体区肿瘤，属于中度恶性，WHO Ⅱ或Ⅲ级，占所有松果体肿瘤的10%~20%。

2.病理组织学：中等分化松果体实质肿瘤起源于松果体主质细胞，依据有丝分裂及NF蛋白表达情况可分为WHO Ⅱ级和Ⅲ级，当有丝分裂数低于6个，NF蛋白呈低表达，细胞核大小不均且核仁清楚时，WHO分级为Ⅱ级，反之，则为Ⅲ级。

3.临床表现：发病年龄较广，从儿童到成年人均可，以成年人多见，高峰期平均年龄为38岁，女性的发病率稍高一些。中等分化松果体实质肿瘤临床表现不一，常因肿瘤压迫中脑导水管，导致不同程度的梗阻性脑积水，表现为头痛、恶心呕吐、视力减退、视物重影、记忆力下降等颅内压增高症状，部分患者因肿瘤压迫或侵犯丘脑而出现上丘脑综合征（parinaud综合征），即同向上视不能，两侧瞳孔散大或不等大，光反应消失，调节反射存在，也可表现为步态不稳、共济失调及脑干功能障碍等。若肿瘤伴有卒中，可同时出现颅内压增高三联征及上丘脑综合征。

4.影像学特点：中等分化松果体实质肿瘤位于松果体区，在CT上呈等或高密度，可有爆裂样钙化灶。在MRI上，T_1WI呈不均匀低信号，T_2WI及T_2-FLAIR呈不均匀高信号，增强后呈不均匀明显强化。易坏死或囊性，提示肿瘤生长较活跃，少见出血。常有周围脑实质受侵，使肿瘤与周围脑组织分界不清，表明肿瘤恶性程度较高。超过50%的病例有梗阻性脑积水表现。少数可出现脑脊液播散。

中等分化松果体实质肿瘤在SWI上可见灶性低信号钙化灶。MRS表现为Cho峰升高，NAA明显降低，伴或不伴Lac峰，表现出侵袭性肿瘤征象。DWI上呈低至高信号均可，ADC值介于松果体细胞瘤与松果体母细胞瘤之间，可为鉴别松果体实质肿瘤提供依据。

【拓展病例】

病例1　患者女性，44岁，中等分化松果体实质肿瘤（图7-3-3）。

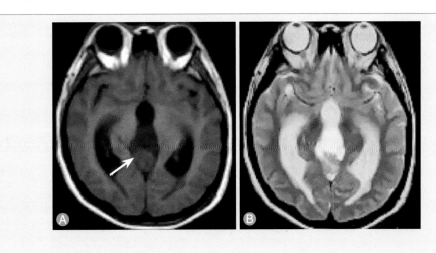

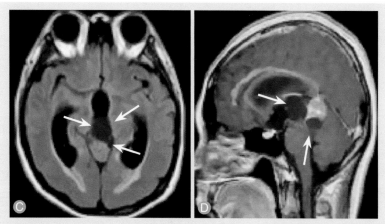

A. 轴位 T_1WI；B. 轴位 T_2WI；C. 轴位 T_2-FLAIR；D. 矢状位 T_1WI 增强。松果体区显示一囊实性肿块（图 A 箭头），边界较清，实性部分 T_2-FLAIR 呈稍高信号，增强后呈不均匀明显强化，肿瘤周围示多发囊变区（图 E 箭头），囊壁轻度强化或无明显强化（图 D 箭头），幕上梗阻性脑积水

图7-3-3　中等分化松果体实质肿瘤MRI

病例2　患者男性，28岁，中等分化松果体实质肿瘤（图7-3-4）。

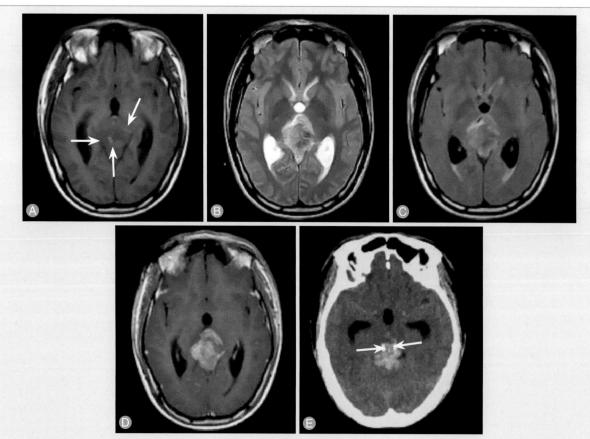

A. 轴位 T_1WI；B. 轴位 T_2WI；C. 轴位 T_2-FLAIR；D. 轴位 T_1WI 增强；E. 轴位 CT。松果体区见一不规则实性肿块，边界不清晰，T_1WI 呈低信号，T_2WI 及 T_2-FLAIR 呈不均匀高信号，期间混杂斑片状 T_1WI 高信号、T_2WI 低信号的出血信号影（图 A 箭头）。幕上脑室系统梗阻性脑积水。CT 上肿瘤呈高密度，并可见爆裂样钙化（图 E 箭头）

图7-3-4　头颅MRI和CT图像

【典型征象】

爆裂样钙化灶（图7-3-4E）。

【诊断要点】

1.成年人多见。

2.CT上呈等或高密度，可有爆裂样钙化灶。

3.易坏死或囊变，少见出血；DWI上呈低至高信号；不均匀明显强化。

4.MRS表现为Cho峰升高，NAA明显降低，伴或不伴Lac峰。

5.常有周围脑实质受侵；超过50%有梗阻性脑积水表现。

（邓达标）

第 **8** 章

胚胎性肿瘤

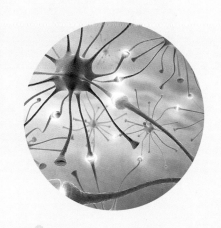

第一节 髓母细胞瘤

【临床资料】

患者女性，6岁，呕吐伴走路不稳1月余。

【影像学检查】

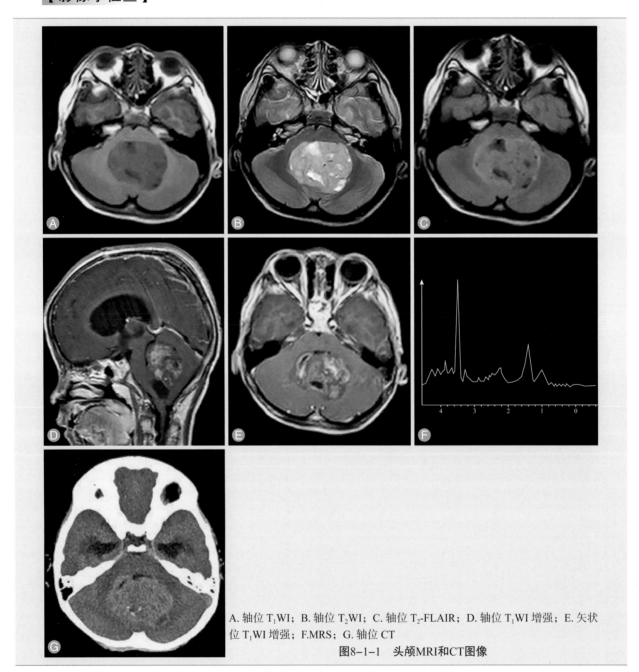

A. 轴位 T_1WI；B. 轴位 T_2WI；C. 轴位 T_2-FLAIR；D. 轴位 T_1WI 增强；E. 矢状位 T_1WI 增强；F.MRS；G. 轴位 CT

图8-1-1 头颅MRI和CT图像

【解析思路】

1.临床特征：患者为儿童，呕吐伴走路不稳1月余，慢性病程。

2.影像学特点：①小脑蚓部（第四脑室区）类圆形肿块，T_1WI呈低信号，T_2WI呈高信号，T_2-FLAIR呈稍高信号，可见小囊变区；②周围轻度水肿；③增强扫描不均匀明显强化；④MRS显示Cho峰明显升高，NAA峰明显下降，0.9 ppm及1.3 ppm处见Lip峰；⑤CT呈高密度影，伴少许斑点状钙化灶（图8-1-1）。

3.定位：小脑蚓部占位性病变。

4.定性：高级别肿瘤？

【可能的诊断】

1.毛细胞型星形细胞瘤

支持点：儿童，小脑肿瘤，不均匀强化。

不支持点：CT密度太高，T_2WI、T_2-FLAIR信号太低，MRS不支持。

2.室管膜瘤

支持点：年龄，病变内有囊变、钙化灶。

不支持点：肿块紧贴小脑蚓部，无塑形生长。

3.脉络丛乳头状瘤

支持点：第四脑室区肿瘤。

不支持点：儿童脉络丛乳头状瘤在第四脑室少见，增强后常呈明显均匀强化，可见"分叶征"，肿块有"桑葚状"颗粒感；钙化少见。

4.髓母细胞瘤

支持点：年龄，部位，不均匀强化，生长方式，CT可见高密度影。

不支持点：无。

【病理学诊断】

1.组织学诊断：镜下肿瘤由小圆形肿瘤细胞构成，弥漫片状分布，部分略呈"菊形团样"结构，细胞具有异型性，其内可见少量节细胞样细胞分布，可见核分裂象（图8-1-2，文后彩图8-1-2）。

2.免疫组化：Syn（＋），FilaminA（－），GAB-1（－），B-catenin（浆＋），YAP-1（－），$P53$（－），GFAP部分（＋），Olig-2（－），Ki-67阳性率25%。

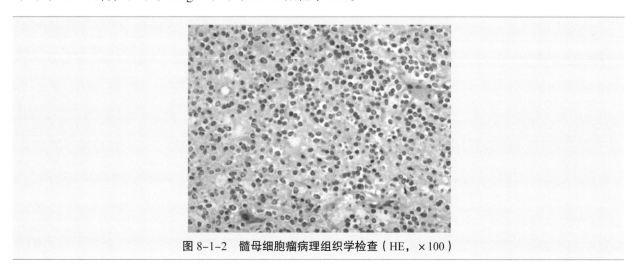

图8-1-2 髓母细胞瘤病理组织学检查（HE，×100）

3.病理结果：第四脑室区髓母细胞瘤（WHO Ⅳ级，经典型）根据免疫组化法，其分型为非WNT/SHH激活型。

【讨论】髓母细胞瘤

1.概述：髓母细胞瘤（medulloblastoma，MB）是儿童最常见的恶性脑肿瘤，占儿童中枢神经系统肿瘤的12%~25%。根据传统组织病理学特征分为4种类型：经典型、促纤维增生型/结节型、广泛结节型、大细胞型/间变性。2016年版WHO中枢神经系统肿瘤分类根据髓母细胞瘤的分子生物学特征，将其分成4个分子亚型：WNT激活型、SHH激活型、Group3型和Group4型，其中Group3和Group4属于非WNT/SHH激活型。免疫组化分子分型粗略区分依据：GAB-1（-）、YAP-1（+）为WNT型；GAB-1（+）、YAP-1（+）为SHH型；GAB-1（-）、YAP-1（-）为非WNT/SHH型。

WNT激活型髓母细胞瘤占所有髓母细胞瘤的10%~15%，大部分见于年龄偏大的儿童，平均年龄约10岁，小部分见于成年人，无明显性别偏向。WNT激活型髓母细胞瘤几乎均为经典型髓母细胞瘤，罕见为大细胞型/间变性髓母细胞瘤。该型常位于中线或中线偏侧区域，有研究显示30%~75%可发生于桥臂或桥小脑角区，常侵犯脑干背侧。患有Turcot综合征的患者发生髓母细胞瘤的相对风险是普通人群的90倍。WNT激活型在4型中预后最好，转移少见。

SHH激活型髓母细胞瘤约占所有髓母细胞瘤的30%，发病年龄呈双峰分布，主要发生于5岁以下、16岁及以上的人群，约60%成年人髓母细胞瘤属于SHH激活型，该型无明显性别偏向。SHH激活型中促纤维增生型/结节型约占50%，其余还包括经典型、广泛结节型及大细胞型/间变性，而几乎所有广泛结节型都属于SHH型。该型主要发生于小脑半球。该型与Gorlin综合征关系密切。SHH激活型在4型中预后中等，而伴有TP53突变的SHH激活型髓母细胞瘤较不伴TP53突变的预后更差。该型髓母细胞瘤发生转移的概率<1/4，基本出现在婴儿及儿童中，成年人少见。

Group3型髓母细胞瘤约占所有髓母细胞瘤的25%，主要发生于婴幼儿，在成年人中罕见，男性多见，男女之比为=2：1。在成年人中罕见的原因可能是成年人缺乏该亚型起源的前体细胞。肿瘤多位于大脑中线部位，主要在小脑上蚓部。Group3型主要以经典型为主，还包括大多数大细胞型/间变性。该型患者预后最差，40%~45%患者在诊断时已发生转移。

Group4型髓母细胞瘤最常见，约占所有髓母细胞瘤的35%，约占成年人髓母细胞瘤的25%，发病年龄较广泛，主要发生于儿童及青少年，男性多见，男女之比=2：1~3：1。肿瘤多位于大脑中线部位，主要在小脑上蚓部。Group4型主要以经典型为主。该型患者预后中等，35%~40%患者在诊断时已发生转移。

2.临床表现：无特异性，主要为躯体共济失调、步态不稳、嗜睡等小脑损伤症状，伴或不伴头痛、呕吐等颅高压症状。

3.影像学特点：由于肿瘤细胞密集及核浆比高，CT常呈高密度影，在T_1WI呈稍低或等信号，T_2WI呈不均匀等或稍高信号。增强后大多数呈不均匀强化，但约25%的髓母细胞瘤呈轻度强化或无强化，多见于Group4型。超过50%的肿瘤存在囊变或坏死，呈斑片状或裂隙状，多位于边缘区域，部分可出现钙化，少见出血。瘤周水肿常呈轻到中度，部分无瘤周水肿。肿瘤体积较大时，可出现梗阻性脑积水。肿瘤脑脊液播散和种植转移较常见。DWI大多呈高信号，ADC呈等或低信号，说明髓母细胞瘤细胞密度及核浆比高，水分子弥散运动能力下降，然而弥散不受限也较常见。MRS表现为Cho峰升高或明显升高，NAA峰降低或明显降低，常出现Lip峰，部分可见Lac峰。有研究显示部分髓母细胞瘤中可检测到氨基乙磺酸（Tau）峰，Tau峰位于3.3~3.4 ppm处，呈M型，短TE时在基线上方，长TE时在基线下方。ASL灌注大多数呈低灌注，少数呈等到高灌注。

【拓展病例】

病例1 患者女性，41岁，右侧小脑半球髓母细胞瘤（WHO Ⅳ级，经典型），根据免疫组化法，其分型为SHH激活型。右侧小脑半球肿瘤T_2WI呈稍高信号，边缘见小囊变区，增强后不均匀明显强化，DWI呈高信号，ADC呈低信号，CT呈稍高密度影（图8-1-3）。

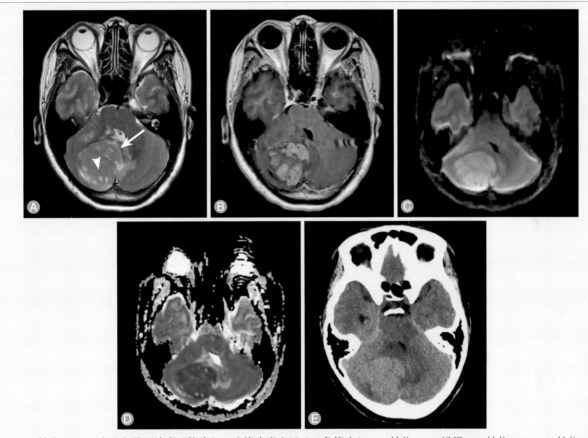

A. 轴位 T_2WI，瘤脑交界面清晰（箭头），边缘小囊变区（三角箭头）；B. 轴位 T_1WI 增强；C. 轴位 DWI；D. 轴位 ADC；E. 轴位 CT

图8-1-3 髓母细胞瘤（SHH激活型）MRI和CT图像

病例2 患者女性，13岁，第四脑室区髓母细胞瘤（WHO Ⅳ级，经典型），根据免疫组化法，其分型为WNT激活型。第四脑室区肿瘤T_2WI呈高低混杂信号影，并可见液-液平面，T_1WI呈低信号，间杂斑点状稍高信号，DWI以低信号为主（出血信号干扰），ADC呈高低混杂信号，ASL呈低-等灌注，增强后呈不均匀明显强化。CT呈不均匀高密度影（图8-1-4，文后彩图8-1-4G，文后彩图8-1-4H）。

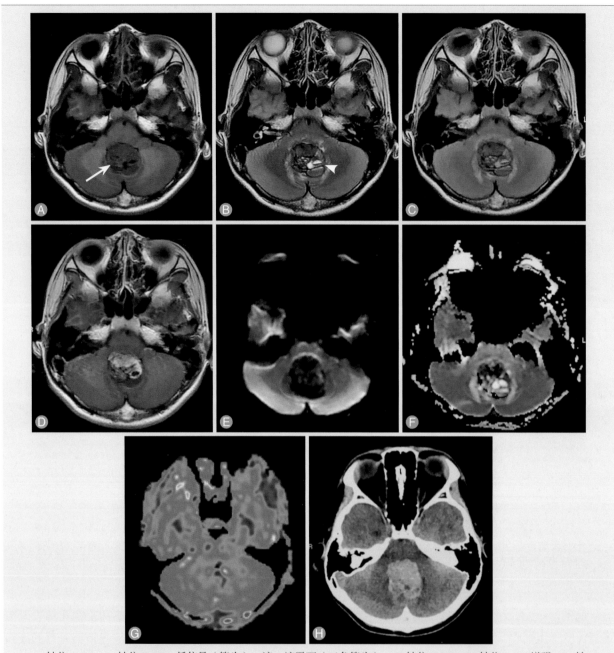

A. 轴位 T₁WI；B. 轴位 T₂WI，低信号（箭头），液－液平面（三角箭头）；C. 轴位 T₂WI；D. 轴位 T₁WI 增强；E. 轴位 DWI；F. 轴位 ADC；G. 轴位 ASL；H. 轴位 CT

图8-1-4　髓母细胞瘤（WNT激活型）MRI和CT图像

【典型征象】

1.WNT激活型好发于桥臂或桥小脑角区；SHH激活型好发于小脑半球；Group3型、4型好发于中线部位，Group4型可轻度或无强化（图8-1-5）。

2."小泡征"，弥散受限（图8-1-6）。

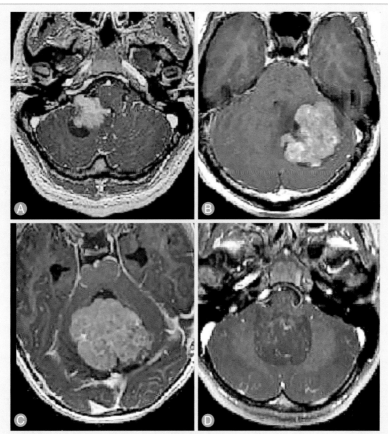

A. 轴位 T_1WI 增强，WNT 激活型；B. 轴位 T_1WI 增强，SHH 激活型；C. 轴位 T_1WI 增强，Group3 型；D. 轴位 T_1WI 增强，Group4 型

图8-1-5　髓母细胞瘤种分子分型

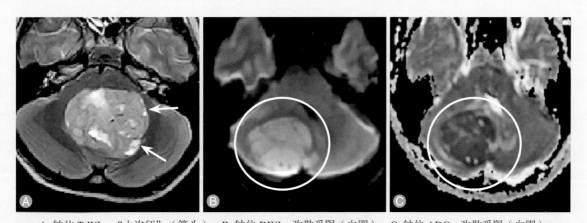

A. 轴位 T_2WI，"小泡征"（箭头）；B. 轴位 DWI，弥散受限（白圈）；C. 轴位 ADC，弥散受限（白圈）

图8-1-6　髓母细胞瘤MRI

【诊断要点】

1.髓母细胞瘤主要发生于婴幼儿及儿童，成年人髓母细胞瘤常为SHH激活型。Group3型及Group4型以男性多见，另外两型无性别偏向。

2.好发位置：主要发生于后颅窝中线位置上，部分WNT激活型可发生于桥臂或桥小脑角区，SHH激活型常发生于小脑半球。

3.CT常呈高密度影；MRI显示T_1WI呈稍低或等信号，T_2WI呈不均匀等或稍高信号，增强后大多数呈不均匀强化，而部分Group4型可呈轻度强化或无强化。

4.常有小囊变或坏死（"小泡征"），多位于边缘区域，部分可出现钙化，少见出血。可见肿瘤脑脊液播散。

5.DWI多呈高信号，ADC呈低信号。MRS表现为Cho峰明显升高，NAA峰明显降低，常出现Lip峰，部分可见Lac峰或Tau峰。ASL灌注大多数呈低灌注，部分可有斑片状稍高灌注。

（邓达标 李学坤 席晶晶）

第二节 非典型畸胎样/横纹肌样肿瘤

【临床资料】

患者女性，3岁10个月，右侧面瘫50天，走路不稳1周。

【影像学检查】

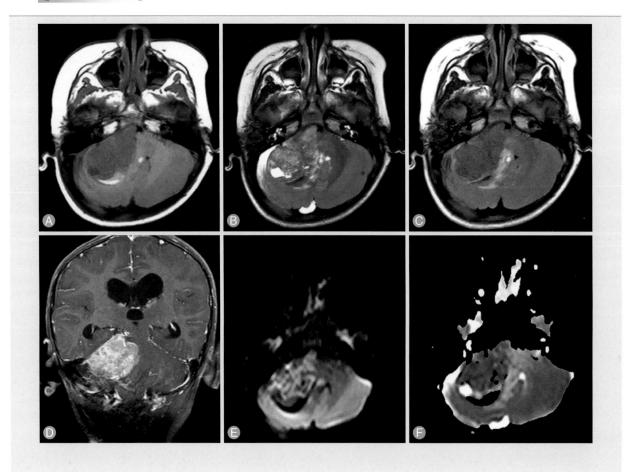

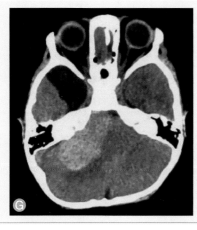

A. 轴位 T_1WI；B. 轴位 T_2WI；C. 轴位 T_2-FLAIR；D. 冠状位 T_1WI 增强；E. 轴位 DWI；F. 轴位 ADC；G. 轴位 CT

图8-2-1　头颅MRI和CT图像

【解析思路】

1.临床特征：患者为女性幼儿，右侧面瘫50天，走路不稳1周，慢性病程。

2.影像学特点：MRI表现为右侧脑桥小脑角区肿块，T_1WI呈低信号，T_2WI呈稍低/稍高混杂信号，T_2WI-FLAIR呈低信号；肿瘤边缘见小囊变区，T_1WI呈明显低信号，T_2WI呈明显高信号，T_2-FLAIR呈低信号（较脑脊液高）；肿瘤后缘见斑片状出血灶，T_1WI呈高信号，T_2WI呈稍低信号，CT呈稍高密度影；肿瘤周围轻度水肿；增强扫描呈团块状不均匀明显强化，邻近见"脑膜尾征"。DWI以不均匀高信号为主，ADC以不均匀低信号为主。CT表现为右侧脑桥小脑角区占位性病变区不均匀高密度影（图8-2-1）。

3.定位：右侧脑桥小脑角区占位性病变。

4.定性：高级别肿瘤？

【可能的诊断】

1.髓母细胞瘤

支持点：幼儿，团块状不均匀强化，弥散受限，瘤周水肿轻，CT扫描呈高密度影。

不支持点：儿童髓母细胞瘤好发于小脑蚓部。

2.神经鞘瘤

支持点：部位，囊变、出血。

不支持点：年龄太小，较大的神经鞘瘤易发生明显囊变，DWI不受限，CT上呈低密度影。

3.脑膜瘤

支持点：部位，团块状明显强化，有"脑膜尾征"，CT上呈等-稍高密度影，脑膜瘤部分分型DWI可呈高信号。

不支持点：脑膜瘤好发于中老年人，脑膜瘤出血较少见，桥小脑角区脑膜瘤常信号均匀。

4.非典型畸胎样/横纹肌样肿瘤

支持点：幼儿，发生部位，强化方式，弥散受限，瘤周水肿轻，CT上呈高密度影，囊变、出血。

不支持点：无。

【病理学诊断】

1.组织学诊断：肿瘤由中等大小的横纹肌样肿瘤细胞构成，瘤细胞边界清，细胞核偏位，显著的嗜酸性核仁，细胞质丰富，均质红染，核分裂多见（图8-2-2，文后彩图8-2-2）。

2.免疫组化：GFAP（－），S-100（－），Vimentin（＋），Olig-2（－），EMA（＋），CK（＋），

CK8（+），CK20（－），D2-40（+），Oct-3/4（－），Actin（+），Actin（横）（－），SMA（+），CD99（+），Fli-1（+），HPL（－），melanA（－），HMB45（－），PLAP（－），HCG（－），CK19（－），CK18（+），MAP-2（+）PCNA（++），CEA（－），Syn（+）CgA（－），CD56（+），Ki-67阳性率为50%~60%，*P53*（+），INI-1（少数+），NF（少数+），TOPO Ⅱ（++），Desmin（－），CD31（－），网织染色（部分+）。

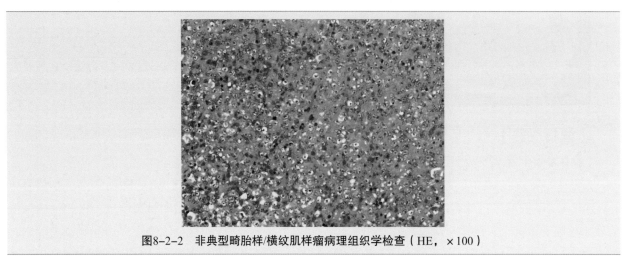

图8-2-2　非典型畸胎样/横纹肌样瘤病理组织学检查（HE，×100）

3.病理结果：非典型畸胎样/横纹肌样肿瘤（WHO Ⅳ级）。

【讨论】非典型畸胎样/横纹肌样瘤

1.概述：非典型畸胎样/横纹肌样瘤（atypical teratoid/rhabdoid tumor，AT/RT）是2016年版WHO中枢神经系统肿瘤分类中胚胎性肿瘤的一个独立亚型，WHO Ⅳ级。儿童非典型畸胎样/横纹肌样常发生于幕下，主要位于小脑蚓部、脑桥小脑角区；幕上少见，主要位于大脑半球，以额颞叶多见，其次是鞍区、松果体区。而成年人非典型畸胎样/横纹肌样瘤主要位于大脑半球，幕上幕下可同时发生，罕见于脊髓，15%~35%的患者可出现脑脊液播散或脑实质内转移。

2.病理组织学：非典型畸胎样/横纹肌样成分复杂，含横纹肌样肿瘤细胞、不同比例的原始神经外胚层肿瘤细胞肿瘤性间充质细胞和（或）上皮细胞。

3.临床表现：常无特征性。通常好发于3岁以下的幼儿，成年人少见，女性发病率较高。常表现为呕吐、激惹、嗜睡、头围增大等。年龄较大的儿童及成年人常表现出颅内压增高或局部症状，如头痛、偏瘫及颅神经麻痹等。

4.影像学特点：肿瘤实性部分细胞比较密集，在CT上呈高密度影，在MRI上T_1WI呈低信号，T_2WI及T_2-FLAIR以等、低信号为主。囊变、坏死区在T_2-FLAIR呈低信号，但信号强度较脑脊液高。肿瘤恶性程度高，成分复杂，常伴囊变、坏死，其次是出血，偶见钙化，囊变区常位于肿瘤边缘。伴有出血时因时期不同而表现不一，常表现为T_1WI稍高信号，T_2WI呈高或低信号。增强扫描以显著不均匀强化为主，曲带状环形强化是较为特征性的强化方式，位于脑浅表时可累及脑膜。小部分肿瘤可无强化或瘤内强化范围小于肿瘤体积的一半。脑脊液播散时，可见软脑膜线性强化和（或）伴多发结节，也可存在脑实质内转移。肿瘤周围常见轻度水肿，甚至无水肿，少数见中度以上水肿。常有梗阻性脑积水。DWI呈高信号，ADC呈低信号，与肿瘤细胞密度较高有关，对诊断胚胎性肿瘤有帮助。MRS显示无NAA峰或NAA峰明显下降，Cho峰明显升高，Cr峰降低，可有Lip峰或倒置的La峰，表明该肿瘤的恶性程度高。

【拓展病例】

病例1 患者男性，38岁，右侧额叶非典型畸胎样/横纹肌样瘤。右额叶实性占位，T$_1$WI呈低信号，T$_2$WI呈低-等信号，T$_2$-FLAIR呈稍低-等信号，其内可见T$_1$WI高、T$_2$WI高的出血信号，增强后呈曲带状环形强化，瘤周水肿轻。病理：非典型畸胎样/横纹肌样瘤。本病例年龄、影像学表现均不典型，与脑内高级别胶质瘤鉴别困难（图8-2-3）。

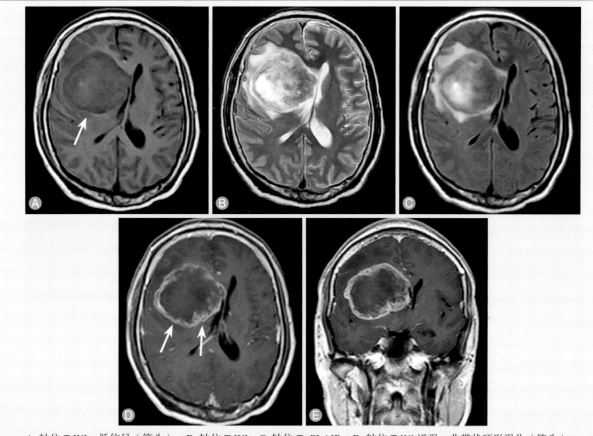

A. 轴位 T$_1$WI，低信号（箭头）；B. 轴位 T$_2$WI；C. 轴位 T$_2$-FLAIR；D. 轴位 T$_1$WI 增强，曲带状环形强化（箭头）；
E. 冠状位 T$_1$WI 增强

图8-2-3 非典型畸胎样/横纹肌样瘤MRI

病例2 患者女性，2岁，双侧桥小脑角区非典型畸胎样/横纹肌样合并脑脊液播散。双侧桥小脑角区、脑桥前缘、左侧颞叶见多发结节状或囊实性肿块，边界不清，T$_1$WI呈低信号，T$_2$WI呈稍高-高信号，T$_2$-FLAIR呈稍低-稍高信号，病灶周围水肿较轻，增强后呈不均匀明显强化。MRS上Cho峰明显升高，Cr峰及NAA峰明显降低，0.9 ppm及1.3 ppm均可见Lip峰（图8-2-4）。

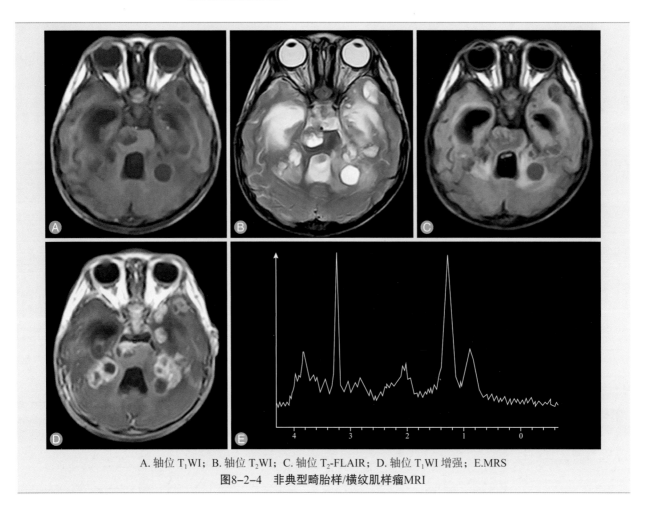

A.轴位 T_1WI；B.轴位 T_2WI；C.轴位 T_2-FLAIR；D.轴位 T_1WI 增强；E.MRS

图8-2-4 非典型畸胎样/横纹肌样瘤MRI

【诊断要点】

1.3岁以下幼儿好发，常发生于幕下，可同时累及幕上，主要位于小脑蚓部、桥小脑角区，偏侧分布较髓母细胞瘤多见。

2.T_2WI 及 T_2-FLAIR 呈等-低信号为主。发生囊变时囊变区常位于肿瘤边缘。CT上呈高密度影。可有脑脊液播散或脑实质内转移。

3.增强扫描以显著不均匀强化为主，曲带状环形强化（亦称"盘山公路征"）是较为特征性的强化方式。

4.肿瘤水肿轻，甚至无水肿。

5.DWI呈高信号，ADC呈低信号。非典型畸胎样/横纹肌样瘤影像学表现缺乏特异性，3岁以下幼儿较大肿块伴囊变，弥散受限，不均匀曲带状强化，影像学诊断疾病谱应该包括此肿瘤。

（邓达标）

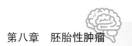

第三节　中枢神经系统神经母细胞瘤

【临床资料】

患者女性，7岁，头痛伴恶心呕吐10余天。

【影像学检查】

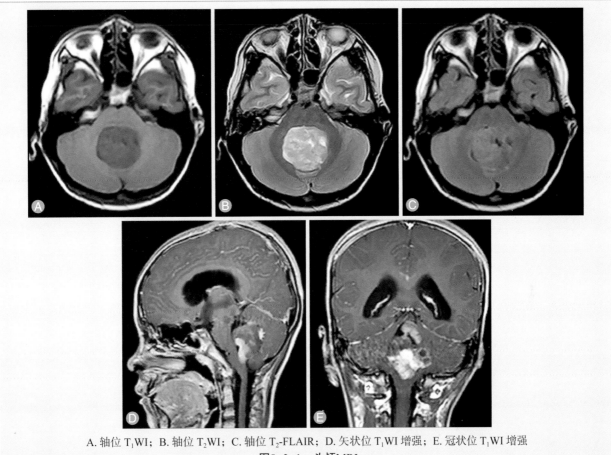

A.轴位 T_1WI；B.轴位 T_2WI；C.轴位 T_2-FLAIR；D.矢状位 T_1WI 增强；E.冠状位 T_1WI 增强

图8-3-1　头颅MRI

【解析思路】

1.临床特征：患者为女性儿童，头痛伴恶心呕吐10余天，亚急性病程。

2.影像学特点：①第四脑室区类圆形肿块，边界较清楚，T_1WI 呈低信号，T_2WI 呈高信号，T_2-FLAIR呈稍高信号，信号不均，其内见小囊变坏死区；②周围无明显水肿；③增强扫描呈不均匀明显强化；④梗阻性脑积水（图8-3-1）。

3.定位：第四脑室占位。

4.定性：高级别肿瘤？

【可能的诊断】

1.室管膜瘤

支持点：年龄，部位，强化方式。

不支持点：室管膜瘤易囊变坏死、出血；有塑形生长的特点。

2.脉络丛乳头状瘤

支持点：明显强化。

不支持点：年龄，脉络丛乳头状瘤较少发生于第四脑室且主要发生在成年人；呈分叶状，边缘呈颗粒感；增强后显著强化。

3.非典型畸胎样/横纹肌样瘤

支持点：部位，不均匀强化。

不支持点：非典型畸胎样/横纹肌样瘤发病年龄更小（1~3岁）；易囊变、坏死；曲带状环形强化是较为特征性的强化方式。

4.髓母细胞瘤

支持点：部位，形态，不均匀强化。

不支持点：无。

5.中枢神经系统神经母细胞瘤

支持点：年龄，不均匀强化。

不支持点：中枢神经系统神经母细胞瘤发病率低；好发于幕上。

【病理学诊断】

1.组织学诊断：瘤细胞呈弥漫浸润性生长或围绕血管排列，呈巢状分布，背景胶质毡不明显，瘤细胞排列密集，细胞体积中等大小，呈长梭形，部分胞浆丰富，核大，染色质粗；有异型，可见病理性核分裂象，血管增生，扩张充血（图8-3-2，文后彩图8-3-2）。

2.免疫组化：NeuN（散在+），NSE（+），Syn（+），Ki-67阳性率45%，CgA（+），Oligo-2（散在+），GFAP（+），EMA（-），S-100（+），CD34（-），Actin（-），Desmin（-）。

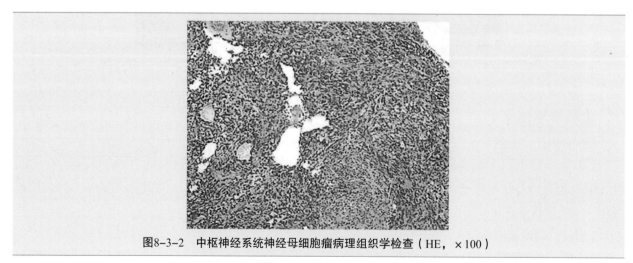

图8-3-2 中枢神经系统神经母细胞瘤病理组织学检查（HE，×100）

3.病理结果：第四脑室中枢神经系统神经母细胞瘤（WHO Ⅳ级）。

【讨论】中枢神经系统神经母细胞瘤

1.概述：2016年版WHO中枢神经系统肿瘤分类中将中枢神经系统神经母细胞瘤（centralnervoussystemneuroblastoma）归类为胚胎性肿瘤，分级为WHO Ⅳ级，与以往分类一样。

神经母细胞瘤起源于原始神经嵴，神经元细胞发生的第二阶段，即成神经细胞失去再进一步分化的能力，不断分裂增生，形成神经母细胞瘤，因此神经母细胞瘤又称为成神经细胞瘤。75%发生于腹膜后，常发生于肾上腺及交感神经链区域，其中大部分（约70%）发生于肾上腺，原发于中枢神经系统的极为罕见。

多见于儿童和青少年，80%发生于10岁以内的儿童，是儿童常见的恶性肿瘤之一，成年人发病罕见，性别无明显差异。

原发中枢神经系统神经母细胞瘤多位于幕上脑实质，以额顶叶多见，也可见于脑室内、松果体区。转移性神经母细胞瘤多发生于眼眶周围骨质，如额骨、蝶骨及颞骨，脑实质受累少见。

2.临床表现：主要为颅内占位性病变引起的相应症状和体征，如视力障碍、肢体乏力、头痛、头晕、恶心及呕吐等症状。转移性神经母细胞瘤由于常累及眼眶周围骨质，而主要表现为眼部症状，如突眼、眶旁淤斑（"熊猫眼征"）、视性眼阵挛、肌阵挛、共济失调等，部分病例还可触及腹部肿块和颅骨肿块。

3.影像学特点：肿瘤虽然恶性程度高，但边界较为清楚，可能与肿瘤的生长方式有关，即肿瘤细胞以分裂、增生为主，较少呈浸润性生长。肿瘤实性部分因肿瘤细胞密集，细胞核浆比大，在CT上呈等密度或稍高密度影，在MRI上，T_1WI呈等或稍低信号，T_2WI呈等或稍高信号，T_2-FLAIR序列以等信号或稍高信号为主，DWI呈高信号，ADC呈低信号。中枢神经系统神经母细胞瘤易发生坏死、囊变，可伴有出血、钙化，钙化呈点状或细条状，被认为是颅内神经母细胞瘤的一个重要特点。增强后实性部分呈明显不均匀强化，囊壁呈环状强化，个别可不强化。脑表面的中枢神经系统神经母细胞瘤可累及邻近脑膜，引起"脑膜尾征"，亦可累及邻近颅骨，引起骨质明显增生，板障信号减弱。肿瘤可发生脑脊液播散转移。

转移性神经母细胞瘤发生于颅骨时，可有典型影像学表现：肿块内见多发骨针垂直于颅骨（CT骨窗显示明显），肿块穿过颅骨时，板障大致形态尚存。相对于脑组织，CT上呈等密度或高密度影。在MRI上，T_1WI呈低信号，T_2WI呈低信号，T_2-FLAIR呈低信号，DWI呈高信号，ADC呈低信号，增强后呈明显不均匀强化，邻近脑膜亦增厚、强化。脑实质的转移性神经母细胞瘤与一般转移瘤表现相似，增强后呈环形强化。在腹部或其他部位可找到原发病灶。

原发中枢神经系统神经母细胞瘤无或有轻度瘤周水肿。

【拓展病例】

病例1　患者男性，23岁，左侧颞叶中枢神经系统神经母细胞瘤。左侧颞叶不规则肿块，T_1WI呈低信号，T_2WI呈等信号，T_2-FLAIR呈稍高信号，其内见囊变坏死、出血信号，增强后肿瘤不均匀明显强化，可见"脑膜尾征"（图8-3-3）。

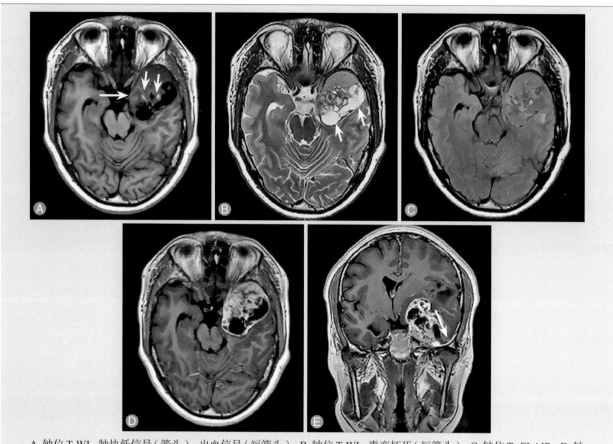

A.轴位 T_1WI，肿块低信号（箭头），出血信号（短箭头）；B.轴位 T_2WI，囊变坏死（短箭头）；C.轴位 T_2-FLAIR；D.轴位 T_1WI 增强；E.冠状位 T_1WI 增强，"脑膜尾征"（箭头）

图8-3-3 中枢神经系统神经母细胞瘤MRI

　　病例2　患者男性，2岁，左侧额顶骨转移性神经母细胞瘤。左侧额顶骨见实性肿块，T_1WI呈低信号，T_2WI呈低信号，呈T_2-FLAIR低信号，ADC呈低信号，见少许出血信号影。CT上呈高密度影，并见骨针垂直于颅骨，颅骨大体形态尚存在。增强后肿瘤呈不均匀明显强化，可见"脑膜尾征"。腹部轴位T_2WI平扫见左肾上极区域低高混杂信号影（图8-3-4）。

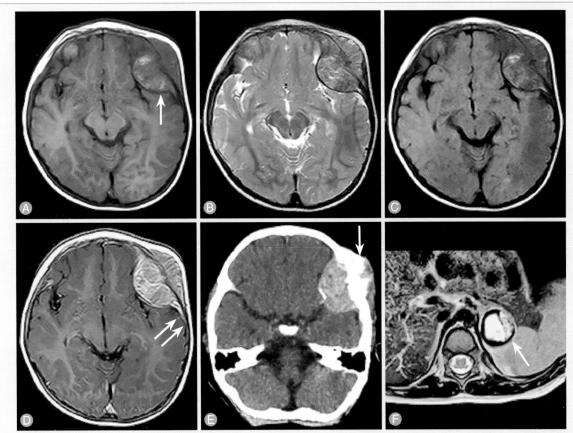

A. 轴位 T_1WI，实性肿块（箭头）；B. 轴位 T_2WI；C. 轴位 T_2-FLAIR；D. 轴位 T_1WI 增强，"脑膜尾征"（箭头）；
E. 轴位 CT，高密度影（箭头）；F. 左侧肾上腺区轴位 T_2WI，低高混杂信号（箭头）

图8-3-4　中枢神经系统神经母细胞瘤MRI和CT图像

【诊断要点】

1.儿童多见，多位于幕上脑实质，以额顶叶多见，也可见于脑室内。转移性神经母细胞瘤多发生于眼眶周围骨质。

2.CT呈等密度或稍高密度影，DWI呈高信号，ADC呈低信号。发生于脑表面时可累及邻近脑膜，引起"脑膜尾征"，亦可累及邻近颅骨。转移性神经母细胞瘤发生于颅骨时，T_2WI呈低信号。肿块内多发骨针垂直于颅骨，肿块穿过颅骨时，板障大致形态存在。

3.易发生囊变、坏死、出血、钙化，钙化是颅内神经母细胞瘤的一个重要特点。瘤周水肿无或轻。

（邓达标）

第 **9** 章

脑神经及椎旁神经肿瘤

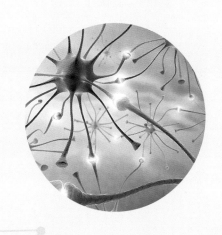

第一节　听神经瘤

【临床资料】

患者男性，70岁，左侧听力下降7年，头昏、头痛2年。

【影像学检查】

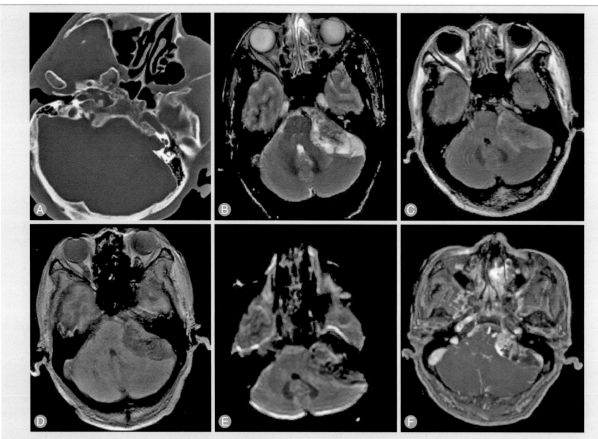

A. 轴位CT骨窗；B. 轴位T₂WI；C. 轴位T₂-FLAIR；D. 轴位T₁WI；E. 轴位DWI；F. 轴位T₁WI增强

图9-1-1　头颅CT图像和MRI

【解析思路】

1.临床特征：患者为老年男性，慢性发作病史。

2.影像学特点：CT轴位骨窗见左侧内听道"喇叭口样"扩大，左侧桥小脑角区囊实性占位，信号混杂，以T_1WI低信号、T_2WI高信号为主，病灶内可见多发囊变，DWI呈低信号，ADC呈高信号，增强明显不均匀强化，轴位MRI显示内听道呈"喇叭口样"改变，脑桥及第四脑室明显受压、变形。轴位增强后可见明显不均匀强化（图9-1-1）。

3.定位：左侧桥小脑角区。

4.定性：病灶呈囊实性占位，患侧内听道呈"喇叭口样"扩大及听神经增粗，增强明显不均匀强化，囊变较明显。

【可能的诊断】

1.脑膜瘤

支持点：肿块广基底与硬膜相连。

不支持点：内听道扩大，囊变范围大，明显不均匀强化，未见"脑膜尾征"。

2.胆脂瘤

支持点：有钻缝生长的表现。

不支持点：DWI信号不高，增强不均匀强化。

3.听神经瘤

支持点：囊实性占位，病灶患侧内听道呈"喇叭口样"扩大及听神经增粗，增强后明显不均匀强化，囊变区无强化。

不支持点：无。

【病理学诊断】

1.组织学诊断：（左侧桥小脑角占位组织）听神经瘤。

2.免疫组化：S-100（＋），Vimentin（＋），CD34（血管+），S0X-10（＋），*P53*（－），EMA（－），GFAP（－），Ki-67阳性率约2%。（备注：分型参照2016年版WHO中枢神经系统肿瘤分类）。

3.病理结果：左侧桥小脑角听神经瘤（图9-1-2，文后彩图9-1-2）。

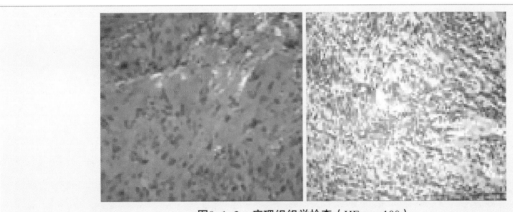

图9-1-2 病理组织学检查（HE，×100）

【讨论】听神经瘤

1.概述：听神经瘤占桥小脑角肿瘤的80%~90%，占颅内肿瘤的10%，是桥小脑角区最常见的良性肿瘤，多数为单侧发病，少数为双侧发病。后者常见于多发性神经纤维瘤病，是一种常染色体遗传疾病，常合并多种先天性畸形和其他颅内病变。

2.病理组织学：听神经瘤属于良性肿瘤。一般起源于神经鞘膜的施万细胞，大多数发生于前庭神经。前庭神经鞘细胞增生，逐渐形成肿瘤。初期肿瘤呈为球形或卵圆形，为实性肿块，有完整的包膜，边界清楚，由内听动脉供血，当肿瘤较大时，可因为肿瘤退行性变、缺血坏死而囊变。组织学上由两种形态构成：Antoni A型，梭形细胞紧密平行排列呈束状、栅栏状或不完全漩涡状（Verocay小体）；Antoni B型，细胞稀少，排列呈疏松网状结构，细胞间液体积聚及小囊腔形成。病程长者见血管透明变性、囊变、含铁血黄素沉积等退行性改变。常见*NF2*基因突变。

3.临床表现：临床主要表现为桥小脑角综合征，即病侧听神经、面神经和三叉神经受损及小脑症状。肿瘤压迫第四脑室，脑脊液循环受阻形成颅内高压。

4.影像学特点：①CT显示桥小脑角区圆形等密度或稍高密度肿块影，边界清楚，部分病灶较大，中心可坏死囊变，增强扫描多呈明显强化，囊变者呈环形强化，随着病灶增大，可以引起内听道扩大，为漏斗状，有时伴有骨质破坏，对于肿瘤直径＜1.5 cm的病灶，CT较难发现内听道的明显扩大，但较对侧＞2 mm时，有诊断意义，肿瘤与岩骨关系密切，病灶与岩骨接触面积小，形成"锐角征"，压迫脑干、小脑，第四脑室受压变形、移位，病灶大者可见第四脑室闭塞所引起的侧脑室增大征象；②MRI显示肿瘤位于桥小脑角，为圆形或分叶状，多呈不均匀长T_1WI、长T_2WI信号，在病灶实质部分见T_2WI等信号及T_2WI高信号双相（对应Antoni A区、Antoni B区）信号改变，常有囊变。囊变区在T_1WI上呈低信号，在T_2WI上呈明显高信号。增强实质强化，囊性部分不强化。无论病灶是实性，还是囊性，MRI都能较好地显示病灶及周围结构情况，为病变的定性诊断提供更多信息。

【拓展病例】

病例1 患者男性，33岁，因"头晕2个月"入院。左侧桥小脑角区占位，T_1WI以低信号为主，T_2WI高低混杂信号，DWI信号不高，增强不均匀强化，囊变区无强化，内听道扩大；手术病理为左侧桥小脑角区听神经瘤（图9-1-3）。

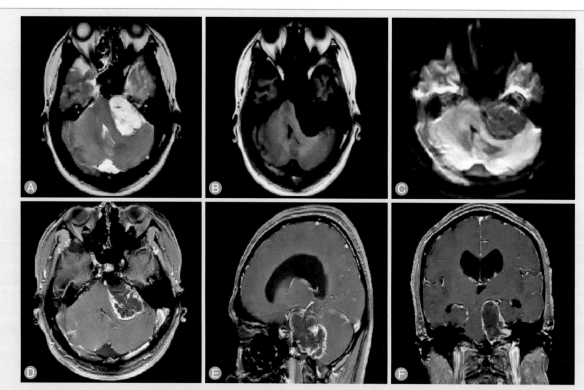

A. 轴位 T_2WI；B. 轴位 T_1WI；C. 轴位 DWI；D. 轴位 T_1WI 增强；E. 矢状位 T_1WI 增强；F. 冠状位 T_1WI 增强

图9-1-3 左侧桥小脑角区听神经瘤MRI

病例2 患者男性，63岁，头痛、头晕半月余。右侧桥小脑角区听神经瘤（图9-1-4）。

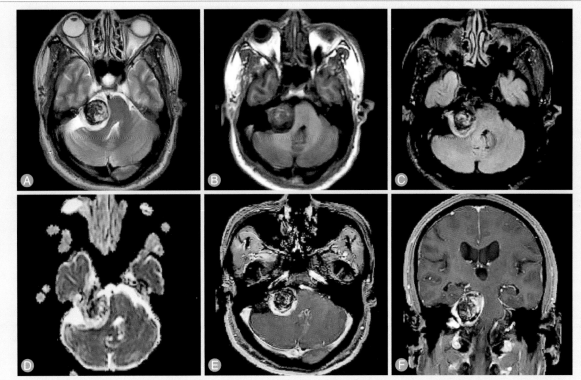

A. 轴位 T_2WI；B. 轴位 T_1WI；C. 轴位 T_2-FLAIR；D. 轴位 ADC；E. 轴位 T_1WI 增强；F. 冠状位 T_1WI 增强。多发出血、囊变，不均匀强化

图9-1-4 右侧桥小脑角区听神经瘤MRI

【典型征象】

1."带蒂征"：内听道扩大，定位于内听道（图9-1-5）。

2.囊变（图9-1-6）。

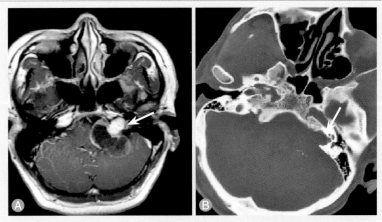

A. 轴位 T_1WI 增强；B. 轴位 CT 骨窗。内听道扩大，听神经增粗（箭头）

图9-1-5 左侧听神经瘤MRI和CT图像

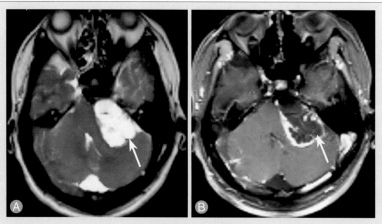

A. 轴位 T$_2$WI；B. 轴位 T$_1$WI 增强。囊变区无强化，实质部分强化（箭头）

图9-1-6 右侧听神经瘤MRI

【诊断要点】

1.听神经瘤，WHO Ⅰ 级。

2.好发于青壮年，局部压迫症状，双侧发病与Ⅱ型神经纤维瘤病有关。

3.内听道扩张及肿瘤"带蒂征"定位于内听道。

4.囊变及T$_2$WI双相信号是特点。

（拓展病例由贵州省第二人民医院杨倩医师、山东青岛市即墨区人民医院侯健医师提供）

（杨再银）

第二节　椎管神经鞘瘤

【临床资料】

患者男性，57岁，无明显诱因颈部疼痛伴左上肢肌力减退2月余。

【影像学检查】

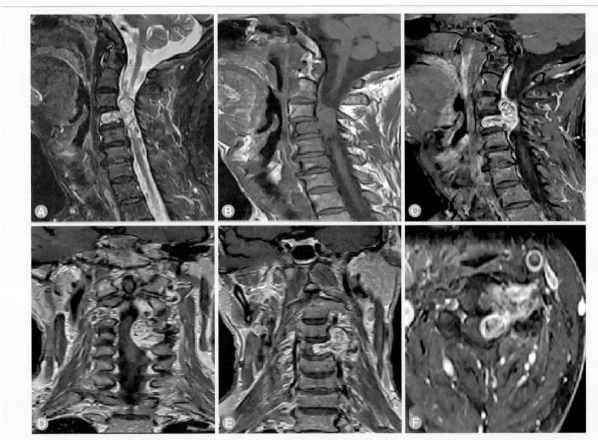

A.矢状位 T_2WI 脂肪抑制；B.矢状位 T_1WI；C.矢状位 T_1WI 增强；D、E.冠状位 T_1WI 增强；F.轴位 T_1WI 增强
图9-2-1　颈椎MRI

【解析思路】

1.临床特征：患者为中老年男性，慢性病程，无明显诱因颈部疼痛伴左上肢肌力减退2月余。

2.影像学特点：颈段（$C_{3\sim4}$）椎管内外沟通囊实性肿物，实性成分大部分位于肿物外周，T_1WI 等信号，T_2WI 等信号，囊性成分主要位于肿物中央，呈显著 T_1WI 低信号、T_2WI 高信号，肿物呈哑铃状，局部蛛网膜下隙呈杯口状扩张，相应脊髓受压移位，增强后实性成分明显强化，囊性成分无强化，与左侧神经根关系密切，相应椎体受累（图9-2-1）。

3.定位：颈段（$C_{3\sim4}$）椎管内外沟通肿块。

4.定性：病灶表现为囊实性、肿瘤性病变，蛛网膜下隙呈杯口状扩张，囊变区无强化，实质成分明显强化，跨越椎间孔生长呈哑铃状，考虑椎管神经鞘瘤。

表 9-2-1 椎管内常见疾病的鉴别诊断

项目	黏液乳头型室管膜瘤	脊膜瘤	神经鞘瘤	神经纤维瘤	软脊膜转移瘤
发病年龄	成年人	40岁以下	成年人	成年人	中老年人
好发部位	脊髓圆锥、终丝	胸段、其次颈段	颈段和上胸段	各节段均可	各节段均可
病灶大小形态	分叶状，病变局限或较广泛	类圆形或椭圆形相邻，椎管可见骨质增生改变	单发圆形分叶状或哑铃状	多发，圆形或哑铃状，偏一侧生长	单发或单发结节位于椎体后外侧
出血坏死囊变	囊变多见	可囊变	可囊变、出血	囊变少见	可坏死、囊变
椎间孔扩张	无	无	可有	可有	无
信号特征	T_1WI低至中等，含蛋白时高，T_2WI高	T_1WI中等，T_2WI稍高	T_1WI低至中等，T_2WI高	T_1WI低至中等，T_2WI高	T_1WI低至中等，T_2WI中等至高
强化特点	强化较明显	明显强化	明显强化或不均匀强化	明显强化或不均匀强化	结节强化软脊膜强化
备注	—	可钙化	无纤维组织成分	有纤维组织成分	—

【可能的诊断】

1.脊膜瘤

支持点：老年人，椎管内明显强化肿瘤。

不支持点：常呈宽基底与硬脊膜相连，呈"D字征"，增强扫描均匀强化，可见"脊膜尾征"，该征象为其特征性表现。

2.室管膜瘤

支持点：多节段受累，囊变，明显强化。

不支持点：室管膜瘤好发于髓内，与本例不符。

3.转移瘤

支持点：老年人，椎管内明显强化肿瘤，病灶多位于硬脊膜外，椎体受累。

不支持点：无原发病史。

4.神经鞘瘤

支持点：椎管最常见肿瘤，好发于中老年人，多位于髓外硬膜内，边缘清晰，脊髓受压移位，增强明显不均匀强化、环形强化，跨越椎间孔生长呈哑铃状改变。

不支持点：无。

椎管内常见疾病的鉴别诊断见表9-2-1。

【病理学诊断】

1.组织学诊断：肉眼可见一堆灰白、灰黄、灰褐色碎组织，约6 cm×5 cm×3 cm，肿物部分质韧，部分质软。切面灰黄色，实性，质韧，表面包膜完整。($C_{3\sim4}$椎管内外肿物）符合神经鞘瘤（图9-2-2，文后彩图9-2-2）。

2.免疫组化：S-100（+++），GFAP（+++），PR（-），EMA（-），Ki-67阳性率5%，*P53*（-），STAT6（-），CD34（+）。

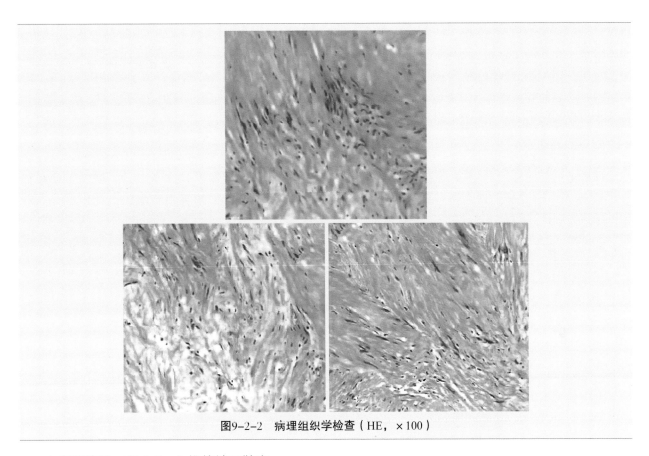

图9-2-2 病理组织学检查（HE，×100）

3.病理结果：颈（C_{3~4}）椎管神经鞘瘤。

【讨论】椎管神经鞘瘤

1.概述：椎管神经鞘瘤为WHO I级。

2.病理组织学：神经鞘瘤的细胞构架分为Antoni A区和Antoni B区。Antoni A区：由密集的梭形细胞构成，细胞核排列呈栅栏或漩涡状，富含的层黏连蛋白使细胞紧密相连。Antoni B区：细胞纤细、稀疏，细胞之间空隙由嗜碱性的黏蛋白充填，同时该区含有载脂组织细胞、淋巴细胞和透明样变的小血管。

3.临床表现：神经鞘瘤是最常见的神经源性肿瘤，起源于神经鞘膜施万细胞，又称施万细胞瘤，多为良性肿瘤，可发生于全身任何神经走行区，95%为孤立性和散发性病变。椎管内神经鞘瘤是椎管内最常见的肿瘤，约占29%，颈胸段多见。发病年龄多为40~60岁，无明显性别差异。起病缓慢，病程较长，早期常以根性疼痛为首发症状，后期出现脊髓压迫症状，表现为进行性肢体麻木、无力、僵硬、行走不稳等。

4.影像学特点：CT表现为界限不清的软组织密度影，有的见神经根增粗，呈圆形软组织密度或表现为蛛网膜下隙增宽扩大，脊髓向一侧移位，CT可见椎体骨质吸收，椎间孔扩大；肿瘤主要由Antoni A区与Antoni B区细胞组成，瘤体较小时肿瘤中心以Antoni A区为主，主要组成肿瘤实性成分；瘤体较大时肿瘤中心以Antoni B区为主，以间质成分、细胞间水肿液及黏液成分较多，易出现囊变、坏死，中心呈更低密度，影像学上表现为"靶征"。MRI表现为椎管内神经鞘瘤呈圆形、卵圆形及哑铃状，沿椎管长轴生长，边缘光滑，境界清晰，肿瘤经椎间孔延神经根向椎管外生长，由于骨性椎间孔空间狭小，对肿瘤生长有限制作用，故肿瘤多呈哑铃状。肿瘤以Antoni A区为主型，呈T_1WI等或稍低信号，T_2WI等或稍高信号，增强扫描呈明显均匀强化。以Antoni A区和Antoni B区均等型呈混杂T_1WI等或稍低信号，T_2WI等或稍高信号，其内见点片状T_1WI低信号、T_2WI高信号，增强扫描呈明显不均匀强化，强化区和非强化区混杂分布。以Antoni B区为主型病灶内大片状T_1WI低信号、T_2WI高信号，增强扫描见明显环状强化，其内不强化。肿瘤常见囊变，呈T_2WI水样高信号并不强化。囊变的常见原因：①肿瘤内黏液区或小囊肿汇聚融合；②肿瘤内的疏松的基质组织变性；③肿瘤缺血坏死；④肿瘤内出血。

【拓展病例】

病例1 患者女性，56岁，发现颈部占位4个月，伴颈部疼痛加重10余天。$C_{3\sim5}$椎体节段见内髓外硬膜下扁圆状囊实性占位，以T_1WI低信号、T_2WI高信号为主，增强扫描呈不均匀、环形强化（图9-2-3）。

病例2 患者男性，61岁，进行性下肢无力1个月。连续多个椎体平面髓外硬膜下病变，T_1WI等信号，T_2WI脂肪抑制序列稍高信号，T_1WI脂肪抑制序列增强扫描显示病变明显强化（图9-2-4）。

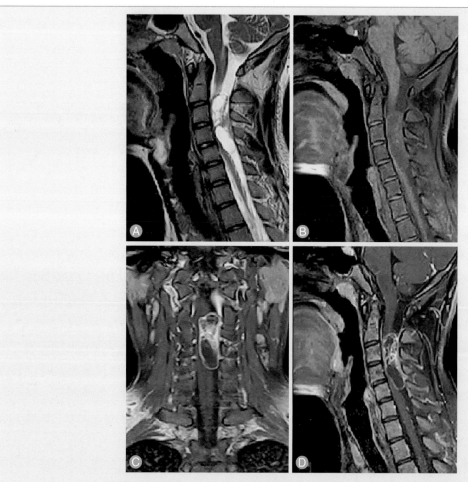

A. 矢状位 T_2WI；B. 矢状位 T_1WI 脂肪抑制；C. 冠状位 T_1WI 增强；D. 矢状位 T_1WI 增强

图9-2-3　椎管内神经鞘瘤MRI

【典型征象】

1.T_1WI增强，典型"哑铃状"征象（图9-2-5）。

2.囊变常见（图9-2-6）。

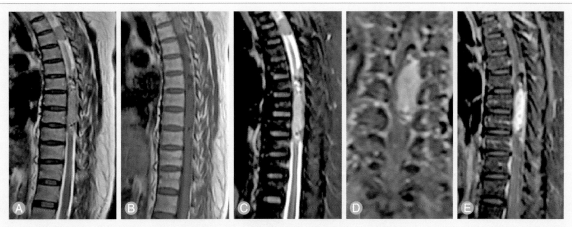

A.矢状位 T$_2$WI；B.矢状位 T$_1$WI；C.矢状位 T$_2$WI 脂肪抑制；D.冠状位 T$_1$WI 增强；E.矢状位 T$_1$WI 增强。增强明显不均匀强化

图9-2-4 椎管内神经鞘瘤MRI

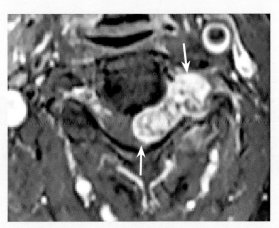

轴位 T$_1$WI 增强，"哑铃状"征象（箭头）

图9-2-5 椎管内神经鞘瘤MRI

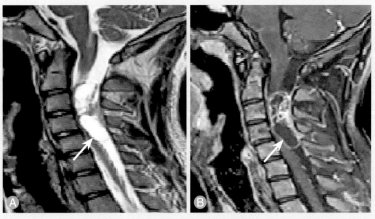

A.矢状位 T$_2$WI；B.矢状位 T$_1$WI 增强。囊变（箭头）

图 9-2-6 椎管内神经鞘瘤 MRI

【诊断要点】

1.椎管内神经鞘瘤为WHO Ⅰ级。

2.发病年龄多为40~60岁，颈胸段多见，起病缓慢，病程较长，常见神经根性疼痛及脊髓受压症状。

3.椎管内神经鞘瘤的特点是境界清楚的脊神经根处肿块，大部分位于髓外硬膜内，也可位于为硬膜外或跨硬膜内外。肿瘤从椎管内穿过椎间孔向椎管外生长可呈现特征性的"哑铃状"；肿瘤常见囊变，中心囊变时可呈"靶征"。

（拓展病例由湖北省武穴市第一人民医院范香香医师提供）

（杨再银）

第三节　脑内神经鞘瘤

【临床资料】

患者男性，14岁，突发四肢抽搐5小时。

【影像学检查】

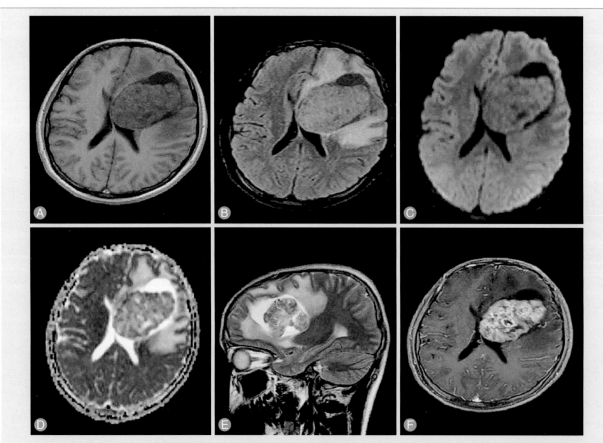

A. 轴位 T$_1$WI；B. 轴位 T$_2$-FLAIR；C. 轴位 DWI；D. 轴位 ADC；E. 矢状位 T$_2$WI；F. 轴位 T$_1$WI 增强

图9-3-1　头颅MRI

【解析思路】

1.临床特征：患者为青少年，偶然发现。

2.影像学特点：①左侧额叶延伸至侧脑室旁囊实性病灶，内部多发小囊性灶，周围见一圈囊样信号，邻近脑室受压；②实性部分T_1WI呈等稍低不均匀信号，T_2WI呈等及稍高不均匀信号，囊性部分T_1WI呈低信号，T_2WI呈高信号，T_2-FLAIR呈脑脊液样低信号，DWI呈等及稍低信号，ADC呈等信号；③病灶占位效应明显，瘤周水肿明显；④增强扫描实性部分呈明显不均匀强化，囊变区无强化，周围一圈囊样信号的壁未见强化（图9-3-1）。

3.定位：左侧额叶、侧脑室旁。

4.定性：良性或低度恶性肿瘤。

【可能的诊断】

1.毛细胞型星形细胞瘤

支持点：青少年患者，额叶囊实性肿块。

不支持点：毛细胞型星形细胞瘤较少出现于幕上，毛细胞型星形细胞瘤常见囊性灶伴结节，T_2WI信号多较高，瘤周水肿多不明显。

2.胚胎性肿瘤

支持点：青少年患者，脑实质内巨大囊实性软组织肿块，实性部分明显强化。

不支持点：高度恶性肿瘤，易沿软脑膜播散，易出血、钙化，实性部分弥散受限。

3.室管膜瘤

支持点：青少年患者，侧脑室旁囊实性病灶，实性部分明显强化。

不支持点：容易囊变、出血、钙化，T_2-FLAIR囊内高于脑脊液信号，囊壁强化。

4.脑实质内神经鞘瘤

支持点：青少年患者，囊实性病灶，实性部分T_1WI呈等稍低不均匀信号，T_2WI呈等稍高不均匀信号，增强扫描后明显不均匀强化，囊性部分无强化。

不支持点：脑实质内神经鞘瘤罕见。

【病理学诊断】

1.组织学诊断：细胞核染色深，梭形细胞呈束状分布，形成Antoni A区，网状细胞散在分布，形成Antoni B区；S-100呈弥漫阳性（图9-3-2，文后彩图9-3-2）。

2.病理结果：（脑实质）神经鞘瘤。

【讨论】脑实质内神经鞘瘤

1.概述：脑实质内的神经鞘瘤极为罕见，通常为孤立病灶，极少以神经纤维瘤病的形式出现，多为个案报道。

本病为非源于脑神经的神经源性肿瘤。脑神经在穿出软脑膜后，其周围才有包绕的施万细胞，软脑膜内的脑实质并不存在施万细胞，因此该肿瘤的起源一直存在争议，主要有3种学说：①由多间充质细胞转化而来；②由中枢神经系统内异位神经嵴细胞发展而来；③来源于相邻正常组织中的施万细胞。

2.病理组织学：HE染色显示肿瘤细胞核染色较深，可见典型的Antoni A区及Antoni B区；免疫组化显示S-100弥漫阳性，GFAP和EMA阴性。

3.影像学特点：实性部分T_1WI以等及稍低信号为主、T_2WI呈等及稍高信号，明显均匀强化，肿瘤边界清晰，多伴有囊变，囊液呈现均质水样信号/密度影；周围一般可见不同程度水肿，此征象较有特点。其病理基础目前尚未明确。

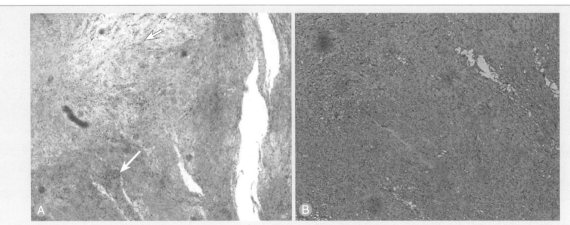

A.病理显示 Antoni A 区（箭头），Antoni B 区（短箭头）；B.免疫组化 S-100

图9-3-2　病理组织学检查（HE，×100）

【拓展病例】

病例　患者男性，9岁，头外伤后发现脑内占位，（右侧顶枕叶）恶性神经鞘瘤。MRI表现：①右侧顶叶囊实性占位；②实性成分T_1WI呈等信号，T_2WI呈等略高信号，周围可见轻度水肿信号，DWI呈高信号；囊性成分T_1WI呈低信号，T_2WI呈高信号，T_2-FLAIR高于脑脊液信号；③增强扫描实性部分明显强化，囊壁可见强化（图9-3-3）。

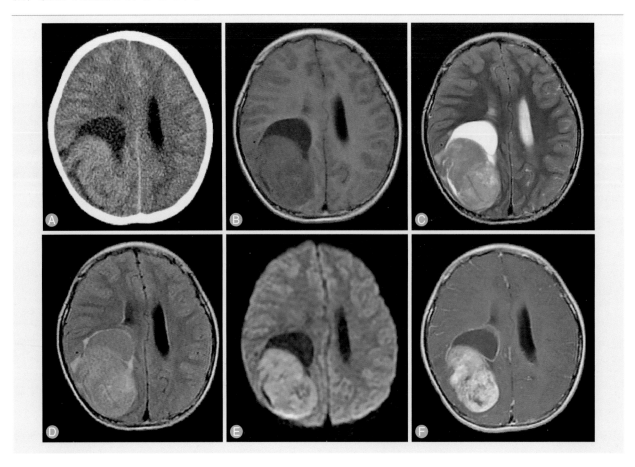

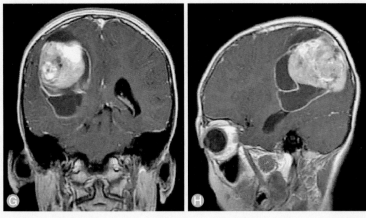

A.轴位CT；B.轴位T₁WI；C.轴位T₂WI；D.轴位T₂-FLAIR；E.轴位DWI；F.轴位T₁WI增强；G.冠状位T₁WI增强；H.矢状位T₁WI增强

图9-3-3　脑实质神经鞘瘤CT图像和MRI

【诊断要点】

脑实质神经鞘瘤十分罕见，易误诊为其他肿瘤，但与外周神经鞘瘤一样，都有典型的Antoni A区及Antoni B区的信号及强化模式，水肿较一般的低级别胶质瘤明显，偶有钙化。发病年龄小是其特点。

（拓展病例由江苏张家港第一人民医院卢娴医师提供）

（华建军　许　鹏）

第 **10** 章

脑膜瘤

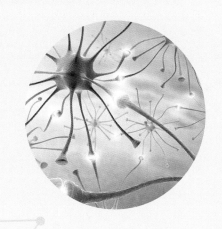

第一节　脑膜瘤总论

【概念和分类】

脑膜瘤：由脑膜皮细胞（蛛网膜细胞）构成的或向脑膜皮细胞分化的肿瘤，发生于硬脑膜内表面。

（1）分类：2016年版中枢神经系统肿瘤分类将其分为3级15个亚型。

1）Ⅰ级脑膜瘤（良性）：①脑膜上皮细胞型脑膜瘤；②纤维型脑膜瘤；③过渡型脑膜瘤；④砂砾体型脑膜瘤；⑤血管瘤型脑膜瘤；⑥微囊型脑膜瘤；⑦分泌型脑膜瘤；⑧富淋巴浆细胞型脑膜瘤；⑨化生型脑膜瘤。

2）Ⅱ级脑膜瘤（中间型，有复发倾向）：①非典型性脑膜瘤；②脊索样型脑膜瘤；③透明细胞型脑膜瘤。

3）Ⅲ级脑膜瘤（高复发高侵袭生长的脑膜瘤）：①间变性脑膜瘤；②横纹肌样型脑膜瘤；③乳头状型脑膜瘤。

（2）病因：不明，部分与辐射相关。

（3）好发年龄、性别：中老年女性好发，部分高级别脑膜瘤好发于儿童。

（4）部位：一般好发于颅内、眶内、脊柱内、部分脑室内甚至脑内。颅内大多发生于大脑凸面。

（5）症状：一般由肿瘤压迫引起，常见头痛和癫痫，另外可因部位不同出现各种局灶症状。

（6）遗传学改变和综合征：与NF2基因改变相关，在神经纤维瘤病Ⅱ型中常见，出现多发脑膜瘤、多发神经鞘瘤、室管膜瘤等（图10-1-1）。

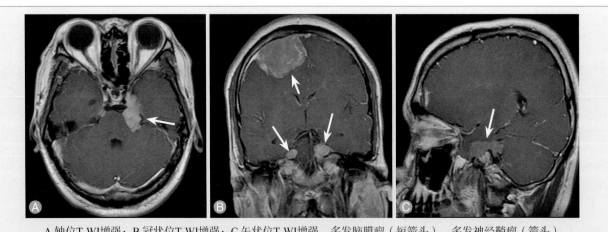

A.轴位T₁WI增强；B.冠状位T₁WI增强；C.矢状位T₁WI增强。多发脑膜瘤（短箭头），多发神经鞘瘤（箭头）

图10-1-1　神经纤维瘤病Ⅱ型MRI

（7）治疗和预后：一般行手术治疗、放射治疗等，Ⅰ级脑膜瘤预后好，Ⅱ、Ⅲ级预后不佳。

【定位】

分析脑肿瘤性病变时，首先面临的问题是定位，正确定位可以显著缩小诊断范围，大多数的病变定位是明确的，脑外肿瘤如脑膜瘤、孤立性纤维性肿瘤/血管外皮细胞瘤，脑膜瘤相对多见，常有脑外征象，容易区分脑内外起源。但一些脑皮层肿瘤向外生长造成脑内外定位困难，如多形性黄色瘤型星形细胞瘤、神经节细胞胶质瘤、少突胶质细胞肿瘤、胶质母细胞瘤（特别是好发于浅表、容易向外生长的上皮样胶质母细胞瘤）。另外，一些肿瘤如室管膜瘤等有时也存在定位上的困难。从临床来说，脑外肿瘤如脑膜瘤主要表现为头痛、局部压迫感等非特异性症状，发病年龄偏大，皮层的高级别胶质瘤发生癫痫的概率和脑膜瘤的差异不大，更加剧了定位上的难度；而大脑皮层的低级别肿瘤，主要是一些皮层致癫痫性肿瘤，它的癫痫发生率极高，具有重要的定位价值。

一些常见的定位法和特殊的定位法，具体如下。

（1）常规定位法

1）脑脊液环：瘤脑间出现脑脊液环是脑外肿瘤的直接征象。

2）肿瘤两侧蛛网膜下隙增宽：这是肿瘤由外向内挤压生长的结果，提示脑外肿瘤，外生胶质瘤可例外。

另外，脑膜供血血管提示脑外肿瘤；边缘光滑、水肿信号均匀可协助定位脑外（图10-1-2）。

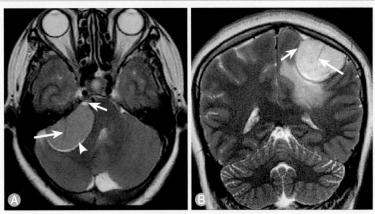

A.轴位T₂WI；B.冠状位T₂WI。脑脊液环（三角箭头）、肿瘤两侧蛛网膜下隙增宽（短箭头）、脑膜供血血管（箭头）

图10-1-2 脑膜瘤MRI

脑表面高级别胶质瘤的肿瘤两侧蛛网膜下隙增宽，但此时不能只靠本征象定位（图10-1-3）。

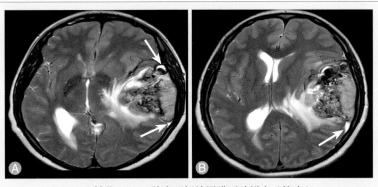

A、B.轴位T₂WI，肿瘤两侧蛛网膜下隙增宽（箭头）

图10-1-3 脑表面高级别胶质瘤MRI

3）宽基底与颅骨连接及"脑膜供血征"一般是脑外肿瘤征象。肿瘤见脑膜供血血管一般反映脑膜动脉供血，常见于脑外肿瘤如脑膜瘤（图10-1-4），但部分高级别胶质瘤（图10-1-5）浸润脑膜及颅骨时也可见到，影像学表现为由硬脑膜颅骨发出的放射状流空影或放射条纹状强化影。

胶质母细胞瘤浸润脑膜颅骨获取脑膜血供，也可出现"脑膜供血征"，此时不能只靠本征象定位（图10-1-5）。

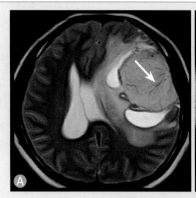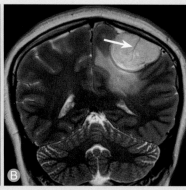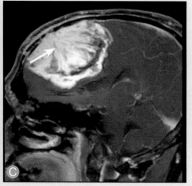

A.轴位T$_2$WI；B.冠状位T$_2$WI；C.矢状位T$_1$WI增强。宽基底、脑膜供血动脉及"脑膜供血征"（箭头）

图10-1-4　脑膜瘤MRI

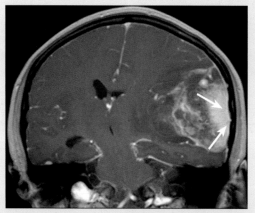

冠状位T$_1$WI增强，"脑膜供血征"（箭头）

图10-1-5　胶质母细胞瘤MRI

4）"脑膜尾征"一般认为与肿瘤附着处的脑膜反应性充血等有关，部分为肿瘤细胞脑膜浸润，常见于脑膜瘤（图10-1-6），也可见于脑皮层表面肿瘤侵犯脑膜或引起脑膜反应（图10-1-7），此时不能只靠本征象定位。

5）瘤脑界面血管明显一般提示脑外肿瘤，脑表面胶质瘤可例外（图10-1-8），此时不能只靠本征象定位。

6）颅骨改变：颅骨增厚（图10-1-9）或颅骨增厚和破坏并存（图10-1-10）一般是脑膜瘤征象；颅骨压迹一般是脑皮层肿瘤征象（图10-1-11），少部分脑膜瘤也可出现。

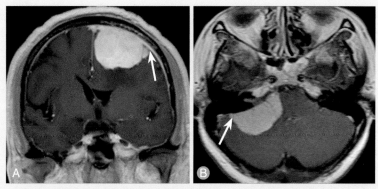

A.冠状位T$_1$WI增强；B.轴位T$_1$WI增强。"脑膜尾征"（箭头）

图10-1-6　脑膜瘤MRI

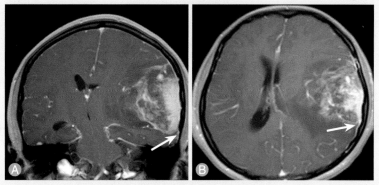

A.冠状位T$_1$WI；B.轴位T$_1$WI增强。"脑膜尾征"（箭头）

图10-1-7　胶质母细胞瘤MRI

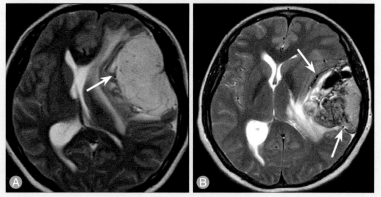

A.轴位T$_2$WI，脑膜瘤的瘤脑界面血管（箭头）；B.轴位T$_2$WI，胶质母细胞瘤的瘤脑界面血管（箭头）

图10-1-8　瘤脑界面血管MRI

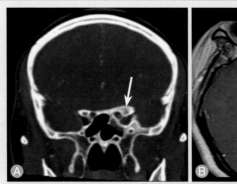
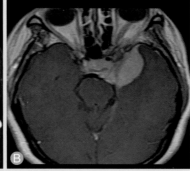

A.冠状位CT骨窗，蝶骨小翼增厚硬化（箭头）；B.轴位T₁WI增强

图10-1-9 脑膜瘤CT图像和MRI

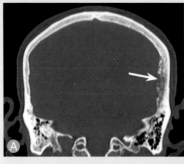
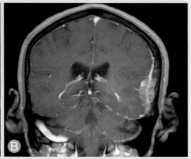

A.冠状位CT骨窗，颅骨增厚和破坏并存（箭头）；B.冠状位T₁WI增强

图10-1-10 脑膜瘤CT图像和MRI

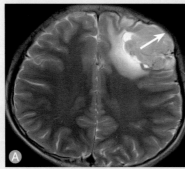
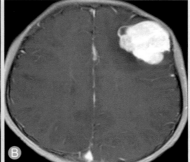

A.轴位T₂WI；B.轴位T₁WI增强。颅骨压迹（箭头）

图10-1-11 多形性黄色瘤型星形细胞瘤MRI

（2）强化定位法

脑组织与脑外组织的最大区别是有血脑屏障，发生脑内肿瘤时，往往有部分血脑屏障残留，表现为肿瘤部分区域强化（血脑屏障破坏）、部分区域不强化（血脑屏障残留）的模式（图10-1-12）。脑外肿瘤无血脑屏障，特点是均匀强化（但要除外坏死、囊变、出血等无生机组织），当所有有生机的组织都强化时，倾向脑外肿瘤（图10-1-13）。

（3）脑回状结构定位法

肿瘤出现脑回样形态，表明肿瘤起源于皮层脑回或出现皮层结构分化，说明为脑内神经上皮源性肿瘤（图10-1-14）。

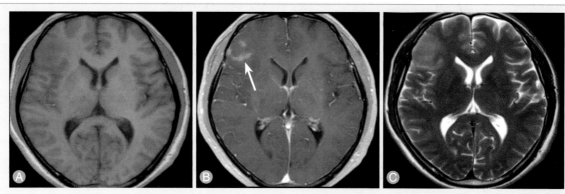

A.轴位T$_1$WI；B.轴位T$_1$WI增强，部分强化（箭头）；C.轴位T$_2$WI

图10-1-12　胶质母细胞瘤MRI

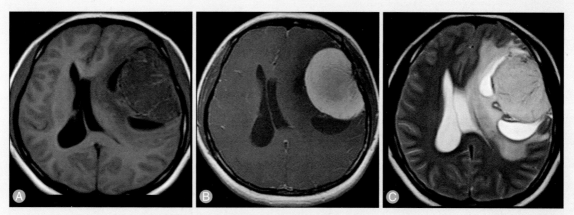

A.轴位T$_1$WI；B.轴位T$_1$WI增强；C.轴位T$_2$WI。均匀强化

图10-1-13　脑膜瘤MRI

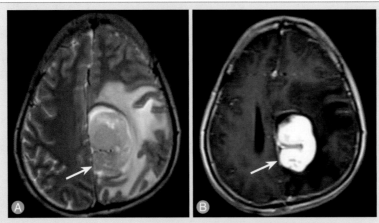

A.轴位T₂WI；B.轴位T₁WI增强。肿瘤出现脑回样形态（箭头）

图10-1-14　间变性多形性黄色瘤型星形细胞瘤MRI

【生长模式】

1.扁平斑块型：呈扁平斑块状生长，常引起相应颅骨膨胀、肥厚、破坏，甚至包绕颅骨（图10-1-15）。

2.团块型：表现为肿块样生长，宽基底附着于硬脑膜（图10-1-16）。

【继发病理改变】

1.骨质改变一般引起骨质增生、硬化，少数可破坏。

2.脑膜瘤囊变一般分4型：1型囊腔位于肿瘤中央区；2型囊腔位于肿瘤边缘，有一层肿瘤包绕；3型囊腔位于瘤外脑实质内，与肿瘤之间相隔正常脑组织；4型囊腔位于瘤外脑实质，与肿瘤直接相邻。也可简单分瘤内型与瘤外型（图10-1-17）。

3.脑膜瘤梗死/坏死一般出现三联征：急性头痛、肿瘤出血带、强化呈"内环征"（坏死诱发炎症引起血管高通透、线样高强化）（图10-1-18）。

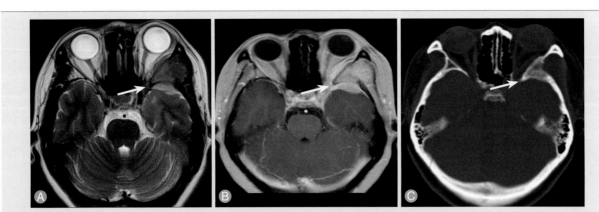

A.轴位T₂WI；B.轴位T₁WI增强；C.轴位CT骨窗。扁平斑块状生长（箭头）

图10-1-15　蝶骨大翼脑膜瘤（扁平斑块型）MRI和CT图像

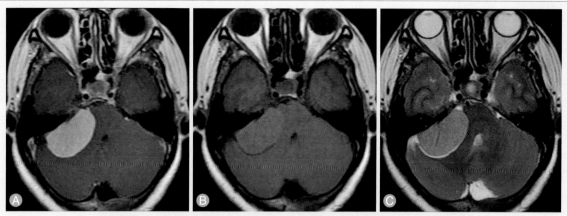

A.轴位T₁WI增强；B.轴位T₁WI；C.轴位T₂WI。肿块样生长

图10-1-16　右桥小脑角区脑膜瘤MRI

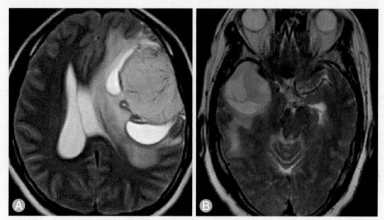

A.轴位T₂WI，瘤外型囊变；B.轴位T₂WI，瘤内型囊变

图10-1-17　脑膜瘤囊变MRI

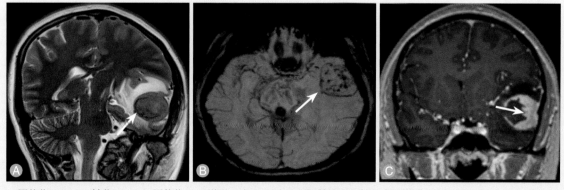

A.冠状位T₂WI；B.轴位SWI；C.冠状位T₁WI增强。出血（图A、图B箭头）、梗死/坏死强化后呈"内环征"（图C箭头）

图10-1-18　不典型脑膜瘤MRI

【增强和灌注】

1.增强：脑外肿瘤，无血脑屏障，强化取决于血管密度，血管丰富，表现均匀明显强化（图10-1-19）。

2.灌注：一般血管丰富，高灌注（图10-1-20，文后彩图10-1-20）。

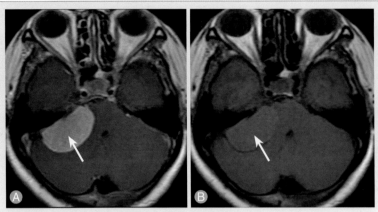

A.轴位T₁WI增强，均匀明显强化（箭头）；B.轴位T₁WI，脑外肿瘤（箭头）

图10-1-19　脑膜瘤MRI

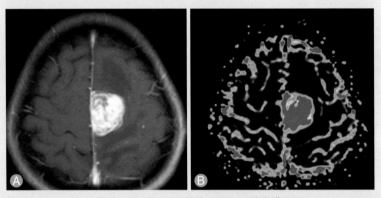

A.轴位T₁WI增强；B.轴位ASL，显著高灌注

图10-1-20　脑膜瘤MRI

【级别及恶性判断】

病理组织学标准具体如下。

（1）非典型脑膜瘤Ⅱ级病理有3个标准。

1）核分裂象增高（＞4个/10 HPF）。

2）脑浸润。

3）下列5项组织学标准具备3项以上：①细胞密度高；②小细胞大核，核质比高；③核仁明显；④无定形或片状生长方式；⑤地图样坏死。

（2）间变性脑膜瘤Ⅲ级病理具有明显恶性组织学特征。

1）癌样、恶性黑色素瘤样或高级别肉瘤样改变。

2）核分裂象增高（＞20个/10 HPF）。

（3）病理对应的影像学恶性指标

核分裂象增高，细胞增生快，各部分生长不均匀，可见"分叶征"、指状突起、蘑菇状改变等表现。

肿瘤坏死，瘤脑界面模糊，肿瘤播散，可见出血、大水肿等表现。

在脑膜瘤常规表现的基础上出现如图10-1-21～图10-1-24的恶性征象时，要考虑到Ⅱ、Ⅲ级别的脑膜瘤，恶性征象越多，恶性可能越大，级别越高。

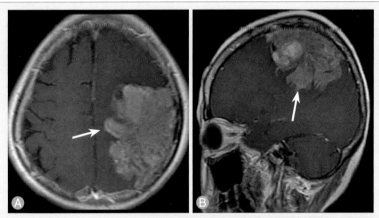

A.轴位T_1WI增强；B.冠状位T_1WI增强。"分叶征"，指状突起，蘑菇状突起（箭头）

图10-1-21　非典型脑膜瘤MRI

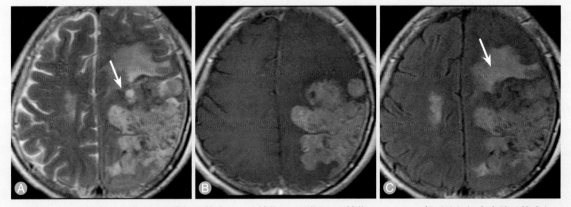

A.轴位T_2WI，脑浸润，瘤脑界面模糊（箭头）；B.轴位T_1WI增强；C.轴位T_2-FLAIR，邻近脑组织大水肿（箭头）

图10-1-22　非典型脑膜瘤MRI

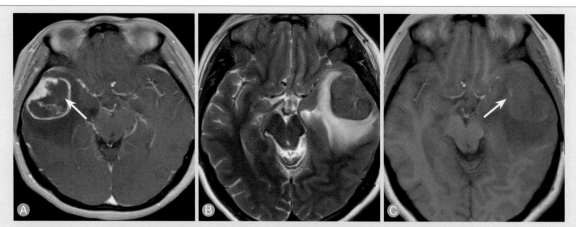

A.轴位T$_1$WI增强；B.轴位T$_2$WI；C.轴位T$_1$WI。坏死，影像学见不强化区（图A箭头），信号不均匀，强化不均匀，另可见出血带（图C箭头）

图10-1-23 非典型脑膜瘤MRI

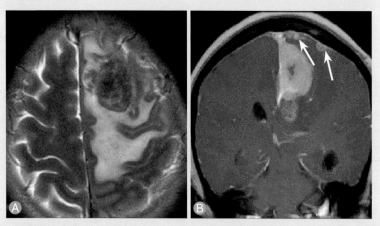

A.轴位T$_2$WI，出血及周围大水肿；B.冠状位T$_2$WI，信号强化不均匀、粗短的"脑膜尾征"、颅内播散（箭头）

图10-1-24 间变性脑膜瘤MRI

（李建业）

第二节 皮细胞型脑膜瘤

【临床资料】

患者女性，64岁，头晕1月余。

【影像学检查】

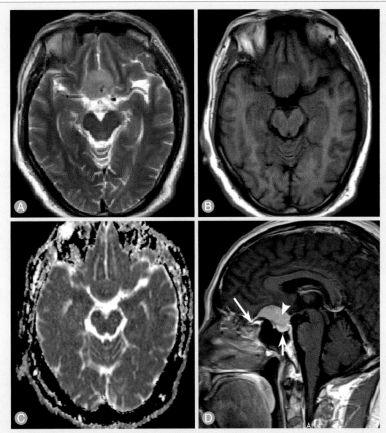

A.轴位T$_2$WI；B.轴位T$_1$WI；C.轴位ADC；D.矢状位T$_1$WI增强，明显均匀强化，可见肿瘤（三角箭头）、"几维鸟嘴征"（箭头）及正常的垂体（短箭头）

图10-2-1 头颅MRI

【解析思路】

1.临床特征：患者为老年女性，病程较短，既往史无特殊。

2.影像学特点：前颅底鞍结节区在T$_2$WI及T$_1$WI上呈等灰质信号，在ADC上呈等稍低信号（ADC的值为0.81×10^{-3} mm^2/s），总体信号较均匀，增强后明显均匀强化，矢状位可见肿瘤"几维鸟嘴征"及正常的垂体（图10-2-1）。

3.定位：脑外。

4.定性：脑膜瘤可能性大。

【可能的诊断】

1.淋巴瘤

支持点：老年女性，病变信号均匀，DWI呈稍高信号，增强后明显均匀强化。

不支持点：强化未见典型"握拳征""火焰征""尖角征"等征象；淋巴瘤常位于深部白质区，位置较深，周围水肿明显。

2.孤立性纤维性肿瘤/血管外皮细胞瘤

支持点：脑外病变，DWI呈稍高信号，强化明显。

不支持点：分叶不明显，病变周围及内部未见明显流空血管影。

3.转移瘤

支持点：老年人，T_2WI呈等及稍高信号，强化明显。

不支持点：没有相关肿瘤病史支持；转移瘤水肿明显，一般小肿瘤、大水肿，病变生长速度比较快，瘤体供血不足，易囊变坏死，增强后呈环形强化，环壁外缘光整。

4.Rosai-Dorfman病

支持点：脑外，增强后明显强化，可见"脑膜尾征"。

不支持点：年龄偏大，形态太规则，T_2WI信号不够低。

5.脑膜瘤

支持点：老年女性，信号均匀，明显均匀强化，"儿维鸟嘴征"。

不支持点：无。

【病理学诊断】

1.免疫组化：$P53$（－），Ki-67阳性率1%，EMA（＋），Vim（＋），NF（－），PR（＋），ER（－），GFAP（－）。

2.病理结果：（前颅窝底）脑膜瘤（皮细胞型脑膜瘤），WHO分级Ⅰ级，周围可见少许脑组织，未见明显肿瘤浸润。

【讨论】皮细胞型脑膜瘤

1.概述：皮细胞型脑膜瘤（meningothelial meningioma）为WHO Ⅰ级，良性肿瘤；几乎可发生于任何部位，最典型，最多见，占所有脑膜瘤的60%，约40%合并纤维型脑膜瘤，17%单独存在。

2.病理组织学：由类脑膜上皮细胞组成，细胞排列密且均匀，间质较少，多无砂砾体，囊变较少；中等大小的上皮样肿瘤细胞呈分叶状结构，瘤细胞大小形态一致，胞质丰富，瘤细胞之间分界不清。

3.影像学特点：发生于嗅沟及鞍结节的脑膜瘤多为此型，形态规则（少数位于脑室的可见小分叶、囊变和坏死），T_1WI和T_2WI以均匀等信号为主，典型病变ADC值一般＞0.8×10^{-3} mm^2/s，高灌注。脑外肿瘤MRS表现为Cho升高，NAA降低，丙氨酸峰（Ala）倒置在1.45 ppm；可见均匀的、规则的"脑膜尾征"；强化均匀明显是最基本的脑膜瘤影像学特点。

【拓展病例】

病例 患者女性，67岁，间断性头晕、头痛20年，加重20天，上皮细胞型脑膜瘤（WHO Ⅰ级）。左侧枕部近大脑镰旁占位，周围可见脑脊液间隙、蛛网膜下隙血管移位，白质塌陷，邻近脑组织受压，片状血管源性水肿；T_1WI、T_2WI、T_2-FLAIR呈近等灰质信号，DWI呈稍高信号，均匀强化，可见"脑膜尾征"（图10-2-2）。

【典型征象】

"儿维鸟嘴征"（图10-2-3）。

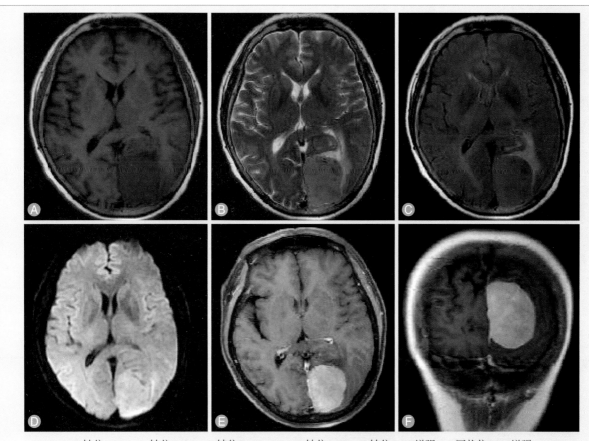

A.轴位T$_1$WI；B.轴位T$_2$WI；C.轴位T$_2$-FLAIR；D.轴位DWI；E.轴位T$_1$WI增强；F.冠状位T$_1$WI增强

图10-2-2　皮细胞型脑膜瘤MRI

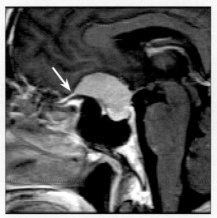

矢状位T$_1$WI增强，"几维鸟嘴征"（箭头）

图10-2-3　脑膜瘤MRI

【诊断要点】

1.最典型多见，嗅沟及鞍结节多为此型。

2.信号均匀单一，坏死囊变少见，增强后均匀强化，除位于静脉窦旁外很少出现瘤周水肿。

（仲　亮）

第三节 纤维型脑膜瘤（侧脑室）

【临床资料】

患者男性，57岁，体检发现脑室占位，未诉其他特殊不适。

【影像学检查】

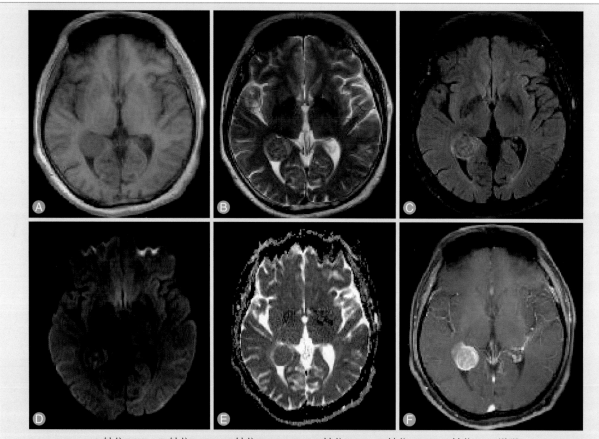

A.轴位T₁WI；B.轴位T₂WI；C.轴位T₂-FLAIR；D.轴位DWI；E.轴位ADC；F.轴位T₁WI增强

图10-3-1 头颅MRI

【解析思路】

1.临床特征：患者为老年男性，未见明显临床症状。

2.影像学特点：右侧侧脑室三角区肿块，T_1WI呈稍低信号，T_2WI呈高低混杂信号，T_2-FLAIR呈高低混杂信号，DWI呈不均匀稍高信号；增强扫描呈明显均匀强化（图10-3-1）。

3.定位：脑室内。

4.定性：良性肿瘤？脑膜瘤？

【可能的诊断】

1.孤立性纤维性肿瘤/血管外皮细胞瘤

支持点：脑室内，强化明显。

不支持点：侧脑室罕见，形态规则无分叶，瘤内及周围无血管流空。

2.室管膜下室管膜瘤

支持点：老年男性，脑室内。

不支持点：室管膜下室管膜瘤好发于双侧脑室前角和体部，贴近室壁，孟氏孔区常见。增强后一般无强化或轻度强化。

3.室管膜瘤

支持点；脑室内，明显强化。

不支持点：年龄部位不支持，无明显囊变、坏死、出血。

4.脉络丛乳头状瘤

支持点：侧脑室三角区，较明显强化。

不支持点：成年人脉络丛乳头状瘤一般在第四脑室常见，幕上侧脑室少见，边缘呈颗粒状、凹凸不平或分叶状，DWI低信号，强化应更明显。

5.脑膜瘤

支持点：脑室内，T_1WI稍低信号，T_2WI稍低信号，DWI不均匀稍高信号，增强后较明显强化。

不支持点：无。

【病理学诊断】

1.免疫组化：Ki-67阳性率1%，EMA（＋），PR阳性率10%，S-100（－），CD34（部分+）。

2.病理结果：（右侧侧脑室三角区）脑膜瘤（纤维型），WHO Ⅰ级。

【讨论】侧脑室脑膜瘤

1.概述：侧脑室脑膜瘤较少见，占颅内脑膜瘤的0.5%~5.0%，其中位于侧脑室者约占80%。侧脑室脑膜瘤起源于脉络膜组织或脉络丛基质，三角区脉络丛最丰富，是脑室内脑膜瘤的最常见部位，WHO Ⅰ级，以纤维型多见。脑室内脑膜瘤多合并有神经纤维瘤病。

2.影像学特点：CT可见肿瘤边界一般清晰，呈等或稍高密度影，类圆形或椭圆形，少数可有浅分叶，50%可见钙化。MRI显示T_1WI呈等或稍低信号，T_2WI呈等或稍高信号，DWI呈等或稍高信号（反映肿瘤的高致密性），增强后多呈明显较均匀强化，部分可见"脉络丛尾征"，少数可见囊变。侧脑室脑膜瘤与受挤压推移的脉络丛之间，常可见到一尖端指向脉络丛的三角形或细带状软组织影，与肿瘤密度/信号相近，增强扫描更明显，增强程度与肿瘤组织相似。这种蒂状结构在肿瘤较小时更易显示，较大的肿瘤表现为更粗的带状突起，有学者称其为"类脑膜尾征""脉络膜尾征"，一般认为由肿瘤供血血管及包绕的肿瘤组织所构成。

【拓展病例】

病例　患者男性，26岁，头痛1月余入院。脑膜瘤（纤维型），WHO Ⅰ级。右侧脑室三角区占位，右侧脑室明显扩张，实性成分T_1WI呈稍低信号，T_2WI呈不均匀稍低信号，DWI呈稍高信号；增强扫描不均匀明显强化（图10-3-2）。

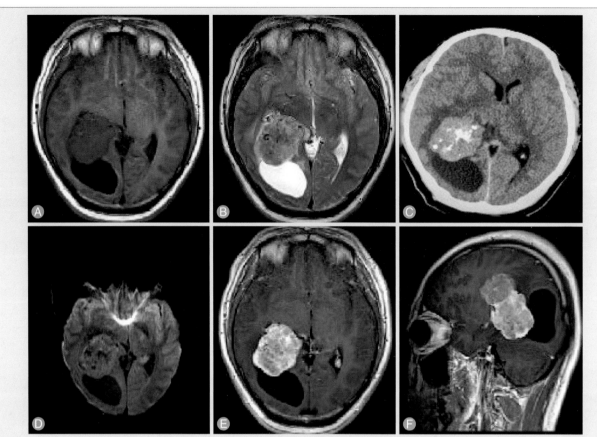

A.轴位T₁WI；B.轴位T₂WI；C.轴位CT平扫；D.轴位DWI；E.轴位T₁WI增强；F.矢状位T₁WI增强
图10-3-2 侧脑室脑膜瘤MRI和CT图像

【典型征象】

"带蒂征"（图10-3-3）。

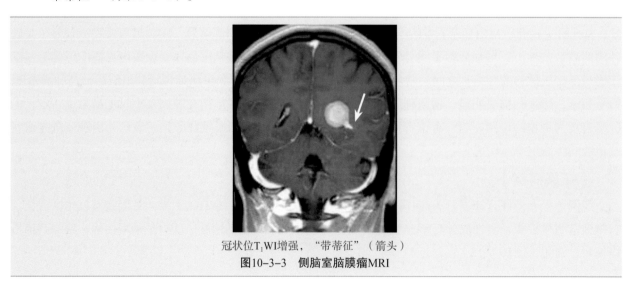

冠状位T₁WI增强，"带蒂征"（箭头）
图10-3-3 侧脑室脑膜瘤MRI

【诊断要点】

1.具备常规脑膜瘤特征。

2.以纤维型多见，大部分位于侧脑室三角区，多呈圆形，与脑室脉络丛宽基底连接的带蒂状强化影。

（仲 亮）

第四节 纤维型脑膜瘤

【临床资料】

患者女性，64岁，头痛5天，加重3小时。

【影像学检查】

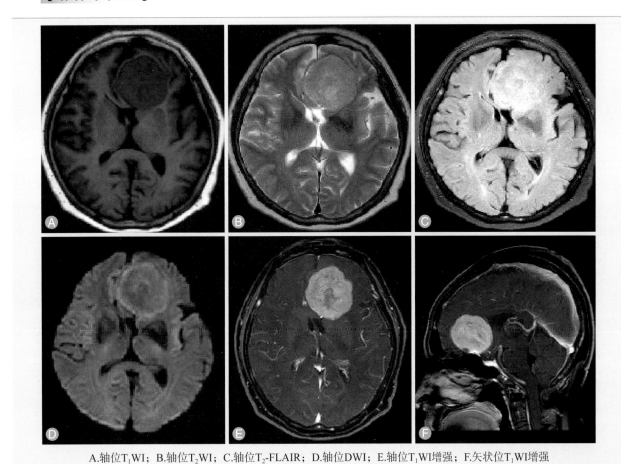

A.轴位T₁WI；B.轴位T₂WI；C.轴位T₂-FLAIR；D.轴位DWI；E.轴位T₁WI增强；F.矢状位T₁WI增强

图10-4-1 头颅MRI

【解析思路】

1.影像学特点：左前颅凹，位于脑外，肿块嵌入脑灰质，使脑白质受压推移；实性为主；T₁WI

呈稍低信号，T_2WI呈等及稍高信号；DWI呈不均匀稍高信号；增强后中央强化较低，周边强化较明显（图10-4-1）。

2.定位：脑外。

3.定性：脑膜瘤？

【可能的诊断】

1.孤立性纤维性肿瘤/血管外皮细胞瘤

支持点：老年女性，脑外，T_2WI信号不高，纤维成分，边缘分叶，强化明显。

不支持点：未见明显囊变坏死，未见血管流空，"脑膜尾征"少见。

2.神经鞘瘤

支持点：可发生于前颅凹底，实性部分明显强化，前颅底较常见肿瘤包括脑膜瘤、嗅神经母细胞瘤和神经鞘瘤，俗称"前颅窝底三件套"，要纳入诊断及鉴别诊断中。

不支持点：未见明显囊变，有"脑膜尾征"。

3.Rosai-Dorfman病

支持点：脑外，增强后明显强化，"脑膜尾征"。

不支持点：Rosai-Dorfman病发病年龄轻，T_2WI、DWI低信号。

4.脑膜瘤

支持点：性别、年龄，发病率高，脑外实性为主占位，"脑膜尾征"，明显强化。

不支持点：无。

【病理学诊断】

1.免疫组化：CA34（＋），Ki-67阳性率小于1%，Vimentin（＋），EMA（＋），PR（－），S-100（＋）。

2.病理结果：（左侧额部）脑膜瘤（纤维型），WHO分级Ⅰ级。

【讨论】纤维型脑膜瘤

1.概述：纤维型脑膜瘤是2016年版WHO中枢神经系统肿瘤分类中的脑膜瘤的一种常见亚型，WHO Ⅰ级。属于较少出现复发和侵袭的脑膜瘤，是最常见的脑室内脑膜瘤。

2.病理组织学：纤维型脑膜瘤的瘤细胞及瘤核均呈长梭形，富含胶质纤维，瘤细胞排列呈疏松的同心漩涡状。

3.影像学特点：与皮型脑膜瘤相似，T_1WI以等/稍低、T_2WI以低/等信号为主，因瘤体内胶原纤维玻璃样变性出现，T_2WI信号较低；囊变坏死少见；增强扫描肿块中央强化程度较周边轻，CT表现为中心更高密度影。

【拓展病例】

病例1　患者女性，64岁，头痛6个月，枕部疼痛加重1日，纤维型脑膜瘤WHO Ⅰ级。右侧枕顶部中线旁占位，T_1WI呈稍低信号，T_2WI呈等信号，中央见稍低信号，ADC以等信号为主，增强扫描明显较为均匀强化，累及脑膜，可见"脑膜尾征"（图10-4-2）。

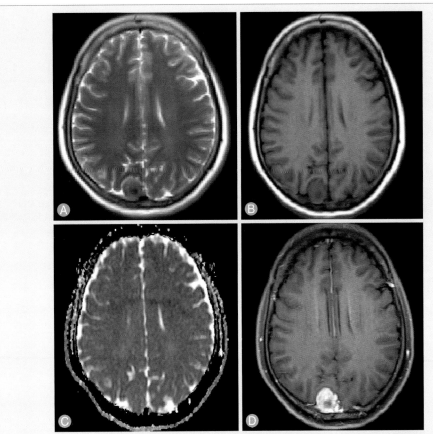

A.轴位T$_2$WI；B.轴位T$_1$WI；C.轴位ADC；D.轴位T$_1$WI增强
图10-4-2　纤维型脑膜瘤MRI

　　病例2　患者女性，48岁，体检发现颅内肿瘤，纤维型脑膜瘤（WHO I 级）于右侧顶部近大脑镰占位，整体T$_2$WI以偏低信号为主，ADC呈等信号，增强后明显强化，中部强化程度较周边略轻，可见"脑膜尾征"（图10-4-3）。

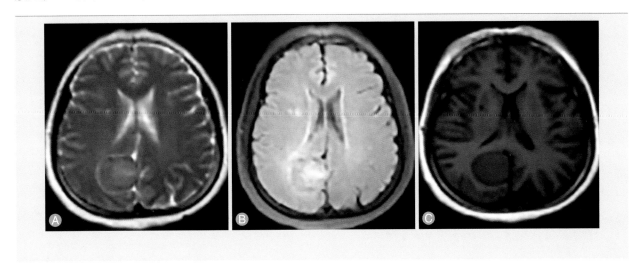

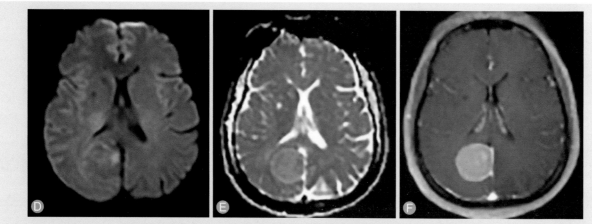

A.轴位T₂WI；B.轴位₂-FLAIR；C.轴位T₁WI；D.轴位DWI；E.轴位ADC；F.轴位T₁WI增强

图10-4-3　纤维型脑膜瘤MRI

【典型征象】

病灶中心T₂WI呈低信号（图10-4-4）。

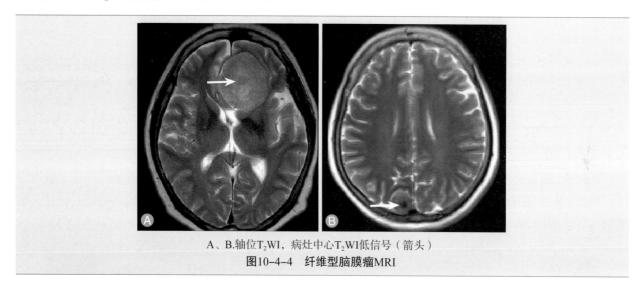

A、B.轴位T₂WI，病灶中心T₂WI低信号（箭头）

图10-4-4　纤维型脑膜瘤MRI

【诊断要点】

1.定位脑外，具备脑膜瘤基本影像学特征。

2.与皮细胞型脑膜瘤相似，但T₂WI信号相对较低；囊变、坏死少见，增强扫描显示肿块中央强化程度较周边相对轻。

（仲　亮）

第五节 微囊型脑膜瘤

【临床资料】

患者男性，54岁，左下肢麻木3周。

【影像学检查】

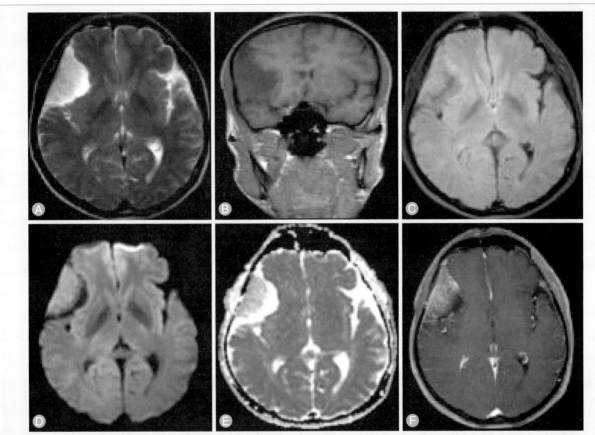

A.轴位T$_2$WI；B.冠状位T$_1$WI；C.轴位T$_2$-FLAIR；D.轴位DWI；E.轴位ADC；F.轴位T$_1$WI增强

图10-5-1 头颅MRI

【解析思路】

1.临床特征：患者为男性，54岁，左下肢麻木。

2.影像学特点：①位于脑外；②实性成分T$_1$WI呈等信号，T$_2$WI呈稍高信号，其内多发大小不等囊样信号；③无明显弥散受限；④无水肿；⑤增强扫描呈网格状强化（图10-5-1）。

3.定位：脑外。依据：宽基底，脑白质受压。

4.定性：良性肿瘤，脑膜瘤？

【可能的诊断】

1.孤立性纤维性肿瘤/血管外皮细胞瘤

支持点：颅内脑外肿瘤，常规要鉴别"脑膜三件套"（脑膜瘤、孤立性纤维性肿瘤、血管外皮细胞瘤）里的孤立性纤维性肿瘤/血管外皮细胞瘤。

不支持点：形态规则无分叶，无流空血管，"脑膜尾征"明显，一般不会出现大量微囊。

2.脊索样型脑膜瘤

支持点：T_2WI信号稍高。

不支持点：有大量微囊影，网格状强化。

3.血管瘤型脑膜瘤

支持点：T_2WI信号稍高。

不支持点：无流空血管，有大量微囊影。

4.微囊型脑膜瘤

支持点：脑外，T_2WI多发大小不等囊样信号及等信号，网格状强化。

不支持点：无。

【病理学诊断】

1.免疫组化：Ki-67阳性率3%，EMA（＋），PR阳性率90%，LCA（－），D2-40（＋），E-cadherin（＋），CD34（－），STAT6（±）。

2.病理结果：（右侧额部）脑膜瘤，微囊型，WHO I 级。

【讨论】微囊型脑膜瘤

1.概述：微囊型脑膜瘤是少见亚型，约占1.6%，WHO I 级。男女发病率无明显差异。

2.病理组织学：肿瘤细胞呈纺锤形、核小、胞突长，背景呈黏液状、由许多微囊构成，细胞间有较多毛细血管网。基因特征：暂无较特异发现。

3.影像学特点：依据病理特点的MRI表现主要有：①定位脑外；②黏液样变及大量微囊：T_1WI和T_2WI多发大小不一的囊样信号；③细胞间质：实性成分T_1WI和T_2WI呈等信号，穿插于多发囊样信号之间；④间质大量的微血管网增生：网格状强化，典型的呈"烟花征""海葵征"（图10-5-6）。微囊型脑膜瘤与其他类型的脑膜瘤一样，甚至都可以表现为经典的皮型脑膜瘤影像，主要看病理上皮细胞区与微囊区所占比例。

【拓展病例】

病例1 患者女性，62岁，头痛1月余入院。微囊型脑膜瘤（WHO I 级）。影像学特点：①定位脑外；②以T_1WI低信号和T_2WI高信号为主；③不均匀轻度弥散受限；④增强扫描呈网格状强化（图10-5-2）。

病例2 患者女性，64岁，左下肢疼痛1年，加重伴左上肢无力2个月。微囊型脑膜瘤（WHO I 级）。影像学特点：①宽基底；②T_2WI呈明显高信号，散在条样等信号；③T_1WI呈低信号，散在条样等信号；④邻近脑实质明显水肿；⑤DWI呈高信号，ADC呈等信号；⑥增强扫描显著强化，接近血管的强化程度（图10-5-3）。

本例不同于前述2例微囊型脑膜瘤，本例虽然也为微囊型脑膜瘤，但是在T_2WI未见典型多发小囊肿及网格状强化。原因如下：病理镜下观察到的"小囊肿"和影像学T_2WI"小囊肿"不是一个级别，本例在病理镜下观察到了多发微囊，但是MRI分辨率不够，无法将其识别，从而造成T_2WI视觉上的整体高信号，间质含大量丰富血管，造成了视觉上整体明显强化；而前述2例的病理镜下的多发微囊比本例体积大，MRI能够识别出来。所以当看到脑外T_2WI整体高信号病灶，而且明显强化的时候要考虑到微囊型脑膜瘤的可能性（图10-5-4）。

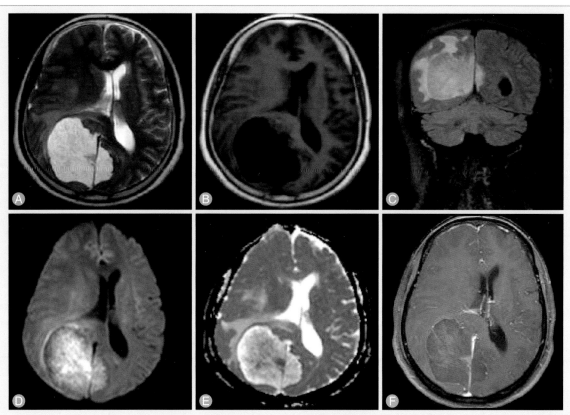

A.轴位T₂WI；B.轴位T₁WI；C.冠状位T₂-FLAIR；D.轴位DWI；E.轴位ADC；F.轴位T₁WI增强
图10-5-2　微囊型脑膜瘤MRI

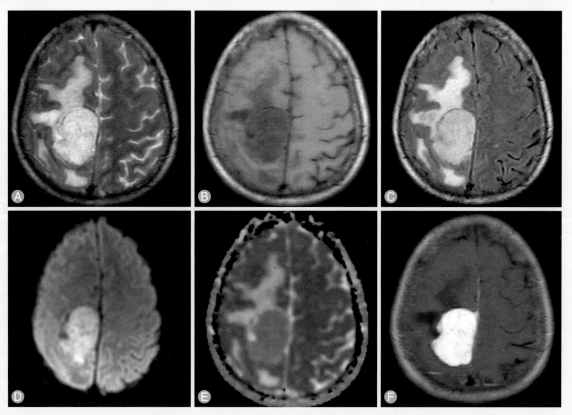

A.轴位T₂WI；B.轴位T₁WI；C.轴位T₁-FLAIR；D.轴位DWI；E.轴位ADC；F.轴位T₁WI增强
图10-5-3　微囊型脑膜瘤MRI

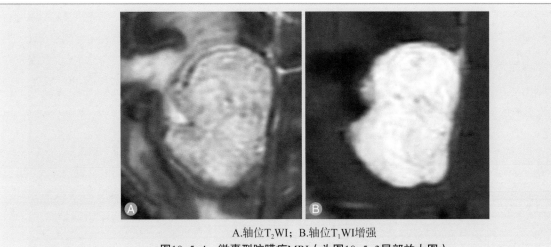

A.轴位T₂WI；B.轴位T₁WI增强

图10-5-4　微囊型脑膜瘤MRI（为图10-5-3局部放大图）

【典型征象】

1.多发微囊、网格状强化（图10-5-5）。

2."海葵征""烟花征"多见于微囊型脑膜瘤和血管瘤型脑膜瘤（图10-5-6）。

【诊断要点】

1.定位脑外，具备脑膜瘤基本影像学特征。

2.T₂WI等信号间隔与多发微囊状高信号交错或T₂WI高信号。

3.网格状强化，"海葵征""烟花征"较具特征性。

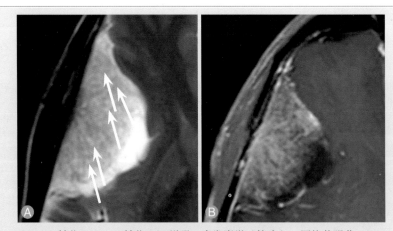

A.轴位T₂WI；B.轴位T₁WI增强。多发囊微（箭头）、网格状强化

图10-5-5　微囊型脑膜瘤MRI

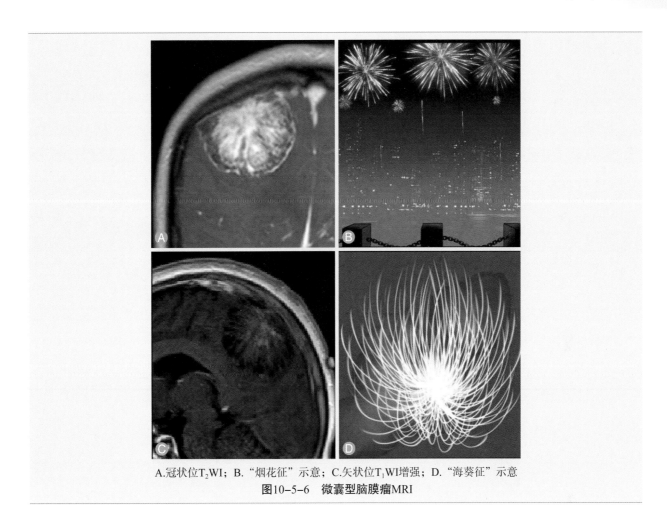

A.冠状位T$_2$WI；B.“烟花征”示意；C.矢状位T$_1$WI增强；D.“海葵征”示意

图10-5-6　微囊型脑膜瘤MRI

（卞冰阳）

第六节　过渡型脑膜瘤

【临床资料】

患者女性，43岁，间断性头痛半年。

【影像学检查】

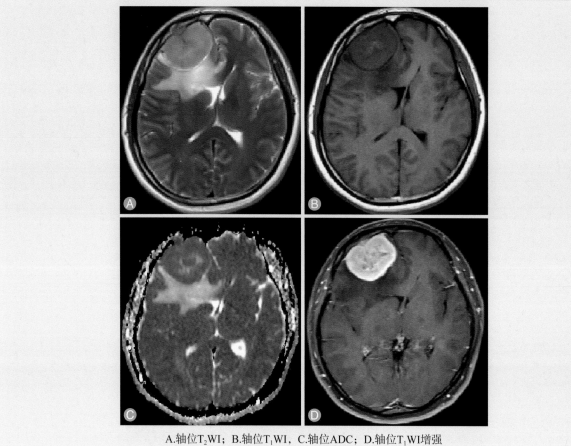

A.轴位T$_2$WI；B.轴位T$_1$WI，C.轴位ADC；D.轴位T$_1$WI增强

图10-6-1　头颅MRI

【解析思路】

1.临床特征：患者为中年女性，慢性起病。

2.影像学特点：右侧额部脑外占位，以等T$_1$WI、等T$_2$WI信号为主，信号不太均匀，边缘见脑脊液环绕，增强扫描呈明显强化，可见"脑膜尾征"；ADC的值为0.86×10^{-3} mm^2/s；中度瘤周水肿，邻近颅骨局部增厚（图10-6-1）。

3.定位：脑外。

4.定性：良性肿瘤。

【可能的诊断】

1.皮型脑膜瘤

支持点：脑外肿瘤，"脑膜尾征"。

不支持点：信号欠均匀单一。

2.纤维型脑膜瘤

支持点：脑外肿瘤，"脑膜尾征"。

不支持点：不易鉴别。

3.孤立性纤维性肿瘤/血管外皮细胞瘤

支持点：脑外肿瘤。

不支持点：形态偏规则，分叶不明显，无流空血管，基底宽，"脑膜尾征"。

4.过渡型脑膜瘤

支持点：脑外肿瘤，"脑膜尾征"。信号不太均匀，增强后表现为有层次的不均匀明显强化；根据T_2WI表现，推测病灶中心为钙化成分。

不支持点：无。

【病理学诊断】

1.免疫组化：EMA（+），Vim（+），PCK（-），*P53*（-），Ki-67阳性率1%，GFAP（-），S-100（-），CD34（血管+），ER（-），PR（+），P63（局灶+），P40（-）。

2.病理结果：（右侧额部）脑膜瘤，过渡型，WHO Ⅰ级。

【讨论】过渡型脑膜瘤

1.概述：过渡型脑膜瘤（transitional meningioma）是2016年版WHO中枢神经系统肿瘤分类中脑膜瘤的一种常见亚型，WHO Ⅰ级。

2.临床表现：常见于40~60岁中老年人。具有在脑膜上皮和纤维型脑膜瘤间过渡的特点，血供丰富，常单发，以膨胀性生长为主。

3.病理组织学：镜下见肿瘤细胞较长，呈纺锤体形，围绕血管形成典型的同心圆漩涡状结构，细胞漩涡中心可见到典型的砂砾体，血管较多见，可见到典型的脑膜上皮细胞区域。

4.影像学特点：肿瘤成分多样，玻璃样变性、坏死囊变及钙化较多见，导致T_1WI、T_2WI混杂欠均匀信号，增强后表现为有层次的不均匀明显强化，瘤体较大但水肿一般较轻，有文献报道脑膜瘤内钙化常提示过渡型或砂砾体型。骨质侵犯较少见，儿童过渡型脑膜瘤多见于侧脑室，多呈分叶状。

【拓展病例】

病例　患者男性，36岁，间歇性头痛半月，加重3天。过渡型脑膜瘤（WHO Ⅰ级）。左侧额部占位，有典型的脑外肿瘤征象、较明显的分叶，肿瘤信号欠均匀，DWI呈稍高信号，增强后强化不均匀（图10-6-2）。

【诊断要点】

1.多位于脑外，具备脑膜瘤基本影像学特征。

2.过渡型脑膜瘤由于肿瘤成分多样，变性多，有瘤细胞密集区、玻璃样变性区、液化坏死区、致密纤维结构等存在，MRI上易出现混杂信号，增强后表现为有层次的不均匀明显强化。

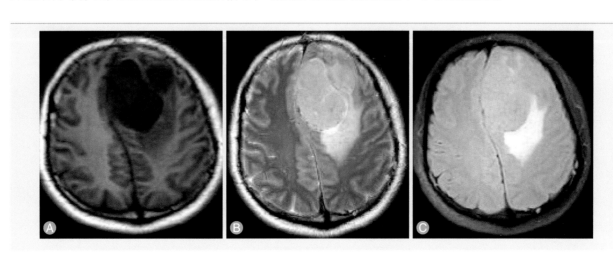

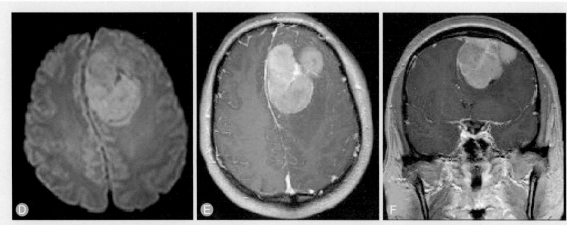

A.轴位T₁WI；B.轴位T₂WI；C.轴位T₂-FLAIR；D.轴位DWI；E.轴位T₁WI增强；F.冠状位T₁WI增强

图10-6-2 过渡型脑膜瘤MRI

3.脑膜瘤内钙化通常提示过渡型或砂砾体型。

4.儿童过渡型脑膜瘤多位于侧脑室。

（仲 亮）

第七节 血管瘤型脑膜瘤

【临床资料】

患者男性，27岁，头痛2周，加重2天。

【影像学检查】

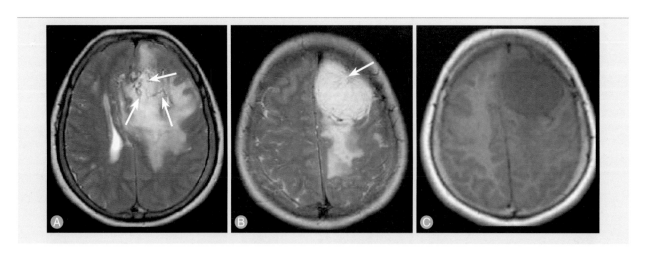

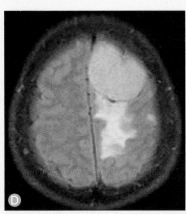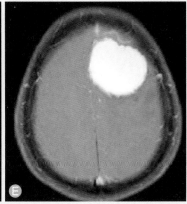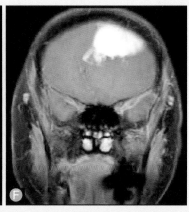

A.轴位T$_2$WI，蚯蚓状流空血管（箭头）；B.轴位T$_2$WI，日光放射状流空血管（箭头）；C.轴位T$_1$WI；D.轴位T$_2$-FLAIR；E.轴位T$_1$WI增强；F.冠状位T$_1$WI增强

图10-7-1　头颅MRI

【解析思路】

1.临床特征：患者为青年男性，缓慢起病，头痛。

2.影像学特点：①脑外、宽基底，部分层面大脑凸面宽基底变平；②T$_2$WI呈高信号，可见日光放射状流空血管、蚯蚓状流空血管，T$_1$WI呈稍低信号；③周围明显水肿；④增强扫描明显强化，接近血管样高信号（图10-7-1）。

3.定位：脑外。依据：宽基底，脑白质受压。

4.定性：良性肿瘤。

【可能的诊断】

1.孤立性纤维性肿瘤/血管外皮细胞瘤

支持点：颅内脑外肿瘤，常规要鉴别"脑膜三件套"里的孤立性纤维性肿瘤/血管外皮细胞瘤，有流空血管影，明显强化。

不支持点：T$_2$WI信号过高，形态太规则，与颅板接触面偏大即宽基底而非窄基底，瘤内日光放射状血管影。

2.脊索样型脑膜瘤

支持点：T$_2$WI信号高。

不支持点：日光放射状血管，强化程度接近血管。

3.微囊型脑膜瘤

支持点：T$_2$WI高信号。

不支持点：流空血管少见。

4.血管母细胞瘤

支持点：脑外，实性或囊实性混杂，流空血管影，强化程度接近血管。

不支持点：多位于幕下，幕上发病率极低。

5.血管瘤型脑膜瘤

支持点：T$_2$WI高信号为主，日光放射状流空血管、蚯蚓状流空血管，强化程度接近血管高信号，周围水肿较明显。

不支持点：无。

【病理学诊断】

1.免疫组化：CK（－），CD34（血管+），EMA（+），ER阳性率30%，GFAP（－），Ki-67阳性率2%，PR阳性率50%，Vim（＋）。

2.病理结果：（左额矢状窦旁）脑膜瘤（血管瘤型）。

【讨论】血管瘤型脑膜瘤

1.概述：血管瘤型脑膜瘤为脑膜瘤少见亚型，约占2.1%，WHO I 级。

2.临床上男女发病率无明显差异。

3.病理组织学：瘤体内有大量新生血管，血管成分超过肿瘤总面积的50%，管壁薄或厚，大部分小血管壁透明样变，瘤细胞稀疏。

4.影像学特点：①脑外，实性或囊实性；②增生丰富的血管及少量的瘤细胞，实性成分T_2WI呈等或较高信号；③丰富的血管，瘤灶出现流空血管影；④血管流量高，通透性高，瘤周水肿出现率高；⑤血管壁薄，通透性高，钆剂漏出明显，实性成分强化程度接近血管的高信号；⑥弥散多无明显受限。

【拓展病例】

病例1 患者女性，46岁，头痛半月入院，被诊断为血管瘤型脑膜瘤（WHO I 级）。影像学特点：①脑外，囊实混杂；②实性成分T_2WI高信号，囊性成分更高信号，可见日光放射状流空血管，实性成分轻度弥散受限；③周围明显水肿；④增强扫描实性成分显著均匀强化，接近血管高信号，囊性部分不强化（图10-7-2）。

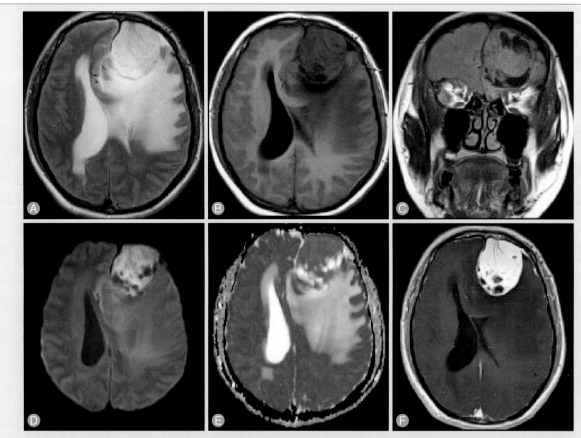

A.轴位T_2WI；B.轴位T_1WI；C.冠状位T_2-FLAIR；D.轴位DWI；E.轴位ADC；F.轴位T_1WI增强

图10-7-2 血管瘤型脑膜瘤MRI

病例2 患者女性，69岁，头晕半年，加重3天入院，被诊断为血管瘤型脑膜瘤（WHO Ⅰ级）。影像学特点：①脑外，实性；②实性成分T₂WI高信号，病灶内及周围流空血管，无明显弥散受限；③邻近脑实质明显水肿；④增强扫描实性成分显著均匀强化，接近血管高信号（图10-7-3）。

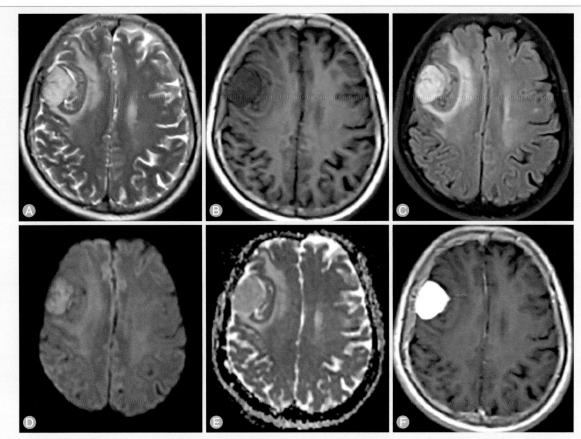

A.轴位T₂WI；B.轴位T₁WI；C.轴位T₂-FLAIR；D.轴位DWI；E.轴位ADC；F.轴位T₁WI增强

图10-7-3 血管瘤型脑膜瘤MRI

【典型征象】

瘤周流空血管，瘤内放射状流空血管，显著高强化（图10-7-4）。

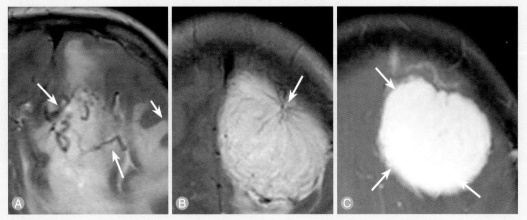

A.轴位T₂WI；B.轴位T₂-FLAIR；C.轴位T₁WI增强。瘤周流空血管（图A箭头），瘤内放射状流空血管（图B箭头），显著高强化（图C箭头），显著瘤周水肿（图A短箭头）

图10-7-4 血管瘤型脑膜瘤MRI

【诊断要点】

1.定位脑外，具备脑膜瘤基本影像学特征。

2.T_2WI实性成分较高或呈明显高信号，瘤周及瘤内流空血管。

3.邻近脑组织血管源性水肿。

4.T_1WI增强实性成分显著强化，强化程度接近血管高信号。

（卞冰阳）

第八节 脂肪化生型脑膜瘤

【临床资料】

患者女性，54岁，右顶枕部不适。

【影像学检查】

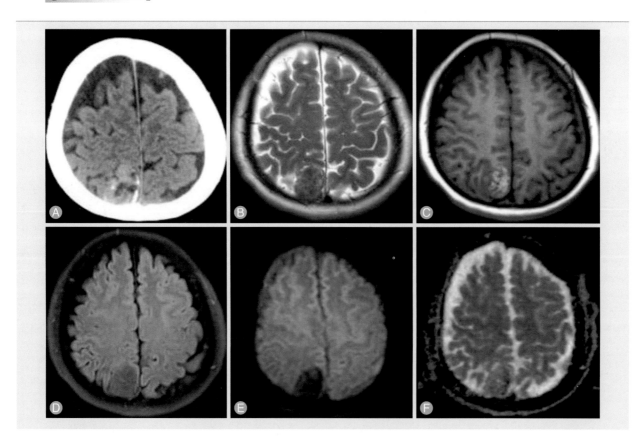

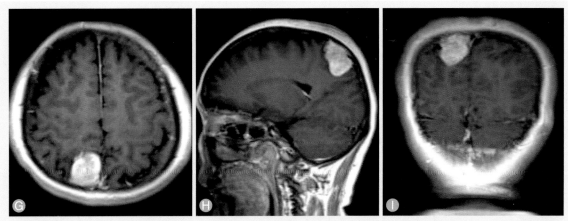

A.轴位CT；B.轴位T₂WI；C.轴位T₁WI；D.轴位T₂-FLAIR；E.轴位DWI；F.轴位ADC；G.轴位T₁WI增强；H.矢状位T₁WI增强；I.冠状位T₁WI增强

图10-8-1 头颅CT图像和MRI

【解析思路】

1.临床特征：患者为女性，54岁。

2.影像学特点：①脑外；②实性，CT以略高密度影为主，含脂肪及钙化影；③实性成分T₂WI和T₂-FLAIR呈低信号，T₁WI呈等及高信号；④DWI及ADC等低混杂信号；⑤欠均匀明显强化（图10-8-1）。

3.定位：脑外。依据：宽基底，白质塌陷。

4.定性：良性肿瘤？

【可能的诊断】

1.畸胎瘤

支持点：脂肪、钙化。

不支持点：患者年龄太大，也非好发部位。

2.脑膜瘤

支持点：脑外，发病率高，脂肪化生型脑膜瘤可同时出现脂肪及钙化密度/信号，其余征象"模拟"皮细胞型脑膜瘤。

不支持点：无。

【病理学诊断】

病理结果：（右侧顶部）脑膜瘤（脂肪化生型）。

【讨论】化生型脑膜瘤

1.概述：化生型脑膜瘤为脑膜瘤的罕见亚型，WHO Ⅰ级。

脑膜上皮细胞具有多潜能分化能力，可分化为其他间充质组织，如软骨、脂肪、骨等，当分化为脂肪时称为脂肪化生型脑膜瘤。

2.病理组织学：镜下显示化生为脂肪的肿瘤细胞因含有大量脂滴而似脂肪细胞，另可见局灶性上皮型脑膜瘤细胞。

3.影像学特点：CT含脂肪密度影，T₁WI、T₂WI呈高信号；上皮型脑膜瘤细胞T₁WI和T₂WI呈等或低信号，明显强化（"模拟"皮细胞型脑膜瘤）。

【拓展病例】

病例 患者男性，15岁，头痛半个月加重1天入院，被诊断为脂肪化生型脑膜瘤，WHO Ⅰ级。

影像学特点：①病灶巨大，密度/信号混杂，CT病灶含脂肪及钙化密度影；②MRI呈囊实混杂信号，实性有部分呈T_2WI稍高信号、T_1WI稍高信号，部分呈双低信号；③明显欠均匀强化；④邻近颅板可见骨质增厚（图10-8-2）。

本例分析：本例为儿童，病灶巨大，位于中线，脑内或脑外不能十分肯定，CT含有脂肪及钙化密度影，不均匀强化，可能需要考虑到畸胎瘤，但是畸胎瘤很少引起邻近骨质增厚，邻近骨质增厚需要考虑到脑外含脂肪的病变，最常见的是脂肪化生型脑膜瘤。

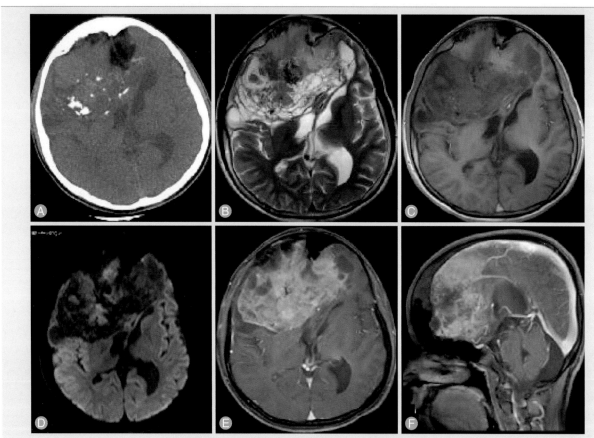

A.轴位CT平扫；B.轴位T_2WI；C.轴位T_1WI；D.轴位DWI；E.轴位T_1WI增强；F.矢状位T_1WI增强

图10-8-2 脂肪化生型脑膜瘤CT图像和MRI

【典型征象】

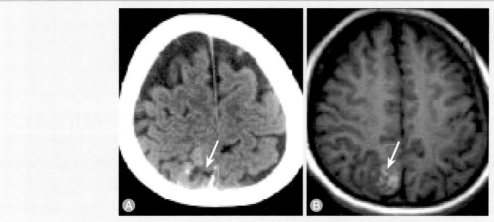

A.轴位CT；B.轴位T_1WI。脂肪密度/信号（箭头）
图10-8-3 脂肪化生型脑膜瘤CT图像和MRI

【诊断要点】

1.脑外。

2.含脂肪、钙化密度（信号）。

3.其余征象"模拟"皮细胞型脑膜瘤（图10-8-3）。

（卞冰阳）

第九节 非典型脑膜瘤

【临床资料】

患者女性，48岁，发现头皮肿物1年。

【影像学检查】

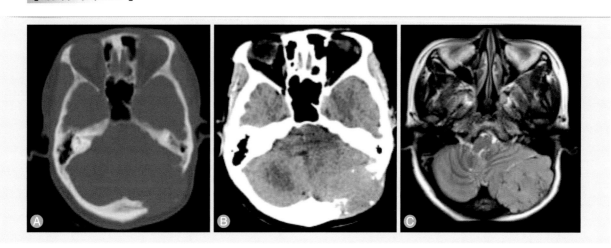

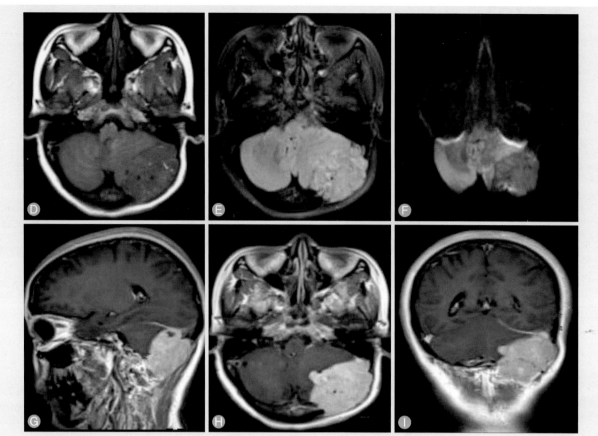

A.轴位CT骨窗；B.轴位CT脑窗；C.轴位T$_2$WI；D.轴位T$_1$WI；E.轴位T$_2$-FLAIR；F.轴位DWI；G.矢状位T$_1$WI增强；
H.轴位T$_1$WI增强；I.冠状位T$_1$WI增强

图10-9-1　头颅CT图像和MRI

【解析思路】

1.临床特征：患者为中年女性，病程较长。

2.影像学特点：①脑外，实性，边缘分叶；②CT略高密度影，骨质破坏；③实性成分T$_2$WI和T$_1$WI以等信号为主，散在T$_1$WI点片状高信号，不规则流空血管影；④弥散不受限；⑤均匀明显强化，见"脑膜尾征"（图10-9-1）。

【可能的诊断】

1.孤立性纤维性肿瘤/血管外皮细胞瘤

支持点：脑外，发病率较高，边缘分叶，不规则流空血管，强化明显。

不支持点：信号较均匀，无明显坏死囊变区；T$_2$WI未见低信号区，"脑膜尾征"明显。

2.转移瘤

支持点：幕下占位，成年人转移瘤发病率高，影像学信号多变。

不支持点：血管流空少见，无原发恶性肿瘤病史。

3.脑膜瘤

支持点：发病率高，少见病理类型可以出现"不典型"表现，见"脑膜尾征"。

不支持点：不符合常见病理类型脑膜瘤的典型表现。

【病理学诊断】

1.免疫组化：EMA（±）；NCAM（±）；Ki-67阳性率8%；PCNA（+++）。

2.病理结果：非典型脑膜瘤。

【讨论】非典型脑膜瘤

1.概述：非典型脑膜瘤是WHO Ⅱ级，低度恶性肿瘤。男性较女性多见，5年复发率达38%~42%。

2.病理组织学：镜下显示肿瘤细胞密度高，核大胞浆少，核分裂活跃，核浆比高，核仁明显，可出现"地图样"坏死，表面可呈结节状，与脑组织分界不清。

3.影像学特点：瘤体较大，多位于大脑凸面。MRI表现可归纳为：①瘤内信号不均匀，可见坏死及囊变；②边缘不规则，呈分叶状，"脑膜尾征"不规则；③易引起周围骨质改变，多呈浸润性骨质破坏；④多伴脑水肿；⑤血供丰富：血管流空、显著强化；⑥近脑组织侵犯，瘤脑交界面模糊不清。

【拓展病例】

病例1　患者女性，45岁。头晕恶心、四肢乏力伴左下肢抽搐1周，非典型脑膜瘤（WHO Ⅱ级）。左侧额颞部占位，边缘分叶，与脑组织分界不清，大片状血管源性水肿；肿块T_1WI、T_2WI及T_2-FLAIR以等信号为主，仔细观察T_2WI可见日光放射状流空血管、欠均匀强化，可见"脑膜尾征"；病灶内部局部弥散受限，增强扫描呈无强化（提示梗死区），其边缘环形强化，其病理基础为梗死周围炎性反应充血带，大量钆剂外漏（图10-9-2）。本病例可见肿块边缘分叶，与脑实质脑瘤交界面不清，信号及强化不均，局部弥散受限，但可见"脑膜尾征"，符合非典型脑膜瘤影像学表现。

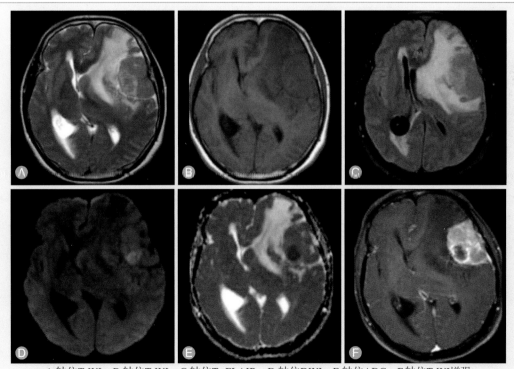

A.轴位T_2WI；B.轴位T_1WI；C.轴位T_2-FLAIR；D.轴位DWI；E.轴位ADC；F.轴位T_1WI增强

图10-9-2　非典型脑膜瘤MRI

病例2 患者女性，56岁，头痛2周入院，被诊断为非典型脑膜瘤（WHO Ⅱ级）。模拟常见类型脑膜瘤（如皮细胞型和混合型），但增强扫描出现不规则未强化区，提示坏死可能（图10-9-3）。

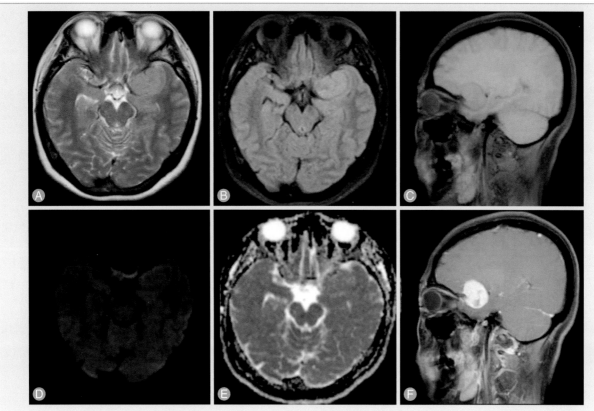

A.轴位T$_2$WI；B.轴位T$_2$-FLAIR；C.矢状位T$_1$WI；D.轴位DWI；E.轴位ADC；F.矢状位T$_1$WI增强

图10-9-3 非典型脑膜瘤MRI

【典型征象】

瘤脑交界面模糊不清、"分叶蘑菇征"、瘤内坏死（图10-9-4）。

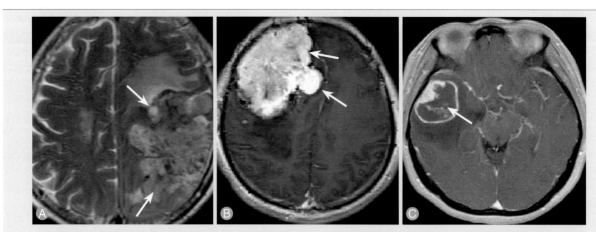

A.轴位T$_2$WI，肿瘤交界面模糊不清（箭头）；B.轴位T$_1$WI，"分叶蘑菇征"（箭头）；C.轴位T$_1$WI增强，瘤内坏死（箭头）

图10-9-4 非典型脑膜瘤MRI

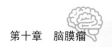

【诊断要点】

1.脑外，具备脑膜瘤基本影像学特征。

2.具有分叶、水肿、信号混杂、坏死、瘤脑交界面模糊不清等表现。

（卞冰阳）

第十节　透明细胞型脑膜瘤

【临床资料】

患者女性，34岁，行走不稳2周。

【影像学检查】

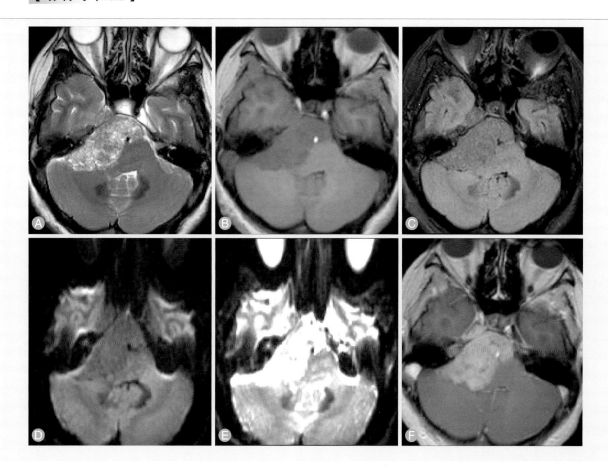

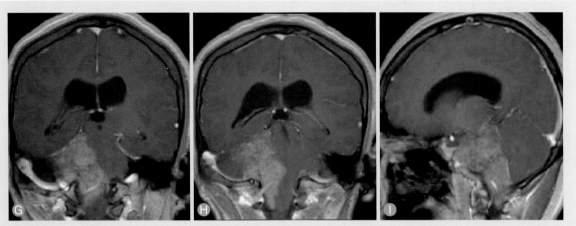

A.轴位T$_2$WI；B.轴位T$_1$WI；C.轴位T$_2$-FLAIR；D.轴位DWI；E.轴位DWI（b=0）；F.轴位T$_1$WI增强；G、H.冠状位T$_1$WI增强；I.矢状位T$_1$WI增强

图10-10-1 头颅MRI

【解析思路】

1.临床特征：患者为青年女性，病程较短，既往史无特殊。

2.影像学特点：右桥小脑角占位，呈T$_1$WI稍低信号、T$_2$WI等信号，DWI低信号，中等强化，局部见多发微小囊变区与实性成分构成乳头状结构（图10-10-1）。

3.定位：脑外。

4.定性：脑膜瘤，透明细胞型可能。

【可能的诊断】

1.听神经瘤

支持点：部位，病变可见小囊变，增强后明显强化。

不支持点：病灶呈乳头颗粒感，未见典型"喇叭口征"。

2.脉络丛乳头状瘤

支持点：病灶呈乳头颗粒感，强化。

不支持点：强化程度偏低。

3.透明细胞型脑膜瘤

支持点：桥小脑区病灶，病灶呈乳头颗粒感，多发小囊变，强化。

不支持点：无。

【病理学诊断】

1.免疫组化：Vinentin（＋），EMA灶区（＋），CK（－），S-100（－），GFAP（－），Ki-67阳性率1%。

2.病理结果：（右桥小脑角）透明细胞型脑膜瘤（WHO Ⅱ级）。

【讨论】透明细胞型脑膜瘤

1.概述：透明细胞型脑膜瘤为WHO Ⅱ级，少见，青少年和中青年好发，部分报道女性多见。容易复发。

2.病理组织学：瘤细胞呈多角形，弥漫片状排列，细胞中等大小，形态一致，胞浆丰富透明，富含糖原，核圆形或卵圆形，局部可见异型性，核分裂象偶见，瘤细胞间为条片状玻璃样变性的胶原蛋白。部分肿瘤细胞被少量淋巴细胞及浆细胞浸润。

3.分子病理：标志性分子改变为 *SMARCE1* 基因突变，基因突变导致 *SMARCE1* 表达缺失，*SMARCE1* 功能缺失导致SWI/SNF（依赖ATP的染色质重构复合物）丧失对肿瘤的抑制作用，导致肿瘤发生。

4.临床表现：无特异性，与肿瘤发生部位相关，常见头痛、呕吐、听力下降等。

5.影像学特点：透明细胞脑膜瘤好发于颅底，特别是桥小脑角区，形态不规则，部分可见分叶，CT等高密度影，与脑膜宽基底相连。邻近骨质可见破坏。MRI上T$_2$WI常见多发小囊变及乳头桑葚感（多发小囊变和肿瘤实质衬托对比形成，非真性乳头结构），增强中重度强化，可见水肿、"脑膜尾征"等。

【拓展病例】

病例 患者女性，24岁，头痛1个月，病理诊断为透明细胞型脑膜瘤。左额叶脑外占位，见多发小囊变和乳头桑葚感，明显强化，邻近脑实质水肿（图10-10-2）。

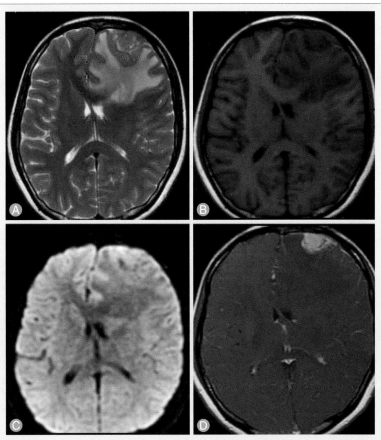

A.轴位T$_2$WI；B.轴位T$_1$WI；C.轴位DWI；D.轴位T$_1$WI增强
图10-10-2 透明细胞型脑膜瘤MRI

【典型征象】

假乳头"桑葚样"改变（病理多发小囊变和肿瘤实质衬托对比形成，非真性乳头结构），多发小囊变（图10-10-3）。

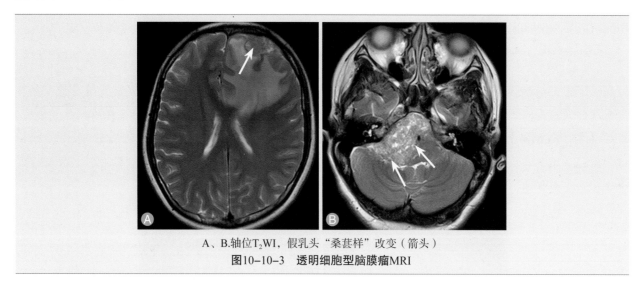

A、B.轴位T$_2$WI，假乳头"桑葚样"改变（箭头）
图10-10-3　透明细胞型脑膜瘤MRI

【诊断要点】

1.青少年和中青年好发，常见头痛、听力下降等表现。

2.除脑膜瘤常规特点外，好发于颅底，特别是桥小脑角区；常见多发小囊变及假乳头"桑葚样"改变（多发小囊变和肿瘤实质衬托对比形成，非真性乳头结构）。

3.标志性分子改变为*SMARCE1*基因突变。

（李建业）

第十一节　脊索瘤样型脑膜瘤

【临床资料】

患者女性，43岁，头痛1月余。

【影像学检查】

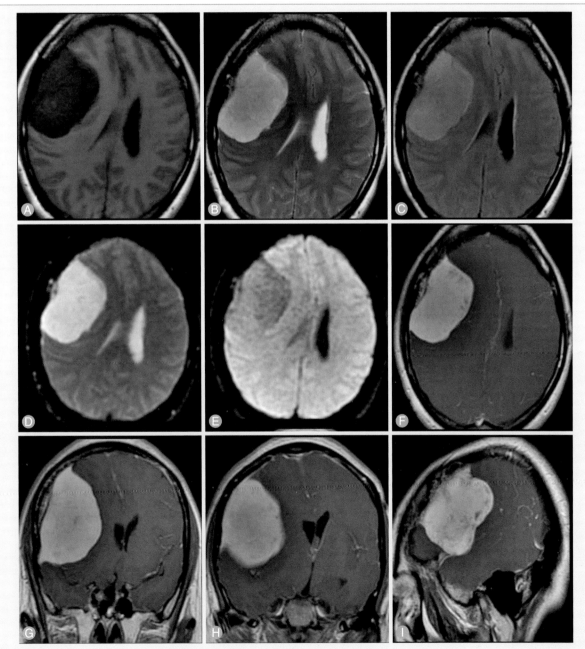

A.轴位T₁WI；B.轴位T₂WI；C.轴位T₂-FLAIR；D.轴位ADC；E.轴位DWI；F.轴位T₁WI增强；G、H.冠状位T₁WI增强；I.矢状位T₁WI增强

图10-11-1　头颅MRI

【解析思路】

1.临床特征：患者为中年女性，病程较短。

2.影像学特点：右额部占位性病变，宽基底附着颅骨，局部颅骨增厚，T_2WI明显高信号，DWI低信号，整体信号较均匀，增强后明显均匀强化，可见"脑膜尾征"（图10-11-1）。

3.定位：脑外。

4.定性：脑膜瘤，可能为脊索瘤样型。

【可能的诊断】

1.海绵状血管瘤

支持点：T_2WI呈明显高信号，病变信号均匀，DWI呈低信号，增强后明显均匀强化。

不支持点：强化未见向心性渐进性充填，局部骨质增生。

2.黏液型软骨肉瘤

支持点：T_2WI呈明显高信号，DWI呈低信号。

不支持点：局部骨质增生，未见破坏。无"蜂窝样"强化。

3.血管母细胞瘤

支持点：T_2WI呈明显高信号，病变信号均匀，DWI呈低信号，增强后明显均匀强化。

不支持点：幕上很少见，无血管流空影及水肿。

4.脑膜瘤

支持点：中年女性，信号均匀，明显均匀强化，可见"脑膜尾征"，颅骨增厚。

不支持点：DWI低信号一般不支持常见类型脑膜瘤，但特殊类型如脊索瘤样脑膜瘤可以。

【病理学诊断】

1.免疫组化：TEF-3（－），D2-40（－），CK（－），GFAP（－），S-100（－），EMA（＋），EGFR（＋），Ki-67阳性率2%，Vimentin（＋），Cychin（＋），PR（＋）。

2.病理结果：脊索瘤样型脑膜瘤（WHO Ⅱ级）。

【讨论】脊索瘤样型脑膜瘤

1.概述：脊索瘤样型脑膜瘤为WHO Ⅱ级，少见类型。

2.病理组织学：病理表现类似脊索瘤的脑膜瘤，瘤细胞间见黏液背景，瘤细胞呈空泡状，排列成束状或小梁状。典型脑膜瘤区与脊索瘤样区相混和，可见大量淋巴细胞、浆细胞等炎症细胞浸润。

3.临床表现：临床常伴发血液病，如贫血、多克隆丙种球蛋白血症、卡斯特尔曼病等，临床表现无特殊，可有如头痛、癫痫、偏瘫等症状。

4.影像学特点：影像学表现为脊索瘤样的平扫和脑膜瘤样增强表现。肿瘤形态多不规则，可见分叶，与脑膜宽基底相连，因肿瘤富含黏液，CT上等低密度影，增强明显强化，MRI上T_1WI低信号，T_2WI明显高信号，DWI低信号，ADC信号值高，因肿瘤炎症浸润致周围水肿，增强明显强化，见"脑膜尾征"。

【典型征象】

T_2WI呈明显高信号，无弥散受限，明显强化是本型脑膜瘤特点（图10-11-2）。

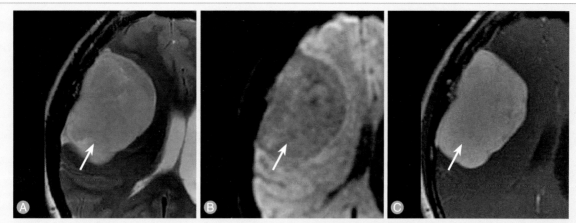

A.轴位T₂WI，高信号（箭头）；B.轴位DWI，无弥散受限；C.轴位T₁WI增强，明显强化

图10-11-2　脊索瘤样型脑膜瘤MRI

【诊断要点】

1.常伴血液病如贫血、多克隆丙种球蛋白血症、卡斯特尔曼病等。

2.病理表现：典型脑膜瘤区与脊索瘤样区相混。

3.影像学表现：脊索瘤样平扫+脑膜瘤样增强表现，CT可见呈低密度影，T₂WI呈明显高信号，DWI呈低信号，周围水肿，并明显强化。最大特点是T₂WI明显高信号，DWI低信号，ADC值高。

（卞冰阳　李建业）

第十二节　间变性/恶性脑膜瘤

【临床资料】

患者男性，33岁，头痛头晕、恶心呕吐伴步态不稳10天。

【影像学检查】

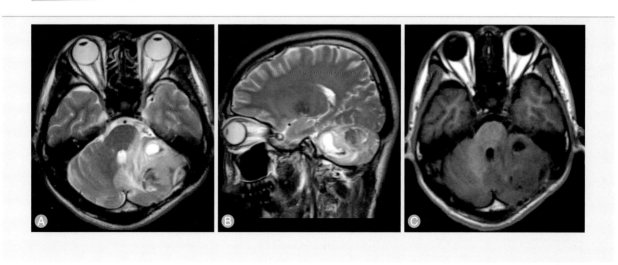

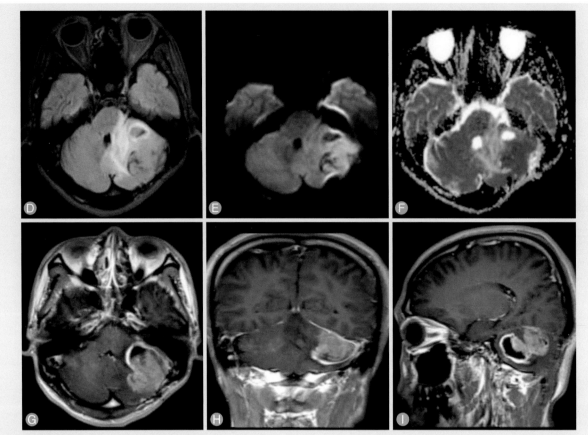

A.轴位T₂WI；B.矢状位T₂WI；C.轴位T₁WI；D.轴位T₂-FLAIR；E.轴位DWI；F.轴位ADC；G.轴位T₁WI增强；H.冠状位T₁WI增强；I.矢状位T₁WI增强

图10-12-1　头颅MRI

【解析思路】

1.临床特征：患者为青年男性，头痛、呕吐、步态不稳。

2.影像学特点：①脑内或脑外，准确定位有难度，但基底宽大；②病灶位于左侧桥小脑角区或小脑半球；③T₂WI、T₂-FLAIR、T₁WI以等信号为主，可见类圆形T₁WI低信号、T₂WI高信号；④弥散受限；⑤强化及未强化区共存，可见"脑膜尾征"（图10-12-1）。

3.定位：幕下脑外。

4.定性：恶性肿瘤?

【可能的诊断】

1.孤立性纤维性肿瘤/血管外皮细胞瘤

支持点：颅内脑外肿瘤可能性大，常规要考虑"脑膜三件套"里的孤立性纤维性肿瘤/血管外皮细胞瘤。有囊变，形态欠规则。

不支持点：未见明显流空血管，强化程度偏低，宽基底。

2.转移瘤

支持点：后颅窝发病率高，影像学表现变化多端。

不支持点：本例患者年轻，无原发恶性肿瘤病史。

3.成年人髓母细胞瘤

支持点：本例定位难度较大，位于小脑边缘部位，弥散受限，不能除外。

不支持点：小片状或裂隙状囊常见，大囊少见。

4.脑膜瘤

支持点：发病率高，少见病理类型年轻人好发，可以出现不典型表现，见"脑膜尾征"，故不能除外少见病理类型脑膜瘤。

不支持点：不符合常见病理类型脑膜瘤典型表现。

【病理学诊断】

1.免疫组化：EMA（+），CD68（小灶区+），*P53*（-），CD34（-），Syn（-），GFAP（灶区+），CD45RO（-），LCA（-），NeuN（-），Ki-67阳性率5%。

2.病理结果：间变性/恶性脑膜瘤。

【讨论】间变性/恶性脑膜瘤

1.概述：间变性/恶性脑膜瘤为WHO Ⅲ级，少见，占脑膜瘤总数1%~3%，高度恶性肿瘤，生长快、侵袭性强。青年男性多见，复发率高。

2.病理组织学：镜下可见肿瘤细胞明显分化不良，片状或"地图样"坏死或囊变，侵犯脑组织。70%病例出现*NF2*基因突变；*SWI/SNF*复合基因突变，提示预后不良。

3.影像学特点：①形态不规则多见，侵袭力强，脑外可侵犯颅骨及头皮下软组织，当明显侵犯脑组织时不易辨认脑内还是脑外，瘤脑交界面模糊不清，常伴瘤周水肿；②细胞排列较致密，T_2WI和T_1WI以等信号为主，弥散受限明显；③出血、坏死、囊变，信号明显混杂不均；④血供丰富，显著强化。

【拓展病例】

病例 患者男性，22岁，间断性头痛1个月，被诊断为间变/恶性脑膜瘤，WHO Ⅲ级。难以确定脑内或脑外病灶，但基底宽大；病灶信号混杂，可见出血、坏死或囊变，伴瘤周水肿；强化明显不均（图10-12-2）。

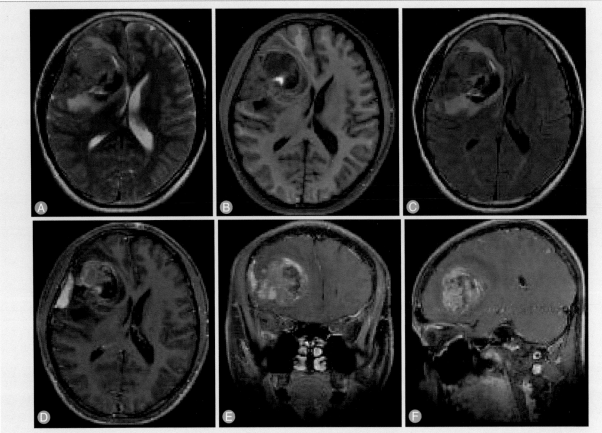

A.轴位T$_2$WI；B.轴位T$_1$WI；C.轴位T$_2$-FLAIR；D.轴位T$_1$WI增强；E.冠状位T$_1$WI增强；F.矢状位T$_1$WI增强

图10-12-2　间变性/恶性脑膜瘤MRI

【诊断要点】

1.定位脑外，具备脑膜瘤基本影像学特征。

2.常表现为快速生长、分叶状、出血、坏死、信号混杂、水肿、瘤脑交界面模糊不清等，比较可靠的特征是ADC值较常见的脑膜瘤低（反映较高的细胞密度）。

（卞冰阳）

第十三节　脑膜瘤梗死/坏死

【临床资料】

患者女性，31岁，头痛、呕吐1周。

【影像学检查】

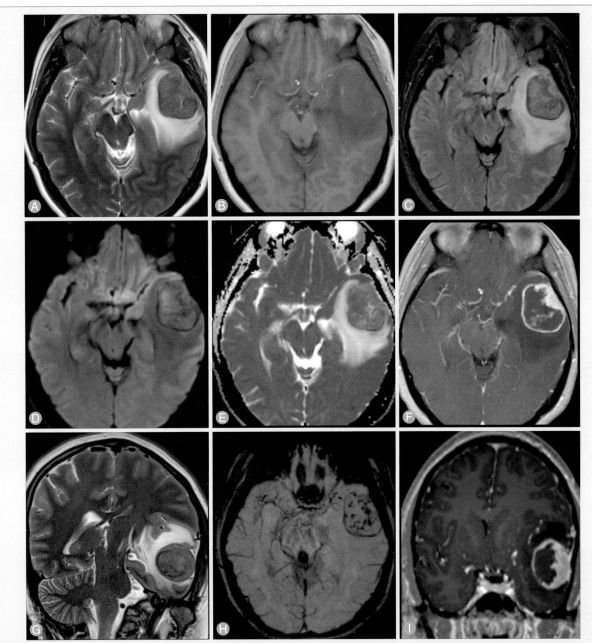

A.轴位T₂WI；B.轴位T₁WI；C.轴位T₂-FLAIR；D.轴位DWI；E.轴位ADC；F.轴位T₁WI增强；G.冠状位T₂WI；H.轴位SWI；I.冠状位T₁WI增强

图10-13-1　头颅MRI

【解析思路】

1.临床特征：患者为青年，急性头痛、呕吐。

2.影像学特点：左颞区占位，T_1WI等/稍低信号、周缘环形稍高信号，T_2WI偏低信号，DWI等信号，周缘环形低信号，ADC等信号，增强明显强化，病灶中央见大片不强化区，不强化区SWI见点片状低信号，周围见线状"内环征"及出血带（线状T_1WI高信号、T_2WI低信号及SWI低信号），见"脑膜尾征"，宽基底附着硬脑膜。周围脑组织大片水肿（图10-13-1）。

3.定位：据宽基底附着硬脑膜、"脑膜尾征"及脑膜瘤梗死三联征（急性头痛、出血带、"内环征"），综合定位脑外。

4.定性：考虑脑膜瘤伴梗死/坏死。

【可能的诊断】

1.孤立性纤维性肿瘤/血管外皮细胞瘤

支持点：定位脑外，明显强化，较大水肿。

不支持点：未见典型"分叶征""阴阳征"，无血管流空。

2.上皮样胶质母细胞瘤

支持点：年轻，颞部皮层区病变，坏死，出血，大水肿。

不支持点：定位脑外，急性头痛、出血带、"内环征"。

3.多形性黄色瘤型星形细胞瘤

支持点：年轻，颞部皮层区病变，出血，大水肿，见"脑膜尾征"。

不支持点：定位脑外，可见"脑膜尾征"，局部皱缩、凹陷，环壁薄且光滑。急性头痛、出血带、"内环征"，无癫痫病史。

4.脑膜瘤伴梗死/坏死

支持点：宽基底附着硬脑膜、"脑膜尾征"及脑膜瘤梗死三联征。

不支持点：无。

【病理学诊断】

1.免疫组化：EMA（＋），GFAP（－），PR（＋），S-100（－），SOX10（－），SSTR2（＋），STAT6（－），Ki-67阳性率20%

2.病理结果：（左颞叶肿物）非典型脑膜瘤（WHO Ⅱ级），伴坏死，核分裂7个/10 HPF。

【讨论】脑膜瘤伴梗死 / 坏死

1.概述：各型脑膜瘤都可以伴发梗死/坏死，为脑膜瘤常见继发病理改变，多见于Ⅱ～Ⅲ级脑膜瘤，但与级别无必然相关性。病因考虑与肿瘤侵袭血管及肿瘤虹吸效应吸引循环栓子有关。

好发年龄性别：中老年女性好发，部分高级别脑膜瘤好发于儿童。一般发生于颅内、眶内、脊柱内，甚至也可发生于脑内。

2.病理组织学：脑膜瘤内见梗死/坏死灶，梗死/坏死区周围见反应性充血出血带，实性部分与脑膜瘤分型病理表现一致。

3.临床症状：①常规脑膜瘤症状，一般由肿瘤压迫引起，常见头痛和癫痫，另外可因部位不同出现各种局灶症状；②梗死/坏死相关症状，最常见的为急性头痛，脑膜瘤有躯体感觉神经支配，其梗死相当于躯体坏死，会引起明显疼痛反应，而脑内肿瘤没有躯体感觉神经支配，只有部分内脏感觉神经支配，其疼痛多不明显，严重者出现呕吐等颅内高压症状。

4.影像学特点：①脑膜瘤常规影像学表现，如T_1WI、T_2WI呈等或接近等信号，DWI呈等高信号，明显强化，"脑膜尾征"，高灌注等；②梗死/坏死相关影像学表现，病灶表现为肿瘤内出现无强化区，可呈T_2WI高信号（慢性期液化坏死），T_2WI等/低信号（急性期凝固性坏死）（图10-13-2），部分病例急性期可见DWI高信号、ADC低信号、无强化及"内环征"（图10-13-3）；③肿瘤组织梗死/坏死引发周围炎症反应，血管充血，血管通透性升高，组织细胞渗出吞噬坏死物质，同时红细胞外漏，在坏死周边形成充血出血带，见线状T_2WI低信号，SWI低信号，"内环征"（局部血管通透性高，造影剂外漏增加）（图10-13-4）。

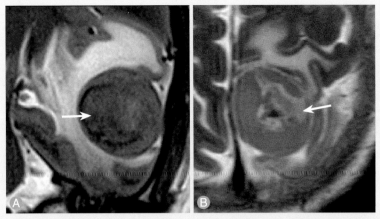

A.轴位T₂WI，急性期凝固性坏死（箭头）；B.轴位T₂WI，液化坏死（箭头）

图10-13-2 脑膜瘤MRI

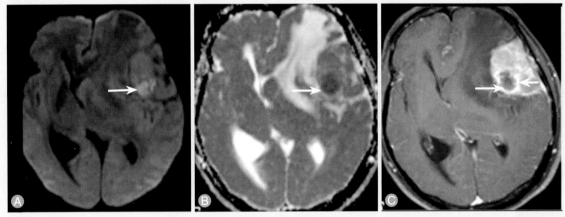

A.轴位DWI；B.轴位ADC；C.轴位T₁WI增强。弥散受限（图A、图B箭头）、无强化（图C箭头）、"内环征"（图C短箭头）

图10-13-3 脑膜瘤急性梗死/坏死MRI

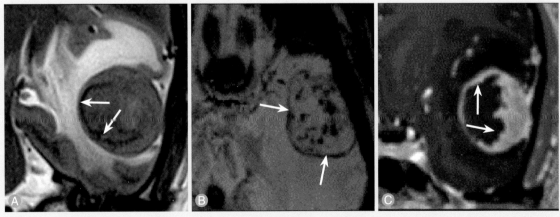

A.轴位T₂WI，低信号（箭头）；B.轴位SWI，低信号环（箭头）；C."内环征"（箭头）

图10-13-4 脑膜瘤伴梗死/坏死MRI

【拓展病例】

病例1　患者女性，53岁，头痛头晕呕吐2个月。病理诊断：（左颞枕肿瘤）过渡型脑膜瘤，伴灶区坏死，核分裂1个/10 HPF，并局部浸润脑实质，符合非典型脑膜瘤（WHO Ⅱ级）。三联征：头痛、出血带、"内环征"（图10-13-5）。

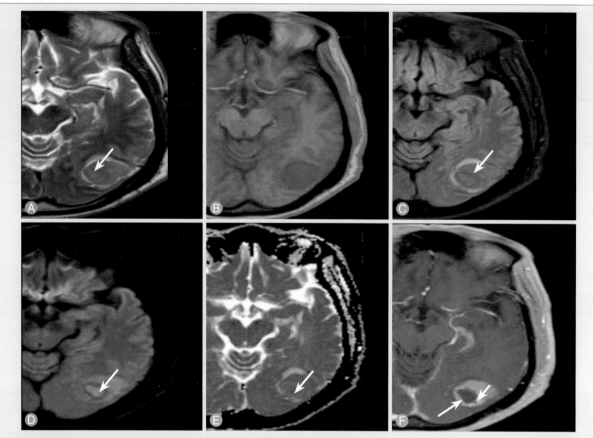

A.轴位T$_2$WI；B.轴位T$_1$WI；C.轴位T$_2$-FLAIR；D.轴位DWI；E.轴位ADC；F.轴位T$_1$WI增强。出血带（图A、图C箭头）、凝固性坏死无强化（图C~图E箭头）、内环征（图E短箭头）

图10-13-5　脑膜瘤伴梗死/坏死MRI

病例2　患者女性，52岁，右侧肢体无力1周。见明显"内环征"，病理诊断：（左顶部肿瘤）纤维型脑膜瘤（WHO Ⅰ级），伴梗死（图10-13-6）。

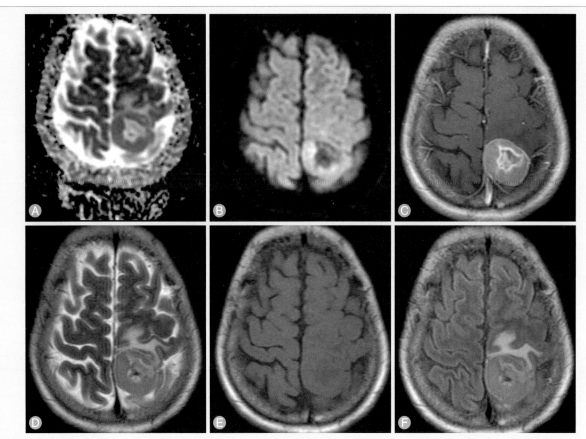

A.轴位ADC；B.轴位DWI；C.轴位T₁WI增强；D.轴位T₂WI；E.轴位T₁WI；F.轴位T₂-FLAIR，"内环征"

图10-13-6　脑膜瘤伴梗死MRI

【典型征象】

1.出血带：坏死引发周围炎症反应，周围线带状血管扩张充血，血管通透性升高，红细胞外漏。在坏死界面形成充血出血带，T_2WI、SWI见线状低信号（图10-13-7）。

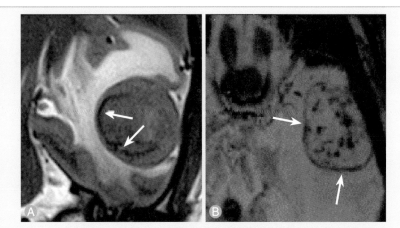

A.轴位T₂WI，低信号环（箭头）；B.轴位SWI，低信号环（箭头）

图10-13-7　脑膜瘤伴梗死/坏死MRI

2."内环征"：坏死引发周围炎症反应，周围线带状血管扩张充血，血管通透性升高，造影剂外漏形成围绕坏死区线状更明显强化带（图10-13-8）。

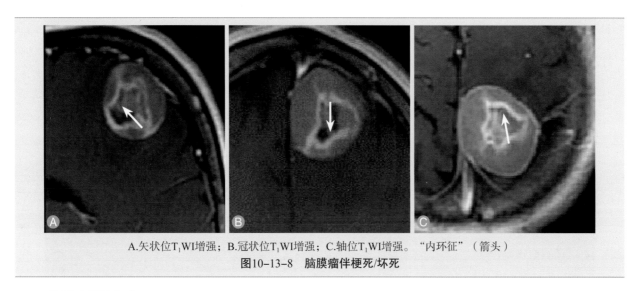

A.矢状位T₁WI增强；B.冠状位T₁WI增强；C.轴位T₁WI增强。"内环征"（箭头）

图10-13-8　脑膜瘤伴梗死/坏死

【诊断要点】

脑膜瘤梗死/坏死的特点为三联征（急性头痛、出血带、"内环征"），另可见大水肿、长"脑膜尾征"等坏死相关炎症表现，当出现以上征象时有提示意义，特别是对于定位困难病例具有辅助定位作用。

（李建业）

第十四节　脊膜瘤

【临床资料】

患者女性，73岁，双下肢麻木5月余。

【影像学检查】

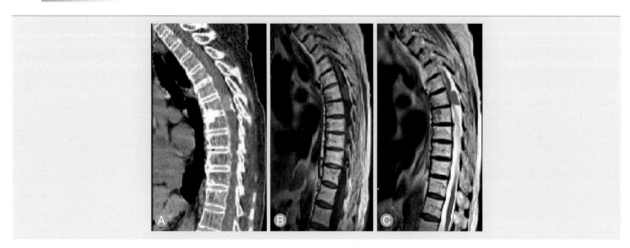

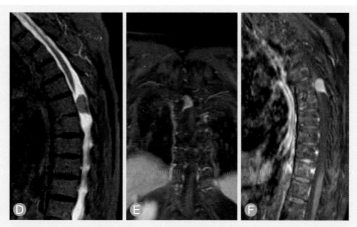

A.矢状位CT重建；B.矢状位T₁WI；C.矢状位T₂WI；D.矢状位T₂WI脂肪抑制；E.冠状位T₁WI增强；F.矢状位T₁WI增强

图10-14-1 胸段CT图像和MRI

【解析思路】

1.临床特征：患者为老年女性，慢性病程，双下肢麻木5月余。

2.影像学特点：胸段椎管内后外侧髓外硬膜下类半圆形或"D字形"肿物，CT呈略高密度影，边界清晰，其内见点状、条形高密度钙化影。T₁WI呈等信号，T₂WI呈等信号，信号均匀，边缘清晰，宽基底与硬脊膜相连，肿瘤与硬脊膜间夹角呈钝角，呈"D字形"，局部蛛网膜下隙呈杯口状扩张，相应脊髓受压移位，增强显示肿物明显均匀强化，可见"脊膜尾征"（图10-14-1）。

3.定位：胸段椎管内髓外硬膜下。

4.定性：脊膜瘤？副神经节瘤？神经鞘瘤？

【可能的诊断】

1.副神经节瘤

支持点：髓外硬膜下肿瘤，明显强化，边界清晰。

不支持点：病变位于颈胸段椎管内，信号均匀，宽基底与硬脊膜相连，肿物与硬脊膜间夹角呈钝角，见"脊膜尾征"，未见含铁血黄素环及周围血管流空影。

2.神经鞘瘤

支持点：髓外硬膜下肿瘤，明显强化，边界清晰。

不支持点：病变信号均匀，宽基底与硬脊膜相连，肿物与硬脊膜间夹角呈钝角，见"脊膜尾征"，未见神经鞘瘤Antoni A/Antoni D区。

3.脊膜瘤

支持点：老年女性，髓外硬膜下肿瘤，边界清晰，病变信号均匀，明显强化，宽基底与硬脊膜相连，肿物与硬脊膜间夹角呈钝角，呈"D字形"，见"脊膜尾征"。

不支持点：无。

【病理学诊断】

1.病理组织学：肿瘤细胞呈上皮样及梭形，部分肿瘤细胞排列呈"漩涡样"，可见散在砂砾体。

2.免疫组化：Vim（＋），GFAP（弱+），S-100（＋），EMA（＋），PR（＋），*P53*（－），Ki-67阳性率3%。综合以上，可推测为过渡型（混合型）脑膜瘤伴砂砾体形成［Transitional（mixed）meningioma，WHO I 级］。

3.病理结果：脊膜瘤（WHO Ⅰ级）。

【讨论】脊膜瘤

1.概述：脊膜瘤多为WHO Ⅰ级，好发于50~70岁的患者，女性多于男性，占所有脊髓原发性肿瘤的25%~46%，起源于蛛网膜内皮细胞或硬脊膜的纤维细胞，通常单发，生长缓慢。

2.临床表现：脊膜瘤的主要症状为局部疼痛及慢性进行性脊髓压迫症状，局部疼痛往往先于进行性阶段性感觉及运动功能障碍，当出现此症状时，也就预示着脊髓受压；脊膜瘤的临床症状一般进展缓慢，极少引起神经症状急剧恶化；大多数脊膜瘤是良性的，其中70%~90%被归类为WHO Ⅰ级病变，不常见的是更具侵袭性的WHO Ⅱ级（5%~25%）或Ⅲ级（1%~5%）脊膜瘤；最常见的脊膜瘤组织学是WHO Ⅰ级的内皮细胞型脊膜瘤（80%）；绝大部分（90%）脊膜瘤位于髓外硬膜下，偶尔（5%）会发现纯粹的硬膜外肿瘤，其余（5%）具有硬膜内和硬膜外分布，呈现哑铃状外观；脊膜瘤最好发于胸椎（80%），其次为颈椎（15%）、腰骶椎（5%）；脊膜瘤通常位于脊髓背外侧（60%~70%），与发生在胸椎的脊膜瘤相比，发生在颈椎的脊膜瘤更可能位于脊髓前面。

3.影像学特点：脊膜瘤好发于胸段脊髓蛛网膜下隙背外侧；肿瘤呈实性，有完整的包膜，有时可见钙化，可见局部骨质增生改变，但不如颅内脑膜瘤常见；肿瘤信号在T_1WI及T_2WI上与脊髓信号相似，增强后明显强化，邻近硬脊膜可见线样强化，即"脊膜尾征"；部分脊膜瘤轴位增强图像可见条状无强化影与受压的脊髓相连，即"银杏叶征"（图10-14-4），叶子代表受压变形的脊髓，被肿瘤推移到椎管一侧，叶柄是没有强化的条状影，可能是受牵拉的齿状韧带，文献报道"银杏叶征"诊断脊膜瘤的敏感性为58%，特异性为100%。

【拓展病例】

病例 患者女性，59岁，双下肢麻木1月余。胸段（T_1WI）椎管内髓外硬膜下肿瘤，宽基底与硬脊膜相连，可见"脊膜尾征"，病理结果为脊膜瘤（WHO Ⅰ级）（图10-14-2）。

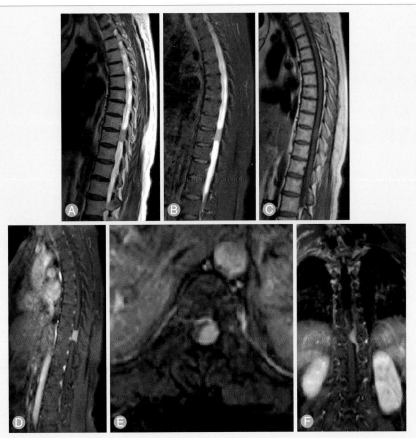

A.矢状位T₂WI；B.矢状位T₂WI脂肪抑制；C.矢状位T₁WI；D.矢状位T₁WI增强；E.轴位T₁WI增强；F.冠状位T₁WI增强

图10-14-2 脊膜瘤（WHO I级）MRI

【典型征象】

1."脊膜尾征"（图10-14-3）。

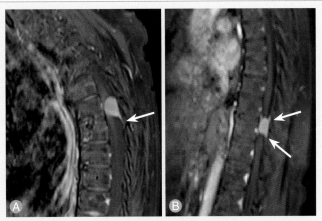

A、B.矢状位T₁WI增强，肿瘤邻近硬脊膜可见线样强化，"脊膜尾征"（箭头）

图10-14-3 脊膜瘤MRI

2."银杏叶征"（图10-14-4）。

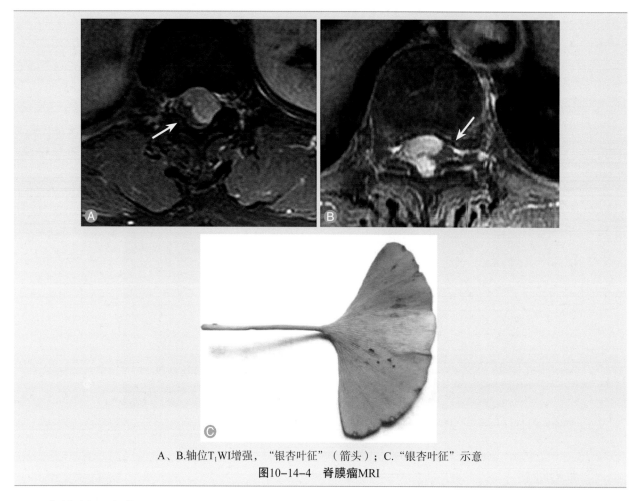

A、B.轴位T₁WI增强，"银杏叶征"（箭头）；C."银杏叶征"示意

图10-14-4　脊膜瘤MRI

【诊断要点】

1.脊膜瘤好发于女性，髓外硬膜下占位，胸段椎管多见，通常位于脊髓背外侧，发生在颈段椎管的脊膜瘤更可能位于脊髓前面。

2.T₁WI呈等信号、T₂WI呈等信号，大部分呈较均匀强化。

3.多数脊膜瘤以宽基底与脊膜相连呈"D字形"，可见"脊膜尾征""银杏叶征"。

（病例由湖北省武穴市第一人民医院范香香医师提供）

（夏灿然）

第 **11** 章

间叶性非脑膜上皮肿瘤

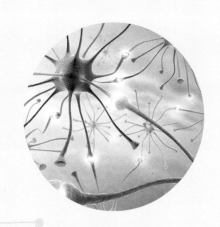

第一节 孤立性纤维性肿瘤/血管外皮细胞瘤

【临床资料】

患者男性，12岁，抽搐1小时。

【影像学检查】

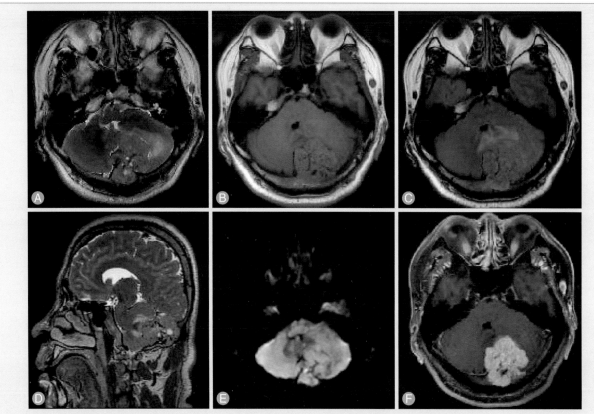

A. 轴位 T_2WI；B. 轴位 T_1WI；C. 轴位 T_2-FLAIR；D. 矢状位 T_2WI；E. 轴位 DWI；F. 轴位 T_1WI 增强

图11-1-1 头颅MRI

【解析思路】

1.临床特征：患者为青少年男性。

2.影像学特点：后颅窝占位，紧贴颅板，分叶明显，周围可见脑脊液环，内见多发小囊样信号及无规律排列流空血管，T_1WI等/稍高信号，T_2WI等/稍低信号，DWI等/稍高信号，增强扫描病变不均匀明显强化，邻近小脑实质内见片状血管源性水肿（图11-1-1）。

3.定位：脑外。

4.定性："脑膜三件套"（脑膜瘤、孤立性纤维性肿瘤、血管外皮细胞瘤）？

【可能的诊断】

1.脑膜瘤

支持点：脑外肿瘤，"脑膜三件套"多见，强化明显，部分病理类型如血管瘤型可出现流空血管。

不支持点：性别、年龄，分叶少见，与脑膜接触面偏小。

2.血管母细胞瘤

支持点：幕下发病率高，血管流空影，瘤周水肿，明显强化。

不支持点：脑外肿瘤，DWI信号偏高，血管母细胞瘤强化程度比其更强些，颅骨受压。

3.髓母细胞瘤

支持点：DWI稍高信号，成年人髓母细胞瘤好发小脑边缘区，要鉴别。

不支持点：定位脑外，血管流空信号很少见。

4.孤立性纤维性肿瘤/血管外皮细胞瘤

支持点：脑外，不规则分叶，肿块以实性为主，多发小囊变，流空血管影，明显强化，窄基底，瘤周水肿。

不支持点：年龄偏小。

【病理诊断】

1.免疫组化：Ki-67阳性率10%，FN（局灶+），SAM（血管+），CD99（+），CA34（+），STAT6（+），SSTR2（-），SOX10（-），S-100（-）。

2.病理结果：孤立性纤维性肿瘤/血管外皮细胞瘤（WHO Ⅱ级），局灶生长较活跃。

【讨论】孤立性纤维性肿瘤 / 血管外皮细胞瘤

1.概述：血管外皮细胞瘤（hemangiopericytoma，HPC）起源于毛细血管外皮细胞（Zimmermann 细胞），又称血管周细胞瘤。孤立性纤维性肿瘤（solita fibrous tumor，SFT）是一种少见的间叶组织来源的梭形细胞软组织肿瘤。

孤立性纤维性肿瘤和血管外皮细胞瘤主要发生在肌肉骨骼系统和皮肤，颅内少见。中枢神经系统的孤立性纤维性肿瘤和血管外皮细胞瘤均存在*12q13*倒置、*NAB2*和*STAT6*基因的融合，两者存在重叠。因此，2016年版WHO中枢神经系统肿瘤分类标准将孤立性纤维性肿瘤和血管外皮细胞瘤合并为同一类型肿瘤。

2.病理组织学：原发性颅内孤立性纤维性肿瘤/血管外皮细胞瘤在2016年版WHO中枢神经系统肿瘤分类为3个级别：Ⅰ级表现为瘤组织有更多的胶原纤维，细胞成分较少，即先前诊断的孤立性纤维性肿瘤的梭形细胞肿瘤；Ⅱ级为有较多细胞成分、较少胶原细胞的肿瘤，有肥大细胞和"鹿角样"脉管系统，即先前诊断的血管外皮细胞瘤；Ⅲ级与先前诊断的间变性血管外皮细胞瘤相对应，核分裂象≥5个/10 HPF。

3.临床表现：与累及部位相关，较常见的临床症状为头痛、头晕。

孤立性纤维性肿瘤/血管外皮细胞瘤Ⅰ级好发于51~60岁人群，约占29%，男女发病率大致相当。有研究认为颅内孤立性纤维性肿瘤/血管外皮细胞瘤Ⅱ级、Ⅲ级发病年龄相对较小，平均年龄43~45岁，男性发病率略高于女性。预后较差，生长速度较脑膜瘤快，有较高的侵袭性，术后常复发，能发生远处转移。

4.影像学特点：孤立性纤维性肿瘤和血管外皮细胞瘤在2016年版WHO中枢神经系统肿瘤分类中归为一类，但是影像学表现有较大差异。

血管外皮细胞瘤：①MRI显示肿瘤内常有出血、坏死及血管流空影，增强扫描显示肿瘤呈显著不均匀强化，以窄基底附着于硬脑膜，少有"脑膜尾征"；②肿瘤边界清楚，形态不规则，呈分叶状；③CT显示肿瘤邻近颅骨常有溶骨性破坏，无颅骨增生，肿瘤无钙化；④血管造影显示肿瘤表面有迂曲粗大的供血动脉，部分患者出现肿瘤引流静脉；肿瘤内常见多发异常血管。

孤立性纤维性肿瘤：①可发生于颅内多个部位，以天幕走行区较为多见，其次为额部凸面、桥小脑角区、大脑镰、后颅凹，少数发生于脑室；②T_1WI呈等或稍低信号，T_2WI呈等或低信号，T_2WI上低信号影在增强后明显强化，被称为"阴阳征"，与瘤内有致密的胶原纤维成分有关；③发生坏死、囊变多，可能跟肿瘤较大、部分血管玻璃样变性导致血供不足或者组织细胞黏液样变有关。

【拓展病例】

病例1 患者男性，42岁，头痛半月，加重1天。孤立性纤维性肿瘤/血管外皮细胞瘤，WHO Ⅱ级。左侧脑室三角区占位，呈分叶状，内部见血管流空信号，T_2WI明显低信号，部分增强后明显强化，瘤周轻度水肿（图11-1-2）。

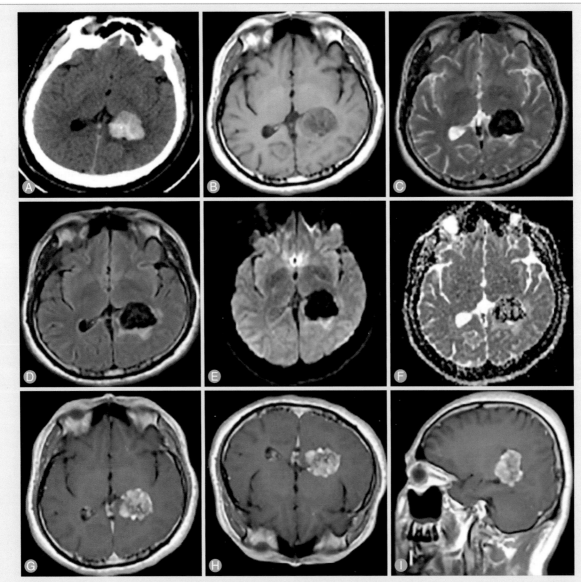

A. 轴位 CT 平扫；B. 轴位 T_1WI；C. 轴位 T_2WI；D. 轴位 T_2-FLAIR；E. 轴位 DWI；F. 轴位 ADC；G. 轴位 T_1WI 增强；H. 冠状位 T_1WI 增强；I. 矢状位 T_1WI 增强

图11-1-2 孤立性纤维性肿瘤/血管外皮细胞瘤CT图像和MRI
（本病例由张家港市第一人民医院卢娴医师提供）

　　病例2　患者男性，26岁，突发头晕伴视物模糊10天，孤立性纤维性肿瘤/血管外皮细胞瘤，WHO Ⅱ级。左枕部占位，囊实性，T_1WI实性部分呈稍高信号，DWI等信号，T_2WI呈明显流空血管，T_1WI增强实性部分明显强化，与小脑幕关系密切，但无明显"脑膜尾征"（图11-1-3）。

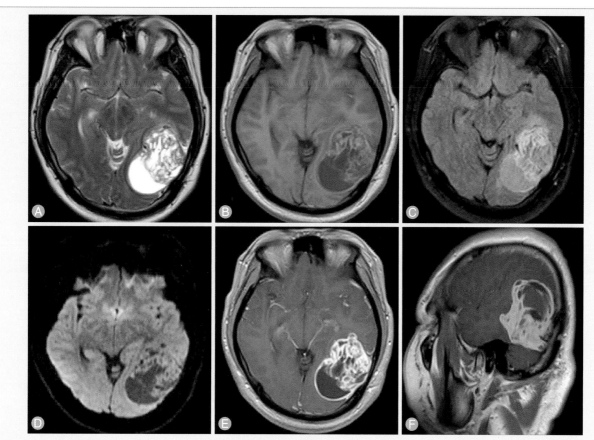

A. 轴位 T_2WI；B. 轴位 T_1WI；C. 轴位 T_2-FLAIR；D. 轴位 DWI；E. 轴位 T_1WI 增强；F. 矢状位 T_1WI 增强

图11-1-3　孤立性纤维性肿瘤/血管外皮细胞瘤MRI

【经典征象】

T₁WI稍高信号、"阴阳征"、流空血管（图11-1-4）。

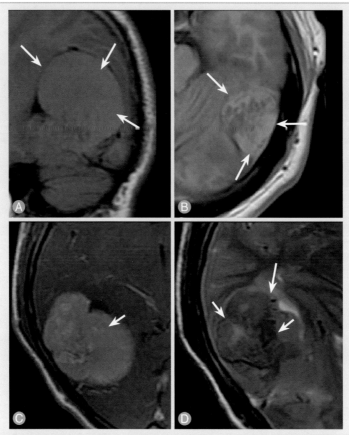

A.冠状位 T₁WI；B.轴位 T₁WI；C.冠状位 T₁WI增强；D.冠状位 T₂WI。实性部分 T₁WI 稍高信号（图 A、图 B 箭头）；
肿块内 T₂WI 低信号部分明显强化呈"阴阳征"（图 C、图 D 短箭头），流空血管（图 D 箭头）

图11-1-4　经典征象

【诊断要点】

1.成年人多见，脑外肿瘤，常规考虑"脑膜三件套"。

2.相对于脑膜瘤，孤立性纤维性肿瘤/血管外皮细胞瘤形态多呈分叶状或不规则，窄基底，周边及内部多见迂曲流空血管影，血管外皮细胞瘤邻近血管源性水肿较明显，部分病例实性部分T₁WI稍高信号有一定的提示意义，肿瘤较大时可伴有坏死、出血、囊变，增强扫描后病灶呈均匀或不均匀明显强化，可见"阴阳征"，"脑膜尾征"少见，周边骨质破坏。

（部分拓展病例由张家港市第一人民医院卢娴医师提供）

（仲　亮）

第二节 小脑血管母细胞瘤

【临床资料】

患者男性，38岁，头晕、头痛、呕吐1周。

【影像学检查】

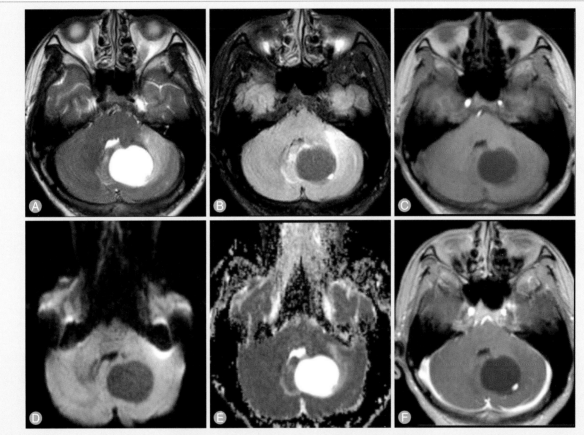

A. 轴位 T_2WI；B. 轴位 T_2-FLAIR；C. 轴位 T_1WI；D. 轴位 DWI；E. 轴位 ADC；F.T_1WI 增强

图 11-2-1 头颅 MRI

【解析思路】

1.临床特征：患者为青年男性，急性发作病史。

2.影像学特点：左侧小脑囊性占位，T_2WI呈高信号，囊壁见T_2WI稍高信号小结节，结节在DWI呈等信号，ADC值未见减低，周围脑实质中度水肿，增强小结节明显强化，囊壁不强化（图11-2-1）。

3.定位：左侧小脑。

4.定性：病灶呈典型大囊小结节，周围中度脑水肿，在DWI囊壁小结节信号不高，增强后血管样强化（与邻近静脉血管几乎一致），囊壁不强化，结合年龄考虑血管母细胞瘤。

【可能的诊断】

1.毛细胞型星形细胞瘤

支持点：小脑囊性病灶，有壁结节，明显强化。

不支持点：年龄偏大，壁结节偏小，强化显著（血管样强化），病灶周围伴有明显水肿。

2.转移瘤

支持点：边缘规则囊性病灶。

不支持点：年龄，临床没有原发恶性肿瘤病史，DWI囊壁、小结节信号不高，增强囊壁未见强化。

3.血管母细胞瘤

支持点：年龄，大囊小结节占位，壁结节血管样强化（与邻近静脉血管几乎一致），囊壁不强化，明显水肿。

不支持点：无。

【病理学诊断】

1.病理取材：（左侧小脑肿瘤组织）灰白暗红小组织一粒，大小 0.6 cm×0.5 cm×0.3 cm。

2.病理学诊断如下。

（1）免疫组化：ERG（−），CD34（＋），CD10（部分细胞＋），EGFR（＋）。Ki-67阳性率1%，D2-40（−），Inhibin（−），CD31（＋），EMA（−）。

（2）病理结果（图11-2-2，文后彩图11-2-2）：（左侧小脑肿瘤组织）符合血管母细胞瘤（WHOⅠ级）。

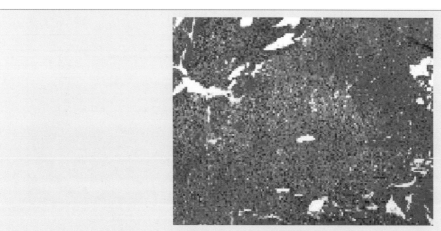

图11-2-2　病理组织学检查（HE，×100）

【讨论】血管母细胞瘤

1.概述：血管母细胞瘤（hemangioblastoma，HB）为WHOⅠ级。有观点认为起源于血管内皮细胞的胚胎细胞残余组织，为血管丰富的良性肿瘤。

2.病理组织学：由间质细胞和小血管构成，间质细胞为肿瘤细胞，大而呈空泡状，胞质内见大量含脂质小泡，呈特征性透明细胞改变。见大量明显薄壁毛细血管。可见瘤内出血。

3.分子病理：大部分表现VHL基因突变，非VHL基因突变者推测为缺氧通路其他基因突变。VHL基因复合物介导缺氧诱导因子（hypoxia inducible factor，HIF）的泛素化降解。正常的缺氧通路：组织细胞缺氧会导致组织细胞及间质细胞HIF升高，进而引起缺氧相关基因表达增加如血管内皮生长因子（vascular endothelial growth factor，VEGF）升高，最终使组织血管生成、血管通透性增加。VEGF是影响血管及组织血管生成的最重要因子。*VHL*基因突变致HIF降解障碍，持续激活缺氧通路，导致病态VEGF升高，组织血管大量生成。另外VHL蛋白与Wnt/B-catenin信号通路调控及细胞周期调节有关也促进肿瘤发生。

希佩尔-林道综合征（von Hippel-Lindau disease，VHL）：*VHL*基因生殖系突变引起。正常VHL蛋白可以负性调节缺氧通路，如低氧诱导VEGF的 mRNA表达，*VHL*基因突变后功能异常，激活缺氧通路致瘤。表现为神经系统及视网膜多发血管母细胞瘤、肾透明细胞癌、嗜铬细胞瘤、内淋巴囊肿瘤等。

*VHL*基因是重要的肿瘤抑制基因，作用主要有两个：①pVHL复合体结合羟基化的HIF-1α（pVHL化），pVIIL复合体介导HIF-1α的泛素化降解。缺氧后脯氨酸羟化酶失活（HIF-1α不能羟基化），pVHL不能结合HIF-1α，HIF-1α不能降解，进入核内与HIF-1β结合，并结合缺氧反应原件启动缺氧反应（正常缺氧通路）。当*VHL*基因突变导致VHL蛋白功能异常，不能结合羟基化的HIF-1α，导致HIF-1α不能降解堆积，同样启动缺氧后续反应，最重要的是VEGF相关血管增生。在VHL谱系肿瘤中，血管母细胞瘤、肾透明细胞癌、嗜铬细胞瘤、内淋巴囊肿瘤中都有类似的、极其丰富的缺氧相关病态血管形成，此为不缺氧的缺氧反应；②*VHL*基因参与Wnt/β-catenin信号通路调控。*VHL*基因稳定转录因子Jade-1介导β-catenin泛素化降解，导致Wnt/β-catenin信号通路抑制。*VHL*基因突变后，抑制作用解除，Wnt/β-catenin信号通路激活致癌（图11-2-3）。

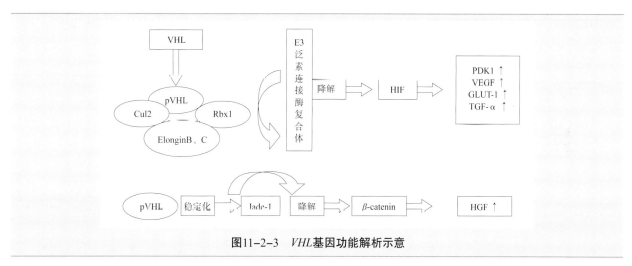

图11-2-3　*VHL*基因功能解析示意

4.临床表现：血管母细胞瘤可发生任何年龄，但以中青年人居多，发病高峰为34~45岁，男女比为2∶1。好发于幕下小脑半球、小脑蚓部、延髓及桥小脑角区，也可见于幕上大脑半球及脊髓。临床表现没有特异性，多发者及年轻发病者常见于VHL综合征等患者。部分患者红细胞增高，为缺氧通路激活后HIF结合促红细胞生成素（erythropoientin，EPO）上的缺氧反应原件，诱导EPO大量表达，红细胞及血红蛋白增多。

5.影像学特点：缺氧通路激活、VEGF增多决定了血管母细胞瘤的基本影像学特征。间质细胞与血管比例不等，T_1WI及T_2WI信号多变，常见T_1WI低信号、T_2WI高信号，T_2WI明显高信号是特点，反映血管成分占优势；细胞密度不高，DWI等低信号，ADC等高信号；*VHL*基因突变致HIF降解障碍，持续激活缺氧通路，导致VEGF升高，病态血管大量生成，血管母细胞瘤的主要影像学表现（血管母细胞瘤三联征：流空血管影、大水肿/囊变、血管样强化）由此机制形成，特别是实质型血管母细胞瘤。

（1）流空：VEGF明显升高，病态血管大量生成，瘤内及瘤周形成大量流空血管（图11-2-4，文后彩图11-2-4B）。

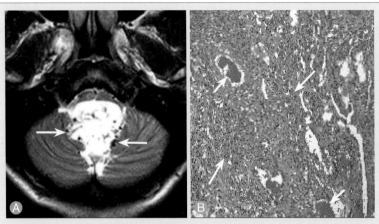

A. 轴位 T_2WI，瘤内及瘤周形成大量流空血管（箭头）；B. 病理显示肿瘤由间质细胞和小血管构成（短箭头），大量明显薄壁毛细血管（箭头）

图11-2-4　血管母细胞瘤MRI和病理组织学检查（HE，×100）

（2）水肿/囊变：VEGF明显升高，诱导血管通透性升高，水分大量外漏形成水肿/囊变，VEGF介导的大量血管形成，部分形成动静脉短路，局部静脉压明显升高，加剧水肿（图11-2-5）。

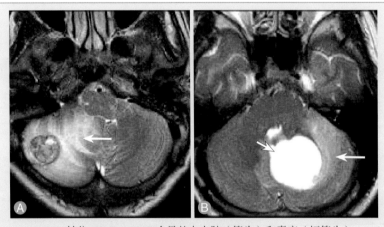

A、B. 轴位 T_2WI，VEGF 介导的大水肿（箭头）和囊变（短箭头）

图11-2-5　血管母细胞瘤MRI

（3）血管样强化：VEGF明显升高，诱导血管形成，血管通透性升高，血管样显著强化（图11-2-6）。

（4）高灌注：VEGF明显升高，持续性病态血管生成，肿瘤血管床明显增大，增大了血管截面积，Q=SV，导致明显高灌注（图11-2-7，文后彩图11-2-7）。

（5）其他特点如T_2WI明显高信号并强化（反映以血管为主）出血等（图11-2-8）。

（6）MRS显示实性部分Cho峰明显升高，Cr及NAA峰明显减低或接近消失，可见升高的Lip和Lac峰，高尖的Lip峰可能与肿瘤内大量间质细胞富含脂质成分有关，这也是血管母细胞瘤的特征性表现之一。

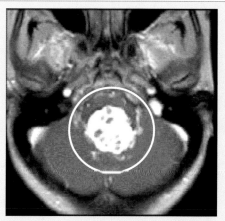

轴位 T$_1$WI 增强，血管样显著强化（白圈）

图 11-2-6　血管母细胞瘤 MRI

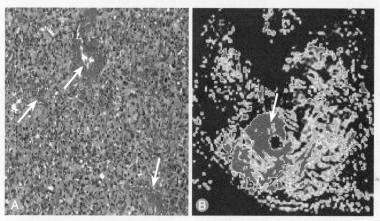

A. 病理显示大量增生血管（箭头）；B. 轴位 ASL，高灌注（箭头）

图11-2-7　血管母细胞瘤病理组织学检查（HE，×100）和ASL

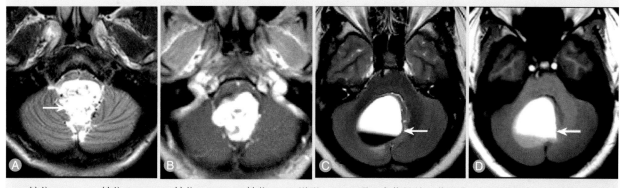

A. 轴位 T$_2$WI；B. 轴位 T$_1$WI；C. 轴位 ABC；D. 轴位 T$_1$WI 增强。T$_2$WI 明显高信号并显著强化（图 A 箭头），出血（图 C、图 D 箭头）

图11-2-8　血管母细胞瘤MRI

常见影像学类型：①经典大囊小结节型：常见于小脑及脊髓，囊大结节小及瘤周水肿可与毛细胞型星形细胞瘤相鉴别，本型肿瘤组织少，可无明显流空血管，但仍见血管样强化及大水肿/囊变（图11-2-1）；②经典实质型：标配三联征，流空血管、大水肿、显著血管样强化（图11-2-9）；③经典脊髓型：典型表现为脊髓变异三联征，流空血管，巨大夸张的水肿、囊变、脊髓空洞，显著血管样强化的脊髓背侧小结节（图11-2-10）；④幕上型：罕见，依然有血管母细胞瘤典型表现，血管流空，大水肿，血管样强化，当出现这种改变，ADC信号不低时要注意。

【拓展病例】

病例1 实质型：患者男性，38岁，头晕、头痛1个月。T_1WI以等信号为主，T_2WI、T_2-FLAIR呈高低混杂信号，DWI信号不高，大水肿，显著血管样强化。手术病理为实性血管母细胞瘤（图11-2-9）。标配三联征：血管流空、大水肿、血管样强化。

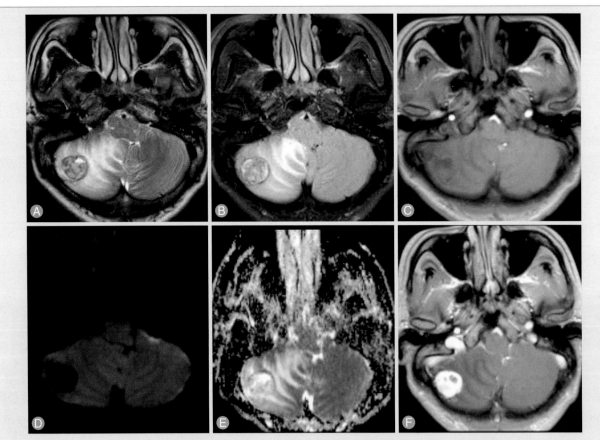

A、B. 轴位 T_2WI；C. 轴位 T_1WI；D. 轴位 DWI；E. 轴位 ADC；F. 轴位 T_1WI 增强

图11-2-9 右侧小脑实性血管母细胞瘤MRI

　　病例2　脊髓型：患者男性，31岁，右下肢麻木约1年，呈持续性，运动后无加重，休息不可缓解。胸段脊髓内血管母细胞瘤，临床诊断为VHL综合征。脊髓变异三联征：流空血管，巨大夸张的水肿、囊变、脊髓空洞，显著强化的脊髓背侧小结节（图11-2-10）。

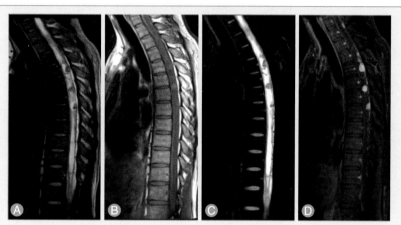

A. 矢状位 T_2WI；B. 矢状位 T_1WI；C. 矢状位 T_2WI 脂肪抑制；D. 矢状位 T_1WI 增强

图11-2-10　胸段脊髓血管母细胞瘤MRI

【典型征象】

1.血管母细胞瘤三联征：血管流空、大水肿、显著血管样强化（图11-2-11）。

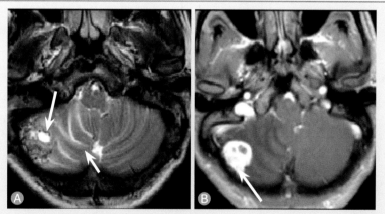

A. 轴位 T_2WI，血管流空（箭头）、大水肿（短箭头）；B. 轴位 T_1WI 增强，血管样强化（箭头）

图11-2-11　血管母细胞瘤MRI

2.高灌注（图11-2-12，文后彩图11-2-12）。

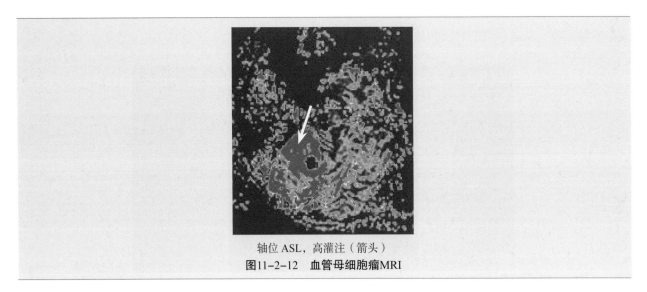

轴位 ASL，高灌注（箭头）

图11-2-12 血管母细胞瘤MRI

【诊断要点】

1.中青年发病，平均34~45岁，VHL综合征可发生于年轻人群及多发。血红细胞高是特点。

2.基本影像学表现：①血管母细胞瘤三联征：血管流空、大水肿、显著血管样强化；②高灌注。常见影像学类型：大囊小结节、实质型、脊髓型、幕上型。

3.血管母细胞瘤基本影像学表现是由VEGF明显升高，病态血管形成引起。

4.VHL综合征：*VHL*基因突变，激活缺氧通路致瘤。表现为神经系统及视网膜多发血管母细胞瘤、肾透明细胞癌、嗜铬细胞瘤、内淋巴囊肿瘤等。当*VHL*基因突变导致VHL蛋白功能异常启动缺氧后续反应时，最重要的是VEGF相关血管增生。在VHL谱系肿瘤中，血管母细胞瘤、肾透明细胞癌、嗜铬细胞瘤、内淋巴囊肿瘤中都有类似的极其丰富的病态血管。

（赵朝伦 李建业）

第三节　脑膜血管母细胞瘤

【临床资料】

患者女性，70岁，头痛1个月。

【影像学检查】

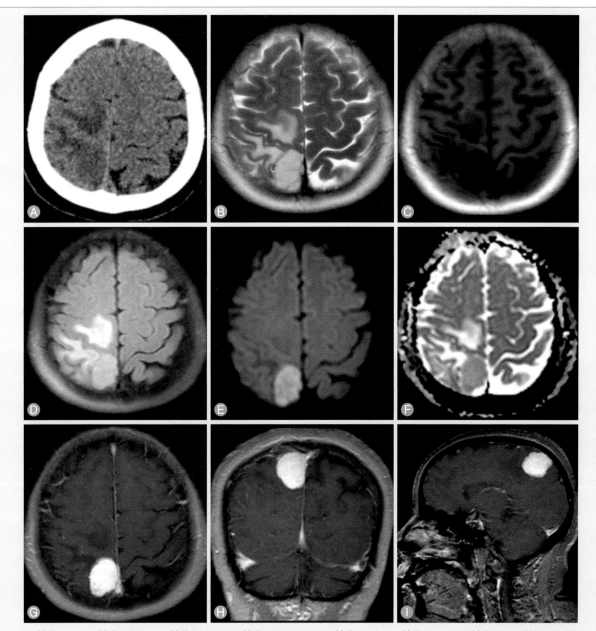

A. 轴位 CT；B. 轴位 T_2WI；C. 轴位 T_1WI；D. 轴位 T_2-FLAIR；E. 轴位 DWI；F. 轴位 ADC；G. 轴位 T_1WI 增强；H. 冠状位 T_1WI 增强；I. 矢状位 T_1WI 增强

图11-3-1　头颅CT图像和MRI

【解析思路】

1.临床特征：患者为老年女性，头痛。

2.影像学特点：①CT低密度影；②T_2WI呈高信号，T_1WI呈低信号，轻度弥散受限；③周围明显水肿；④增强扫描呈明显强化，强化均匀（图11-3-1）。

3.定位：脑外。依据：宽基底，T_1WI右侧中央沟变窄，提示脑白质受压，DWI和ADC可见脑脊液环绕。

4.定性：良性肿瘤？

【可能的诊断】

1.T_2WI高信号的脑膜瘤

支持点：中老年女性，发病率高，脑外，少见病理类型T_2WI高信号如血管瘤型脑膜瘤、脊索样脑膜瘤、透明细胞型脑膜瘤、微囊型脑膜瘤，强化程度近似于血管的高信号。

不支持点：无明显"脑膜尾征"。

2.孤立性纤维性肿瘤/血管外皮细胞瘤

支持点：CT低密度影，脑外，强化程度接近血管高信号，周围血管源性水肿。

不支持点：瘤体T_2WI信号偏高，无流空血管影，无坏死囊变。

3.转移瘤

支持点：老年人，发病率高，影像学表现多样。

不支持点：无原发恶性肿瘤病史，单发，脑外少见。

4.血管母细胞瘤

支持点：中老年女性，CT低密度影，脑外，强化程度接近血管高信号，周围血管源性水肿。

不支持点：血管母细胞瘤好发于幕下小脑实质，幕上发病率较低，T_2WI无明显流空血管。

【病理学诊断】

1.手术记录：妥善悬吊硬膜，在硬膜表面即可触及病变。以病变为中心，弧形剪开硬膜，暴露肿瘤。肿瘤表面有向上矢状窦回流的粗大静脉，予以妥善保护。肿瘤呈灰红色，质地硬韧，有完整包膜，血供丰富。肿瘤的基底部位于大脑镰，显微镜下离断肿瘤基底，随后采用超声吸引器将肿瘤给予囊内切除，最后沿周边分离肿瘤与脑组织的粘连。

2.免疫组化：GFAP（－），Ki-67阳性率1%，NSE（灶状＋），S-100（－），CD56（＋），EMA（－），EGFR（＋），CD34（－），CK-pan（－），PR（－），α-inhibin（－），Vimentin（＋）。

3.病理结果：右侧顶部血管母细胞瘤，WHO I 级。

【讨论】血管母细胞瘤

1.概述：血管母细胞瘤（hemangioblastoma，HB）是生长缓慢、富含血管的肿瘤，WHO I 级，发生于脑膜的血管母细胞瘤较少见。

分散发性和家族性2种：家族性与VHL综合征相关，患者常出现视网膜血管母细胞瘤、肾脏透明细胞癌、内淋巴囊瘤等多种肿瘤及肿瘤样病变；散发性表现为孤立的中枢神经系统肿瘤。

2.病理组织学：镜下显示毛细血管及血窦丰富，血管内皮及外皮增生，血管多为不同程度成熟阶段的毛细血管；血管周围大量富含脂质的间质细胞呈片状或巢状分布。

3.基因特征：家族性血管母细胞瘤（VHL综合征）中，86%～100%存在*VHL*基因突变或缺失，但在散发的血管母细胞瘤中仅有20%～60%。*VHL*基因突变或缺失常导致HIF、VEGF的过度表达，两者能够促进肿瘤血管的生成，在肿瘤血管生长中起重要作用。

4.影像学特点：脑外、实性或囊实性多见；毛细血管及血窦丰富，间质细胞存在，T_2WI呈稍高或高信号；血管流通量大、血管通透性高，瘤周水肿明显；*VHL*基因突变，导致HIF、VEGF过度表达，诱导肿瘤大量血管生成，瘤内及瘤周存在流空血管影（镜下病理存在大量新生血管，MRI未必一定能够观察到）；血管通透性非常高，导致大量钆剂漏出，强化程度接近血管的高信号；一般无弥散受限；邻近骨质可出现骨质破坏。

【拓展病例】

病例1　患者女性，65岁，右侧听力下降4年伴行走不稳2月余。血管母细胞瘤，WHO Ⅰ级。

脑外依据：基底较宽，桥臂受压向内移位，杯口状增宽的脑池；囊实混杂，实性成分T_2WI呈高及等信号，可见流空血管，T_1WI呈低及高信号，弥散不受限；周围明显水肿；增强扫描呈明显不均匀强化，接近血管高信号（图11-3-2）。

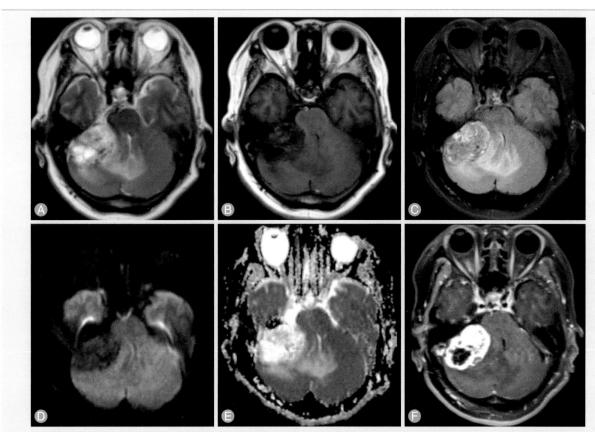

A. 轴位 T_2WI；B. 轴位 T_1WI；C. 轴位 T_2-FLAIR；D. 轴位 DWI；E. 轴位 ADC；F. 轴位 T_1WI 增强

图11-3-2　头颅MRI

手术记录：打开枕大池释放脑脊液，小脑逐渐塌陷，见桥小脑角区占位约3 cm×4 cm，血供丰富，表面可见大量血管分布，肿瘤基底位于岩骨硬脑膜，部分岩骨浸润破坏，予电凝阻断肿瘤基底，肿瘤出血汹涌，沿小脑及脑干与肿瘤界面逐渐分离，电凝供血动脉，肿瘤与小脑及脑干粘连紧密，小心剥离，游离肿瘤与岩骨硬脑膜粘连后，可见面、听神经及后组颅神经位于肿瘤腹侧且与肿瘤粘连，小心剥离，解剖保留，完整切除肿瘤，小脑表面创面出血明显，止血困难，反复电凝止血，检查无活动性出血后，予人工硬脑膜严密缝合硬脑膜。

免疫组化：S-100（间质细胞灶+），CD56（间质细胞灶+），NSE（间质细胞灶+），D2-40（间质细胞灶+），Inhibina（+），间质细胞灶（+），CD31（血管+），CD34（血管+），GFAP（−），EMA（−），ERG（血管+），Ki-67阳性率5%，P53（−），SMA（血管+）。

病理结果：右侧桥小脑角区血管母细胞瘤，WHO I 级。

病例2　患者女性，65岁，头痛头晕20天，加重5天。病理结果：血管母细胞瘤，WHO I 级（图11-3-3）。

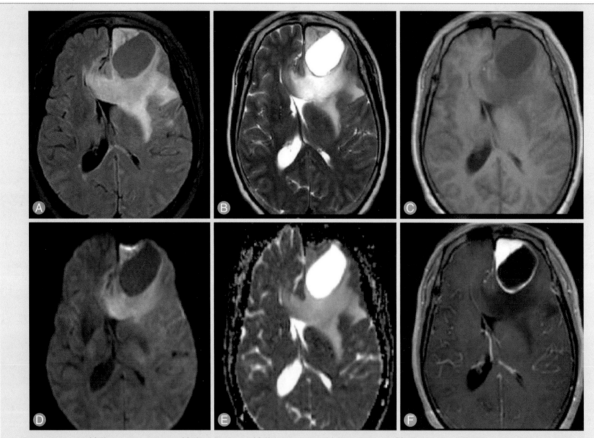

A. 轴位 T_2-FLAIR；B. 轴位 T_2WI；C. 轴位 T_1WI；D. 轴位 DWI；E. 轴位 ADC；F. 轴位 T_1WI 增强

图11-3-3　幕上血管母细胞瘤MRI

【经典征象】

瘤内和瘤周见流空血管影，一般无弥散受限，邻近脑组织明显水肿（图11-3-4，文后彩图11-3-4C，文后彩图11-3-4D）。

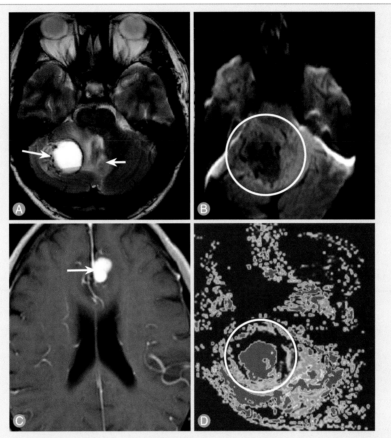

A.轴位 T_2WI，"流空血管征"（箭头）、高水肿（短箭头）；B.轴位 T_2-FLAIR，无弥散受限（白圈）；C.轴位 T_1WI增强，显著强化（箭头）；D.轴位 ASL，高灌注（白圈）

图11-3-4　血管母细胞瘤MRI

【诊断要点】

1.脑外。

2.流空血管，邻近脑组织明显水肿，显著强化。

3.幕上血管母细胞瘤发病率低，容易误诊，常规先考虑T_2WI高信号脑膜瘤类型和孤立性纤维性肿瘤/血管外皮细胞瘤，诊断幕上血管母细胞瘤MRI确实有难度，但应把本病纳入诊断范围。

（卞冰阳）

第四节　鞍旁海绵状血管瘤

【临床资料】

患者女性，48岁，间断头痛伴恶心呕吐20年。

【影像学检查】

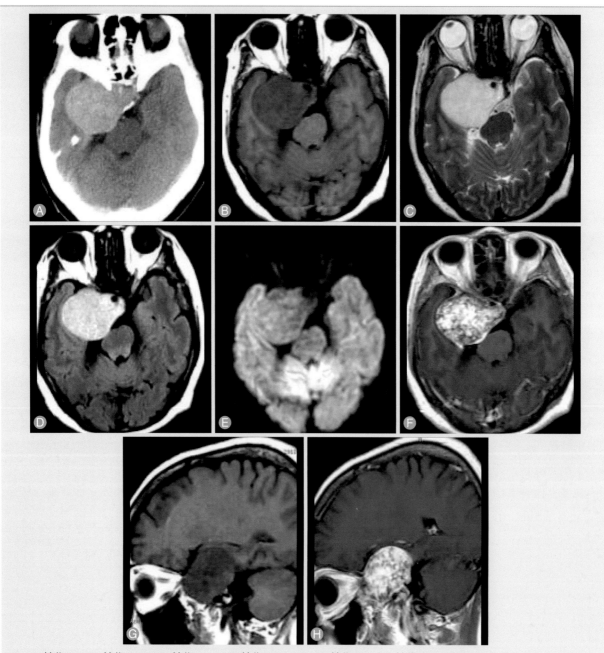

A.轴位CT；B.轴位 T_1WI；C.轴位 T_2WI；D.轴位 T_2-FLAIR；E.轴位 DWI；F.轴位 T_1WI 增强；G.矢状位 T_1WI；H.矢状位 T_1WI 增强

图11-4-1　颅脑CT图像和MRI

【解析思路】

1.临床特征：患者为中年女性，既往史与实验室检查无殊。

2.影像学特点：①鞍区占位，主体位于右侧鞍旁，包绕右侧颈内动脉；②边界清晰，CT呈均匀稍高密度影，T_1WI呈稍低信号，T_2WI呈高亮信号，DWI呈等信号；③增强扫描呈不均匀渐近性强化（图11-4-1）。

3.定位：鞍区。

4.定性：良性肿瘤？

【可能的诊断】

1.脑膜瘤

支持点：中年女性，鞍旁占位。

不支持点：脑膜瘤少见T_2WI均匀高亮信号，包绕的右侧颈内动脉未见狭窄，未见"脑膜尾征"，渐进性强化也不支持。

2.鞍旁动脉瘤

支持点：鞍旁占位，CT稍高密度影。

不支持点：信号太均匀，无"阴阳八卦征"强化并未见与动脉强化同步。

3.神经鞘瘤

支持点：鞍旁占位。

不支持点：CT上多呈等或稍低密度影，MRI显示T_1WI呈等或低信号、T_2WI多呈混杂高信号（Antoni A区和Antoni B区），可有囊变、钙化及出血，偶见液平，增强扫描呈明显不均匀强化，肿块推移颈内动脉。

4.软骨肉瘤

支持点：T_2WI高信号。

不支持点：CT无钙化影，T_2WI高信号太均匀，无蜂窝状强化。

5.海绵状血管瘤

支持点：中年女性，鞍旁占位，呈哑铃状，靠外侧部分较大，靠内侧部分较小，T_2WI高亮信号，呈渐进性明显强化。

不支持点：无。

【病理学诊断】

1.组织学诊断：镜下可见血管窦组织增生，内见较多红细胞（图11-4-2，文后彩图11-4-2）。

2.免疫组化：CD31（＋），CD34（部分+），SMA（－），EMA（－），PR（－），S-100（散在+），GFAP（－）。

3.病理结果：海绵状血管瘤。

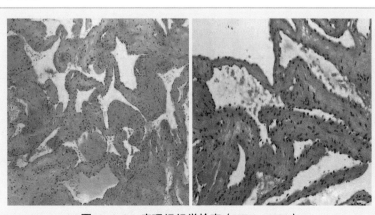

图11-4-2 病理组织学检查（HE，×100）

【讨论】海绵窦海绵状血管瘤

1.概述：海绵窦海绵状血管瘤（cavernoussinus hemangioma，CSH）主要见于中年人，发病年龄峰值约40岁，女性多于男性。

2.病理组织学：海绵状血管瘤常好发于海绵窦区，与硬脑膜及海绵窦粘连紧密，血供丰富，有搏动感，镜下肿瘤由大量密集而扩张的血管构成，呈海绵样结构，管壁由内皮细胞和成纤维细胞组成，有时可见片状出血及坏死囊变。

3.临床表现：临床症状多为头痛、眼睑下垂、患侧面部感觉麻木或缺失、视力下降，眼外展受限等，病灶增大的机制与毛细血管扩张、血管腔内血栓形成及激素水平变化有关；少数患者可合并囊内出血、垂体炎而呈急性起病过程，有时与垂体瘤卒中类似。

4.影像学特点：紧贴海绵窦外侧壁的椭圆形或哑铃状肿物，靠外侧部分较大，靠内侧部分较小，肿瘤边缘清楚；CT平扫呈均匀稍高密度或等密度影，少数呈等高混杂密度影，可伴有钙化影；T_1WI通常呈等或低信号、T_2WI高亮信号，无血管流空信号；由于其缺乏真正异常增生的肿瘤细胞和增生的肿瘤血管，其DWI呈稍低或等信号，即水分子弥散不受限，ADC值则高于正常脑实质；注射对比剂后呈渐进性填充式强化，有时呈整体均匀强化或不均匀筛网状强化，可提示诊断。

MRS显示Lip峰，无NAA峰和Cho峰，这种波谱特点具有一定的特异性，可与其他病变鉴别。

海绵状血管瘤缺少增生的肿瘤细胞和真正的新生血管，由扩张的畸形血管构成，存在微循环，所以在PWI上表现为等或低灌注。

【拓展病例】

病例1 患者女性，52岁，体检发现鞍区占位，左鞍区海绵状血管瘤，鞍内及左侧鞍旁肿块，边界清晰，呈哑铃状；病灶于T_1WI呈稍低信号，T_2WI呈均匀高信号，增强扫描呈渐进性明显强化（图11-4-3）。

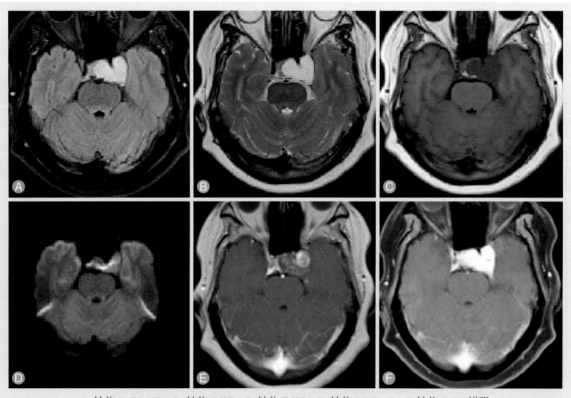

A.轴位T_2-FLAIR；B.轴位T_2WI；C.轴位T_1WI；D.轴位DWI；E、F.轴位T_1WI增强

图11-4-3 鞍区海绵状血管瘤MRI

　　病例2　患者男性，36岁，头痛1周入院，左侧鞍区海绵状血管瘤。鞍内及左侧鞍旁肿块，边界清晰，呈哑铃状；T_1WI呈稍低信号，T_2WI中等程度高信号，信号欠均匀；无明显弥散受限；明显强化，接近血管高信号；灌注部分呈高灌注，部分呈等灌注（推测与肿瘤内具体结构成分及检查技术有关）（图11-4-4，文后彩图11-4-4D ～ 文后彩图11-4-4F）。

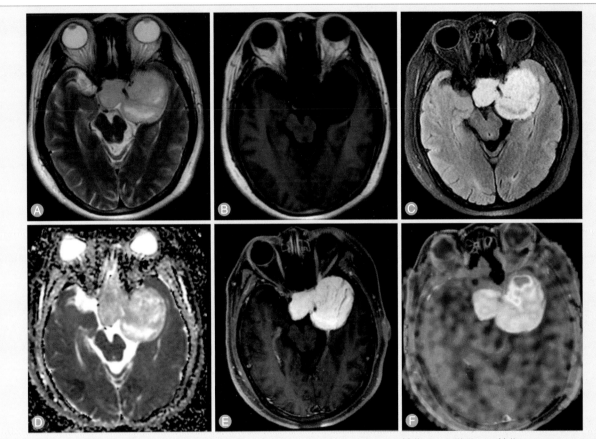

A. 轴位 T_2WI；B. 轴位 T_1WI；C. 轴位 T_2-FLAIR；D. 轴位 ADC；E. 轴位 T_1WI 增强；F. 轴位 ASL
图11-4-4　左侧鞍区海绵状血管瘤MRI

【经典征象】

"葫芦征"（图11-4-5）。

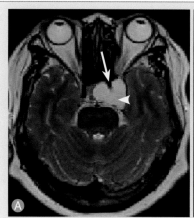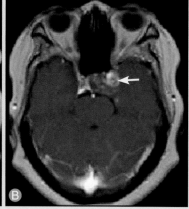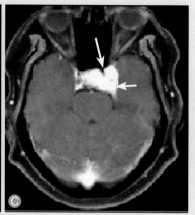

A.轴位 T$_2$WI；B、C.轴位 T$_1$WI 增强。"葫芦征"（图 A、图 C 箭头），T$_2$WI 高亮信号（图 A 三角箭头），渐进性填充式强化（图 B、图 C 短箭头）

图11-4-5 鞍旁海绵状血管瘤MRI

【诊断要点】

1.脑外；多呈类圆形、葫芦状；边缘光滑。

2.T$_2$WI高亮信号，T$_1$WI增强时从周围向中心渐进性填充式明显强化。

3.等/低灌注为主。

（李文文 卞冰阳）

第五节 椎管内毛细血管瘤

【临床资料】

患者男性，47岁，右侧腰骶部疼痛约10年，加重1个月。

【影像学检查】

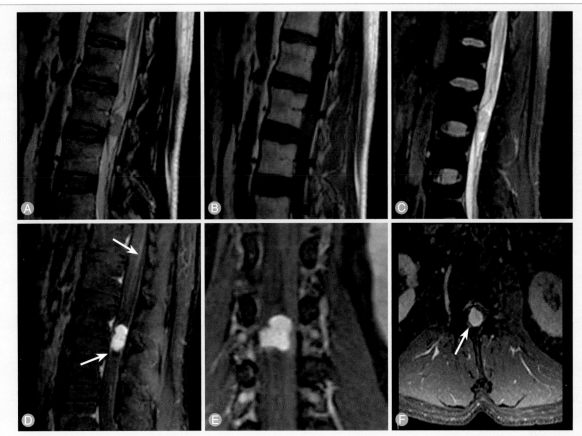

A.矢状位 T_2WI；B.矢状位 T_1WI；C.矢状位 T_2WI 脂肪抑制；D.矢状位 T_1WI 增强，迂曲血管影（箭头）；E.冠状位 T_1WI 增强；F.轴位 T_1WI 增强，强化血管影（箭头）

图11-5-1　腰椎MRI

【解析思路】

1.临床特征：患者为中年男性，疼痛为主要症状，慢性病程，亚急性加重。

2.影像学特点：$L_{2~3}$水平椎管内结节灶，纵长约1个椎体高度，T_1WI呈等信号，T_2WI呈稍高信号，T_2WI脂肪抑制序列呈高信号，边界清晰，分叶状，信号整体较均匀，增强扫描显著强化，局部见少许点条状无强化区，病灶上、下缘见迂曲血管影，轴位T_1WI增强显示病灶邻近硬脊膜强化血管影，与硬脊膜夹角为锐角（图11-5-1）。

3.箭头定位：髓外硬膜下。

4.定性：病灶T_1WI等信号，T_2WI稍高信号，增强明显强化，边界清，无囊变、坏死，考虑良性病变可能大。

【可能的诊断】

1.副神经节瘤

支持点：中年人，疼痛为主要表现，腰椎椎管内占位，流空血管影，明显强化。

不支持点：副神经节瘤是富血管肿瘤，T_1WI、T_2WI可见圆点状和扭曲状的血管流空影，且肿瘤越大越明显，可见"椒盐征"（明显强化的肿瘤中点状或条状低信号血管流空影），"椒盐征"是其特征性表现。肿瘤较大时可合并出血及含铁血黄素沉积。部分患者伴有高血压、潮汗、心动过速等儿茶酚胺分泌过量的临床表现，本例与其鉴别较难。

2.神经鞘瘤

支持点：中年人，慢性病程，疼痛为主要表现，来源于髓外硬膜下，增强明显强化。

不支持点：神经鞘瘤病理上分为由密集的梭形细胞构成的Antoni A区和疏松的含水量较高的基质构成的Antoni B区，二者的比例决定着影像学表现，多有囊变、坏死，常不均匀强化，特征性影像学表现为向椎间孔内延伸形成哑铃状改变，本例强化整体均匀，无明显囊变、坏死区，不符合典型神经鞘瘤影像学改变。

3.脊膜瘤

支持点：中年人，慢性病程，来源于髓外硬膜下源，增强明显强化。

不支持点：脊膜瘤多见于女性，多发生于胸段髓外硬膜下，常宽基底与硬脊膜相贴，可见"脊膜尾征"，部分可见"银杏叶征"，本例病灶位于腰椎管内，与硬脊膜锐角相交，无明显"脊膜尾征"，不符合典型脊膜瘤影像学表现。

4.海绵状血管瘤

支持点：中年人，慢性病程，明显强化。

不支持点：椎管海绵状血管瘤多为硬膜外椭圆形或梭形占位，纵长常超过1个椎体高度，T_2WI多为明显高信号，部分可见陈旧性出血、血栓形成的短T_2WI信号影，本例T_2WI平扫也不符合。

5.毛细血管瘤

支持点：髓外硬膜下来源，纵长约1个椎体高度，T_2WI等、稍高信号，明显强化，病灶上、下缘见迂曲血管影，邻近硬脊膜内强化血管影，与硬脊膜夹角为锐角，内部见点条状无强化区。

不支持点：无。

【病理学诊断】

1.组织学诊断：（椎管内）肿瘤由大量毛细血管构成，血管弥漫增生并扩张、充血，局部血管管腔不明显，血管内皮细胞增生、肥大，部分核大，核分裂象偶见，生长活跃，并见少量淋巴细胞浸润，形态符合毛细血管瘤特点。

2.免疫组化：CD31（＋），CD34（＋），Vimentin（＋），CD57（－），CD56（－），S-100（－），NSE（－），GFAP（－），AE1/AE3（－），EMA（－），Ki-67阳性率20%。

3.病理结果：（椎管内）毛细血管瘤。

【讨论】椎管内毛细血管瘤

1.概述：血管瘤根据血管大小可分为毛细血管瘤和海绵状血管瘤。毛细血管瘤是由结缔组织间质隔开的紧密排列的薄壁毛细血管组成的良性肿瘤，多为胚胎早期发育异常，由于原始中胚层的运动和分化受损，病变可能在体细胞分化早期、成血管分化时发生。许多因素会促进毛细血管瘤的生长，肿瘤细胞常常产生碱性成纤维细胞生长因子（basic fibroblast growth factor，b-FGF）和VEGF，从而促血管生成。也有延迟创伤引起的毛细血管瘤。毛细血管瘤为暗红色肿块，外包以致密结缔组织形成的包膜，组织病理学由一团紧密结合在一起的成熟毛细血管构成，毛细血管壁有平滑肌，内衬扁平上皮，间有少量结缔组织。

2.临床表现：椎管内毛细血管瘤，绝大多数见于中年人，多出现在下胸段、脊髓圆锥和马尾，常位于脊髓后侧或后外侧，根据部位分为髓外硬膜内（包括髓内）、硬膜外两种，以前者多见。有学者认为肿瘤跨髓内外生长的原因是肿瘤起源于脊髓后动脉的软脊膜穿支血管。硬膜内毛细血管瘤可起源于血管、根神经、硬脊膜或软脊膜表面。椎管内毛细血管瘤的症状与该部位其他肿瘤引起的症状无显著差异，肿瘤压迫脊髓神经根引起各种神经功能障碍，早期症状中以神经根痛最为常见，其次是运动障碍。

3.影像学特点及病理基础：①病灶上、下缘迂曲血管影，可能由肿瘤的供血动脉及引流静脉所致；②点条状低信号无强化区，可能由血栓或者纤维间隔所致；③明显强化，边界清晰，可能是因为肿瘤由大量增生血管构成，增生的薄壁小血管呈小簇状或分叶状，而肿瘤外覆纤维包膜，导致肿瘤边界清楚；④与硬脊膜夹角为锐角，与肿瘤起源于神经根相脊膜表面血管有关。

【拓展病例】

病例　患者女性，46岁，后背部疼痛4月余，双下肢麻木不适1个月。病理诊断：毛细血管瘤（图11-5-2）。

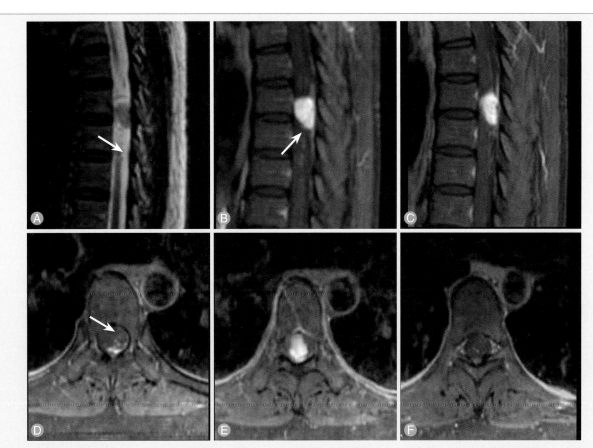

A.矢状位 T_2WI；B、C.矢状位 T_1WI 增强；D~F.轴位 T_1WI 增强。上、下缘流空、强化血管影（箭头）

图11-5-2　髓外硬膜下毛细血管瘤MRI

【典型征象】

流空、强化血管；与硬脊膜夹角呈锐角；点条状低信号无强化区：可能由血栓或者纤维间隔所致（图11-5-3）。

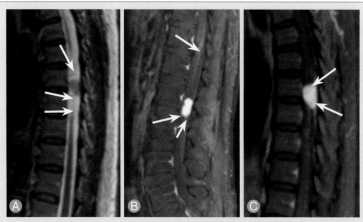

A. 矢状位 T$_2$WI，流空血管（箭头）；B. 矢状位 T$_1$WI 增强，强化血管（箭头），与硬脊膜夹角呈锐角（短箭头）；
C. 矢状位 T$_1$WI，点条状低信号无强化区（箭头）

图11-5-3　毛细血管瘤MRI

【诊断要点】

1.绝大多数见于中年人，多出现在下胸段、脊髓圆锥和马尾，常位于脊髓后侧或后外侧。

2.病灶上、下缘迂曲血管影：可能为肿瘤的供血动脉及引流静脉影；点条状低信号无强化区：可能由血栓或者纤维间隔所致；明显强化，边界清晰：肿瘤由大量增生血管构成，增生的薄壁小血管呈小簇状或分叶状，而肿瘤外覆纤维包膜，导致肿瘤边界清楚。

（谢益强）

第六节　椎管内血管脂肪瘤

【临床资料】

患者男性，54岁，双下肢感觉异常1月余。

【影像学检查】

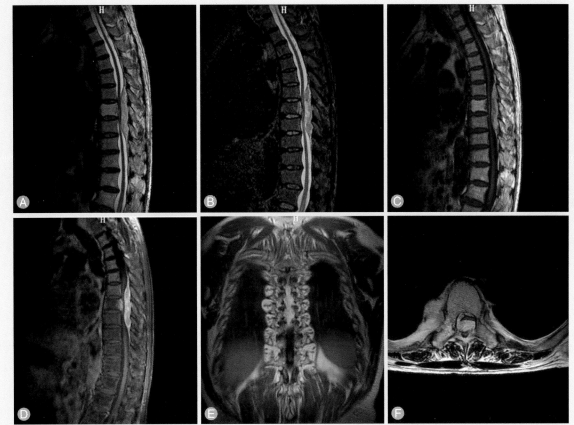

A. 矢状位 T_2WI；B. 矢状位 T_2WI 脂肪抑制；C. 矢状位 T_1WI；D. 矢状位 T_1WI 脂肪抑制增强；E. 冠状位 T_1WI 增强；F. 轴位 T_1WI 增强

图11-6-1　胸椎MRI

【解析思路】

1.临床特征：患者为中年男性，双下肢感觉异常。

2.影像学特点：①胸椎椎管内硬膜外梭形病灶，相应胸髓受压；②T_1WI呈等高信号，T_2WI呈高信号；③T_2WI脂肪抑制显示病灶部分信号减低，提示病灶含有脂肪成分，其余仍以高信号为主，说明病灶以血管成分为主；④增强扫描病灶呈明显不均匀强化，并可见脊膜尾征，提示有病灶侵犯硬脊膜或硬脊膜来源的可能（图11-6-1）。

3.定位：胸椎椎管内硬膜外。

4.定性：良性肿瘤。

【可能的诊断】

1.神经鞘瘤

支持点：椎管内占位，增强扫描呈明显强化。

不支持点：神经鞘瘤硬膜外少见，病灶常发生囊变，T_1WI呈等低信号，T_2WI呈高信号，无脂肪信号。

2.海绵状血管瘤

支持点：硬膜外病灶，T_2WI高信号，增强扫描呈明显强化。

不支持点：含有脂肪信号。

3.硬膜外亚急性血肿

支持点：T_1WI、T_2WI均有高信号。

不支持点：常有外伤史或推拿针灸史，一般无强化，脂肪抑制信号无减低。

4.血管脂肪瘤

支持点：T_1WI、T_2WI均呈高信号，T_2WI脂肪抑制序列部分信号减低，提示病灶含有脂肪成分，增强后明显强化。

不支持点：无。

【**病理学诊断**】

1.组织学诊断：镜下显示病变主要由成熟的脂肪细胞和纤细的血管组成，脂肪成分与一般脂肪组织相同，而血管成分可为毛细血管、血窦、薄壁血管或含有平滑肌的厚壁血管，偶见发育良好的小动脉，脂肪和血管比例从1：3到2：3不等。

2.免疫组化：CD34染色显示血管内皮细胞阳性；S-100染色显示脂肪细胞阳性（图11-6-2，文后彩图11-6-2）。

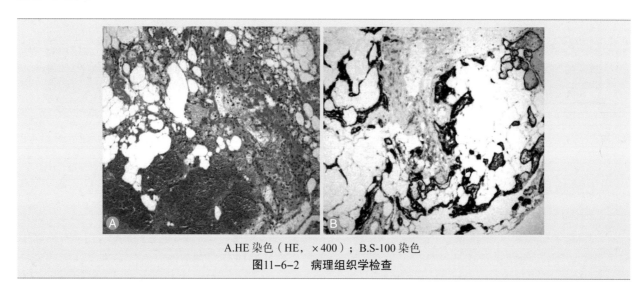

A.HE 染色（HE，×400）；B.S-100 染色

图11-6-2　病理组织学检查

3.病理结果：（椎管内）血管脂肪瘤。

【**讨论**】**血管脂肪瘤**

1.概述：血管脂肪瘤（angiolipomas）是富含成熟脂肪组织及异常增生血管的良性病变，多位于肢体、躯干的皮下组织，很少见于中枢神经系统，占所有脊髓肿瘤的0.04%~2%；其多见于硬膜外，占硬膜外肿瘤的2%~3%。

2.临床表现：多发生于40~50岁的中年人，且以女性多见，椎管内血管脂肪瘤以胸段最常见。常表现为单侧或双侧肢体感觉异常、肢体无力、胸背部疼痛、括约肌功能障碍及共济失调等症状。

3.影像学特点：有学者依据肿瘤是否向周围生长将椎管内血管脂肪瘤分为浸润性和非浸润性两种类型；浸润性血管脂肪瘤以血管成分为主，其MRI特点为瘤体T_1WI多呈等信号，T_2WI呈高信号且抑制脂肪后信号增强，T_1WI脂肪抑制序列增强后明显强化；非浸润性血管脂肪瘤以脂肪成分为主，其MRI特点为瘤体T_1WI多表现为高信号伴局部低信号，T_2WI表现为高信号且T_1WI、T_2WI脂肪抑制序列信号均减弱，

T₁WI脂肪抑制序列增强后明显强化。有学者提出一种新的椎管血管脂肪瘤分类方法，即IA型：椎管内血管脂肪瘤，不合并脂肪瘤；IB型：椎管内血管脂肪瘤，且肿瘤上极或下极合并脂肪瘤；Ⅱ型：哑铃形血管脂肪瘤。

【拓展病例】

病例1　患者女性，59岁，双下肢疼痛、麻木、活动障碍10余天。胸椎管硬膜外血管脂肪瘤（以血管为主）。

胸椎椎管硬膜外梭形病灶矢状位T₂WI呈高信号，矢状位T₁WI呈等高信号，矢状位T₂WI脂肪抑制序列部分信号减低（以病灶上极为主），邻近胸髓受压，矢状位、冠状位T₁WI增强呈明显不均匀强化，有向左侧椎间孔生长趋势，需与神经鞘瘤鉴别（图11-6-3）。

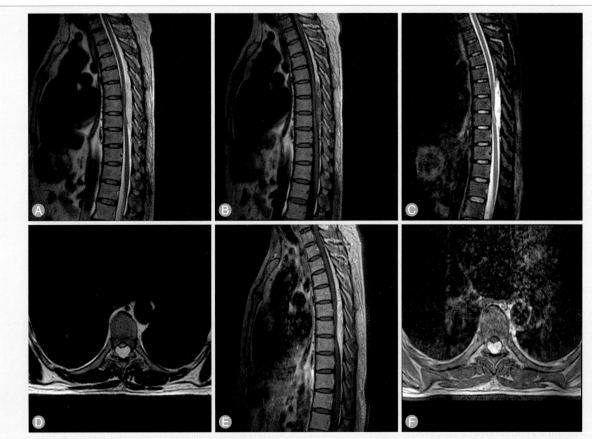

A.矢状位 T₂WI；B.矢状位 T₁WI；C.矢状位 T₂WI脂肪抑制；D.轴位 T₂WI；E.矢状位 T₁WI 增强；F.轴位 T₁WI 增强
图11-6-3　胸椎管硬膜外血管脂肪瘤（以血管为主）MRI

病例2　患者男性，51岁。双下肢感觉异常约4年，乏力1年，（胸椎管）血管脂肪瘤。

胸椎椎管硬膜外梭形病灶，T₁WI、T₂WI矢状位均呈高信号，T₂WI矢状位脂肪抑制序列病灶部分信号减低，部分仍呈高信号，增强扫描可见T₁WI矢状位、横断位（未压脂）明显强化（图11-6-4）。

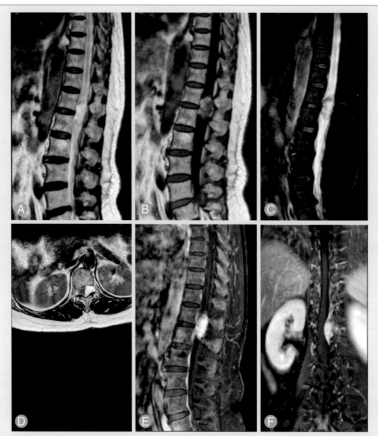

A. 矢状位 T_2WI；B. 矢状位 T_1WI 脂肪抑制；C. 矢状位 T_2WI 脂肪抑制；D. 轴位 T_2WI；E. 矢状位 T_1WI 增强；F. 轴位 T_1WI 增强

图11-6-4　血管脂肪瘤MRI

【诊断要点】

1.胸椎椎管内硬膜外梭形病灶。

2.含脂肪信号，脂肪抑制序列可鉴别出血与脂肪，含脂肪成分需与畸胎瘤鉴别（畸胎瘤形态不规则，常位于腰骶段髓外硬膜下）。

3.增强扫描实性部分明显强化（血管）。

（华建军　许　鹏）

第 **12** 章

淋巴瘤及粒细胞肉瘤

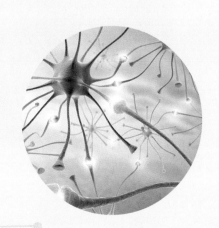

第一节　原发性中枢神经系统淋巴瘤

【临床资料】

患者男性，61岁，反应迟钝，言语减少，乏力10余天。

【影像学检查】

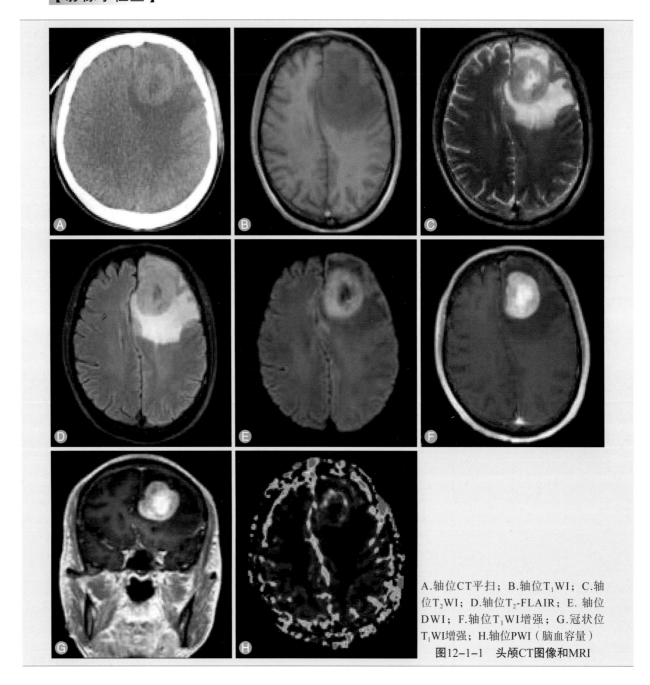

A.轴位CT平扫；B.轴位T₁WI；C.轴位T₂WI；D.轴位T₂-FLAIR；E. 轴位DWI；F.轴位T₁WI增强；G.冠状位T₁WI增强；H.轴位PWI（脑血容量）

图12-1-1　头颅CT图像和MRI

【解析思路】

1.临床特征：患者为老年男性，亚急性起病，脑病样症状。

2.影像学特点：①CT平扫显示稍高密度；②MRI显示T_2WI等、稍高信号，T_1WI等、稍低信号，弥散明显受限；③病灶边缘清楚，周围明显水肿，中线结构轻度右移；④增强扫描呈明显强化；⑤PWI（脑血容量）呈等灌注改变（图12-1-1，文后彩图12-1-1G，文后彩图12-1-1H）。

定位：脑内，左额叶。

定性：恶性肿瘤？

【可能的诊断】

1.胶质母细胞瘤

支持点：老年男性，亚急性起病。病灶周围明显水肿，DWI弥散明显受限，明显实质性强化。

不支持点：未见"塑形征"，增强扫描边缘清晰，未见典型不规则"花环样"强化，DWI（脑血容量）未见高灌注改变。

2.转移瘤

支持点：老年男性，亚急性起病，病灶周围明显水肿，DWI弥散明显受限，明显实质性强化。

不支持点：没有原发恶性肿瘤病史，单发，PWI（脑血容量）未见高灌注改变。

3.淋巴瘤

支持点：老年男性，亚急性起病，脑病样症状，病灶在CT上呈稍高密度；弥散明显受限，强化见"握拳征"，PWI（脑血容量）呈等灌注改变。本例中央区出现T_1WI低信号、T_2WI高信号，DWI低信号，增强明显强化，似乎不是常见淋巴瘤表现，但这种现象在淋巴瘤中并不少见，常出现在肿瘤中心区，可能反映中央区缺氧导致肿瘤细胞大量凋亡，细胞密度下降，所以T_2WI信号增加、DWI信号减低，但血脑屏障破坏因仍未修复而明显强化。

不支持点：无。

【病理学诊断】

1.免疫组化：LCA（+），L26（+），CD79α（+），Ki-67阳性率60%，UCHL1、CD3、CD5、CD10、CD23、CD56、GrB、Perforin、EBV、GFAP、EMA、CK、NSE、Syn、CgA和Bcl-2均（-）。

2.病理结果：符合左侧额叶弥漫大B细胞淋巴瘤（图12-1-2，文后彩图12-1-2）。

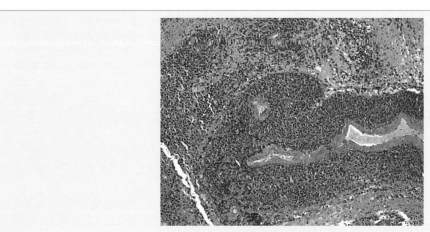

图12-1-2 病理组织学检查（HE，×100）

【讨论】原发性中枢神经系统淋巴瘤

1.概述：原发性中枢神经系统淋巴瘤（primary central nervous system lymphoma，PCNSL）属结外非霍奇金淋巴瘤（non-Hodgkin lymphoma，NHL），具有高度侵袭性，常累及脑、眼睛、脊髓与软脑膜，且无全身性淋巴瘤的证据。发病率低，占脑内原发肿瘤的6%左右，随年龄增长发病率增加。近年来，尤其是60岁以上人群，发病率呈现上升趋势。预后差，未经治疗的患者总生存期仅为1.5个月，中位生存期大约3年，免疫正常者较免疫缺陷者生存期稍长。原发性中枢神经系统淋巴瘤对放化疗十分敏感。

组织来源：起源于脑内淋巴系统（有争议），2015年美国弗吉尼亚大学医学院Kipnis教授等学者发现硬脑膜静脉窦有淋巴管，可以从脑脊液携带免疫细胞。从而证实了大脑与其他组织一样，通过脑膜淋巴管与外周免疫系统相连。也有观点认为其起源于血管周围未分化间充质细胞。

2.病理组织学表现如下。

（1）分型：弥漫大B细胞淋巴瘤约占90%。其他类型约占10%，包括：免疫相关性神经系统淋巴瘤，血管内大B细胞淋巴瘤，神经系统低级别B细胞淋巴瘤，神经系统T细胞和NK/T细胞淋巴瘤，间变性大细胞淋巴瘤（间变性淋巴瘤激酶阳性），间变性大细胞淋巴瘤（间变性淋巴瘤激酶阴性），硬脑膜黏膜相关淋巴组织淋巴瘤。本节介绍弥漫大B细胞淋巴瘤。

（2）组织学检查：肿瘤的分布以幕上为主，好发于额叶、颞叶、基底节、胼胝体及脑室周围白质，单发或多发，多发病灶多见，肿瘤细胞多为均匀一致的幼稚小圆细胞，胞浆少，核深染，肿瘤细胞间分布大量网状纤维，肿瘤细胞围绕血管形成袖套状浸润。肿瘤周边细胞稀疏，部分沿血管周围间隙生长，部分沿固有神经结构浸润生长，皮质和白质固有神经元及纤维束保留。可见肥胖星形细胞增生，特别在使用类固醇激素后。

（3）与影像相关的病理特点如下。

1）血管周围浸润形成袖套状结构：弥漫大B细胞淋巴瘤，血管周围肿瘤形成袖套状浸润，破坏血管壁，导致大水肿（漏液），明显强化（漏钆）（图12-1-3，文后彩图12-1-3A）。

2）弥漫浸润生长：淋巴瘤起源的淋巴细胞本身是一种炎症细胞，具有活跃的运动能力，可穿透基底膜及细胞外基质。淋巴瘤细胞也具有起源细胞运动性强的特点，在脑内呈弥漫浸润性生长，部分观点认为淋巴瘤为全脑病变，浸润范围远大于影像所见（故常出现全脑病变的脑病症状，如精神症状、认知异常）。

3）高增殖/高凋亡及少坏死：淋巴瘤常见有*C-myc*、*BCL-2*、*BCL-6*等增殖凋亡相关基因异常，表现

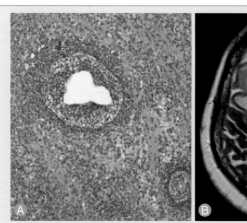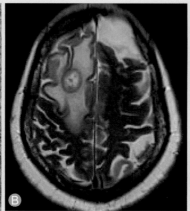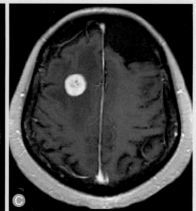

A.病理组织学检查；B.轴位T$_2$WI；C.轴位T$_1$WI增强

图12-1-3 弥漫大B细胞淋巴瘤MRI和病理组织学检查（HE，×100）

为高增殖，生长条件不适合时表现为高凋亡。Ki-67指数一般在50%以上，高的在90%以上，生长条件差或使用类固醇激素后会出现大量凋亡，甚至数小时影像即可变化。坏死可见，特别是免疫缺陷及EB相关淋巴瘤。

弥漫大B细胞淋巴瘤，激素冲击治疗后半个月复查，肿瘤细胞大量凋亡消失（图12-1-4）。

1年后远隔部位复发，激素冲击治疗后1个月复查，肿瘤细胞大量凋亡（图12-1-5）。

4）一般没有明显血管生成：淋巴瘤靠浸润小血管，提高血管通透性获取氧气及营养，短期缺氧即可凋亡或向远处迁移浸润。缺氧–HIF–VEGF–肿瘤血管生成的血管生成模式较少见。

5）细胞致密，网状纤维丰富。

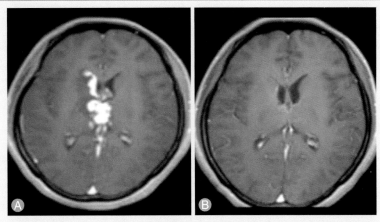

A.轴位T_1WI增强；B.激素冲击治疗半个月后，轴位T_1WI增强
图12-1-4　弥漫大B细胞淋巴瘤MRI

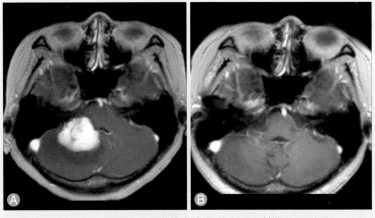

A.轴位T_1WI增强；B.激素冲击治疗1个月后，轴位T_1WI增强
图12-1-5　弥漫大B淋巴瘤MRI

3.临床表现：临床表现没有特异性，与其他颅内恶性肿瘤的表现类似。主要表现：①局灶性神经损害症状；②颅内压增高症状；③神经精神症状；④癫痫。全脑症状或脑病样症状反映了淋巴瘤的广泛浸润。免疫正常者老年人多见，免疫缺陷者青年多见。

4.影像学特点如下。

（1）T_1WI/T_2WI及CT平扫：由于肿瘤细胞排列密集，细胞间隙窄，其内含水少，网状纤维丰富，故CT平扫时肿瘤常呈稍高密度或等密度，T_1WI肿瘤常呈等稍低信号，T_2WI等稍高信号多见。

（2）DWI/ADC：由于肿瘤细胞密度较高，细胞间隙窄，肿瘤组织水分子弥散受限，DWI序列上，肿瘤多呈高信号，ADC值减低。

（3）T$_1$WI增强：脑内原发淋巴瘤通常血供不丰富，但肿瘤呈血管周围袖套状浸润性生长，容易破坏血脑屏障，钆剂外漏，在T$_1$WI增强序列上，病灶明显强化，可见"握拳征""裂隙征""尖角征"等较为特异性的征象，细胞外间隙小，网状纤维丰富，以网状纤维为主的细胞外基质分子形成三维网状分子筛，钆剂通过缓慢，可表现延迟强化。

（4）灌注：一般没有明显血管生成，表现低灌注，约20%表现为高灌注（图12-1-6，文后彩图12-1-6B）。

（5）MRS：肿瘤高增生，高代谢，膜转换快，Cho相应增高，神经元损伤导致NAA减低，Cho/NAA比值增大。大量凋亡肿瘤细胞被组织细胞吞噬，组织学显示星空现象，膜脂质降解，出现凋亡相关宽大Lip峰（图12-1-7，文后彩图12-1-7）。

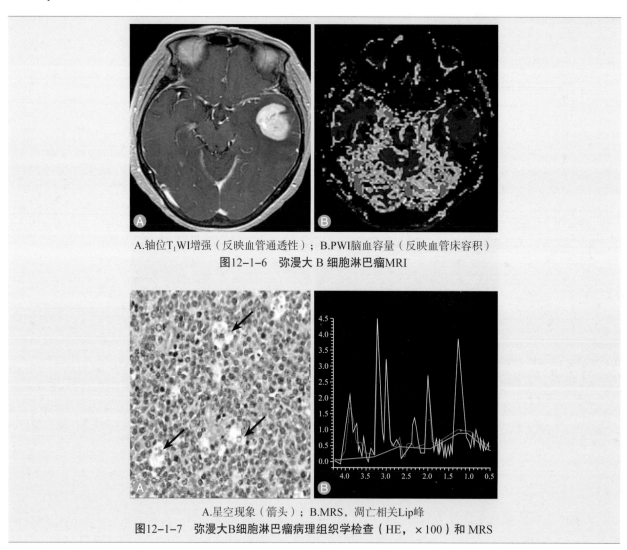

A.轴位T$_1$WI增强（反映血管通透性）；B.PWI脑血容量（反映血管床容积）
图12-1-6　弥漫大B细胞淋巴瘤MRI

A.星空现象（箭头）；B.MRS，凋亡相关Lip峰
图12-1-7　弥漫大B细胞淋巴瘤病理组织学检查（HE，×100）和MRS

（6）水肿：肿瘤沿血管周围呈袖套状浸润，早期破坏血脑屏障，水分外漏，一般为中大水肿，典型者为触面水肿（图12-1-8）。

（7）出血：淋巴瘤沿血管周围呈袖套状浸润，破坏血管壁。血管壁轻度破坏表现为瘤周水肿，中度破坏表现为增强后明显强化，重度破坏导致红细胞外漏致微出血。淋巴瘤微出血可见，并非罕见事件（图12-1-8）。

（8）占位效应：较相同体积的胶质母细胞瘤轻。

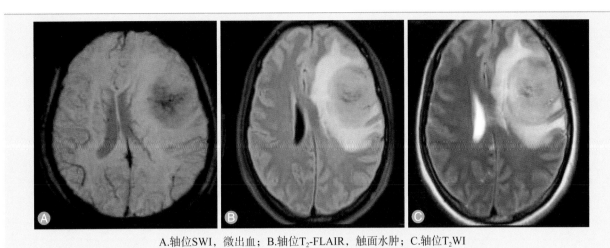

A.轴位SWI，微出血；B.轴位T₂-FLAIR，触面水肿；C.轴位T₂WI

图12-1-8　淋巴瘤MRI

【典型征象】

"握拳征""脐凹征""尖角征"：反映的都是淋巴瘤细胞运动能力强，弥漫浸润性生长，受脑结构阻挡时绕过脑结构浸润（"握拳征""脐凹征"），或沿固有结构浸润生长时肿瘤局限性突出（"尖角征"）的特点（图12-1-9）。

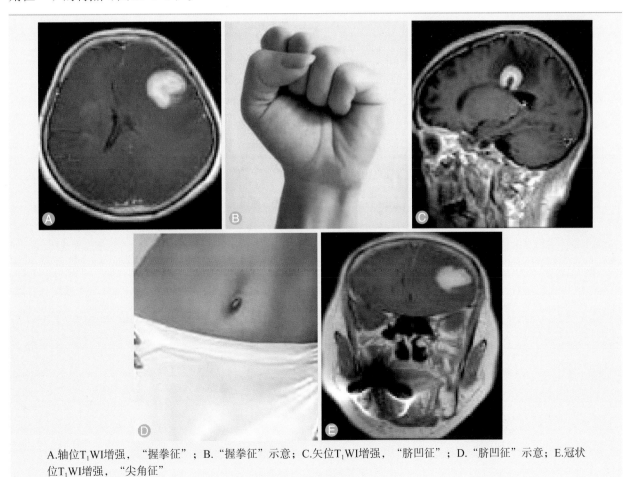

A.轴位T₁WI增强，"握拳征"；B."握拳征"示意；C.矢位T₁WI增强，"脐凹征"；D."脐凹征"示意；E.冠状位T₁WI增强，"尖角征"

图12-1-9　淋巴瘤MRI

"内环征"：肿瘤中心坏死不强化，坏死诱发周围肿瘤组织炎症反应，坏死区周围带状血管扩张，通透性增加，漏钆增加，形成明显强化带。所谓内环征就是肿瘤相关炎症性血管高通透（图12-1-10）。

"飘发征"：肿瘤沿纤维束、脑沟浸润形成毛发样改变，形似飘发（图12-1-11）。

"龙卷风征"：肿瘤细胞沿着胼胝体的纤维束呈浸润性生长的特征性表现，形态似龙卷风（图12-1-12）。

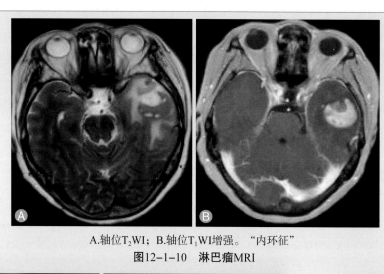

A.轴位T$_2$WI；B.轴位T$_1$WI增强。"内环征"

图12-1-10 淋巴瘤MRI

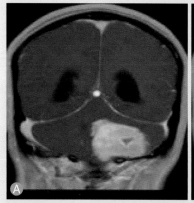 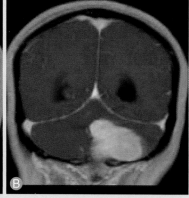 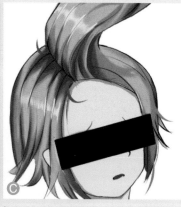

A、B.冠状位T$_1$WI增强；C."飘发征"示意

图12-1-11 淋巴瘤MRI

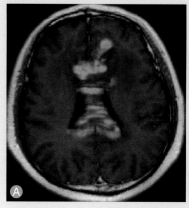 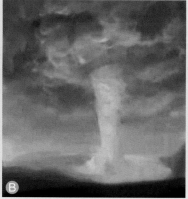

A.轴位T$_1$WI增强；B."龙卷风征"示意

图12-1-12 胼胝体淋巴瘤MRI

【典型病例】

病例1　患者女性，42岁，因"头痛3天"入院。

影像相关特点：细胞致密，触面水肿，存在"握拳征""脐凹征""内环征"；病理结果：弥漫大B细胞淋巴瘤（图12-1-13）。

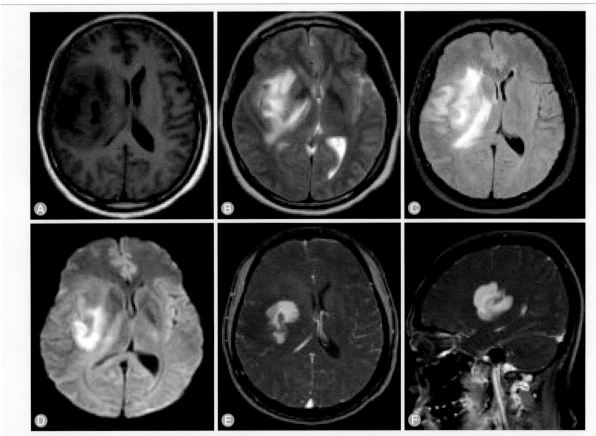

A.轴位T$_1$WI；B.轴位T$_2$WI；C.轴位T$_2$-FLAIR；D.轴位DWI；E.轴位T$_1$WI增强；F.矢状位T$_1$WI增强

图12-1-13　弥漫大B细胞淋巴瘤MRI

病例2　患者女性，64岁，头痛、头晕10余天，加重伴呕吐2天。病理结果：弥漫大B细胞淋巴瘤（图12-1-14，文后彩图12-1-14J~文后彩图12-1-14L）。

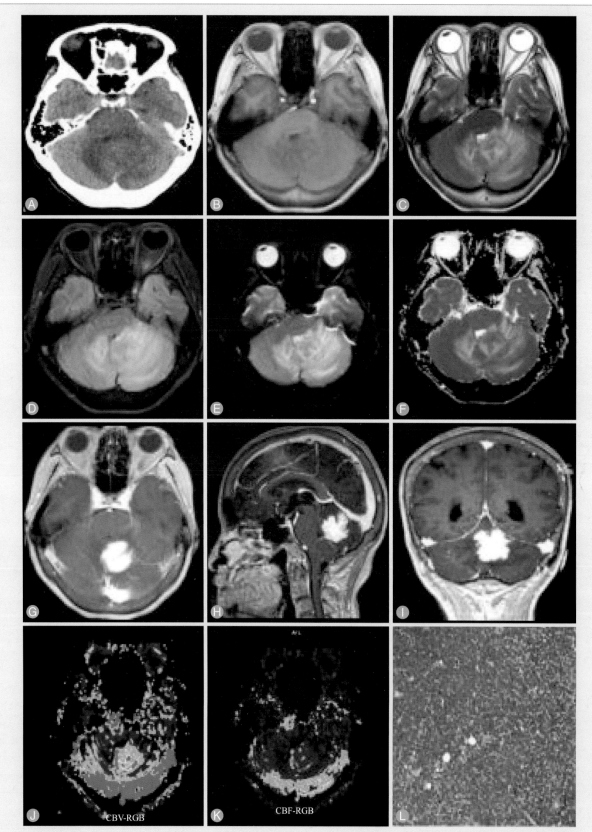

A.轴位CT平扫；B.轴位T₁WI；C.轴位T₂WI；D.轴位T₂-FLAIR；E.轴位DWI；F.轴位ADC；G.轴位T₁WI增强；H.矢状位 T₁WI增强；I.冠状位T₁WI增强；J、K.灌注呈高灌注改变（脑血容量、脑血流量）；L.病理组织学检查

图12-1-14　弥漫大B细胞淋巴瘤CT图像、MRI和病理组织学检查（HE，×100）

【不典型病例—淋巴瘤病】

病例　患者男性，47岁，四肢无力3个月，反应迟钝1个月。

脑内广泛多发异常信号，以T$_1$WI低信号、T$_2$WI高信号为主，T$_2$-FLAIR 高信号，弥散受限不明显，无明显或轻度强化，有脑萎缩，局部表现为胶质增生改变（图12-1-15）。

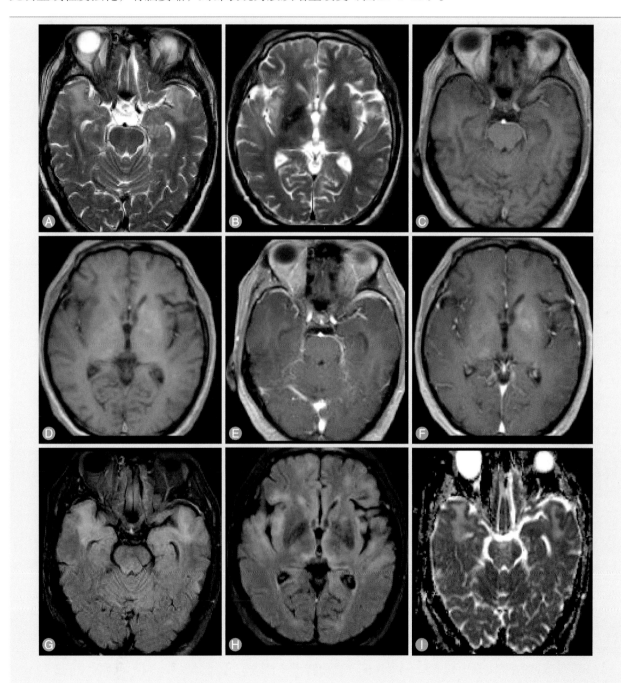

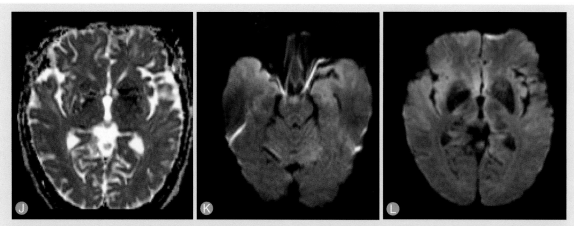

A、B.轴位T₂WI；C、D.轴位T₁WI；E、F.轴位T₁WI增强；G、H.轴位T₂-FLAIR；I、J.轴位ADC；K、L.轴位DWI

图12-1-15　弥漫大B细胞淋巴瘤MRI

　　病理结果：弥漫大B细胞淋巴瘤，镜下肿瘤细胞弥漫浸润性生长，当这种生长无明显嗜血管性，不形成明显血管袖套状结构时，不破坏血脑屏障，故不表现强化。细胞不聚集成团形成细胞致密区时，DWI信号不高，ADC不低，反而因肿瘤长期浸润致神经元死亡，出现脑萎缩及胶质增生，本例就是淋巴瘤病。特点为肿瘤细胞弥漫浸润性生长，不形成明显肿块。定义类似于胶质瘤病（原版分类）。能否见到弥漫大B细胞淋巴瘤影像学特点常取决于有无血管周围袖套状浸润及细胞是否聚集形成致密肿块（图12-1-16，文后彩图12-1-16）。

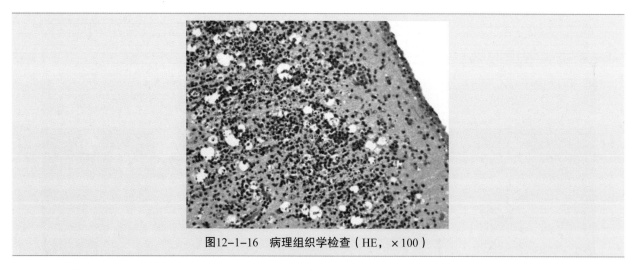

图12-1-16　病理组织学检查（HE，×100）

【不典型病例－免疫缺陷及 EB 相关淋巴瘤】

　　病例　患者男性，29岁，头晕伴恶心呕吐3天，HIV阳性。病理结果：弥漫大B细胞淋巴瘤，非生发中心来源。

　　免疫缺陷及EB相关淋巴瘤通常与EB病毒的致瘤转化及T细胞免疫监视缺陷有关，肿瘤分子改变与非免疫缺陷可能不同。影像表现不典型，类似胶质母细胞瘤，常见出血、坏死、不规则或环形强化。本例可见周围环形强化的中央坏死（图12-1-17）。

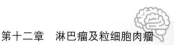

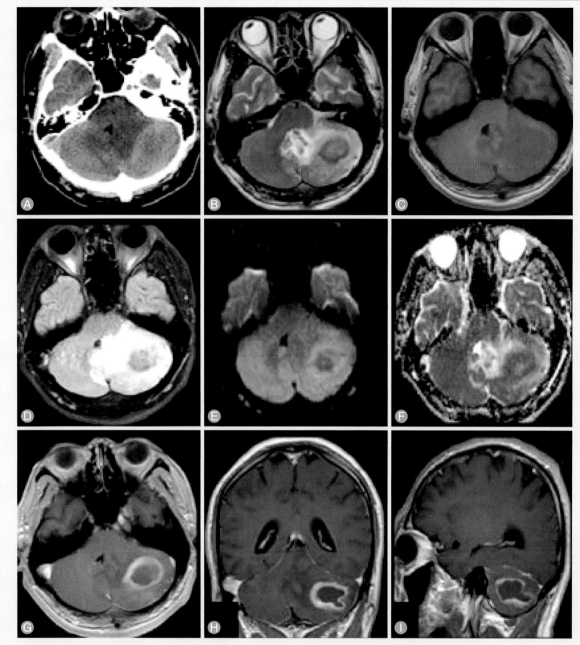

A.轴位CT平扫；B.轴位T₂WI；C.轴位T₁WI；D.轴位T₂-FLAIR；E.轴位DWI；F.轴位ADC；G.轴位T₁WI增强；H.冠状位T₁WI增强；I.矢状位T₁WI增强

图12-1-17 弥漫大 B 细胞淋巴瘤（非生发中心来源）CT图像和MRI

【诊断要点】

1.临床特征：成年人及中老年人好发。亚急性起病较多，特征性脑病症状，病变通常进展较快。

2.影像学特点：CT平扫病变呈稍高密度，边缘清楚，增强扫描明显强化。T_1WI呈等稍低信号，T_2WI呈等或稍高或稍低信号，增强扫描明显强化，常可见"握拳征""脐凹征""尖角征""飘发征""龙卷风征"等征象。DWI上病变弥散受限，呈高信号。PWI上病变大多数呈等低灌注改变。

3.少见类型如淋巴瘤病、免疫缺陷及EB相关淋巴瘤各有相应特点。

（李建业　曲　军）

第二节 血管内大B细胞淋巴瘤

【临床资料】

患者男性，64岁，反复头痛呕吐3个月，加重1周。

【影像学检查】

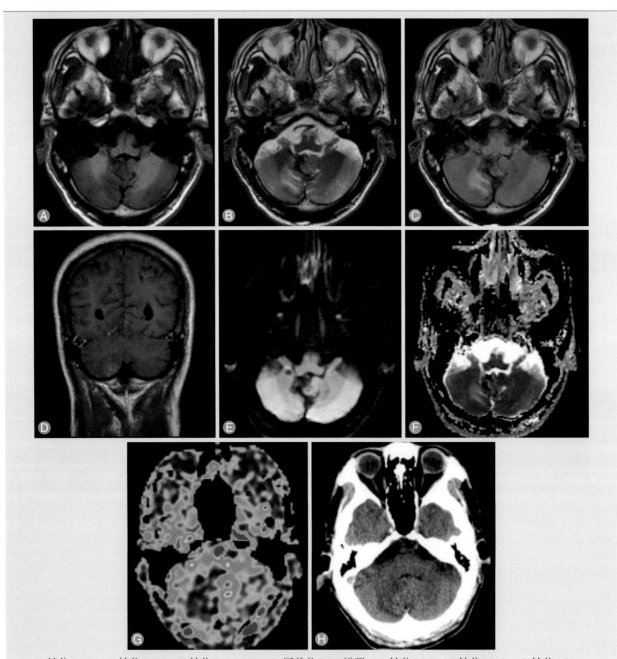

A.轴位T$_1$WI；B.轴位T$_2$WI；C.轴位T$_2$-FLAIR；D.冠状位T$_1$WI增强；E.轴位DWI；F.轴位ADC；G.轴位ASL；H.轴位CT

图12-2-1 头颅MRI和CT图像

【解析思路】

1.临床特征：患者为老年男性，反复头痛呕吐3个月，加重1周，慢性病程。

2.影像学特点：①右侧小脑半球不规则占位性病变，T_1WI呈低信号，T_2WI呈等、低混杂信号，T_2-FLAIR呈等、低混杂信号，占位效应轻；②周围轻度水肿；③增强扫描呈斑片状轻度强化；④轻度梗阻性脑积水；⑤DWI以低信号为主，局部边缘示斑片状稍高信号，ADC图以明显低信号为主；⑥ASL呈低灌注；⑦CT扫描呈稍低–等密度（图12-2-1，文后彩图12-2-1G，文后彩图12-2-1H）。

3.定位：右侧小脑半球占位性病变伴陈旧出血。

4.定性：脑血管性病变？肿瘤性病变？

【可能的诊断】

1.转移瘤伴陈旧出血

支持点：年龄；瘤周水肿。

不支持点：转移瘤常有基础肿瘤病史，增强后呈环状或结节状明显强化，DWI多呈高信号，ASL多呈高灌注。

2.动静脉畸形伴陈旧出血

支持点：占位效应轻，陈旧出血，DWI呈低信号，CT呈稍低密度影。

不支持点：动静脉畸形可见异常流空血管影。

3.海绵状血管瘤伴陈旧出血

支持点：占位效应轻，陈旧出血，DWI呈低信号，ASL呈低灌注，CT呈稍低密度影。

不支持点：脑内海绵状血管瘤可见"爆米花样"表现，增强后一般无明显强化。

4.血管炎

支持点：年龄，占位效应轻，DWI呈低信号，CT呈稍低密度影。

不支持点：血管炎表现为肉芽肿时，增强呈明显强化，ASL呈低–偏等灌注。

5.血管内大B细胞淋巴瘤

支持点：年龄；DWI呈低信号，ASL呈低灌注，增强后斑片状强化，CT呈稍低密度影，占位效应轻。

不支持点：血管内大B细胞淋巴瘤多发生于幕上。

【病理学诊断】

1.组织学诊断：镜下脑组织间见大量不规则血管组织，部分小脑血管腔内见异型的小圆形淋巴细胞样肿瘤细胞聚集，细胞形态单一，核深染，异型性明显（图12-2-2，文后彩图12-2-2）。

2.免疫组化：血管腔内肿瘤细胞CD20（+++），CD79a（+），CD10（+），Cyclin-D1（–），CD3（–），CD5（–），BCl-2（–），BCl-6（–），Mum-1（–），Ki-67阳性率70%。原位杂交结果：EBER（–）。

3.病理结果：右侧小脑血管内大B细胞淋巴瘤（WHO Ⅳ级）。

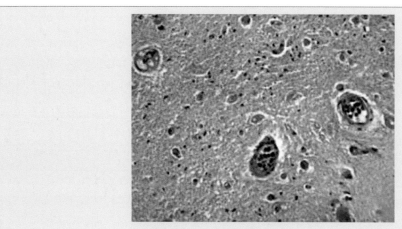

图12-2-2　病理组织学检查（HE，×100）

【讨论】血管内大B细胞淋巴瘤

1.概述：2016年版WHO中枢神经系统肿瘤分类将血管内大B细胞淋巴瘤（intravascular large B-cell lymphoma，IVLBCL）这一罕见类型的非霍奇金淋巴瘤归在成熟B细胞肿瘤中，属于弥漫大B细胞淋巴瘤的一种独特亚型。

血管内大B细胞淋巴瘤可能与感染有关，病原体主要为病毒，如EB病毒、人类疱疹病毒8型和人类免疫缺陷病毒等；部分可继发于其他淋巴瘤，这表明不同类型淋巴瘤间可能存在一定的转化。另外，如免疫功能缺陷、遗传因素及地域环境等也可能参与发病过程。

血管内大B细胞淋巴瘤可能来源于生发中心转化后的外周B细胞，但局限于血管腔内的原因仍不清楚。目前有两种可能机制：一种是推测白细胞黏附分子缺失或者Hermes-3归巢受体抗原缺陷，导致血管内大B细胞淋巴瘤外渗缺陷，肿瘤细胞黏附困难，无法跨血管迁移进入间质。另一种是可能与淋巴瘤细胞中CXC亚族趋化因子受体3和小血管内皮细胞中趋化因子配体9异常表达有关。

血管内大B细胞淋巴瘤多见于中老年人，无明显性别偏向。常侵犯中枢神经系统和皮肤，其中侵犯中枢神经系统达75%~85%，这可能与器官特殊亲和力有关。

中枢神经系统血管内大B细胞淋巴瘤常发生于毛细血管内，有研究表明中等大小的血管也可受累，如Willis环。少数可累及血管外脑实质。

2.临床表现：中枢神经系统血管内大B细胞淋巴瘤临床表现多样，主要与肿瘤细胞阻塞小血管的部位和范围有关，以认知功能下降或痴呆为最常见，其他常见的症状还包括反复多发性卒中、晕厥、脑神经损害、发热和贫血等。

3.影像学特点：病灶常发生于幕上皮质下白质和灰质，单发或多发，一般无占位效应。CT上呈低密度影。MRI上，T_1WI呈低信号，T_2WI及T_2-FLAIR呈高信号，增强后呈斑片状或环状轻度-明显强化。约50%的患者在DSA上血管呈多节段串珠样狭窄甚至闭塞，类似于血管炎表现。

影像学表现可分为5种类型：①梗死样病变，梗死样病灶最为常见，主要由肿瘤细胞浸润、血管腔阻塞所致，DWI可呈高信号；②非特异性脑白质病变，常出现在脑室周围区域，可散发或融合成片，也可类似多发性硬化样改变，推测由毛细血管内肿瘤细胞严重浸润导致管腔内血流迟缓，从而引起充血和慢性缺血性改变所致；③脑膜强化，形成机制不明，可能与小血管外层纤维性增厚及脑膜炎反应有关；④肿瘤样病变，表现为广泛的血管源性水肿和占位效应，这与肿瘤细胞主要在血管腔内浸润的特点相反，可能是由多模式引起的，一种可能是肿瘤细胞在血管外弥散伴血管壁炎性改变，周围实质内微梗死，另一种可能是肿瘤细胞外渗和直接浸润到血管壁，引起血管壁增厚，这种模式背后的病理改变可能是由多因素引起的；⑤脑桥T_2WI/T_2WI-FLAIR高信号，病灶常位于脑桥中央，脑桥被盖和腹外侧区不受累，DWI上无弥散受限，增强后无强化，单就T_2WI高信号来说，与脑桥渗透性脱髓鞘综合征、脑干型可逆性后部脑病综合征和颅内硬脑膜动静脉瘘合并静脉淤血的表现相似，有研究推测，可能是肿瘤细胞填充引起小静脉和小动脉闭塞，导致静脉淤血，从而造成T_2WI上的脑桥中央高信号。影像表现多样化，可能与肿瘤细胞浸润血管的程度有关。

可伴有出血，但发病机制不明确，大多与弥散性血管内凝血有关，也有学者认为可能是肿瘤细胞与血管内皮细胞相互作用，使血管壁发生慢性退行性变或炎性病变，导致血管扩张、微动脉瘤形成，最终血管破裂出血。

【拓展病例】

病例　患者男性，48岁，头痛进行性加重5天。

右额叶呈大片T_1WI低信号，T_2WI高信号，病灶中央见T_2WI等信号，DWI不均匀高信号，ADC减低，周围见条纹放射状强化，中央区不强化（图12-2-3）。条纹放射状强化一般反映血管周围炎症，中央弥散受限不强化可能为坏死/梗死灶，综合考虑中枢神经系统血管炎或嗜血管病原体感染。

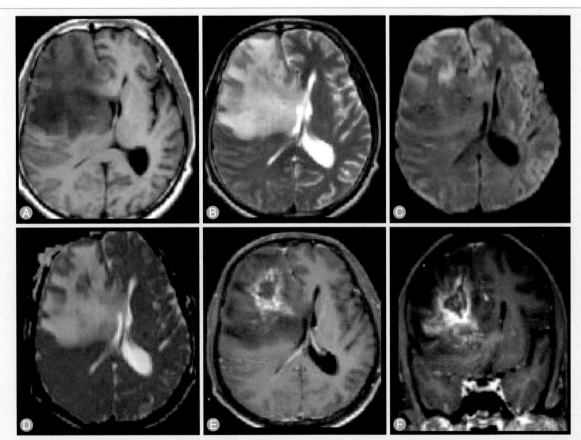

A.轴位T_1WI；B.轴位T_2WI；C.轴位DWI；D.轴位ADC；E.轴位T_1WI增强；F.冠状位T_1WI增强
图12-2-3　血管内大 B 细胞淋巴瘤MRI

病理结果：送检右侧皮层及皮层下组织，大部分脑组织呈凝固性坏死伴点状/环状新鲜出血及出现显著的小血管增生，散在的格子细胞及反应性星形细胞增生，部分血管周围可见淋巴袖套形成及血管壁增厚伴玻璃样变，多处毛细血管管腔及毛细血管内见伴有核异型的淋巴细胞阻塞管腔，个别血管腔内可见血栓形成。结合免疫组化结果，考虑血管内大B细胞淋巴瘤，并继发血管炎。免疫组化：NeuN（−），CD3（＋），CD20（＋），CD79a（＋），PAX-5（＋），CK（−），Ki-67阳性率55%，MUM-1（＋），BCL-2（＋），BcL-6（−）。

本例血管内大B细胞淋巴瘤模仿中枢神经系统血管炎改变，与病理上继发血管炎直接相关。

【诊断要点】

1.中老年人多见；临床表现多为小血管病变症状。

2.肿瘤占位效应轻，影像表现模式多样：①梗死样病变；②非特异性脑白质病变；③脑膜强化；④肿瘤样病变；⑤脑桥T_2WI/T_2-FLAIR高信号。

3.可伴有出血。

4.DSA或CTA上血管呈多节段串珠样狭窄甚至闭塞。

（拓展病例由中国人民解放军总医院第一医学中心许霖医师提供）

（邓达标　李建业）

第三节　黏膜相关淋巴组织淋巴瘤

【临床资料】

患者女性，50岁，头痛1个月。

【影像学检查】

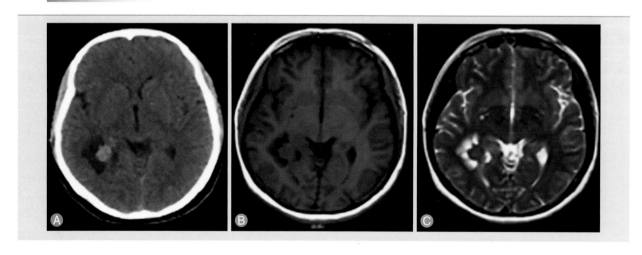

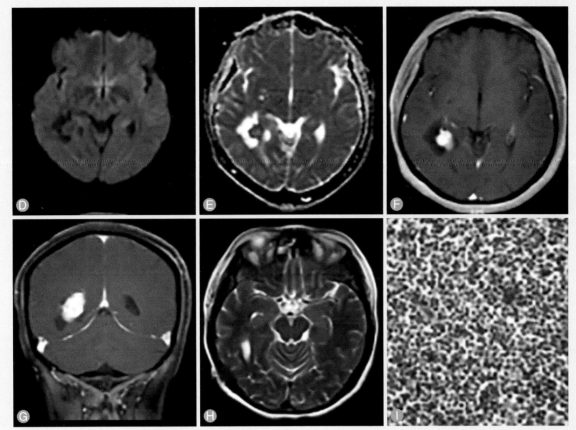

A.轴位CT；B.轴位T₁WI；C.轴位T₂WI；D.轴位DWI（b=1000 s/mm²）；E.轴位ADC图；F.轴位T₁WI增强；G.冠状位
T₁WI增强；H.轴位T₂WI；I.病理组织学检查

图12-3-1　头颅CT图像、MRI和病理组织学检查（HE，×100）

【解析思路】

1.临床特征：患者为中年，非特异性症状。

2.影像学特点：①病灶位于右侧脑室三角区；②病灶呈实性为主，实性部分位于中央，囊性部分见分隔影；③实性部分：CT呈高密度影、T₁WI呈等信号、T₂WI呈稍低信号、增强扫描明显均匀强化、DWI呈等信号、ADC图呈低信号；④囊性部分：CT呈低密度影、T₁WI呈低信号、T₂WI呈高信号、增强扫描无强化、DWI呈低信号、ADC图呈高信号；⑤右侧脑室下角无明显扩大（图12-3-1，文后彩图12-3-1I）。

3.定位：右侧脑室三角区。

4.定性：脉络丛或脑膜来源肿瘤。

【可能的诊断】

1.脑膜瘤

支持点：中年女性；CT呈高密度影、T₂WI呈低信号；增强实性部分明显均匀强化；实性部分DWI呈等信号、ADC图呈低信号；病灶周围无水肿。

不支持点：病灶囊性部分位于周边。

2.室管膜瘤

支持点：囊实性病灶，实性部分DWI呈等信号，增强明显强化；囊性部分见分隔。

不支持点：成年人室管膜瘤三角区发病率低，T_2WI呈低信号；实性部分信号均匀；囊壁无强化。

3.脉络丛乳头状瘤

支持点：实性部分明显强化；病灶位于脉络丛区。

不支持点：ADC图呈低信号，未见典型的乳头状结构。

4.黏膜相关淋巴组织淋巴瘤

支持点：实性部分CT呈高密度影；T_2WI呈低信号；DWI呈等信号、ADC图呈低信号；增强扫描明显强化。

不支持点：病灶周边见囊性部分；发病率低。

【病理学诊断】

1.免疫组化：CD19（+），Bcl-6（−），CD43（−），CyclinD1（−），CD23（−），CD138（−），Kappa（−），Ki-67阳性率5%，Lambda（+），CD3（−），CD20（+），CD10（−），CD5（−），CD79a（+），IgA（−），IgG4（−），IgM（部分+），GFAP（−），EBER（−）。

2.病理结果：（右侧脑室）低级别小B细胞淋巴瘤，结合免疫组化结果，符合黏膜相关淋巴组织结外边缘区淋巴瘤的表现。

【讨论】黏膜相关淋巴组织淋巴瘤

1.概述：黏膜相关淋巴组织淋巴瘤（mucosa-associated lymphoid tissue，MALT）是指起源于黏膜相关淋巴组织，具有特定的生物学特征和病理学改变的一类非霍奇金淋巴瘤。原发性中枢神经系统黏膜相关淋巴组织淋巴瘤罕见，文献多以个案报道为主。有研究认为肿瘤来源于蛛网膜及静脉窦中脑膜上皮细胞，其与黏膜上皮细胞相似。因此，原发性中枢神经系统黏膜相关淋巴组织淋巴瘤的部位多与硬膜及脉络丛相关，其中起源于脉络丛者极少见。本例发生于右侧脑室三角区的脉络丛组织。部分病例与慢性炎症相关，属于低级别淋巴瘤，预后较好。

2.病理组织学：可见形态多样的小B细胞、小到中等大小的异型淋巴细胞弥漫浸润，瘤细胞可呈现中心细胞样细胞、单核细胞样细胞或淋巴浆细胞形态，并有反应性滤泡间浸润。在免疫组化染色中，B细胞相关抗原如CD20、CD79a阳性，而CD5、CD23多为阴性。本例组织病理是小B细胞淋巴瘤，CD20、CD79a表达阳性，CD5、CD23阴性，与文献报道一致。

3.临床表现：多发生于40~60岁的中年妇女，临床常表现为癫痫、头痛、视觉障碍等。本例患者也为中年女性。

4.影像学特点：CT呈等或稍高密度，T_1WI呈等或稍低信号，T_2WI呈等或低信号，多无钙化和出血，DWI呈等或稍高信号，ADC图可见肿瘤内部信号降低，增强扫描呈均匀强化，可见"脑膜尾征"。本例呈囊实性改变，囊性部分位于周边，且囊壁无强化，可能是脉络丛起源肿瘤阻隔挤压周围脑脊液，形成周边的囊性部分。实性部分CT和MRI表现与文献报道相似，这些征象与肿瘤致密的淋巴细胞密切相关。

　　绝大多数中枢神经系统黏膜相关淋巴组织淋巴瘤与脑膜关系密切，并且该肿瘤的影像征象缺乏特异性，与脑膜瘤的影像相似，易被误诊为脑膜瘤。

【拓展病例】

　　病例　患者女性，52岁，右肢体无力8年，术后病理显示黏膜相关淋巴组织淋巴瘤。

　　MRI显示病变为与脑膜密切相关的异常信号，T_2WI信号较低，沿软脑膜爪样侵袭脑组织，邻近脑组织明显水肿，增强扫描爪样或毛刷状明显强化。8年长病程可能反映脑膜前期慢性炎性病变（图12-3-2）。

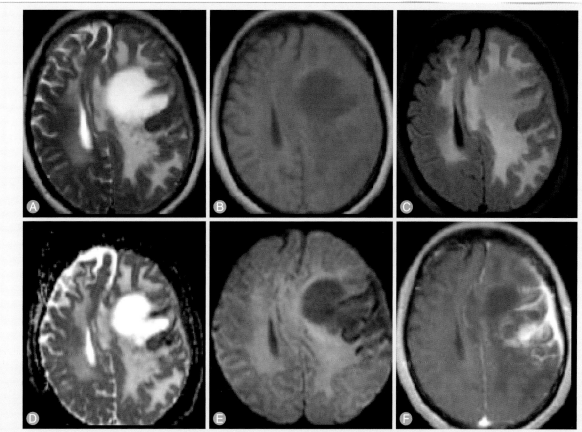

A.轴位T_2WI；B.轴位T_1WI；C.轴位T_2-FLAIR；D.轴位ADC；E.轴位DWI；F.轴位T_1WI增强

图12-3-2　黏膜相关淋巴组织淋巴瘤MRI

【典型征象】

　　由脑膜向脑组织呈毛刷状浸润生长时要考虑脑膜淋巴瘤如黏膜相关淋巴组织淋巴瘤（图12-3-3）（"毛刷征"也可见于其他肿瘤如不典型脑膜瘤）。

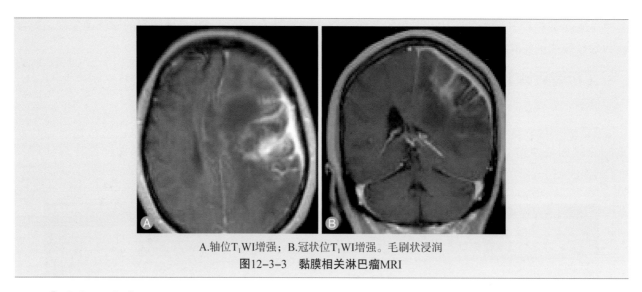

A.轴位T₁WI增强；B.冠状位T₁WI增强。毛刷状浸润

图12-3-3 黏膜相关淋巴瘤MRI

【诊断要点】

黏膜相关淋巴组织淋巴瘤多见于中老年女性，预后较好，部分与慢性炎症相关。影像学表现为与脑膜相关的病变，部分类似脑膜瘤。

（主病例由浙江省人民医院何晓东医师提供）

（邢　振）

第四节　继发性中枢神经系统淋巴瘤

【临床资料】

患者男性，63岁，记忆力下降伴反应迟钝1月余。

【影像学检查】

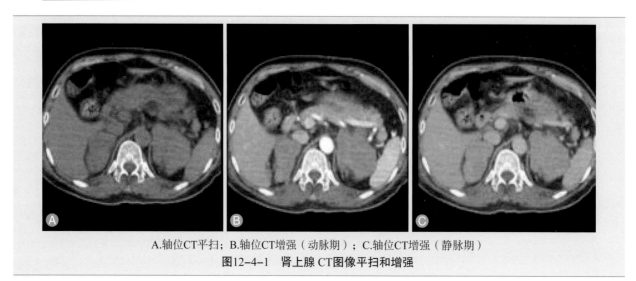

A.轴位CT平扫；B.轴位CT增强（动脉期）；C.轴位CT增强（静脉期）

图12-4-1 肾上腺CT图像平扫和增强

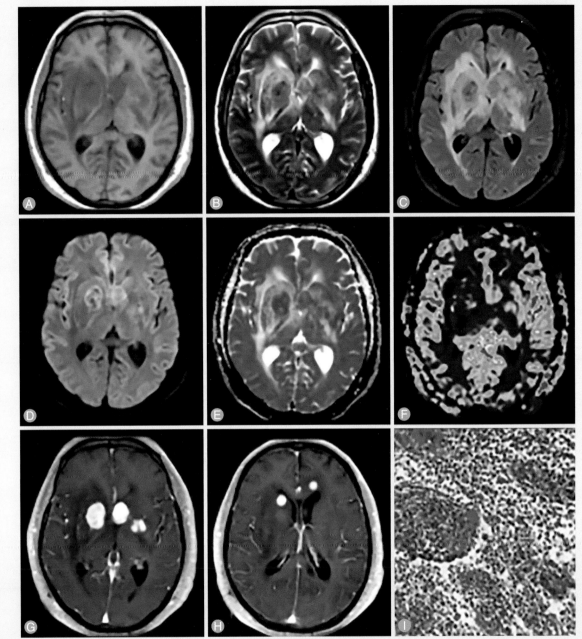

A.轴位T₁WI；B.轴位T₂WI；C.轴位T₂-FLAIR；D.轴位DWI；E.轴位ADC；F.轴位DSC-PWI；G、H.轴位T₁WI增强；
I 病理组织学检查

图12-4-2　头颅MRI和病理组织学检查（HE，×100）

【解析思路】

1.临床特征：患者为老年男性，亚急性起病，认知障碍，既往史与实验室检查无特殊。

2.影像学特点：①T₁WI呈稍低信号，T₂WI呈稍低信号；②DWI呈高信号，ADC图呈低信号；③增强扫描呈明显均匀强化，部分病灶见"握拳征"；④病灶多发，靠近深部中线区域；⑤双侧肾上腺肿块，轻度强化（图12-4-1，图12-4-2，文后彩图12-4-2F，文后彩图12-4-2I）。

3.定位：脑内。

4.定性：恶性肿瘤？

【可能的诊断】

1.转移瘤

支持点：双侧肾上腺多发病灶，脑内多发病灶，病灶周围水肿明显。

不支持点：病灶未发生于皮髓质交界处，增强后明显均匀强化，DSC-PWI显示病灶低灌注，无原发肿瘤病史。

2.胶质母细胞瘤

支持点：DWI上病灶弥散受限，病灶周围水肿明显，边界模糊。

不支持点：双侧肾上腺多发病变，DSC-PWI显示病灶低灌注，增强后明显均匀强化。

3.继发性中枢神经系统淋巴瘤

支持点：老年男性，亚急性起病，认知障碍，脑内多发病灶，病灶分布靠近深部中线区域，增强后均匀明显强化，部分病灶见"握拳征"，DWI表现为弥散受限；DSC-PWI显示病灶等稍高灌注，双侧肾上腺病灶形态不规则，轻度强化。

不支持点：无。

【病理学诊断】

1.组织学诊断：镜下见脑组织内大量异型淋巴样细胞弥漫浸润性生长，瘤细胞为圆形、多边形，呈中-大淋巴细胞样，部分可见核仁，核分裂易见，伴坏死。

2.免疫组化：MUM1（+），cyclinD1（-），CD19（+），BCL6（+），CD20（+），CD21（-），Ki-67阳性率70%，CD5（T细胞+），C-MYC（+），BCL2（+），CD10（弱+），CD3（T细胞+），CD79A（+），PAX-5（+）。EBER-ISH（-），EBER阳性对照（+）。HC：网状纤维染色（-）。

3.病理结果：基底节、脑室旁多发肿瘤，符合弥漫大B细胞淋巴瘤。

【讨论】继发性中枢神经系统淋巴瘤

1.概述：继发性中枢神经系统淋巴瘤是指系统性淋巴瘤累及中枢神经系统。大概5%的弥漫大B细胞淋巴瘤会累及中枢神经系统。弥漫大B细胞淋巴瘤确诊后1年内是累及中枢神经系统的高峰时期。本例是肾上腺弥漫大B细胞淋巴瘤同时累及中枢神经系统。

2.病理组织学：病理类型同原发中枢神经系统淋巴瘤。具有细胞致密、围绕血管浸润性生长、高增生高凋亡、少血管生成等淋巴瘤基本特点。

3.临床表现：继发性淋巴瘤起病急、发展快，常发生于中老年男性。临床症状主要为头晕、头痛、颅内神经麻痹及认知精神的改变等。本例发生于老年男性，亚急性起病，临床主要表现为记忆力下降。

4.影像学特点：T_1WI多表现为等稍低信号，T_2WI多表现为等稍高信号，DWI表现为高信号，ADC呈低信号，增强T_1WI呈明显均匀强化，PWI呈等或稍高灌注，MRS多表现为Cho峰和Lip峰显著升高。病灶以脑室旁居多，且以多发性病灶为主，较少累及小脑和脑干。病灶形态多为结节状、团块状及散点状。本例继发性中枢神经系统淋巴瘤表现多发病灶，病灶位于幕上脑实质的深部区域，为结节状、散点状病灶。T_2WI呈稍低信号，DWI呈高信号，ADC图呈低信号是由肿瘤细胞密度较高所致。肿瘤血流灌注稍增高，可能与基底节的血流灌注稍高有关。

与原发性中枢神经系统淋巴瘤比较，继发性中枢神经系统淋巴瘤病灶多发更常见，更容易累及脑室和脑实质，血流灌注水平可能稍高，其他MRI表现两者间相似。与转移瘤和胶质母细胞瘤鉴别诊断较容易，这两类肿瘤的PWI多呈高灌注，常明显高于中枢神经系统淋巴瘤的灌注。

【拓展病例】

病例　患者男性，60岁，头痛、头晕1月余。于外院已确诊睾丸淋巴瘤2年。

MRI显示右额叶肿块呈T_1WI等信号、T_2WI等信号，DWI高信号，瘤周触面水肿，增强呈"握拳样""脐凹样"强化，可见"内环征"、高灌注、巨大Lip峰。淋巴瘤一般低灌注，少部分可呈高灌注（图12-4-3，文后彩图12-4-3D~文后彩图12-4-3F）

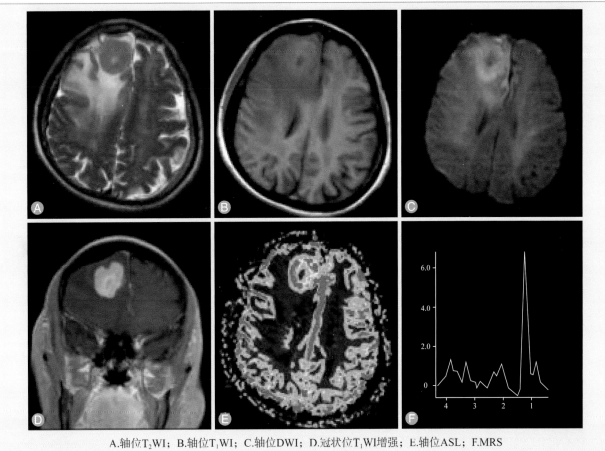

A.轴位T_2WI；B.轴位T_1WI；C.轴位DWI；D.冠状位T_1WI增强；E.轴位ASL；F.MRS

图12-4-3　继发性淋巴瘤MRI

【典型征象】

1."握拳样""脐凹样"强化：淋巴瘤细胞起源于淋巴细胞，运动能力强，遇到阻碍时绕行生长，形成"握拳样""脐凹样"强化（图12-4-4）。

2.巨大Lip峰：淋巴瘤高增生高凋亡，大量凋亡细胞膜脂在巨噬细胞内降解产生高耸Lip峰，一般比坏死为主的肿瘤（如胶质母细胞瘤）产生的Lip峰更宽大（图12-4-5）。

【诊断要点】

1.其他部位原发淋巴瘤病史。

2.影像学特点：T_2WI呈低信号，DWI弥散受限，增强明显均匀强化，见"握拳征""脐凹征"，MRS显示Cho峰及Lip峰显著增高，DSC-PWI显示淋巴瘤多呈低灌注。

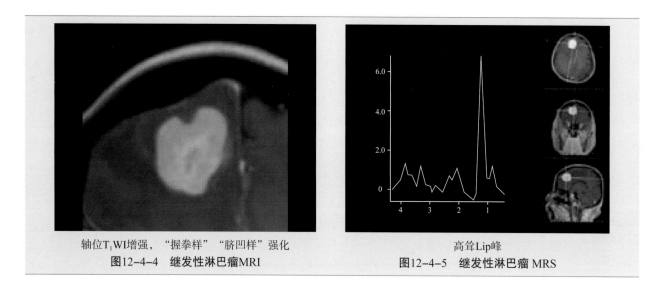

轴位T₁WI增强，"握拳样""脐凹样"强化

图12-4-4　继发性淋巴瘤MRI

高耸Lip峰

图12-4-5　继发性淋巴瘤 MRS

（邢　振）

第五节 EBV相关淋巴细胞增生性疾病

【临床资料】

患者男性，25岁，发现HIV阳性2个月，右侧肢体偏瘫8天，于外院查脑脊液巨细胞病毒（cytomega-lovirus，CMV）、EB病毒（Epstein-Barr virus，EBV）、JC病毒均呈阳性。

【影像学检查】

左侧室旁额顶叶病变部分切除术后，再行高效抗逆转录病毒治疗（highly active anti-retroviral thera-py，HAART）及抗EBV治疗1年后复查。

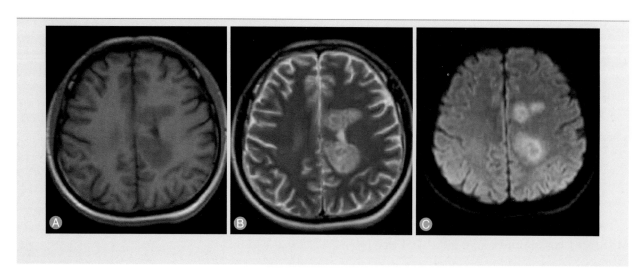

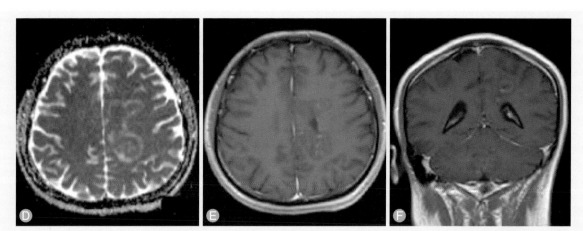

A.轴位T$_1$WI；B.轴位T$_2$WI；C.轴位DWI；D.轴位ADC；E.轴位T$_1$WI增强；F.冠状位T$_1$WI增强

图12-5-1　头颅MRI

【解析思路】

1.临床特征：患者为青年男性，确诊获得性免疫缺陷综合征（俗称艾滋病），急性偏瘫。

2.影像学特点：左侧室旁额顶叶多发不规则异常信号影，T$_2$WI呈混杂高信号，内见小结节状及小片状低信号影，在DWI上病变呈不均匀高信号，相应区域ADC等或略低，增强轻度不均匀点片状及环形强化（图12-5-1）。

HAART及抗EBV治疗1年后复查。左侧室旁额顶叶病变明显缩小，DWI/ADC未见明显受限区，左侧侧脑室扩张，增强扫描疾病轻度强化（图12-5-2）。

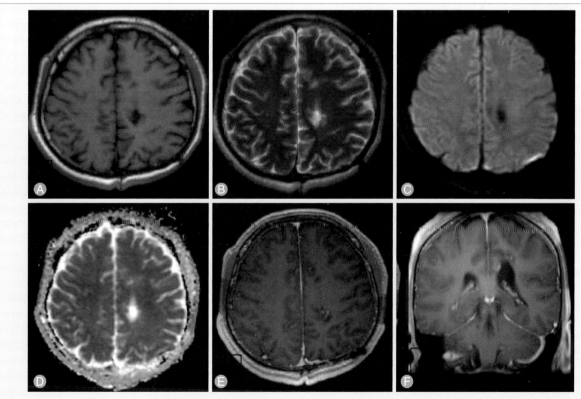

A.轴位T$_1$WI；B.轴位T$_2$WI；C.轴位DWI；D.轴位ADC；E.轴位T$_1$WI增强；F.冠状位T$_1$WI增强

图12-5-2　头颅MRI

3.定位：脑实质内，左侧室旁额顶叶。

4.定性：艾滋病患者，脑脊液多种病毒阳性，艾滋病相关原发中枢神经系统淋巴瘤？EBV相关淋巴细胞增生性疾病？CMV脑炎？进行性多灶性白质脑病？

【可能的诊断】

1.艾滋病相关原发中枢神经系统淋巴瘤

支持点：艾滋病患者，脑脊液EBV阳性，室旁多发病变，弥散略受限，不均匀强化，可见"尖角征"。

不支持点：病变周围无明显水肿，强化程度较轻。

2.CMV脑炎

支持点：脑脊液CMV阳性，脑室旁病变，室管膜似乎有强化。

不支持点：弥散受限，无典型室管膜炎（DWI及T_2-FLAIR室管膜增厚）表现。

3.进行性多灶性白质脑病

支持点：艾滋病患者，脑脊液JC病毒阳性，脑室旁白质病变。

不支持点：JC病毒主要感染少突胶质细胞，引起脱髓鞘病变，表现为大脑皮层下白质多发、不对称异常信号，白质侧病变边缘模糊，典型者可见"银河征"，即融合病变周围散在多发点状T_2WI高信号，侧脑室旁深部白质早期不受累。病变多不强化，病变早期即行HAART后，引起免疫重建相关炎性综合征，可出现点线样强化。

4.EBV相关淋巴细胞增生性疾病

支持点：艾滋病患者，脑脊液EBV阳性，室旁多发病变，弥散略受限，轻度强化或环形强化。

不支持点：无。

【病理学诊断】

1.病理组织学：（颅内占位性病变）脑组织中局部可见较多淋巴细胞浸润，部分似围绕血管生长，个别细胞轻度异型，周围可见浆细胞浸润及组织细胞增生，特殊染色未见明确特异病原体（图12-5-3，文后彩图12-5-3）。

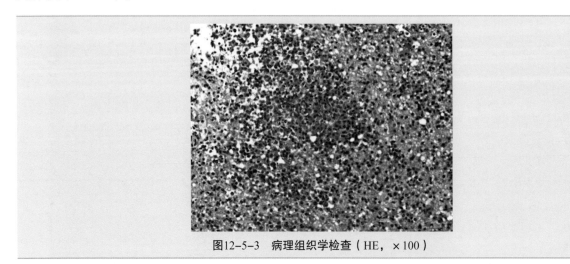

图12-5-3 病理组织学检查（HE，×100）

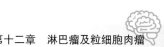

2.免疫组化：CD20（B细胞+），CD3（T细胞+），CD38（散在+），CKAE1/3（－），GFAP（＋），Ki-67阳性率约40%，CD68（＋）；原位杂交结果：EBER（＋）；特染结果：PAS（－），六胺银染色（－），抗酸染色（－），革兰染色（－）。

3.病理结果：EBV相关淋巴细胞增生性疾病。

【讨论】淋巴细胞增生性疾病

1.概述：淋巴细胞增生性疾病（lymphoproliferative disease，LPD）包括一组异质性疾病，其特征为单/多克隆性淋巴细胞增多、淋巴结病和骨髓浸润，多克隆移植后淋巴增生性疾病（post transplant lymphoproliferative disorder，PTLD）可形成肿块，并表现为占位效应。单克隆形式的LPD可表现为播散性恶性淋巴瘤。这些疾病常发生在免疫功能低下的个体，如HIV感染、医源性免疫抑制、先天性免疫缺陷和器官移植后。尽管大多数LPD与EBV的存在相关，但EBV阴性的LPD也确实存在。EBV相关淋巴细胞增生性疾病是EBV感染的一组具有谱系的淋巴组织疾病，根据疾病的发展进程可分为1级增生性、2级交界性和3级肿瘤性3个阶段。

目前EBV+LPD包括EBV+B细胞LPD和EBV+T/NK细胞LPD。

EBV+B细胞LPD主要包括：淋巴瘤样肉芽肿、EBV+免疫缺陷相关LPD、慢性活动性EBV感染－B细胞型、老年性 EBV+B细胞LPD等；EBV+T/NK细胞LPD主要包括：系统性慢性活动性EBV感染－T/NK细胞型、种痘水疱样LPD和严重蚊虫叮咬过敏反应。

按照定义来说EBV+LPD不包括已经明确命名的与EB病毒感染相关的淋巴瘤。EBV+LPD既不同于典型的良性反应性淋巴组织增生，也不同于典型的EBV阳性的淋巴瘤，但与二者都有不同程度的重叠。血清或尿中持续存在的单克隆蛋白可能成为一种有效且经济的无创筛查手段。

2.影像学特点：病变常多发，累及侧脑室旁或皮层下，易发生大片坏死，增强扫描呈轻度强化或环形强化，ASL多呈低灌注，DWI/ADC可表现为弥散受限。与HIV相关中枢神经系统淋巴瘤鉴别诊断困难，确诊需要进行立体定向活检，明确病理结果。活检前应用激素会降低淋巴瘤及LPD病理诊断的准确性，免疫抑制的患者颅内多发环形强化病变未明确病理前应避免使用激素。

【诊断要点】

1.免疫缺陷如获得性免疫缺陷综合征、先天性免疫缺陷病和器官移植后患者，临床以颅内高压症状及局灶性症状多见，血清EBV多为阳性，血清乳酸脱氢酶LDH水平升高，血清或尿中持续存在单克隆蛋白。

2.MRI显示侧脑室旁、皮层下出现多发病变，可伴尖角征，病变易发生大片坏死，增强扫描环形强化，可见"尖角征""脐凹征"等实性部分DWI可呈弥散受限。

3.影像学上与HIV相关原发中枢神经系统淋巴瘤很难鉴别，确诊需要病理。组织学上EBV+LPD表现为淋巴增生破坏基础组织结构，EBER阳性，免疫组化呈多克隆增生性改变（T细胞及B细胞）同时表达，Ki-67可明显增高。

（李晶晶）

第六节　髓系肉瘤

【临床资料】

患者女性，18岁，确诊急性髓系白血病17个月。

【影像学检查】

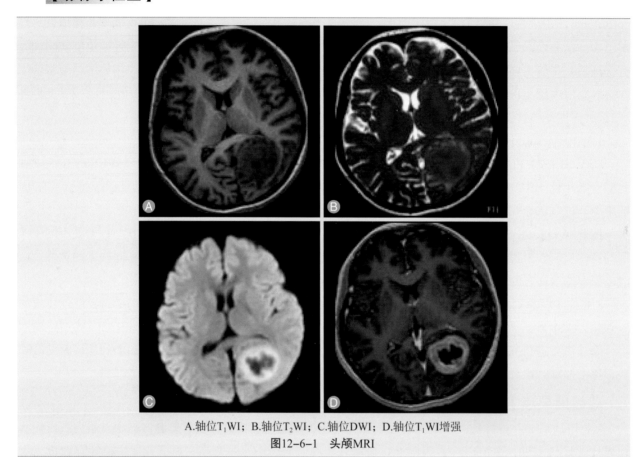

A.轴位T₁WI；B.轴位T₂WI；C.轴位DWI；D.轴位T₁WI增强

图12-6-1　头颅MRI

【解析思路】

1.临床特征：患者为青年女性，白血病史。

2.影像学特点：①脑内；②实性伴坏死；③实性成分以T_2WI和T_1WI等信号为主，DWI明显高信号；④明显强化，坏死边缘环形强化（图12-6-1）。

3.定位：脑内。

4.定性：恶性肿瘤？

【可能的诊断】

1.淋巴瘤

支持点：实性部分弥散受限，明显强化。

不支持点：原发急性髓系白血病病史，免疫功能低下者淋巴瘤常不规则、不均质，常见出血、坏死。

2.胚胎性肿瘤

支持点：年轻，DWI明显高信号、周围水肿轻、明显强化。

不支持点：原发急性髓系白血病病史。

3.髓系肉瘤

支持点：原发急性髓系白血病病史，实性部分弥散明显受限，明显强化。

不支持点：无。

【病理学诊断】

1.免疫组化：CD34（＋），CD117（＋），TdT散在（＋），MPO（＋），Ki-67阳性率50%～60%，CD3（－），CD20（个别+），GFAP（散在+）。

2.病理结果：髓系肉瘤。

【讨论】髓系肉瘤、粒细胞肉瘤或绿色瘤

1.概述：髓系肉瘤、粒细胞肉瘤或绿色瘤是指髓系肿瘤细胞浸润骨髓以外组织形成的肿瘤，即一系或多系的髓系原始细胞向髓外增生，破坏正常组织结构。可发生于任何部位，多见于皮肤、胃肠道、眼眶、淋巴结、骨等。侵犯颅内者罕见，单独侵犯脑实质更为罕见。

中枢神经系统髓系肉瘤多见于儿童和青年人，好发于幕上颅顶部，常伴发于白血病。

2.影像学特点：细胞排列致密，含水量较少，T_1WI以等信号为主，T_2WI以等/稍低信号为主；细胞排列致密，水分子运动受限，弥散受限；血供丰富→钆剂渗出→显著强化。

【典型征象】

弥散受限（图12-6-2）。

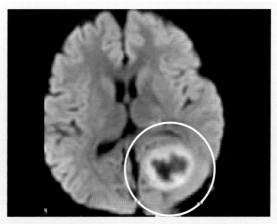

轴位DWI，弥散受限（白圈）

图12-6-2 髓系肉瘤

【诊断要点】

1.相关原发白血病病史。

2.脑外或脑内。

3.T_1WI等信号为主，T_2WI等/稍低信号为主，弥散受限，明显强化。

（病例由河北省唐山利康医院李紫东医师提供）

（卞冰阳）

第 **13** 章

组织细胞肿瘤

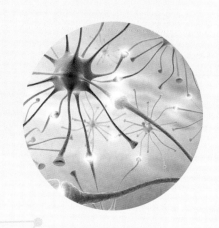

第一节 朗格汉斯细胞组织细胞增生症

【临床资料】

患者男性，6岁，发现左额部肿物1个月。

【影像学检查】

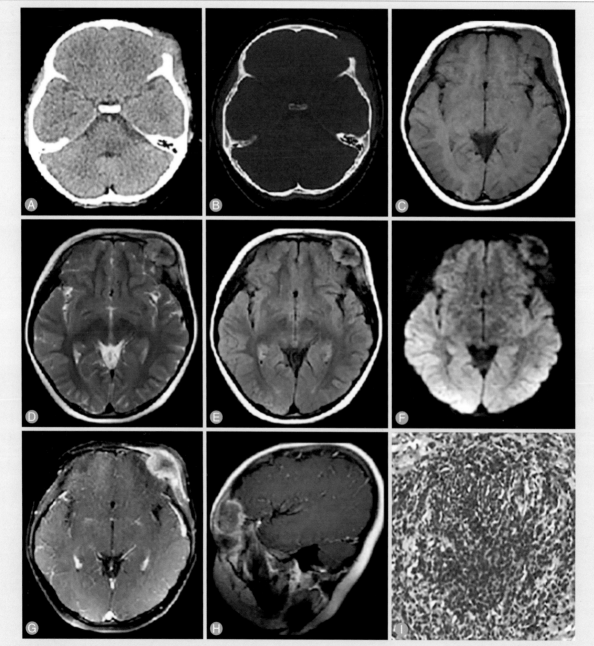

A、B.轴位CT平扫；C.轴位T₁WI；D.轴位T₂WI；E.轴位T₂-FLAIR；F.轴位DWI；G.轴位T₁WI增强；H.矢状位T₁WI增强；I.病理组织学检查

图13-1-1　头颅CT图像、MRI和病理组织学检查（HE，×100）

【解析思路】

1.临床特征：患者为儿童男性，既往史与实验室检查无特殊。

2.影像学特点：①CT显示病变呈等密度，局部颅骨完全吸收、破坏；②T_1WI呈等稍低信号，T_2WI及DWI中间呈稍低信号，周边呈稍高信号；③增强后呈明显不均匀强化，中间强化程度低于周边；④病灶跨颅骨生长；⑤软组织肿块范围大于颅骨破坏范围后（图13-1-1，文后彩图13-1-1I）。

3.定位：颅骨。

4.定性：颅骨来源肿瘤或肿瘤样病变。

【可能的诊断】

1.血管瘤

支持点：儿童，颅骨局灶性膨胀性病变，增强后呈明显强化。

不支持点：颅骨完全吸收、破坏，CT未见"栅栏状"或"日光放射状"骨质改变；骨质未见硬化；软组织肿块范围大于颅骨破坏范围。

2.小圆细胞肿瘤（如绿色瘤、浆细胞瘤/骨髓瘤、淋巴瘤）

支持点：额骨实性占位。

不支持点：临床病史，绿色瘤有白血病史，浆细胞瘤及淋巴瘤发病年龄大，病灶中心DWI及T_2WI显示双低信号较少见。

3.脑膜瘤

支持点：额骨实性占位。

不支持点：年龄小，"穿凿样"骨质破坏少见。

4.朗格汉斯细胞组织细胞增生症

支持点：男性儿童；CT显示病变骨质完全吸收、破坏；软组织肿块形成；T_1WI、T_2WI及DWI显示相应信号改变；软组织肿块范围大于颅骨破坏范围。

不支持点：无。

【病理学诊断】

1.组织学诊断：镜下见肿瘤细胞呈上皮样，胞浆丰富，核卵圆形，偏向一侧，部分可见核沟，背景中纤维组织及小血管增生，伴大量淋巴细胞、中性粒细胞、嗜酸性粒细胞浸润。

2.免疫组化：CD1a（＋），S-100（＋），CD68（＋），Langerin（＋），CD163（＋），CD3（T细胞+），CD20（B细胞+），CK（－），Ki-67阳性率30%。

3.病理结果：（左额肿物）朗格汉斯组织细胞增生症。

【讨论】朗格汉斯细胞组织细胞增生症

1.概述：朗格汉斯细胞组织细胞增生症（Langerhans cell histiocytosis，LCH）是一组病因不明的以朗格汉斯细胞异常增生为主要特征的疾病。朗格汉斯细胞正常存在于皮肤和黏膜的基底层上皮细胞，属于组织细胞系统。朗格汉斯细胞组织细胞增生症传统命名为组织细胞增多症X，分为三型：Ⅰ型为勒-雪病（Letterer-Siwe disease，LS）；Ⅱ型为韩-薛-柯病（Hand-Schuller-Christian disease，HSC）；Ⅲ型为骨嗜酸细胞肉芽肿（eosinophilic granuloma，EG）。目前认为与MAPK通路相关分子基因突变引起通路激活有关，常见 *BRAFV600E* 突变，可发生于任何年龄，多见于儿童，发病率（0.1~1.0）/10万，男性较多见，男女比例为1.5：1。本例患者为6岁男性。

2.病理组织学：朗格汉斯细胞组织细胞增生症组织病理学表现为朗格汉斯细胞弥漫增生，并见较多嗜酸性粒细胞及多核巨细胞浸润。免疫组织化学的Langerin、CD1a和S-100常表现为阳性，CD68部分表达阳性。本例患者的Langerin、CD1a、S-100和CD68均呈阳性表达。

3.临床表现：呈多样性，可表现为单系统或多系统病变，常累及骨、淋巴结、皮肤、肺、肝、脾、中枢神经系统等，与神经系统相关的以颅骨病变最常见，下丘脑-垂体柄次之，小脑及脑干可受累。症状与受累部位相关，下丘脑-垂体柄病变早期出现尿崩症。

4.影像学特点：①CT多表现为圆形、类圆形或"穿凿样"骨质破坏，较少出现硬化，当颅内外板破坏不完全时，破坏区残留高密度死骨，表现为典型"纽扣征"，内外板破坏不一致时表现为"斜边征"，本例CT表现为骨质完全破坏，软组织密度与脑实质密度相似，无硬化边，与文献报道一致，病变区未见残留死骨，脑内病变一般等高密度；②MRI显示软组织肿块优于CT，颅骨病变软组织肿块范围常大于骨质破坏的范围，向内、向外可分别累及硬脑膜和头皮软组织，MRI信号特点与病变的不同阶段相关，T₁WI常呈低信号，T₂WI常呈高信号，病灶内出现纤维化时可表现为低信号，增强扫描呈明显强化，也可表现为明显信号不均，本例病灶的中间部分在T₂WI上呈低信号，可能提示纤维化的存在，增强扫描显示中间部分强化程度低于边缘部分，并且DWI显示病灶中间部分呈低信号、边缘部分呈高信号，高信号可能与朗格汉斯细胞弥漫增生有关，颅内病变一般表现为T₂WI低信号（可能与炎症细胞浸润及纤维化相关），明显强化，周围水肿，垂体柄受累，病变早期侵犯下丘脑-神经垂体束引起垂体后叶高信号消失。

颅骨朗格汉斯细胞组织细胞增生症需与血管瘤鉴别，血管瘤表现为病变区骨质膨胀，呈"栅栏状"或"日光放射状"骨质破坏，软组织肿块不明显。另外，还需与骨髓瘤、转移瘤等鉴别，这两类肿瘤发病年龄较大，转移瘤常有原发肿瘤病史。下丘脑-垂体柄朗格汉斯细胞组织细胞增生症需与生殖细胞瘤、结节病等鉴别，结合系统性表现可鉴别。

【拓展病例】

病例 患者男性，22岁，口干，多尿1年。病理证实朗格汉斯细胞组织细胞增生症。

MRI显示下丘脑-垂体柄T₁WI稍高，T₂WI稍低信号病变，周围水肿，垂体后叶T₁WI高信号消失，增强明显强化（图13-1-2，文后彩图13-1-2I）。

尿崩症伴下丘脑垂体柄占位常见疾病谱：生殖细胞瘤，朗格汉斯细胞组织细胞增生症，结节病。另外，还有少见疾病如淋巴瘤、转移瘤、感染性肉芽肿等。尿崩症对肿瘤侵袭性判断：小占位、尿崩症出现早，一般为侵袭性病变，大占位、尿崩症出现晚多由压迫引起，无特异性。

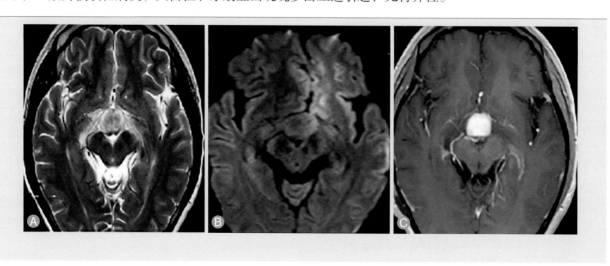

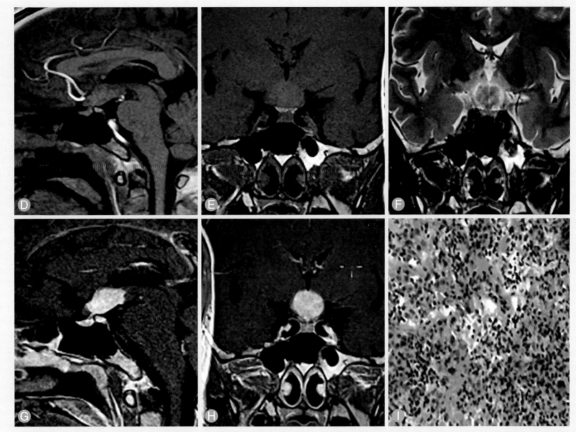

A.轴位 T₂WI; B.轴位 DWI; C.轴位 T₁WI增强; D.矢状位 T₁WI; E.冠状位 T₁WI; F.冠状位 T₂WI; G.矢状位 T₁WI增强;
H.冠状位 T₁WI增强; I.病理组织学检查

图 13-1-2　朗格汉斯细胞组织细胞增生症 MRI 和病理组织学检查（HE，×100）

【典型征象】

1. "穿凿样"骨质破坏（图13-1-3A）。

2. 脑内病变呈T_2WI偏低信号：可能与炎症细胞浸润及纤维化相关（图13-1-3B）。

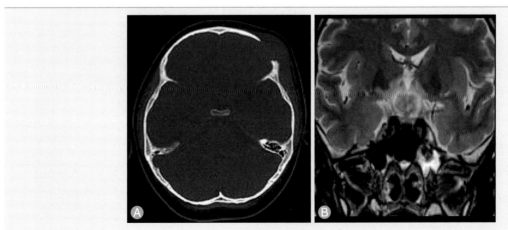

A. 轴位 CT 骨窗，"穿凿样"骨质破坏；B. 冠状位 T_2WI，偏低信号

图13-1-3　朗格汉斯细胞组织细胞增生症CT图像和MRI

【诊断要点】

1.颅骨型：①儿童好发；②CT穿凿骨质破坏，无硬化，可见"纽扣征""斜边征"，MRI显示软组织肿块范围较CT骨质破坏大，明显强化。

2.脑内型：①下丘脑–垂体柄受累早期出现尿崩；②CT等高密度，T_2WI偏低信号，明显强化，周围水肿，垂体后叶高信号消失。

（邢　振）

第二节　Rosai-Dorfman病

【临床资料】

患者男性，46岁，发现颅内占位1周。

【影像学检查】

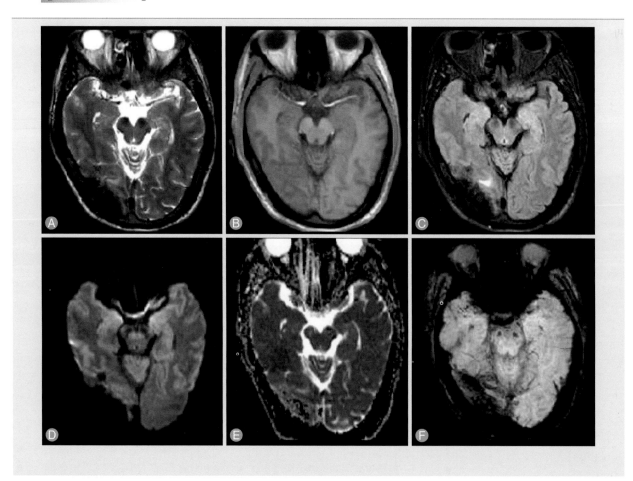

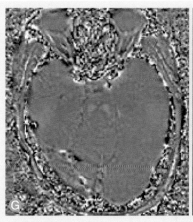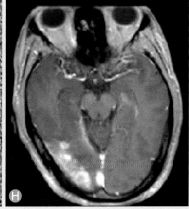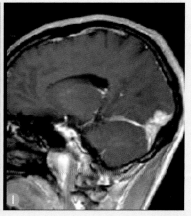

A.轴位 T$_2$WI；B.轴位 T$_1$WI；C.轴位 T$_2$-FLAIR；D.轴位 DWI（b=1000 s/mm^2）；E.轴位 ADC；F.轴位 SWI；G.轴位 SWI 相位；H.轴位 T$_1$WI 增强；I.矢状位 T$_1$WI 增强

图13-2-1　头颅MRI

【解析思路】

1.临床特征：患者为中年男性，既往史与实验室检查无特殊。

2.影像学特点：①T$_1$WI呈等信号，T$_2$WI呈低信号；②DWI呈低信号，ADC图呈混杂信号；③SWI图呈低信号，相位图呈等、稍高信号；④增强扫描呈明显均匀强化；⑤形态不规则，与脑实质边界清楚，可见指状突起；⑥脑膜明显增厚强化，见"脑膜尾征"，右小脑幕长脑膜尾；⑦周围脑实质少许水肿；⑧邻近颅骨增生、硬化（图13-2-1）。

3.定位：脑膜。

4.定性：脑膜来源肿瘤或肿瘤样病变？

【可能的诊断】

1.脑膜瘤

支持点：病灶宽基底与脑膜相连，见"脑膜尾征"；明显均匀强化；邻近颅骨增生、硬化。

不支持点：大多数常见类型脑膜瘤T$_2$WI信号较本病例表现高；形态不规则，指状突起。

2.脑膜淋巴瘤

支持点：形态不规则，明显均匀强化。

不支持点：DWI呈低信号，邻近颅骨增生、硬化。

3.Rosai-Dorfman病

支持点：中年男性；T$_2$WI呈低信号；形态不规则，指状突起；脑膜增厚，见"脑膜尾征"；明显均匀强化；右小脑幕长脑膜尾，邻近脑实质少许水肿。

不支持点：邻近颅骨增生、硬化。

【病理学诊断】

1.免疫组化：S-100（＋），CD163（＋），CD68（＋），LCA（＋），EMA（＋），CD21（＋），CD1a（－），ALK（－）。

2.病理结果：（右天幕横窦）脑膜Rosai-Dorfman病。

【讨论】Rosai-Dorfman 病

1.概述：Rosai-Dorfman病（Rosai-Dorfman disease，RDD）又称窦组织细胞增生症伴巨大淋巴结病

（sinus histiocytosis with massive lymphadenopathy，SHML），是一种病因不明、少见的良性组织细胞增生性疾病。由病理学家Juan Rosai 和Ronald Dorfman在1969年首次报道，故而得名。现在观点认为与BRAF-MAPK通路相关分子基因突变引起通路激活有关。

2.病理组织学：病变与硬脑膜关系密切，脑膜纤维组织明显增生并胶原化，局部呈束状或编织状分布，伴大量的淋巴细胞及浆细胞浸润。经典改变为组织细胞和淋巴细胞及浆细胞形成明暗相间改变，组织细胞内可见吞噬淋巴细胞的伸入现象，但部分中枢神经系统Rosai-Dorfman病病理欠典型。免疫组化特点是CD68和S-100蛋白表达阳性，但CD1a阴性，其可以用于诊断Rosai-Dorfman病。本例免疫织化检查结果也是CD68和S-100阳性，CD1a阴性。

3.临床表现：该病可累及任何淋巴结或结外的部位，最常见的部位是颈部淋巴结。据报道，Rosai-Dorfman病的结外表现发生率为43%，常累及皮肤、上呼吸道、眼眶、骨骼和内分泌腺等，中枢神经系统是较少累及的部位，少于5%。结外Rosai-Dorfman病好发于40~50岁人群，男性多见。

4.影像学特点：T_1WI常表现为等或稍高信号，T_2WI常表现为低信号，增强扫描信号明显增强，周围常出现水肿，病灶形态不规则并呈指状突起，但未侵犯脑实质，可出现"脑膜尾征"，邻近颅骨可不出现增生、硬化征象。本例Rosai-Dorfman病的MRI表现较典型，病灶宽基底沿硬脑膜生长，T_2WI呈低信号，可能与组织细胞内自由基及病变纤维组织明显增生相关；DWI多呈低信号；增强明显均匀强化，可能是由于病变起源于脑膜，血供丰富，并且无血脑屏障，因此表现为明显均匀强化；病灶呈扁平状分布，并可出现指状突起，可能与组织病理学的束状或编织状分布相关；周围容易出现水肿，可能是由大量的淋巴细胞及浆细胞浸润引起的。

Rosai-Dorfman病常表现为"脑膜样"肿块，与脑膜瘤鉴别诊断困难，尤其是扁平肥厚型脑膜瘤，该型脑膜瘤其特征是弥漫性和广泛累及硬膜，更易侵犯颅骨，主要分布于颅底区域。Rosai-Dorfman病还需与脑膜淋巴瘤、转移瘤、肥厚性硬脑膜炎、朗格汉斯细胞组织细胞增生症等疾病鉴别。

【拓展病例】

病例　患者男性，48岁，发作性右侧肢体抽搐2个月。

左额肿块，与脑膜关系密切，CT呈稍高密度影，特征性T_2WI低信号，DWI低信号，明显强化，周围脑组织水肿。病理诊断为Rosai-Dorfman病，见增生细胞核淋巴细胞排列成明暗相间，部分见伸入现象（图13-2-2，文后彩图13-2-2I）。

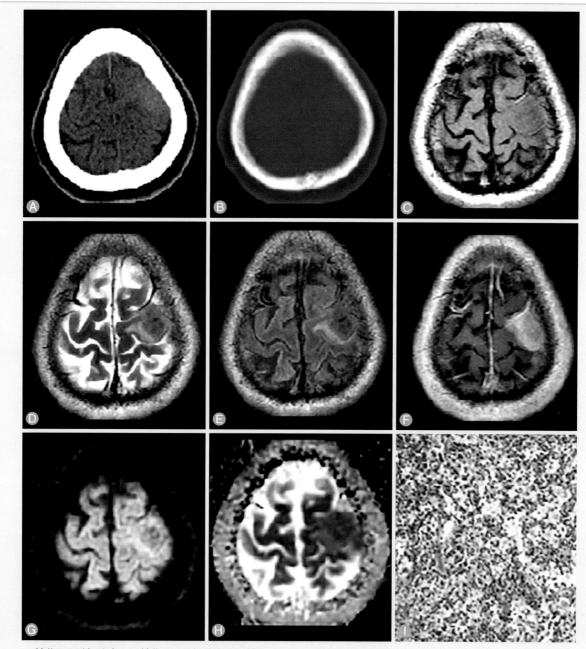

A. 轴位 CT 平扫脑窗；B. 轴位 CT 平扫骨窗；C. 轴位 T₁WI；D. 轴位 T₂WI；E. 轴位 T₂-FLAIR；F. 轴位 T₁WI 增强；G. 轴位 DWI；H. 轴位 ADC；I. 病理组织学检查

图 13-2-2　Rosai-Dorfman 病 CT 图像、MRI 和病理组织学检查（HE，×100）

【典型征象】

1.T₂WI/DWI双低信号：一般有2个原因，一是组织细胞吞噬活动激活氧依赖杀菌系统，如NADPH氧化酶产生氧自由基、诱导型NO合酶产生NO，这些自由基的不成对电子产生磁敏感效应，引起T₂WI信号衰减；二是继发性纤维化。T₂WI低信号是组织细胞类疾病的基本影像学特点，如Rosai-Dorfman病、ECD及炎性肉芽肿（如结核肉芽肿），脓肿壁等都是相同的机制（图13-2-3）。

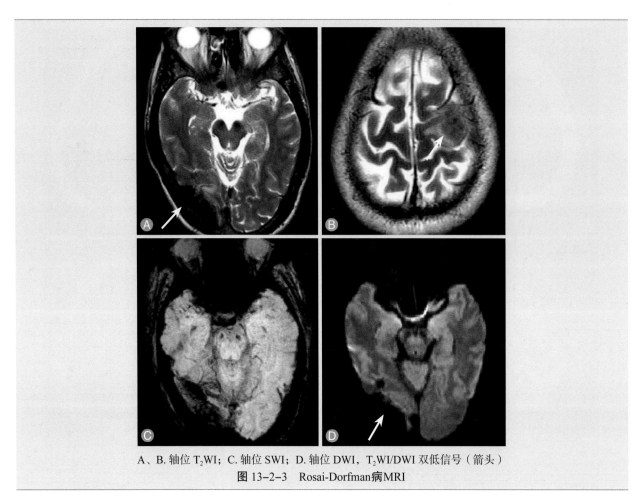

A、B. 轴位 T_2WI；C. 轴位 SWI；D. 轴位 DWI，T_2WI/DWI 双低信号（箭头）

图 13-2-3　Rosai-Dorfman病MRI

2.长脑膜尾、周围水肿：组织细胞本身是炎症细胞，Rosai-Dorfman病中还有炎症细胞浸润如淋巴细胞引起的周围组织炎症，导致长"脑膜尾征"、周围组织水肿等炎症样表现，可鉴别脑膜瘤（图13-2-4）。

3.强化"伪足征"（图13-2-5）。

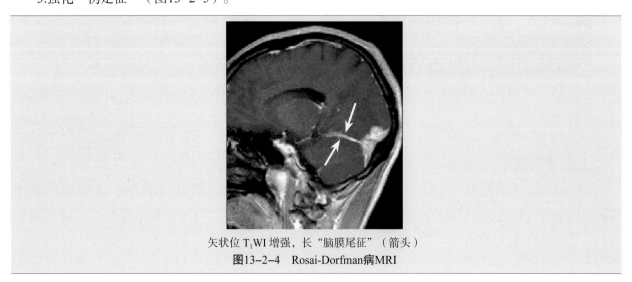

矢状位 T_1WI 增强，长"脑膜尾征"（箭头）

图13-2-4　Rosai-Dorfman病MRI

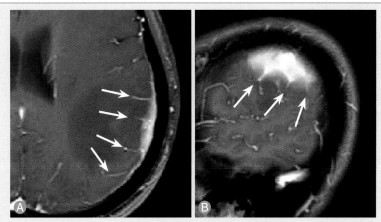

A. 轴位 T_1WI 增强；B. 矢状位 T_1WI 增强。"伪足征"（箭头）

图13-2-5 Rosai-Dorfman病MRI

【诊断要点】

与脑膜关系密切病灶，类似脑膜瘤，出现如下征象要考虑Rosai-Dorfman病。

1.病灶邻近颅骨无增生、硬化，可有骨质破坏。

2.T_2WI/DWI呈双低信号是特征性改变。

3.周围脑实质出现水肿、长"脑膜尾征"等表现。

4.文献报道沿脑沟短"毛刺样"或"伪足样"突出是本病的特点。

（邢　振）

第14章
生殖细胞肿瘤

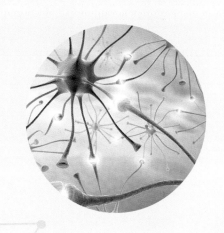

第一节 生殖细胞瘤

【临床资料】

患者男性，6岁，头痛伴呕吐1周。

【影像学检查】

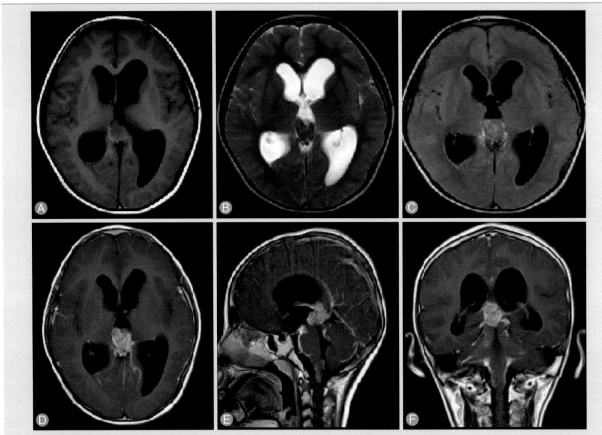

A.轴位T₁WI；B.轴位T₂WI；C.轴位T₂-FLAIR；D.轴位T₁WI增强；E.矢状位T₁WI增强；F.冠状位T₁WI增强

图14-1-1　头颅MRI

【解析思路】

1.临床特征：患者为男性，6岁，颅内压增高症状。

2.影像学特点：松果体区占位性病变，呈等T₁WI、等T₂WI信号影，增强扫描明显强化。梗阻性脑积水，并见病灶沿脑脊液播散（图14-1-1）。

3.定位：松果体区。

4.定性：恶性肿瘤?

【可能的诊断】

1.松果体细胞瘤

支持点：位置支持，出血、囊变少见，强化明显。

不支持点：松果体细胞瘤常发生于成年女性，强化较生殖细胞瘤偏弱。

2.松果体母细胞瘤

支持点：儿童多见，位置好发，强化明显。

不支持点：体积往往较大，松果体母细胞瘤常信号不均匀，有时术前诊断鉴别困难。

3.脑膜瘤

支持点：T_1WI、T_2WI呈均匀等信号，边界清晰，强化明显。

不支持点：脑膜瘤一般好发于成年人，可见"脑膜尾征"。

4.畸胎瘤

支持点：中线部位，发病率相对较高。

不支持点：成熟畸胎瘤影像可见脂肪、钙化等成分，信号常不均匀，不均匀强化。不成熟畸胎瘤、恶性畸胎瘤的影像表现取决于脂肪、钙化成分含量，增强无明显强化。

5.生殖细胞瘤

支持点：男性儿童，松果体区发病率高，T_1WI、T_2WI呈均匀等信号，强化明显，沿脑脊液播散。

不支持点：无。

【病理学诊断】

1.免疫组化：肿瘤细胞CK（−），LCA（−），CDll7（＋＋＋），CD30（−），OCT3／4（＋＋＋），SALL4（＋＋＋），PLAP（−），Ki-67阳性率60%。

2.病理结果：松果体区生殖细胞瘤。

【讨论】生殖细胞瘤

1.在胚胎发育过程中，原始生殖细胞移行过程中残留了部分细胞，而嘴部中线部位的原始细胞则是颅内生殖细胞瘤（germinoma，GE）的起源，因此好发于中线部位（松果体区、鞍区），但第三脑室的发育可使残留的原始细胞偏离中线而异位，所以约10%的生殖细胞瘤也可发生于丘脑、基底节区等偏中线部位。松果体区生殖细胞瘤患者大多数为男性，鞍上生殖细胞瘤患者女性多于男性（比例相差不明显），基底节丘脑区生殖细胞瘤患者几乎均为男性。

2.临床表现：鞍区的生殖细胞瘤多伴尿崩症状和视力下降，基底节、丘脑的生殖细胞瘤多表现为轻偏瘫，而松果体区生殖细胞瘤多表现为颅内高压、眼球运动障碍、听力减退等（Parinaud综合征）。

3.影像学特点：儿童如果鞍上及松果体区同时发现肿瘤，大多可以直接诊断为生殖细胞瘤。CT呈稍高密度影，可见钙化，通常具有"生吞松爆"的特点，即生殖细胞瘤一般把松果体的钙化包围在瘤体内，而松果体细胞瘤一般将钙化推向一边，瘤体较大时可以出现将松果体大面积钙化。鞍上及松果体区生殖细胞瘤主体呈实性，生殖细胞瘤在发生囊变时，大部分T_2WI等信号背景下出现一些小的囊变，即所谓的"小泡征"。松果体区生殖细胞瘤向第三脑室周围浸润及压迫第三脑室底部，形成特征性的"笔尖征"。生殖细胞瘤灌注一般呈现等灌注，肿瘤可沿脑脊液种植播散，对放化疗敏感。基底节丘脑区生殖细胞瘤多以轻偏瘫起病，进展缓慢，早期影像学变化不明显，呈斑点状、条片状、环形分隔等，早期影像常被误诊为脑梗死或脑炎。生殖细胞瘤对放疗敏感，及早准确诊断治疗具有重大临床意义，故影像肩负重要使命，需及早从该区众多疾病中识别生殖细胞瘤。重要征象：①早期即可发生华勒变性引起同侧萎缩尤其是中脑大脑脚萎缩；②出血，多为小出血灶，故SWI是重要检查序列；③如果鞍上或松果体区同时发现肿瘤具有重要提示意义。AFP及β-HCG可有帮助，再结合性别、年龄，应能早期及时准确诊断。

【拓展病例】

病例1 患者女性，8岁，头痛伴视力进行性下降半个月。病理结果：松果体区生殖细胞瘤。松果体区占位性病变，明显强化，信号相对均匀，DWI弥散受限，向周围浸润（图14-1-2）。

病例2 患者男性，11岁，左侧肢体无力1月余，右侧基底节区生殖细胞瘤。右侧基底节区病灶，T_1WI、T_2WI及T_2-FLAIR呈条片状稍高信号，DWI及SWI呈低信号，提示病灶有出血，皮质脊髓束走行区萎缩（华勒变性）（图14-1-3）。

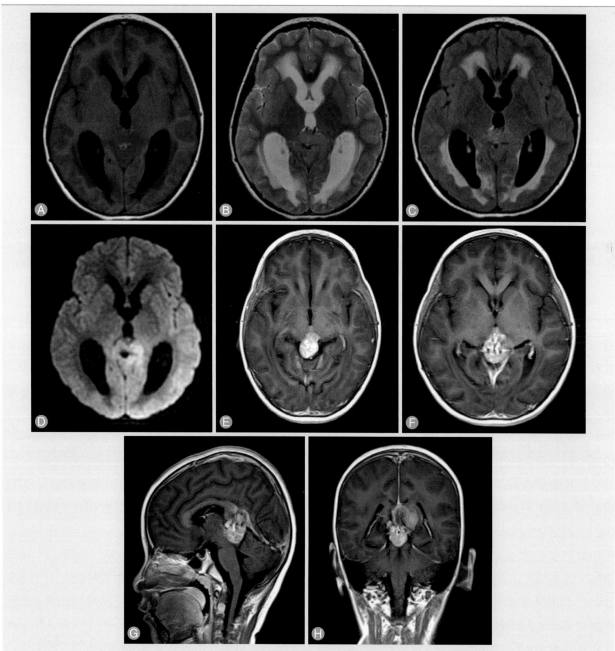

A.轴位T_1WI；B.轴位T_2WI；C.轴位T_2-FLAIR；D.轴位DWI；E、F.轴位T_1WI增强；G.矢状位T_1WI增强；H.冠状位T_1WI增强。"穿凿样"骨质破坏

图14-1-2 生殖细胞瘤MRI

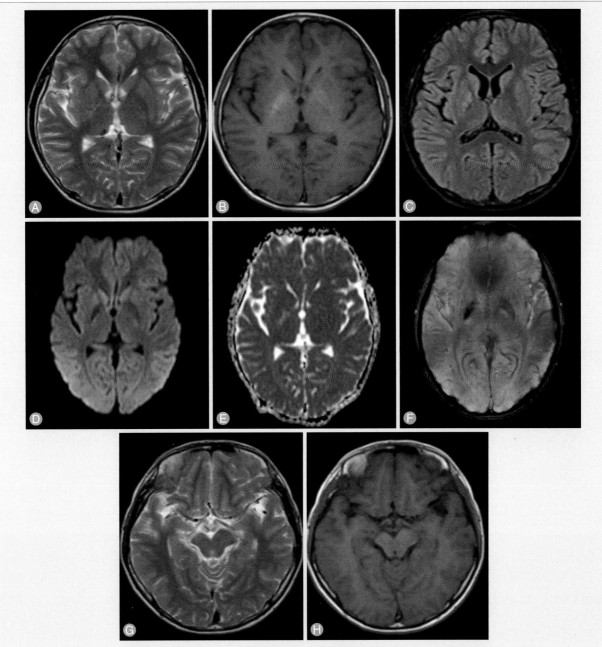

A.矢状位T₂WI；B.轴位T₂WI；C.轴位DWI；D.轴位ADC；E.轴位T₁WI；F.轴位T₂-FLAIR；G.轴位T₁WI增强；H.冠状位T₁WI增强

图14-1-3　右侧基底节区生殖细胞瘤MRI

【典型征象】

1. "小泡征"（图14-1-4）。

2. "笔尖征"（图14-1-5）。

3. 基底节区生殖细胞瘤微出血，同侧大脑脚萎缩（华勒变性）（图14-1-6）。

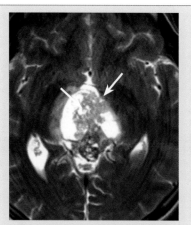

轴位T₂WI，"小泡征"（箭头）

图14-1-4　生殖细胞瘤MRI

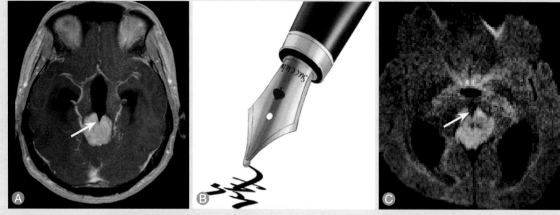

A.轴位T₁WI增强；B."笔尖征"示意；C.轴位DWI。"笔尖征"（箭头）

图14-1-5　松果体区生殖细胞瘤MRI

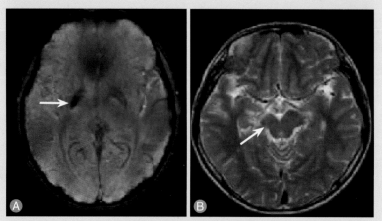

A.轴位SWI，微出血（箭头）；B.轴位T₂WI，华勒变性（箭头）

图14-1-6　右侧基节区生殖细胞瘤MRI

【诊断要点】

1.不同部位生殖细胞肿瘤影像表现不同，生殖细胞瘤影像典型表现为实性肿块，T_1WI、T_2WI常呈等信号，DWI弥散受限，强化明显，T_2WI可见"小泡征"。男孩基底节区病灶合并微出血及华勒变性，常提示生殖细胞瘤。

2.好发于儿童及青少年，如果鞍上及松果体区同时发现肿瘤，则大多可以诊断生殖细胞瘤。实验室检查生殖细胞瘤常见β-HCG升高，亦可分泌胎盘碱性磷酸酶，85%~100%的生殖细胞瘤细胞表达胎盘碱性硫酸酶。

（华建军　许　鹏）

第二节　混合性生殖细胞瘤

【临床资料】

患者男性，14岁，头痛伴发热10天，加重伴呕吐1天。

实验室检查：β-HCG：37 892.82 mIU/mL。

【影像学检查】

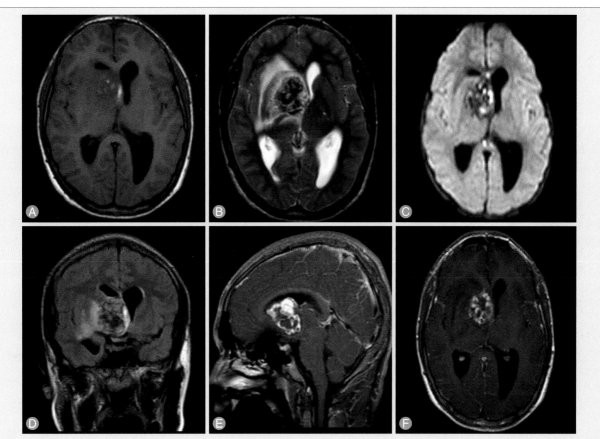

A.轴位T_1WI；B.轴位T_2WI；C.轴位DWI；D.冠状位T_2-FLAIR；E.矢状位T_1WI增强；F.轴位T_1WI增强

图14-2-1　头颅MRI

【解析思路】

1.临床特征：患者为青少年男性，头痛伴发热，β-HCG：37 892.82 mIU/mL。

2.影像学特点：右侧基底节区占位性病变，T_1WI呈等高混杂信号，T_2WI呈等低混杂信号，周围大水肿；DWI弥散不均匀受限，增强扫描明显不均匀强化，突向侧脑室（图14-2-1）。

3.定位：右侧基底节区病变。

4.定性：生殖细胞肿瘤？

【可能的诊断】

1.胶质母细胞瘤

支持点：混杂信号，占位效应及水肿明显，明显不均匀强化。

不支持点：β-HCG增高，高级别胶质瘤患者一般年龄偏大，呈典型不规则"花环样"强化。

2.脑出血

支持点：急性病程，T_1WI、T_2WI呈混杂信号，水肿。

不支持点：β-HCG增高。基底节出血一般好发于中老年高血压患者，病灶无强化或轻微强化，本例水肿明显大于单纯高血压出血。

3.毛细胞型星形细胞瘤

支持点：青少年基底节区占位。

不支持点：β-HCG增高，毛细胞型星形细胞瘤肿块主体多位于丘脑，T_2WI信号很低，周围水肿明显，均不支持。

4.生殖细胞瘤

支持点：男性少年，基底节区伴出血占位，β-HCG明显升高。

不支持点：无。

【病理学诊断】

1.病理取材：（右侧基底节区肿瘤）暗红组织5块，其中1块带血，带血组织大小1 mm×0.7 mm×0.2 mm，其余组织大小1 cm×0.7 cm×0.4 cm，质软，全取。另送（右侧基底节区占位）灰红碎组，总直径约4.5 cm，全取。

2.病理学诊断如下。

（1）组织学诊断：光镜可见送检组织大量凝血块伴坏死，其内见异型细胞巢，由上皮样细胞及多核细胞构成，细胞胞浆丰富红染，核大小不一，核仁明显，重度异型（图14-2-2，文后彩图14-2-2）。

（2）免疫组化：HCG、PLAP、SALL4（+），CK、OCT4、CD117、CD30、D2-40部分（+），AFP、Vim、P63、GFAP、PR（-），CD31、CD34（血管+），Ki-67阳性率约80%。

（3）病理结果：（右侧基底节区肿瘤）混合性生殖细胞肿瘤（绒毛膜癌约占50%、精原细胞瘤约占40%、胚胎性癌约占10%）。

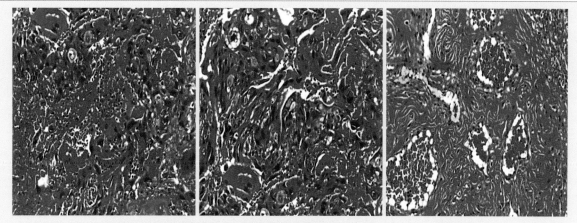

图14-2-2　病理组织学检查（HE，×200）

【讨论】混合性生殖细胞瘤

1.概述：混合性生殖细胞瘤（mixed germ cell tumor，MGCT）指由两种或两种以上的生殖细胞肿瘤成分构成的一类肿瘤。2016年版WHO中枢神经系统肿瘤分类将生殖细胞肿瘤按病理类型分为生殖细胞瘤和非生殖细胞瘤性生殖细胞肿瘤，后者又可分为畸胎瘤、内胚窦瘤（卵黄囊瘤）、胚胎癌、绒癌和混合性生殖细胞瘤。

2.临床表现：混合性生殖细胞瘤约占所有原发性颅内生殖细胞肿瘤的20%，多发生于中线部位，且松果体区发病率高于鞍区，其次是基底节区，好发于儿童和青少年，基底节区绝大部分为男性。

3.影像学特点：影像学表现与混合成分及所占比例相关，常表现为实质性。MRI显示T_1WI等/稍低信号，T_2WI等/稍高信号，增强后有明显不均匀强化；一般情况是恶性程度越高，肿瘤强化就越发明显。不含畸胎瘤成分的混合性生殖细胞瘤形状多呈圆形或者类圆形，边缘可稍有毛糙，且增强明显，信号相对均匀；胚胎性癌和绒癌成分常伴出血。

4.肿瘤标记物也可以为混合性生殖细胞瘤诊断提供一些依据，如β-人绒毛膜促性腺激素（β-human chorionic gonadotrophin，β-HCG）极度增高，则不用经过病理检查就可确定为绒癌或含有绒癌成分的混合性生殖细胞瘤；甲胎蛋白（alpha fetoprotein，AFP）极度升高表明病变为内胚窦瘤或含有内胚窦瘤成分的混合性生殖细胞瘤。

【拓展病例】

病例　患者男性，18岁，突发头痛、头晕伴恶心、呕吐3天，加重1天。病理结果：混合性生殖细胞肿瘤，卵黄囊瘤为主要成分，少部分为畸胎瘤。

松果体区团块状异常信号，大小约3.2 mm×4.2 mm×3.8 cm，T_1WI等低信号、T_2WI等高信号，DWI呈等稍低信号，第三脑室后部受压、变形，明显强化；双侧脑室扩张，中线结构稍左偏（图14-2-3）。

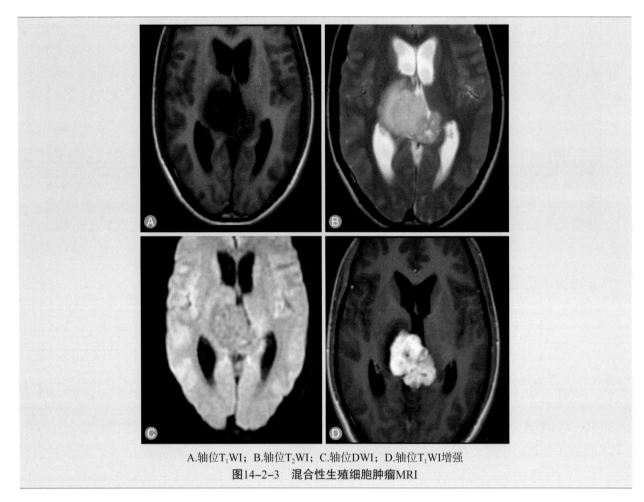

A.轴位T₁WI；B.轴位T₂WI；C.轴位DWI；D.轴位T₁WI增强

图14-2-3　混合性生殖细胞肿瘤MRI

【诊断要点】

1.好发于30岁以下年轻患者，含绒毛膜上皮成分者出血相对多见。

2.一般实性部分DWI以高信号为主，但以卵黄囊瘤为主要成分的例外；T₂WI常见"小泡征"；基底节区生殖细胞肿瘤常见同侧华勒变性。

3.当年轻患者发现中线区占位，要注意检测AFP、β-HCG水平：生殖细胞瘤一般不分泌AFP，可分泌少量β-HCG；绒毛膜上皮细胞癌分泌β-HCG；卵黄囊瘤（内胚窦瘤）分泌AFP；胚胎癌可分泌AFP和β-HCG；未成熟畸胎瘤也可分泌少量AFP，对诊断有决定性作用。

［拓展病例由中国人民解放军联勤保障部队第九〇〇医院（原南京军区福州总医院）医学影像中心张盼医师提供］

（许　鹏）

第三节　卵黄囊瘤

【临床资料】

患者女性，8岁，发现鞍区占位性病变4个月，头痛伴肢体乏力3天。

【影像学检查】

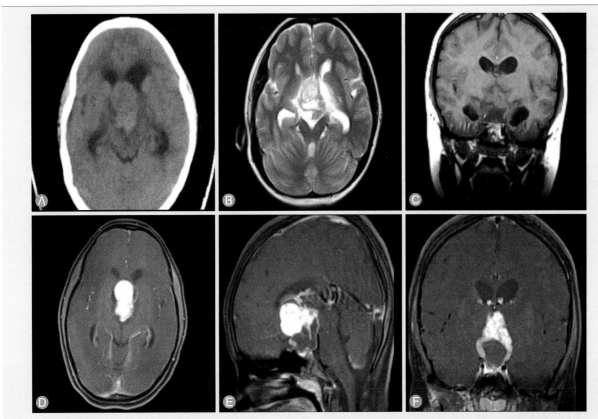

A.CT扫描；B.轴位T₂WI；C.冠状位T₁WI；D.轴位T₁WI增强；E.矢状位T₁WI增强；F.冠状位T₁WI增强

图14-3-1　头颅 CT图像 和MRI

【解析思路】

1.临床特征：患者为女性儿童，头痛伴肢体乏力3天。

2.影像学特点：鞍上可见软组织肿块，病灶与灰质密度类似；MRI各序列显示病灶呈囊实性，囊性呈"分房样"改变，T_1WI呈低信号，T_2WI呈高信号，实性成分T_1WI呈等信号，T_2WI呈略高信号，增强扫描实性成分明显强化（图14-3-1）。

3.定位：鞍上。

4.定性：恶性肿瘤？

【可能的诊断】

1.颅咽管瘤

支持点：位于好发位置，囊实性病灶，实性部分明显强化。

不支持点：儿童颅咽管瘤CT绝大多数有钙化，典型者呈"蛋壳样"钙化。

2.毛细胞型星形细胞瘤

支持点：儿童鞍上囊实性肿块，实性部分明显强化。

不支持点：毛细胞型星形细胞瘤CT密度偏低，T_1WI多呈低信号，T_2WI呈较明显高信号。

3.生殖细胞瘤

支持点：女性儿童，鞍上囊实性病灶，实性部分强化明显，周围水肿。

不支持点：鞍上生殖细胞瘤呈分房大囊状改变较少见。

4.卵黄囊瘤

支持点：患者为儿童，鞍上囊实性病灶，T_2WI信号稍高，DWI低等信号，增强扫描显示实性部分明显强化，周围水肿。

不支持点：鞍上卵黄囊瘤较少见。

【病理学诊断】

1.免疫组化：AFP（＋），PLAP（＋），CKL（＋），CD117（＋），Syn（＋），Ki-67阳性率50%，CgA、CD56、CKH、GFAP、EMA、Nestin、CK均（－）。

2.病理结果：鞍区肿物（卵黄囊瘤）（图14-3-2，文后彩图14-3-2）。

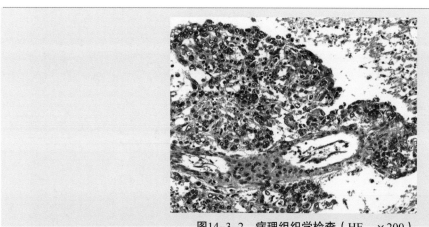

图14-3-2 病理组织学检查（HE，×200）

【讨论】卵黄囊瘤

1.卵黄囊瘤（yolk sac tumor，YST）是一种起源于胚外卵黄囊的生殖细胞的恶性肿瘤，恶性程度高，又称为内胚窦瘤，是一种罕见的高度恶性生殖源性肿瘤，好发于性腺（睾丸、卵巢），性腺外少见，很少发生于颅内。好发于25岁以下男性，多发生于松果体区，特异性表现为AFP阳性。

2.病理组织学：卵黄囊瘤镜下细胞空亮，病理性核分裂象多见，可见多泡性卵黄囊结构、S-D小体及疏网状结构。

3.影像学特点：颅内卵黄囊瘤的MRI表现具有一定的特征性，形态多不规则，边界清晰。实性或囊实性肿块，T_2WI信号稍高，T_2-FLAIR呈稍高信号，DWI低等/稍高信号均可，增强扫描实性部分明显强化。发生于松果体区肿瘤常压迫和阻塞中脑导水管，而表现为颅内压增高、嗜睡、视力视野异常。鞍区肿瘤常侵犯视交叉、视神经、引起视觉缺失，视力下降，还可破坏下丘脑-垂体轴，引起性早熟、尿崩等症状。

【典型征象】

弥散不受限的疏网状结构（图14-3-3）。

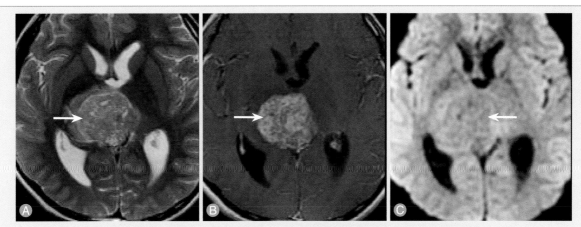

A.轴位T₂WI；B.轴位T₁WI增强；C.轴位DWI。弥散不受限（图C箭头）的疏网状结构（图A、图B箭头）

图14-3-3 卵黄囊瘤

【诊断要点】

血清AFP升高，卵黄囊瘤仍保持有合成AFP的功能，几乎不存在假阴性，因此AFP可以作为卵黄囊瘤诊断及临床随访观察的特异性标志物。

实性或囊实性肿块，T₂WI呈稍/高信号，DWI显示受限多不明显，邻近脑组织水肿。

[主病例由中国人民解放军联勤保障部队第九〇〇医院（原南京军区福州总医院）

邱清香医师于2011年住院医师规范化培训期间收集提供]

（许　鹏）

第四节　胚胎性癌

【临床资料】

患者男性，10岁，阵发性头痛伴恶心呕吐1月余。

【影像学检查】

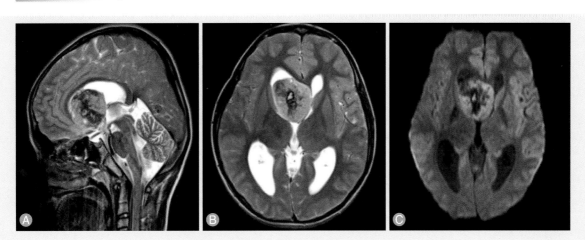

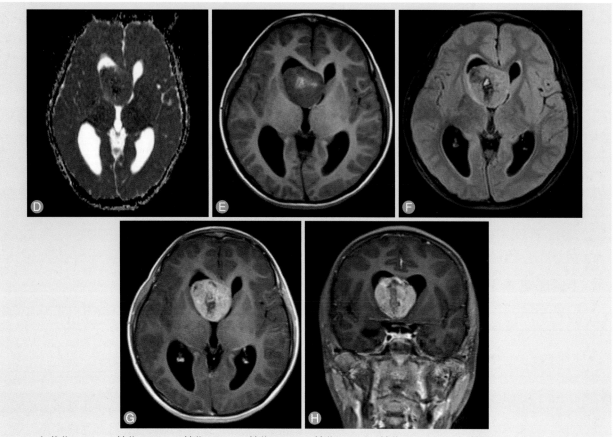

A.矢状位T$_2$WI；B.轴位T$_2$WI；C.轴位DWI；D.轴位ADC；E.轴位T$_1$WI；F.轴位T$_2$-FLAIR；G.轴位T$_1$WI增强；H.冠状位T$_1$WI增强

图14-4-1 头颅MRI

【解析思路】

1.临床特征：患者为男孩，10岁，实验室检查无特殊。

2.影像学特点：①右侧侧脑室前角（中线区）实性肿块；②T$_1$WI以等信号为主，内可见斑片状高信号（提示出血或钙化），T$_2$WI以略高为主，内可见斑片状低信号及小囊状更高信号（提示有坏死、囊变），幕上脑室轻度积水；③DWI呈不均匀高信号，ADC图呈不均匀等低信号；④增强扫描呈不均匀明显强化（图14-4-1）。

3.定位：中线区（侧脑室内）。

4.定性：考虑右侧侧脑室前角恶性肿瘤。

【可能的诊断】

1.脑膜瘤

支持点：实性肿块，增强扫描明显强化。

不支持点：中老年女性好发，脑室脑膜瘤以侧脑室三角区多见，坏死、囊变少见。

2.室管膜瘤

支持点：实性肿块，有出血及小囊变，增强扫描明显强化。

不支持点：儿童室管膜瘤以第四脑室内常见，常呈囊实性，囊变相对较大。

3.室管膜下巨细胞星形细胞瘤

支持点：部位，年龄。

不支持点：无结节性硬化表现，出血少见，强化程度偏轻。

4.CNC

支持点：孟氏孔区肿块，DWI高信号，实性部分明显强化。

不支持点：好发于青年人，典型征象为幕帘状、"肥皂泡样"囊性区。

5.胚胎性肿瘤

支持点：男孩，中线区弥散受限的实性肿块，有出血或钙化及小囊变，增强扫描明显强化。

不支持点：无。

【病理学诊断】

1.病理组织学：镜下显示肿瘤细胞核大，空泡状，核仁清楚，核分裂象多，胞质丰富红染，排列成乳头状，腺腔状，伴有大量坏死（图14-4-2，文后彩图14-4-2）。

2.免疫组化：GFAP（－），Olig-2（－），LCA（－），Ki-67阳性指数＞30%。

3.病理结果：（右侧侧脑室前角）结合年龄首先考虑胚胎性癌。

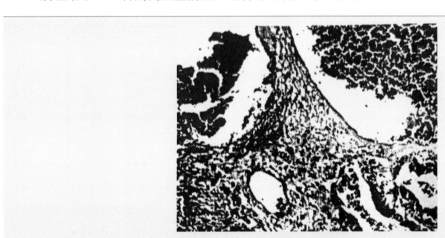

图14-4-2 病理组织学检查（HE，×200）

【讨论】胚胎性癌

1.概述：胚胎性癌（embryonal carcinoma，EC）是颅内罕见的生殖细胞肿瘤，占颅内生殖细胞肿瘤的2%~10%，高度恶性，2016年版WHO中枢神经系统肿瘤分类中胚胎性癌为Ⅳ级。

2.病理组织学：胚胎性癌的肿瘤细胞比较大，瘤细胞呈柱状、多角形或立方形，细胞弥漫排列成巢片状、不完全乳头状或不规则腺样结构。免疫组化显示胚胎性癌的瘤细胞CK和CD30呈阳性表达，c-kit标记呈阴性表达。

3.临床特征：颅内胚胎性癌主要发生于儿童和青少年；血清β-HCG及AFP可轻度或中度升高；压迫导水管常引起脑积水，导致颅内压升高。

4.影像学特点：颅内胚胎性癌好发于中线位置如松果体区和鞍区，少见部位为基底节区、丘脑、小脑及脑室，本病例发生于少见部位。CT常呈等高密度影，MRI信号混杂，实性部分弥散受限，常出现出血、坏死、囊变，多呈不均匀明显强化；位于脑实质内的胚胎性癌常浸润周围脑实质，故水肿较明显。

【诊断要点】

1.胚胎性癌是生殖细胞肿瘤的罕见亚型，预后差，年轻男性多见，病变多位于松果体区，儿童也可见于基底节及小脑等部位。

2.实性部分多呈弥散受限，不均匀明显强化。

3.与生殖细胞肿瘤其他亚型的影像鉴别较困难。

（华建军 许 鹏）

第五节 畸胎瘤

【临床资料】

患者女性，26岁，双侧臀部酸痛3周。

【影像学检查】

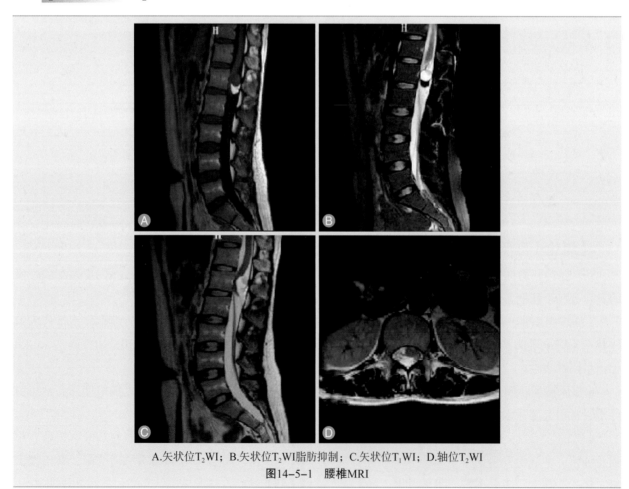

A.矢状位T₂WI；B.矢状位T₂WI脂肪抑制；C.矢状位T₁WI；D.轴位T₂WI

图14-5-1 腰椎MRI

【解析思路】

1.临床特征：患者为年轻女性，臀部酸痛病史。

2.影像学特点：L_1水平椎管内髓外硬膜下占位性病变，T_1WI呈等高混杂信号，病灶下缘呈"新月形"高信号，T_2WI呈高信号，T_2WI脂肪抑制病灶下缘呈"新月形"信号减低，提示脂肪信号，脊髓圆锥受压明显（图14-5-1）。

3.定位：L_1水平椎管内髓外硬膜下。

4.定性：病灶内有T_1WI高信号、T_2WI高信号，脂肪抑制序列信号明显减低，证明其成分为脂肪，畸胎瘤？

【可能的诊断】

1.表皮样囊肿

支持点：腰骶部好发，增强扫描无强化。

不支持点：椎管表皮样囊肿信号复杂多变，与囊内成分有关，脂肪抑制一般无信号减低。

2.脂肪瘤

支持点：病灶内含有脂肪成分。

不支持点：脂肪瘤T_1WI及T_2WI一般呈均匀高信号，脂肪抑制信号均匀减低。

3.血管脂肪瘤

支持点：病灶部分T_1WI、T_2WI均呈高信号，T_2WI脂肪抑制部分信号减低。

不支持点：椎管血管脂肪瘤通常位于硬膜外呈纵向梭形。血管成分T_2WI及T_2WI脂肪抑制序列均呈高信号，增强后血管成分呈明显强化。

4.神经鞘瘤

支持点：T_1WI可见低信号，T_2WI呈高信号的囊变区。

不支持点：脂肪抑制序列呈无信号减低即无脂肪，增强扫描示实性成分及囊壁明显强化。

5.畸胎瘤

支持点：髓外硬膜下占位性病变，密度影/信号混杂，含有脂肪成分。

不支持点：无。

【病理学诊断】

病理结果：畸胎瘤。

【讨论】畸胎瘤

1.概述：畸胎瘤（teratoma，TE）由来自2个或3个胚层的组织构成，分为3个亚型：成熟性、不成熟性及畸胎瘤恶变。畸胎瘤来源于生殖细胞，常发生于卵巢、睾丸，只有约2%的畸胎瘤发生在中枢神经系统，多发生于松果体区等中线部位，椎管内畸胎瘤少见，多位于髓外硬膜下、胸腰段尤其是脊髓圆锥附近，以部分囊性多见，其中表现为具有3个胚层结构的成熟性囊性畸胎瘤最为典型。

2.病理组织学：①成熟畸胎瘤：完全由成熟的组织组成，多为囊性，常见于卵巢，肿瘤多为单房性，内壁为颗粒体，粗糙不平，常有结节状隆起，有时能见到小块骨、软骨等成分，囊腔内有皮脂、毛发，甚至可见牙齿；②未成熟畸胎瘤：由未完全分化的类胚胎或胎儿样成分构成，多为实性，常见于睾丸，主要由分化不成熟的胚胎样组织构成；③畸胎瘤恶变（malignant teratoma）：至少有一种成熟组织成分恶变，有继发性的体细胞类型的肉瘤或癌的成分存在。

3.临床表现：女性多见，发病年龄轻，畸胎瘤临床表现无特异性。

4.影像学特点：MRI表现为边界清楚、信号混杂的占位性病变，混杂的信号是由畸胎瘤中存在的脂肪、钙化和囊性成分的混合造成的，其中脂肪成分呈T_1WI高信号、T_2WI高信号，脂肪抑制序列呈低信号；而钙化成分典型呈T_1WI低信号、T_2WI低信号，部分较复杂者也可呈T_1WI高信号、T_2WI低信号；高b值DWI多呈混杂高信号，增强扫描呈不均匀强化或不明显强化。脂肪组织和钙化成分的组合高度提示成熟畸胎瘤，但小的钙化成分有时不易在MRI上明确显示，CT扫描对于钙化的显示更有优势。不含脂肪或钙化成分的非典型畸胎瘤则仅表现为囊性或囊实性占位，信号较均匀，且血供不丰富，增强扫描仅实性部分强化，单靠MRI不易与其他肿瘤鉴别诊断。

【拓展病例】

病例 患者男性，36岁，后颅窝成熟畸胎瘤。后颅窝成熟性畸胎瘤可见脂肪、钙化等典型成熟畸胎瘤信号，具有特征性（图14-5-2）。

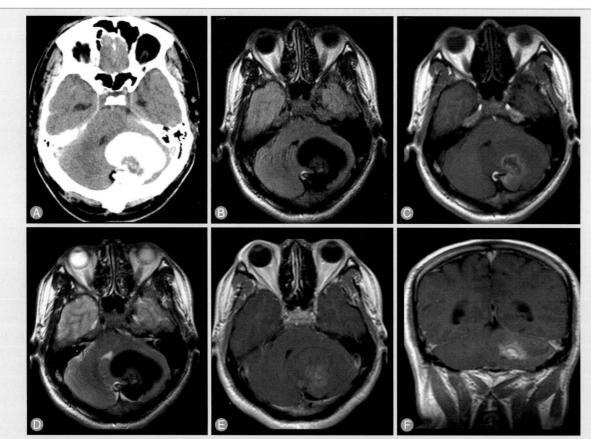

A.轴位CT平扫；B.轴位T_2-FLAIR；C.轴位T_1WI；D.轴位T_2WI；E.轴位T_1WI增强；F.冠状位T_1WI增强
图14-5-2 成熟性畸胎瘤CT图像和MRI

【典型征象】

脂肪密度/信号，钙化（图14-5-3）。

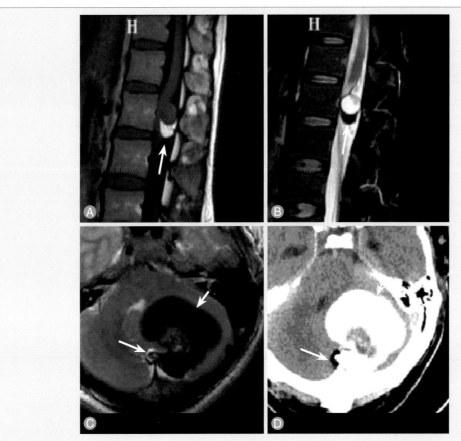

A.矢状位T₁WI；B.矢状位T₂WI；C.轴位T₂WI；D.轴位CT平扫。脂肪密度/信号（箭头）、钙化（短箭头）

图14-5-3　畸胎瘤MRI和CT图像

【诊断要点】

1.TE影像表现与成分相关，CT显示钙化及脂肪均佳，MRI对脂肪信号敏感，表现为T_1WI、T_2WI双高信号，脂肪抑制序列低信号。

2.不典型畸胎瘤诊断困难，畸胎瘤恶变脑脊液中AFP、β-HCG的水平通常会升高，因此，对怀疑畸胎瘤的患者，检测脑脊液中的AFP、β-HCG的水平可帮助鉴别良恶性。

（许　鹏）

第 **15** 章

鞍区肿瘤及肿瘤样病变

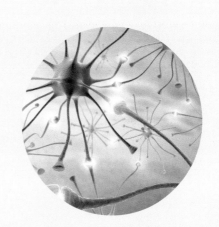

第一节　颅咽管瘤

【临床资料】

患者男性，35岁，间断头痛1月余，加重3天。

【影像学检查】

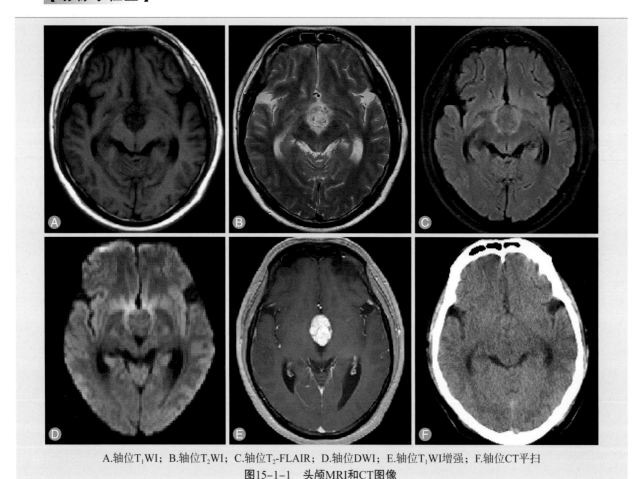

A.轴位T₁WI；B.轴位T₂WI；C.轴位T₂-FLAIR；D.轴位DWI；E.轴位T₁WI增强；F.轴位CT平扫

图15-1-1　头颅MRI和CT图像

【解析思路】

1.临床特征：患者为青年男性。

2.影像学特点：①鞍上区及第三脑室区实性肿块，T_1WI呈低信号，T_2WI呈高低混杂信号（即"白水煮面征"，详见讨论部分），T_2-FLAIR呈混杂信号；②周围轻度水肿；③增强扫描呈明显不均匀强化，内部见点状不强化区（有乳头桑葚感）；④梗阻性脑积水（图15-1-1）。

3.定位：鞍上区及第三脑室。

4.定性：低级别肿瘤。

【可能的诊断】

1.生殖细胞瘤

支持点：鞍上肿块，明显强化，瘤周水肿。

不支持点：年龄偏大，生殖细胞瘤通常为实性，或者实性为主伴多发小囊变，DWI呈低信号，垂体柄未累及也不支持。

2.脊索样胶质瘤

支持点：中青年男性，鞍上及第三脑室前部肿块，梗阻性脑积水。

不支持点：T_2WI有"白水煮面征"。

3.鞍结节脑膜瘤

支持点：鞍区肿块，明显强化。

不支持点：与鞍膈、鞍结节无明显接触面，未见"脑膜尾征"。

4.颅咽管瘤

支持点：中青年男性，鞍上肿块，主体位于第三脑室，瘤周水肿，梗阻性脑积水，T_2WI呈高低混杂信号，低信号区未见强化。T_2WI有"白水煮面征"，增强（有乳头桑葚感）。

不支持点：无。

【病理学诊断】

1.免疫组化：CK（＋），S-100（散在＋），P63（＋），CK56（＋），Ki-67阳性率5%，β-catenin（膜+）。

2.病理结果：第三脑室颅咽管瘤（鳞状乳头型）（图15-1-2，文后彩图15-1-2）。

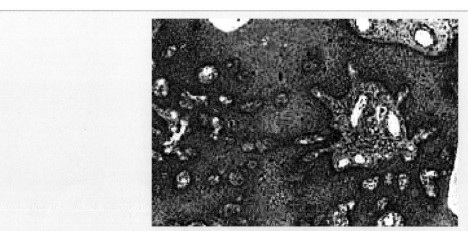

图15-1-2　病理组织学检查（HE，×200）

【讨论】颅咽管瘤

1.概述：2016年版WHO中枢神经系统肿瘤分类中将颅咽管瘤归类于鞍区肿瘤，WHO Ⅰ级。颅咽管瘤起源于胚胎时期的Rathke囊残余鳞状上皮，占脑内原发肿瘤的3%，颅咽管瘤可发生在Rathke囊位于口咽到第三脑室底之间的任何部位，即颅咽管的任何部位。

2.病理组织学：在组织学上，颅咽管瘤分为成釉质细胞型和鳞状乳头型两种，肿瘤以完全囊性和部分囊性多见，实性最少见，鳞状乳头型为成熟的鳞状上皮细胞位于疏松结缔组织基质中，鳞状上皮呈网状、小梁状、乳头状排列；成釉质细胞型有3层结构，最外层为圆柱状立方上皮，中间层为复层的多角形、鳞状上皮样细胞，最内层为星网状细胞，在中心的层状明胶样物质有一部分发生钙化。

3.临床表现：颅咽管瘤压迫第三脑室前半部，闭塞室间孔，可引起梗阻性脑积水发生，从而引起颅内高压症状，局部压迫视交叉、视神经、视束等引起视力、视野障碍。鞍内型压迫垂体导致生长激素及促性腺激素分泌异常等。肿瘤向鞍上生长至第三脑室底部，压迫下丘脑，可引起体温调节障碍、嗜睡、尿崩症等。

4.影像学表现：颅咽管瘤（乳头型），好发于成年人，呈实性或囊实性，T₂WI高信号背景中夹杂多发点条状或小结节状低信号，类似白水煮面表现，称为"白水煮面征"，研究发现此征象是鞍区实性颅咽管瘤的特征性表现。同时增强扫描病灶有桑葚感，推测可能与肿瘤内组织成分有关，乳头状、小梁状鳞状上皮与疏松结缔组织形成对比，增强扫描病灶呈明显乳头桑葚感。

【拓展病例】

病例1 患者男性，65岁，病理结果：颅咽管瘤（鳞状乳头型）。

本例为囊实性颅咽管瘤，实性部分可见特征性T₂WI低信号"椒盐征"（图15-1-3）。

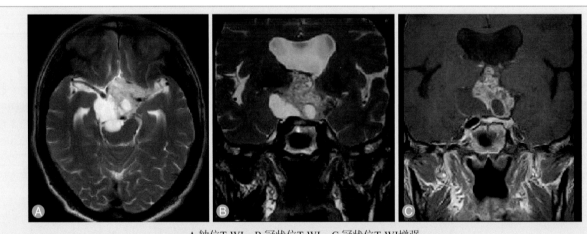

A.轴位T₂WI；B.冠状位T₂WI；C.冠状位T₁WI增强

图15-1-3 鳞状乳头型颅咽管瘤MRI

病例2 患者男性，7岁，病理结果：颅咽管瘤（造釉细胞型）。

本例CT混杂密度肿块，周围可见"蛋壳样"钙化（图15-1-4）。

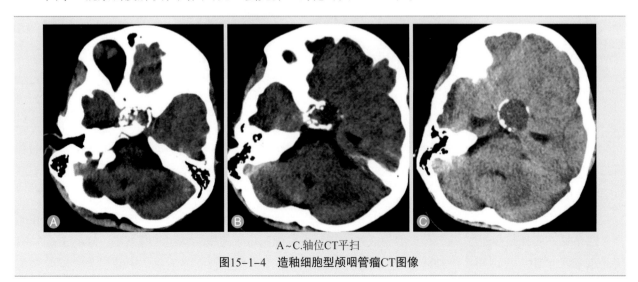

A～C.轴位CT平扫

图15-1-4 造釉细胞型颅咽管瘤CT图像

【典型征象】

1.T$_2$WI呈"白水煮面征"，T$_1$WI增强呈"桑葚样"强化（图15-1-5）。

2.T$_1$WI高信号（蛋白含量高和胆固醇结晶）、"蛋壳样"钙化（图15-1-6）。

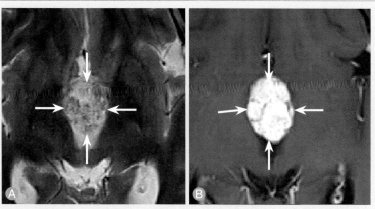

A.冠状位T$_2$WI，"白水煮面征"（箭头）；B.冠状位T$_2$WI增强，"桑葚样"强化（箭头）

图15-1-5　鳞状乳头型颅咽管瘤

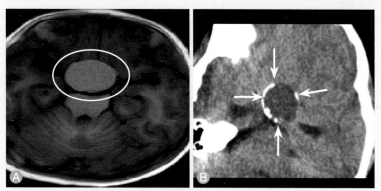

A.轴位T$_1$WI，高信号（白圈）；B.轴位CT平扫，"蛋壳样"钙化（箭头）

图15-1-6　造釉细胞型颅咽管瘤

【诊断要点】

1.成年人多为鳞状乳头型，T$_2$WI呈高低混杂信号，"白水煮面征"，增强扫描不均匀明显强化，有"桑葚样"强化更支持。

2.儿童多为造釉细胞型，T$_1$WI高信号合并"蛋壳样"钙化为典型表现。

（范少军）

第二节 垂体颗粒细胞瘤

【临床资料】

患者女性，61岁，渐进性视力下降半年。

【影像学检查】

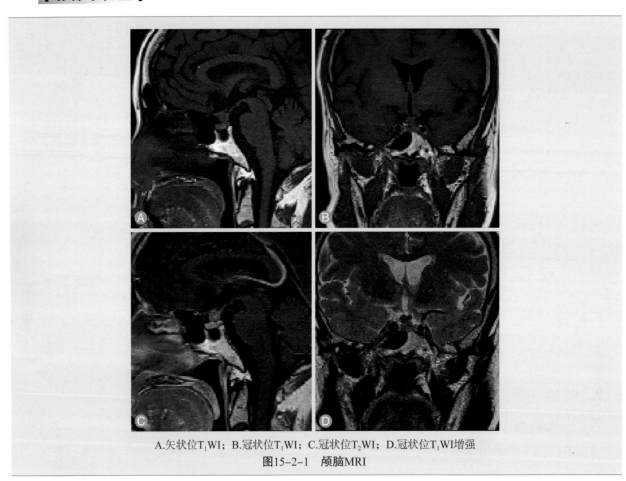

A.矢状位T₁WI；B.冠状位T₁WI；C.冠状位T₂WI；D.冠状位T₁WI增强

图15-2-1　颅脑MRI

【解析思路】

1.临床特征：老年女性，视力障碍。

2.影像学特点：①鞍区实性结节；②MRI显示T₁WI呈等信号，T₂WI呈低信号；③增强扫描呈中等强化，病变内有点片状更高强化影；④视交叉受压上抬；⑤与垂体界限尚清晰（图15-2-1）。

3.定位：鞍区占位。

4.定性：良性肿瘤。

【可能的诊断】

1.垂体大腺瘤

支持点：视力障碍，鞍区肿块，中等程度强化。

不支持点：大部分是鞍内/鞍上型，肿块T$_2$WI信号偏低，无"小泡征"，垂体信号正常，有分界，结节部垂体腺瘤少见。

2.鞍结节脑膜瘤

支持点：老年女性，鞍区实性肿块。

不支持点：鞍区脑膜瘤主要来源于鞍结节、鞍膈，未见"脑膜尾征"。

3.实性颅咽管瘤

支持点：鞍上肿块，垂体信号存在。

不支持点：信号均匀，无明显"白水煮面征"。

4.垂体颗粒细胞瘤

支持点：成年女性，鞍上肿块，病变T$_2$WI低信号，强化可见点状更高信号。

不支持点：无。

【病理学诊断】

病理结果：垂体颗粒细胞瘤。

【讨论】垂体颗粒细胞瘤

1.概述：2017年版WHO新增的原发性垂体后叶肿瘤（primary posterior pituitary tumors，PPT）是鞍区一组独特的低度非神经内分泌肿瘤，包括垂体细胞瘤（pituicytoma，PC）、鞍区颗粒细胞瘤（granular cell tumour，GCT）、梭形细胞嗜酸细胞瘤（spindle cell oncocytoma，SCO）和鞍区室管膜瘤（sellar ependymoma，SE）。根据2017年WHO对垂体肿瘤的分类，原发性垂体后叶肿瘤可能代表了单一神经病理实体的谱系，最有可能来自垂体细胞，即神经垂体的胶质细胞。原发性垂体后叶肿瘤均具有甲状腺转录因子-1（thyroid transcription factor-1，TTF-1）免疫阳性表达。构成神经垂体和垂体柄的神经胶质细胞有5种：主细胞、暗细胞、嗜酸瘤细胞、室管膜细胞和颗粒细胞。鞍区颗粒细胞瘤起源于垂体后叶或垂体柄颗粒细胞，WHO Ⅰ级。

2.临床表现：病灶多位于鞍上，女性多发（男女比例约是1∶2），好发于10~50岁。有临床症状者少见，多表现为头痛、视力下降、偏盲、闭经、泌乳等，少数可表现为尿崩症。

3.影像学特点：鞍上型多见，CT呈等高密度影，分叶较常见，MRI常表现为T$_1$WI等信号、T$_2$WI等或低信号（低信号占20%~30%），有研究认为肿瘤在T$_2$WI表现为低信号与肿瘤内黏蛋白的含量高有关系。病灶增强后明显强化。少数钙化及囊变（4%~6%）灶较大时，信号欠均匀，呈均匀或轻度不均匀强化。

目前最佳治疗方法为手术切除，但若想完全切除易损伤垂体柄，且考虑到神经垂体颗粒细胞瘤的发生部位及其质地坚韧、生长缓慢等特点，临床常采用肿瘤大部分切除术以缓解视交叉压迫，减少并发症的发生。

【典型征象】

T$_2$WI呈低信号和"分叶征"（图15-2-2）。

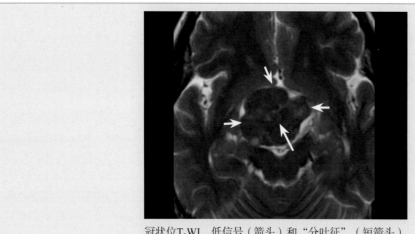

冠状位T$_2$WI，低信号（箭头）和"分叶征"（短箭头）

图15-2-2　垇体颗粒细胞瘤

【诊断要点】

1.好发于成年女性，病程长。

2.病变多为鞍上实性占位，垇体后叶高信号消失；分叶多见，T$_2$WI偏低信号，信号较均匀，明显强化，瘤周无水肿，要考虑鞍区颗粒细胞肿瘤的可能性。

（范少军）

第三节　垇体细胞瘤

【临床资料】

患者男性，29岁，视力下降半年。实验室检查：泌乳素808.8 mIU/L（2020年1月20日）；泌乳素597.88 mIU/L（2020年3月6日）；孕酮<0.67 nmol/L；性激素结合球蛋白15.79 nmol/L。

【影像学检查】

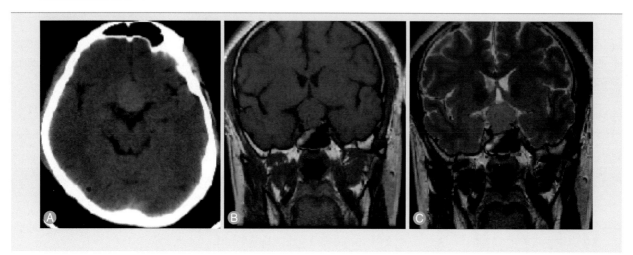

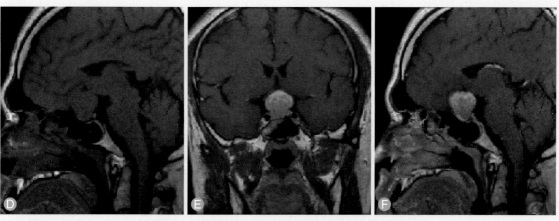

A.轴位CT平扫；B.冠状位T$_1$WI；C.冠状位T$_2$WI；D.矢状位T$_1$WI；E.冠状位T$_1$WI增强；F.矢状位T$_1$WI增强
图15-3-1　颅脑CT图像和MRI
（本病例由浙江大学医学院附属第二医院放射科董飞医师提供）

【解析思路】

1.临床特征：患者为青年男性，视力障碍，高泌乳素血症。

2.影像学特点：①鞍区实性肿块；②CT呈稍高密度影；③MRI：T$_1$WI呈等信号，T$_2$WI呈稍高信号；④增强扫描呈中等程度强化；⑤视交叉受压上抬；⑥矢状位未见垂体后叶高信号，前叶信号正常（图15-3-1）。

3.定位：垂体后叶。

4.定性：良性肿瘤。

【可能的诊断】

1.垂体大腺瘤

支持：鞍区肿块，中等程度强化，激素水平异常。

不支持点：垂体前叶信号正常，海绵窦未见受累。

2.鞍结节脑膜瘤

支持点：鞍区肿块，T$_1$WI及T$_2$WI信号支持。

不支持点：年龄及性别，鞍区脑膜瘤主要来源于鞍结节，未见"脑膜尾征"。

3.颅咽管瘤

支持点：青年男性，鞍上肿块。

不支持点：信号太均匀，无"白水煮面征"。

4.生殖细胞瘤

支持点：年龄、部位，强化程度。

不支持点：肿瘤较大但无尿崩症，说明肿瘤侵袭性不强。

5.垂体细胞瘤

支持点：青年男性，鞍区及鞍上区肿块，病变主体位于垂体后叶，垂体后叶高信号消失。平扫以均匀等信号为主，较明显强化。

不支持点：无。

【病理学诊断】

1.免疫组化：EMA（－），S-100（部分+），CD34（血管+），STAR6（－），PR（－），GFAP（－），Ki-67阳性率1%~2%，CgA（－），Syn（弥漫+），TTF-1（弥漫+）。

2.病理结果：梭形细胞瘤，结合免疫组化，符合垂体细胞瘤，WHO I 级（图15-3-2，文后彩图15-3-2）。

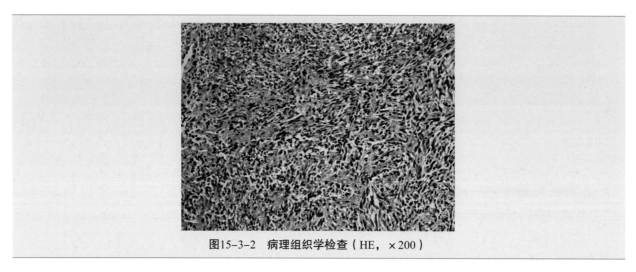

图15-3-2　病理组织学检查（HE，×200）

【讨论】垂体细胞瘤

1.概述：2017年WHO新增的原发性垂体后叶肿瘤是鞍区一组独特的低度非神经内分泌肿瘤，包括垂体细胞瘤（pituicytoma，PC）、鞍区颗粒细胞瘤、梭形细胞嗜酸细胞瘤和鞍区室管膜瘤。根据2017年WHO对垂体肿瘤的分类，原发性垂体后叶肿瘤可能代表了单一神经病理实体的谱系，最有可能来自垂体细胞，即神经垂体的胶质细胞。原发性垂体后叶肿瘤均具有TTF-1免疫阳性表达。构成神经垂体和垂体柄的神经胶质细胞有5种：主细胞、暗细胞、嗜酸瘤细胞、室管膜细胞和颗粒细胞。垂体细胞瘤起源于神经垂体和垂体柄的神经胶质细胞的主细胞和暗细胞或其前体细胞，是一种良性实体性星形细胞肿瘤，WHO I 级。

2.临床表现：中位年龄48岁，以视野缺损、头痛、垂体功能低下常见，可有高泌乳素血症。

3.影像学特点：PC多见鞍区和（或）鞍上实质性占位，CT呈等高密度，囊变很少见。T_1WI呈稍低及等信号，T_2WI呈等或稍高信号。有出血倾向，T_2WI可见低信号环，可能与肿瘤所富含的毛细血管网破裂而导致的陈旧性出血有关。增强扫描呈均匀明显强化，动态增强扫描早期强化，垂体后叶高信号消失有一定的提示价值。

4.治疗：手术是治疗垂体细胞瘤的主要方法，肿瘤血供极其丰富，在切除肿瘤的过程中常遇到难以控制的出血，肿瘤全切除困难。

【诊断要点】

1.好发于成年人，病程长。

2.鞍内/鞍上型多见，垂体后叶高信号消失，均匀实性信号，增强明显强化，瘤周无水肿，要考虑PC的可能性。

（范少军）

第四节 垂体腺瘤

【临床资料】

患者男性，16岁，左眼视力下降1周，眼胀3天。体格检查：一般情况良好，发育正常，营养过剩（肥胖）。实验室检查：皮质醇16点＞50μg/dL，皮质醇24点为14.6μg/dL。

【影像学检查】

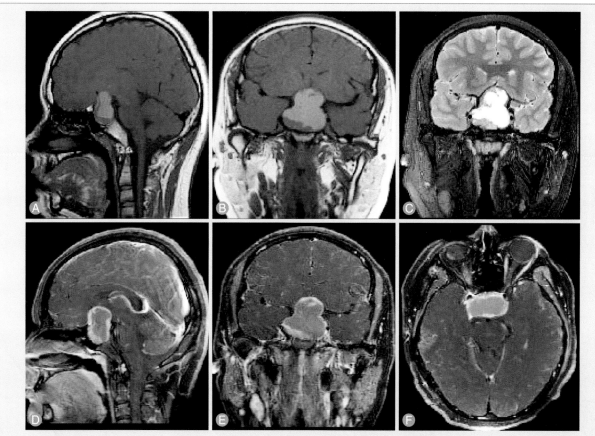

A.矢状位T₁WI；B.冠状位T₁WI；C.冠状位T₂WI；D.矢状位增强T₁WI；E.冠状位T₁WI增强；F.轴位T₁WI增强

图15-4-1 颅脑MRI

【解析思路】

1.临床特征：患者为青少年男性，视力障碍，激素水平异常，肥胖。

2.影像学特点：①鞍区囊实性肿块；②MRI显示实性部分T₁WI呈稍低信号、T₂WI呈等信号，囊性部分T₁WI呈稍高信号（高信号为蛋白或出血，需结合临床有无急性瘤卒中病史）、T₂WI脂肪抑制呈高信号；③增强扫描实性部分呈中等程度强化，囊性部分未见强化；④视交叉受压上抬，双侧海绵窦受侵；⑤矢状位显示垂体正常结构消失（图15-4-1）。

3.定位：鞍区占位。

4.定性：良性肿瘤。

【可能的诊断】

1.颅咽管瘤

支持点：青少年男性，鞍区囊实性肿块。

不支持点：垂体正常结构消失。

2.垂体细胞瘤

支持点：鞍上肿块，实性部分T_2WI等或偏低信号。

不支持点：年龄偏小，囊变太明显。

3.生殖细胞瘤

支持点：青少年男性，鞍上肿块。

不支持点：无尿崩症状，囊变明显，周围未见明显瘤周水肿。

4.垂体大腺瘤

支持点：鞍区肿块，合并瘤卒中，实性部分中等程度强化，双侧海绵窦受侵，典型"雪人征"表现，视力障碍，激素水平异常。

不支持点：垂体瘤好发于育龄期女性，该患者年龄偏小。

【病理学诊断】

1.免疫组化：CD56（+），S-100（-），*P53*（-），CK（-），Ki-67阳性率2%，CgA（+），Syn（+）。

2.病理结果：垂体腺瘤（图15-4-2，文后彩图15-4-2）。

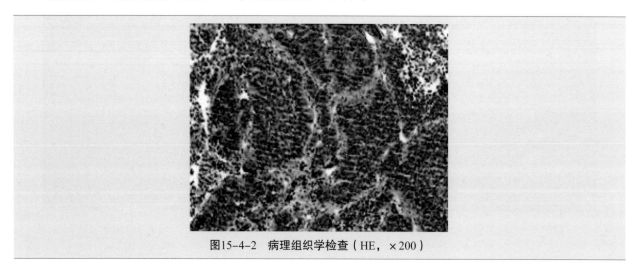

图15-4-2　病理组织学检查（HE，×200）

【讨论】垂体腺瘤

1.概述：垂体腺瘤（pituitary adenoma）起源于垂体前叶细胞，是成年人鞍区最常见的肿瘤。绝大部分垂体腺瘤位于蝶鞍内，发生于蝶鞍以外的、不与鞍内正常垂体组织相延续的垂体腺瘤称为异位垂体腺瘤（ectopic pituitary adenomas，EPA）。根据肿瘤大小将垂体瘤分为微腺瘤（直径<10 mm）、大腺瘤（直径10~40 mm）、巨腺瘤（直径>40 mm）；从分子生物学角度将其分为垂体良性肿瘤、侵袭性垂体腺瘤及垂体癌。垂体瘤多为良性，恶性≤0.2%。好发于育龄期女性。国内外文献多认为促肾上腺皮质激素腺瘤是儿童期最常见的垂体腺瘤。本例患者皮质醇升高，肥胖，符合促肾上腺皮质激素腺瘤临床表现。

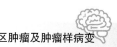

　　本例患者肿瘤合并卒中，垂体瘤卒中的原因可能有以下2个方面：①肿瘤生长迅速，腺瘤受到鞍膈的限制而压力递增，引起血供障碍，遂发生退变，血管壁破裂，瘤内自发出血坏死，瘤体突然膨大而发病；②肿瘤经鞍膈孔向上生长时压迫垂体柄供血动脉引起血供障碍，导致腺瘤中心坏死、出血。

　　2.影像学表现：①典型垂体大腺瘤表现为蝶鞍扩大，正常垂体消失，肿瘤主体位于鞍内或由鞍内向鞍上、鞍旁生长为主，鞍底破坏相对较轻；②垂体大腺瘤部分伴有囊变、出血，其中肿瘤囊变坏死彻底可表现为单纯囊性病灶，囊壁厚薄不均多见，冠状位可观察到肿瘤沿颈内动脉海绵窦段周围间隙生长的趋势；③垂体大腺瘤由鞍内向鞍下生长时最常破坏鞍底骨质向海绵窦生长，但部分肿瘤向蝶窦生长不明显而是破坏斜坡全枕骨基底部；④平扫T_1WI呈等或略低信号，T_2WI多呈等或稍高信号，部分肿瘤通过鞍膈向上生长，受鞍膈限制形成"8字征"或"雪人征"，部分病例可见特征性"小泡征"。

【典型征象】

　　T_2WI可见"小泡征""束腰征"（图15-4-3）。

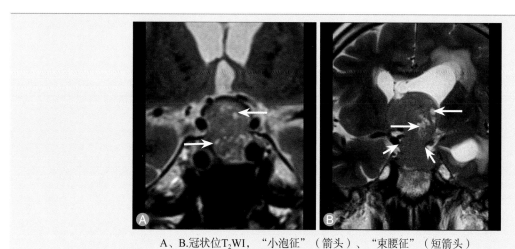

A、B.冠状位T_2WI，"小泡征"（箭头）、"束腰征"（短箭头）

图15-4-3　垂体腺瘤

【诊断要点】

1.中青年女性多发，压迫症状或激素分泌异常。

2.鞍区占位，常见"小泡征""束腰征"，实性部分较明显强化，可有囊变出血。

（范少军）

第五节 侵袭性垂体腺瘤

【临床资料】

患者男性，57岁，视力下降2年。

【影像学检查】

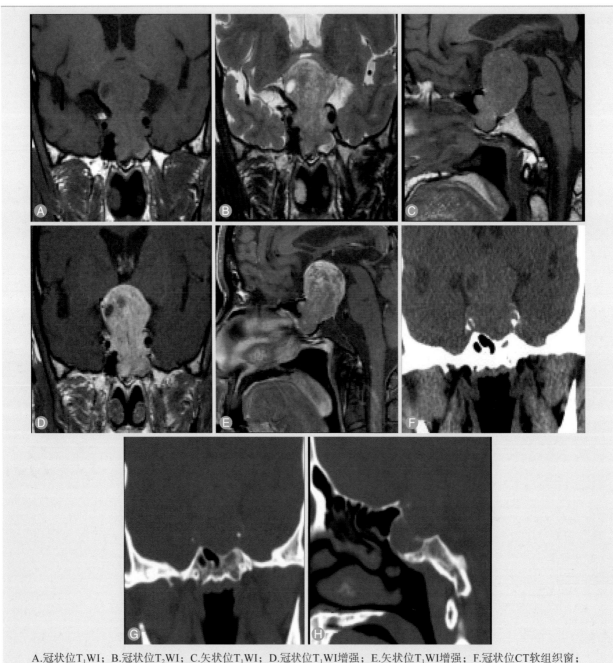

A.冠状位T₁WI；B.冠状位T₂WI；C.矢状位T₁WI；D.冠状位T₁WI增强；E.矢状位T₁WI增强；F.冠状位CT软组织窗；
G.冠状位CT骨窗；H.矢状位CT骨窗

图15-5-1　垂体MRI和CT图像

【解析思路】

1.临床特征：患者为老年男性，视力下降，病程较长。

2.影像学特点：①鞍区实性肿块，T_1WI等信号，T_2WI稍高信号，其内见小囊；②病灶形态不规则，突破鞍膈向鞍上生长，侵犯海绵窦并包绕双侧颈内动脉、蝶鞍扩大、鞍底塌陷，鞍底骨质局部变薄、部分缺如，病变侵犯蝶窦；③增强扫描明显不均匀强化（图15-5-1）。

3.定位：鞍区肿块。

4.定性：恶性肿瘤？

【可能的诊断】

1.成年人乳头型颅咽管瘤

支持点：好发于鞍上区，T_2WI呈等高混杂信号，明显不均匀强化。

不支持点：海绵窦少受累，压迫垂体，蝶鞍扩大相对少见。

2.鞍区胶质瘤

支持点：位于鞍上区，不均匀强化。

不支持点：常见于儿童或青少年毛细胞型星形细胞瘤，通常为囊实性，肿块呈前后方向生长，即肿块长轴与视觉通路一致。脊索样胶质瘤主要位于第三脑室，向下突入鞍区。

3.脑膜瘤

支持点：中老年女性，鞍上肿块，T_1WI及T_2WI呈等信号，增强扫描呈明显强化。

不支持点：起源于鞍膈、鞍结节或鞍背脑膜，鞍内受累少见，邻近硬脑膜强化形成"脑膜尾征""几维鸟征"。

4.侵袭性垂体腺瘤

支持点：鞍内及鞍上区肿块，呈"8字征""束腰征"，侵犯海绵窦并包绕颈内动脉，增强扫描呈明显不均匀强化，正常垂体结构消失。鞍底骨质局部变薄、部分缺如，病变侵犯蝶窦。

不支持点：无。

【病理学诊断】

1.组织学诊断：镜下瘤内见坏死、囊变，肿瘤细胞未见明显核分裂象，肿瘤细胞侵及周围骨组织内，生长方式具有侵袭性，提示肿瘤具有侵袭性生物学行为（图15-5-2，文后彩图15-5-2）。

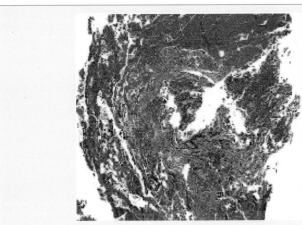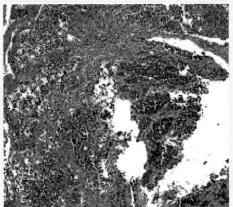

图15-5-2 病理组织学检查（HE，×100）

2.免疫组化：TSH（－），PRL（＋），ACTH（－），FSH（－），GH（＋），LH（－），Syn（＋），PCK弱（＋），CD20（－），CD79a（－），CD38（－），CD138（－），CD3（－），CD5（－），CyclinD1（－），*P53*（－），Ki-67阳性率3%。

3.病理结果：鞍区侵袭性垂体腺瘤。

【讨论】侵袭性垂体腺瘤

1.概述：侵袭性垂体腺瘤（invasive pituitary adenoma，IPA）的概念由Jefferson在1940年首先提出，是指肿瘤侵袭包膜，存在局部或广泛浸润者，即肿瘤生长超过垂体窝，并向海绵窦、蝶窦、前颅窝底、斜坡、鞍旁、下丘脑及第三脑室内浸润性生长，侵犯破坏鞍周结构，其组织学结果显示良性肿瘤，但多达25%~55%垂体腺瘤表现出恶性生物学行为，是介于非侵袭性垂体瘤与垂体腺癌之间的交界性肿瘤。

分子生物学的进展使得学者们又提出了一些侵袭性诊断的分子指标，如细胞高增生、肿瘤富血管、肿瘤细胞低凋亡等，以上各种标准互相之间存在一定的交叉，但又各有特性，使得侵袭性的诊断复杂，难以统一。FGFR、MMPs、GHR、染色体11p和（或）11q缺失、PTTG、Ki-67、*P53*及miRNAs是侵袭性垂体腺瘤的重要生物学标志物。

2.临床表现：常见于成年人，儿童少见，其症状主要为肿瘤的占位效应所致非特异性头痛、头晕、视力下降、视野障碍等，可伴有内分泌紊乱症状，其中泌乳素分泌性肿瘤最常见。侵袭性垂体腺瘤通常体积较大、生长迅速，手术难以彻底切除且术后易复发，其卒中的发生率较高，鞍旁海绵窦受侵犯是肿瘤不能行全切的最主要原因。

3.影像学表现：肿瘤呈椭圆形或不规则分叶状，肿瘤未侵袭部分边界清晰，侵袭部分与周围组织分界不清，T_1WI呈等信号，T_2WI呈等或稍高信号，易发生坏死、囊变，甚至出血，增强扫描肿瘤实质部分呈明显强化。MRI在显示侵袭性垂体腺瘤侵袭性方面拥有优越性，矢状位上可见第三脑室的视交叉隐窝或漏斗隐窝受压变形，甚至消失；肿瘤穿过鞍膈时，由于鞍膈的阻挡，肿瘤腰身变窄，呈"束腰征""雪人征"改变；肿瘤向下侵袭时可致蝶鞍扩大或鞍背、鞍结节等骨质破坏，鞍底下陷，突破骨质进入蝶鞍、筛窦甚至鼻腔内；侵袭性垂体腺瘤侵袭海绵窦为其重要征象，可见正常海绵窦结构变窄或消失、移位，包绕颈内动脉；增强扫描可见海绵窦显著强化，肿瘤实质强化程度相对偏弱，表现为正常海绵窦内侧壁结构变窄或消失。

关于侵袭性垂体腺瘤的分级评估，目前主要参照Knosp分级标准（1993年）执行，反映肿瘤向两侧海绵窦侵袭生长的程度，具体以冠状位蝶鞍中段平面为参考，颈内动脉海绵窦段（C_4）及床突上段（C_5）之间内、中、外切线为标志，以判断垂体腺瘤与海绵窦的关系。侵袭性垂体腺瘤的Knosp分级标准：0级，肿瘤局限鞍内和颈内动脉内侧壁连线内；Ⅰ级，肿瘤位于颈内动脉中央连线内；Ⅱ级：肿瘤位于颈内动脉外侧壁连线内侧；Ⅲ级，肿瘤达到颈内动脉外侧壁连线外，海绵窦内各静脉丛消失；Ⅳ级，海绵窦内颈内动脉被肿瘤包裹，静脉丛消失（图15-5-3，文后彩图15-5-3）。

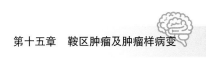

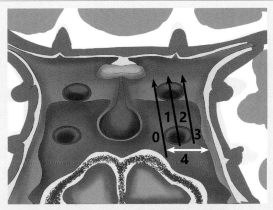

图15-5-3 侵袭性垂体腺瘤分级示意

【拓展病例】

病例 患者女性，48岁，间断性头痛半年余，侵袭性垂体腺瘤。

侵袭性垂体腺瘤：鞍区实性肿块，边界清晰，位于鞍内并向鞍上生长，由于鞍膈阻挡，呈"雪人征""束腰征"改变；病灶于T_1WI、T_2WI呈等信号，增强呈中等程度强化，侵犯双侧海绵窦并包绕右侧颈内动脉（白色箭头），鞍底塌陷；放大图显示右侧颈内动脉被肿瘤包绕，海绵窦静脉丛消失，根据Knosp分级评估为Ⅳ级（图15-5-4）。

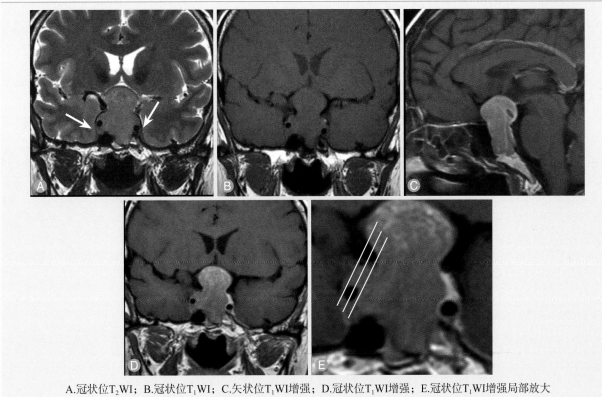

A.冠状位T_2WI；B.冠状位T_1WI；C.矢状位T_1WI增强；D.冠状位T_1WI增强；E.冠状位T_1WI增强局部放大
图15-5-4 侵袭性垂体腺瘤的分级

【典型征象】

影像可见不规则分叶及骨质破坏（图15-5-5）。

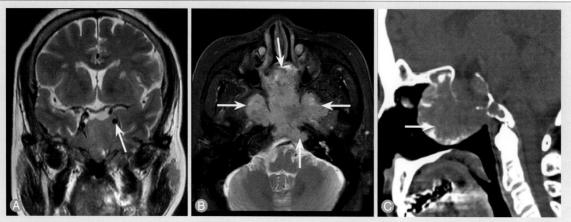

A.冠状位T$_2$WI，包绕颈内动脉并向外生长（箭头）；B.轴位T$_2$WI，不规则分叶（箭头）；C.矢状位CT平扫，骨质破坏（箭头）

图15-5-5　侵袭性垂体腺瘤

【诊断要点】

1.侵袭海绵窦为其重要征象，Knosp分级评估为Ⅲ~Ⅳ级。

2.肿瘤组织突破鞍底向蝶窦内突出。

3.向上突破鞍膈长入鞍上池、第三脑室甚至突入侧脑室，长入中颅窝，特别是当肿瘤组织长入周围脑实质内时，则要高度怀疑侵袭性垂体腺瘤的可能性。CT有助于观察骨质破坏。

4.结合分子生物学检测有助于对侵袭程度作出重要评估，如*PTTG*、*P53*、Ki-67及MMPs等在垂体腺瘤中的表达与侵袭性及复发相关，是肿瘤侵袭性行为的重要分子标志。

（李文文）

第六节　垂体Rathke囊肿

【临床资料】

患者男性，45岁，突发头痛7天，视力模糊1天。

【影像学检查】

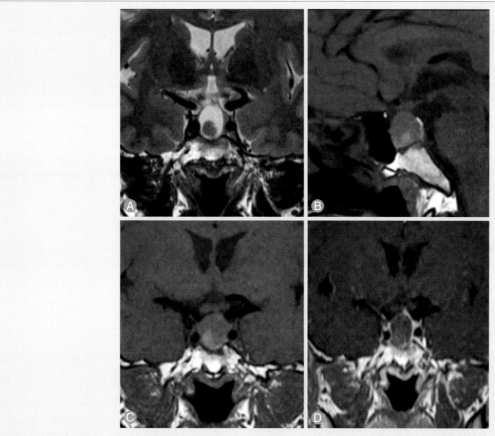

A.冠状位T₂WI；B.矢状位T₁WI；C.冠状位T₁WI；D.冠状位T₁WI增强

图15-6-1　垂体MRI

【解析思路】

1.临床特征：中年男性，既往史与实验室检查无特殊。

2.影像学特点：①蝶鞍扩大，鞍区囊性占位；②T₁WI呈稍低信号，T₂WI呈高信号，病灶内见结节状T₁WI稍高信号及T₂WI低信号，垂体后叶及垂体柄受压移位；③增强扫描无明显强化（图15-6-1）。

3.定位：鞍区。

4.定性：良性肿瘤或肿瘤样病变？

【可能的诊断】

1.囊性垂体腺瘤伴卒中

支持点：鞍区囊性占位，蝶鞍扩大。

不支持点：残余肿瘤组织位于囊变周围，呈环形厚壁强化。

2.囊性颅咽管瘤

支持点：鞍区囊性占位。

不支持点：儿童多见，通常位于鞍上，垂体多可见，形态不规则，呈分叶状，囊壁钙化多见，可见囊壁环形强化。

3.鞍区蛛网膜囊肿

支持点：鞍区囊性占位，无明显强化。

不支持点：鞍上多见，脑脊液信号，垂体受压。

4.垂体脓肿

支持点：鞍内囊性占位。

不支持点：有尿崩症、发热及白细胞增多等临床表现，垂体柄增粗，环形强化，炎症累及脑膜时可见脑膜强化。

5.Rathke囊肿

支持点：鞍内囊性占位，囊内漂浮小结节T_1WI高信号、T_2WI低信号（蛋白、胆固醇结晶），增强无明显强化。

不支持点：无。

【病理学诊断】

1.组织学诊断：镜下可见囊液呈乳白色胶冻状并伴有胆固醇沉积，囊壁细胞覆以单层柱状上皮并含有黏液分泌腺，囊壁上皮细胞未见明显核分裂象。

2.病理结果：垂体Rathke囊肿。

【讨论】Rathke 囊肿

1.概述：Rathke囊肿在胚胎发育第4周，原口外胚层上皮向背侧突出一囊，称Rathke囊。随着发育过程，Rathke囊前壁的上皮细胞分化成为垂体前叶，后壁与后叶相连，形成中间部，囊腔被前叶细胞充满而逐渐退化，但仍有一裂隙存在于其间，大多数成年人该裂隙逐渐被上皮填塞，少数人该裂隙一直存留，一旦该上皮细胞恢复分泌功能，该裂隙的液体就会不断聚集而形成Rathke囊肿（Rathke's pouch cyst）。

2.临床表现：任何年龄均可出现，通常见于成年人，文献报道女性多见。当囊肿较小时，一般不会出现明显的临床症状；当囊肿增大压迫相邻组织即可导致症状发生，常见症状包括头晕、头痛、视觉功能障碍、垂体功能障碍及尿崩症等；少数患者合并囊内出血、垂体炎而呈急性起病过程，有时表现与垂体腺瘤卒中相似。

3.影像学表现：Rathke囊肿可完全位于鞍内，亦可向鞍上延伸，完全位于鞍上或异位于其他区域罕见；通常呈圆形或椭圆形，少数呈哑铃型；位于鞍内时，多数居于垂体前后叶之间，与正常垂体分界清晰。其MRI信号多样，常表现为T_1WI低信号、T_2WI高信号，由于囊内容物蛋白含量增高或合并出血时，可表现T_1WI不同程度高信号、T_2WI高或低信号；增强后Rathke囊肿本身不强化，但部分可见环形薄壁强化，推测应该与周围垂体组织受压、炎症反应等有关。

囊内漂浮结节主要由胆固醇和蛋白质结晶构成，T_1WI呈高信号、T_2WI呈低信号，增强无明显强化。该征象对于诊断Rathke囊肿的特异性较高，但敏感性低。

【典型征象】

囊内漂浮结节（胶样小体）。

Rathke囊肿：鞍区囊性肿块，边界清晰，病灶于T₁WI呈高信号、T₂WI呈稍低信号，其内见结节状T₂WI低信号，增强扫描无明显强化（图15-6-2）。

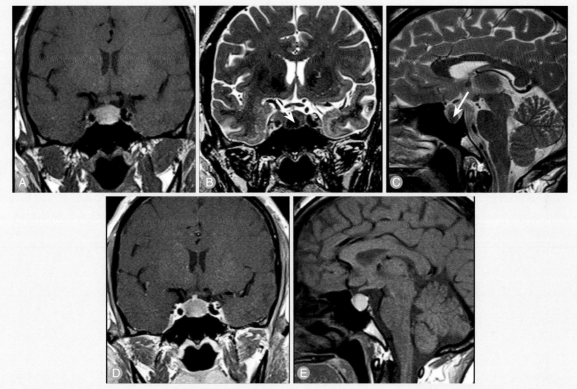

A.冠状位T₁WI；B.冠状位T₂WI；C.矢状位T₂WI；D.冠状位T₁WI增强；E.矢状位T₁WI增强。"漂浮结节征"，T₂WI低信号（箭头）

图15-6-2　Rathke囊肿MRI

【诊断要点】

1.成年人多见，多位于鞍内垂体前后叶之间。

2.囊液成分信号多样，当囊内蛋白浓度增高时，表现为T₁WI高信号、T₂WI高信号或低信号。

3.囊内漂浮结节特异性较高，呈T₁WI高信号、T₂WI低信号，主要由胆固醇和蛋白质结晶构成。

4.增强扫描囊肿本身不强化，有时可见薄环状强化，与周围垂体受压或炎性反应等有关。

（李文文）

第七节　垂体脓肿

【临床资料】

患者男性，61岁，颈部不适伴耳鸣4年，加重伴头晕5天。实验室检查：白细胞计数增高。

【影像学检查】

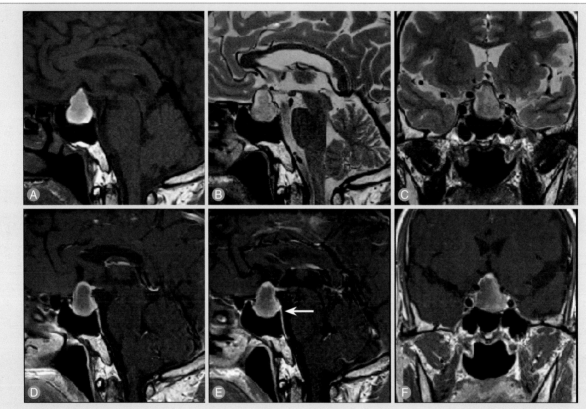

A.矢状位T₁WI；B.矢状位T₂WI；C.冠状位T₂WI；D.矢状位T₁WI增强；E.矢状位T₁WI增强，邻近脑膜强化（箭头）；
F.冠状位T₁WI增强

图15-7-1　垂体MRI

【解析思路】

1.临床特征：患者为老年男性，血常规白细胞计数增高。

2.影像学特点：①蝶鞍扩大，鞍区囊性肿块，T_1WI稍高信号、T_2WI等高信号，边缘高信号；②病灶突向鞍上生长，呈"8字征""雪人征"改变，垂体柄抬高并稍增粗；③增强扫描由于被高信号掩盖，囊壁强化不明显，邻近脑膜见强化（图15-7-1）。

3.定位：鞍区肿块。

4.定性：良性肿瘤或肿瘤样病变？

【可能的诊断】

1.垂体腺瘤囊变

支持点：位于鞍区，囊性肿块，"束腰征""雪人征"。

不支持点：垂体腺瘤坏死、囊变时囊壁厚薄不一，实性部分通常呈T_1WI等或稍低、T_2WI等或稍高信号，囊变部分通常表现为T_1WI低信号、T_2WI高信号，有时可见液平面，通常无邻近的脑膜强化。

2.囊性颅咽管瘤

支持点：鞍区囊性病变。

不支持点：通常见于儿童，多位于鞍上，常伴有"蛋壳样"钙化，囊性部分信号混杂，与病灶内蛋白质、胆固醇、正铁血红蛋白及钙质的含量多少有关，病灶下缘通常可见受压变扁的垂体结构。

3.Rathke囊肿

支持点：鞍区囊性病变。

不支持点：常发生于鞍内，也可位于鞍上，多表现为T_1WI低信号、T_2WI高信号，有时内部可见T_1WI低信号、T_2WI低信号结节；囊壁相对薄，增强无强化；蝶鞍通常无扩大。

4.空泡蝶鞍

支持点：鞍内囊性病变。

不支持点：鞍内呈现脑脊液样T_1WI低信号、T_2WI高信号，蝶鞍常扩大，骨质可见受压变薄，增强扫描无强化，垂体结构受压变扁贴于鞍底。

5.表皮样囊肿

支持点：鞍区囊性病变。

不支持点：通常见于鞍上，表现为T_1WI低信号、T_2WI高信号不规则病变，有见缝就钻的生长趋势，DWI呈高信号，增强扫描一般无明显强化，通常蝶鞍无扩大。

6.垂体脓肿

支持点：临床以头晕为主要症状，血常规检查显示白细胞计数增高，鞍区囊性病变，T_1WI呈稍高信号、T_2WI呈等高信号，边缘高信号，增强扫描邻近的脑膜强化，垂体柄略增粗，蝶鞍扩大。

不支持点：无。

【病理学诊断】

1.手术经过：常规术前准备完善后，从右侧鼻孔放入鼻镜，咬除蝶窦侧壁，进入蝶窦，切除蝶窦内分隔，清除蝶窦黏膜，见鞍底骨质菲薄，咬除鞍底骨质形成1 cm大小的骨窗，暴露垂体后切开垂体硬膜，见浑浊黄白色脓性液体溢出，提取部分黄色液体状物质行病理学检查。

病理检查提示（垂体窝）送检为少许变性坏死组织，内见炎细胞浸润。

2.病理结果：垂体脓肿。

【讨论】垂体脓肿

1.概述：垂体脓肿（pituitary abscess）是少见的鞍区感染性疾病，通常见于青少年和成年人，无明显的性别差异。

垂体脓肿的感染途径包括血行感染和邻近部位的感染弥散，如蝶窦炎、脑膜炎、海绵窦血栓性静脉炎、感染性脑脊液鼻漏等；其他危险因素还包括免疫抑制、伴有蝶鞍病变（如垂体腺瘤、颅咽管瘤、Rathke囊肿等）、垂体术后及垂体放疗等，其机制为破坏垂体局部的血液循环，降低对病原体的抵抗力，从而引起垂体脓肿的发生。

垂体脓肿的致病菌较广，包括革兰阳性和阴性菌、大肠杆菌、厌氧菌及真菌等，其中以革兰阳性菌最常见。虽然绝大多数垂体脓肿术中取脓汁培养，但致病菌检出率却很低。

2.临床表现：最常见的临床症状是头痛，其次为视交叉受累症状，如视力下降、视野缺损等；垂体功能紊乱症状既可以表现为垂体功能亢进，亦可表现为垂体功能低下，如停经、泌乳、性欲下降、口干多尿等；近一半的患者可出现发热。实验室检查可见白细胞计数增高、血沉红细胞沉降率加快等。

3.影像学特点：目前MRI被认为是垂体脓肿最佳的检查方法。病灶通常表现为T$_1$WI等或低信号、T$_2$WI高信号，少部分表现为T$_2$WI等或低信号，分析原因可能与脓液中含有高蛋白成分致黏稠度增高有关。部分病例表现为病灶边缘T$_1$WI高信号，可能与大量自由基沉积在脓肿边缘有关。增强扫描后病灶呈较均匀薄环状强化，有时可见垂体柄增粗强化及邻近脑膜强化，说明垂体脓肿炎症累及脑膜和垂体柄，此表现具有特异性。有文献报道，当垂体脓肿累及视交叉时，视交叉强化呈"8字征"表现，但此征象比较少见。

由于脓液中含有高蛋白，致使水分子弥散受限，故DWI序列上脓腔呈高信号，ADC值降低，脓肿壁通常呈等或低信号，与脑内脓肿的DWI表现相似，具有一定特征，这对于垂体脓肿的术前诊断和鉴别诊断具有重要意义。

【拓展病例】

病例 鞍区囊性肿块，边界清晰，呈"束腰征"改变；病灶呈T$_1$WI稍低信号、T$_2$WI高信号，边缘T$_1$WI稍高信号，增强后囊壁呈均匀薄环状强化，邻近斜坡硬脑膜强化，垂体柄略增粗伴强化（图15-7-2）。

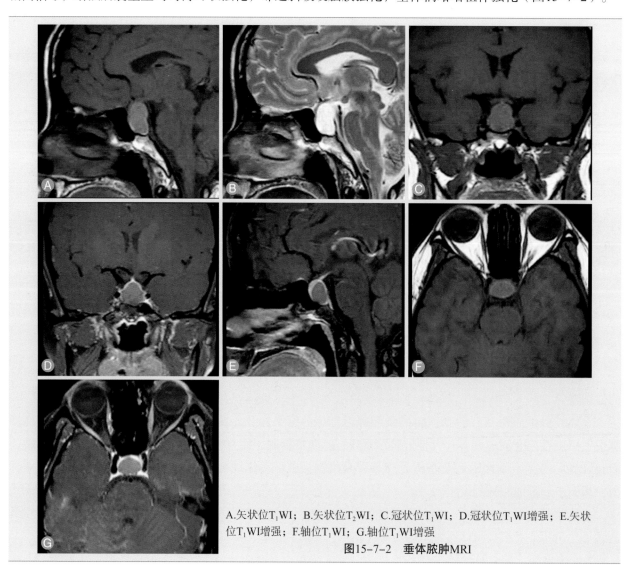

A.矢状位T$_1$WI；B.矢状位T$_2$WI；C.冠状位T$_1$WI；D.冠状位T$_1$WI增强；E.矢状位T$_1$WI增强；F.轴位T$_1$WI；G.轴位T$_1$WI增强

图15-7-2 垂体脓肿MRI

【典型征象】

垂体脓肿，邻近脑膜炎性强化、T_1WI病灶环周稍高/高信号（图15-7-3）。

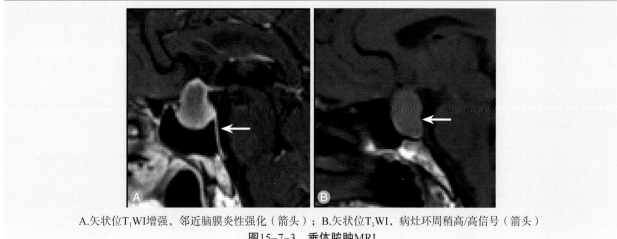

A.矢状位T_1WI增强，邻近脑膜炎性强化（箭头）；B.矢状位T_1WI，病灶环周稍高/高信号（箭头）

图15-7-3 垂体脓肿MRI

【诊断要点】

垂体脓肿罕见，临床及影像学表现无明显特异性，易误诊，当垂体占位DWI呈高信号，垂体柄增粗，邻近脑膜强化，伴有尿崩症、发热、脑膜炎等症状及白细胞计数增高时应考虑垂体脓肿可能。

（李文文）

第八节 脊索瘤

【临床资料】

患者女性，69岁，反复鼻塞4月余，偶有头痛不适，无头晕、视物模糊。专科检查：鼻腔黏膜苍白水肿，鼻甲肥大，鼻道内可见清水样分泌物。

【影像学检查】

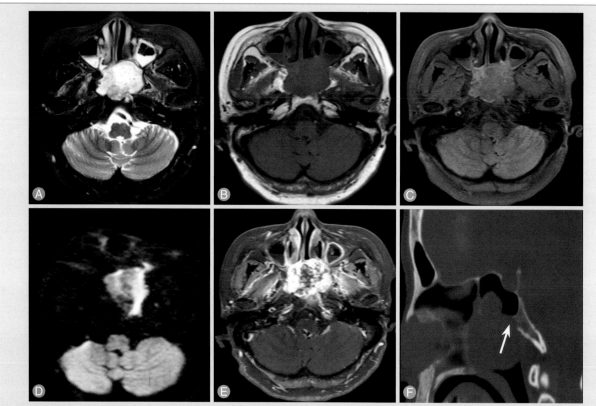

A.轴位T₂WI；B.轴位T₁WI；C.轴位T₂-FLAIR；D.轴位DWI；E.轴位T₁WI增强；F.CT矢状位重建，可见斜坡骨质缺损（箭头）

图15-8-1 头颅MRI和CT图像

【解析思路】

1.临床特征：患者为老年女性，病史较长。

2.影像学特点：①CT可见斜坡骨质缺损，呈溶骨性改变，软组织肿块突入鼻咽部及后鼻道；②T₂WI以不均匀高信号为主，内可见"斑点状""线条样"低信号，T₁WI以等低混杂信号为主，其内可见"斑片状"稍高信号，DWI呈不均匀稍高信号；③增强扫描呈中等程度不均匀强化，呈"蜂窝样"改变（图15-8-1）。

3.定位：斜坡。

4.定性：低度恶性肿瘤？

【可能的诊断】

1.软骨肉瘤

支持点：T₂WI以高信号为主，"蜂窝样"强化。

不支持点：常位于颅缝连接处，旁中线区岩枕裂居多。

2.骨巨细胞瘤

支持点：性别，部位。

不支持点：斜坡骨巨细胞瘤缺乏黏液成分，T₂WI高亮信号少见，"蜂窝样"强化方式也很少见。

3.脊索瘤

支持点：病史较长，来源斜坡骨质，T₂WI以高信号为主，"蜂窝样"强化。

不支持点：无。

【病理学诊断】

1.免疫组化：PCK（＋），EMA（＋），S-100（＋），Vim（＋），Ki-67阳性率5%，CD68（－），CD163（－），*P53*（＋）。

2.病理结果：（左侧鼻腔新生物）黏液软骨样背景中见胞浆空泡状或红染异型细胞，结合临床及免疫组化，符合脊索瘤（chordoma）（图15-8-2，文后彩图15-8-2）。

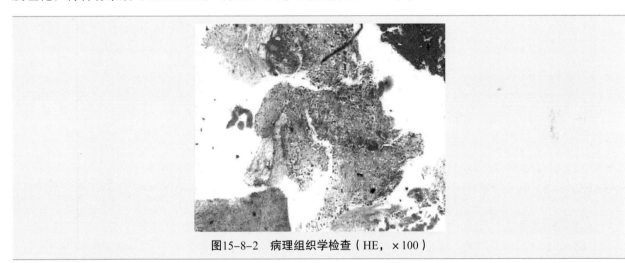

图15-8-2 病理组织学检查（HE，×100）

【讨论】脊索瘤

1.概述：脊索瘤起源于脊索残余组织的恶性肿瘤，85%位于骶尾部和颅底，15%发生于其余脊柱。

2.病理组织学：组织学上分为经典型、软骨样型及去分化型3种类型。①经典型脊索瘤：特点为分叶状结构，小叶间为纤维间隔，肿瘤具有丰富的细胞外"黏液样"基质，其中可见柱状、条状和簇状排列的大圆形或多角形肿瘤细胞（主要有2种：一种细胞较小，核圆形，胞质红染，似"上皮样"细胞；另一种细胞呈"空泡状"，被称为"泪滴状"细胞，细胞质内大量黏液推挤胞核靠边）；②软骨样脊索瘤：可见丰富的软骨或软骨样组织，此型多见于颅底；③去分化脊索瘤：是双相性肿瘤，由典型的脊索瘤和高级别未分化梭形细胞肉瘤或骨肉瘤并存组成，脊索瘤以经典型最多见。

3.影像学特点：MRI表现与病理类型相关，经典型和去分化型以混杂或高信号多见，肿瘤内部含有黏液基质及"泪滴样"细胞，与T₂WI高信号相关，同时肿瘤内部出血、坏死及去分化型的"肉瘤样"成分导致肿瘤信号不均匀，增强后"蜂窝样"强化对诊断有提示意义。

【拓展病例】

病例　患者男性，65岁，右眼失明2月余，病理结果：脊索瘤。蝶骨斜坡左侧后床突处占位，CT以低密度为主，T_1WI以低信号为主，T_2WI呈高低混杂信号，增强扫描后可见"网格样"强化（图15-8-3）。

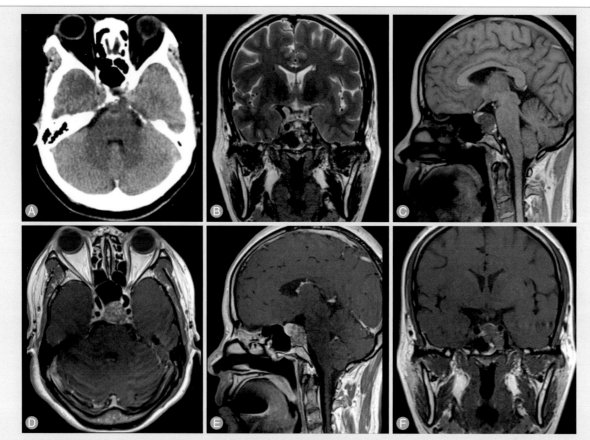

A.轴位CT平扫；B.冠状位T_2WI；C.矢状位T_1WI；D.轴位T_1WI增强；E.矢状位T_1WI增强；F.冠状位T_1WI增强

图15-8-3　脊索瘤MRI和CT图像

【典型征象】

T_2WI高信号为主、"蜂窝样"强化、骨质破坏（图15-8-4）。

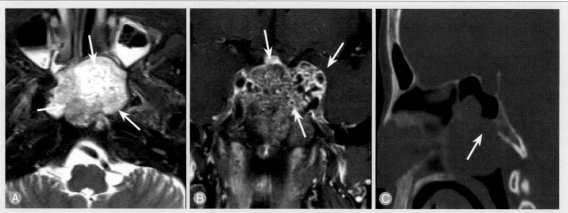

A.轴位T_2WI，高信号为主（箭头）；B.冠状位T_1WI增强，"蜂窝样"强化（箭头）；C.矢状位CT骨窗，骨质破坏（箭头）

图15-8-4　脊索瘤MRI和CT图像

【诊断要点】

1.好发部位：颅底中线区。

2.骨质破坏，可有残骨、"钙化样"软骨及骨质硬化。

3.黏液基质，T_2WI呈高信号；纤维分隔、钙化或局部出血，T_2WI呈低信号。

4."蜂窝样"强化。

（范少军　席晶晶）

第16章

16

转移瘤

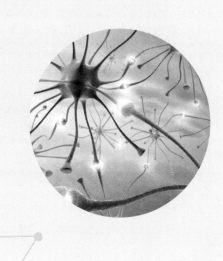

第一节　中枢神经系统转移瘤

【临床资料】

患者女性，62岁，左面部间断麻木不适1月余。

【影像学检查】

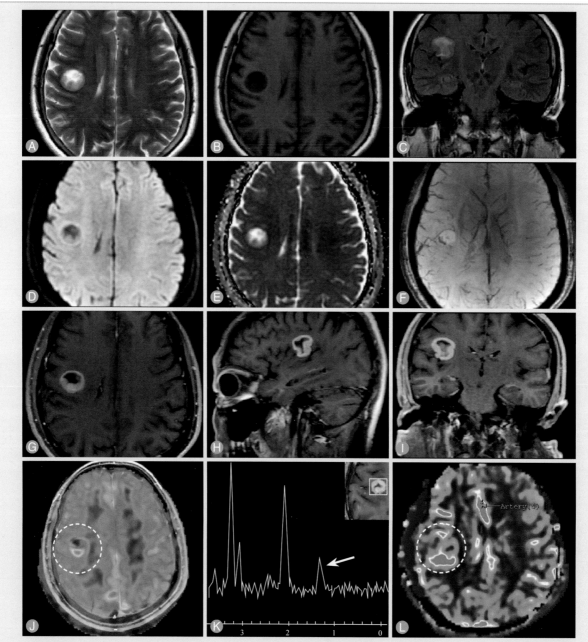

A.轴位T$_2$WI；B.轴位T$_1$WI；C.冠状位T$_2$-FLAIR；D.轴位DWI；E.轴位ADC；F.轴位SWI；G.轴位T$_1$WI增强；H.矢状位T$_1$WI增强；I.冠状位T$_1$WI增强；J.轴位3D-ASL，高灌注（虚线圈）；K.单体素MRS，脂峰（箭头）；L.轴位DSC-MRP，高灌注（虚线圈）

图16-1-1　头颅MRI

【解析思路】

1.临床特征：62岁女性，左面部间断麻木不适1月余。

2.影像学特点：右侧额叶见一囊实性占位，病灶未见明确水肿，囊内部分T_1WI呈低信号，T_2WI呈高信号，T_2-FLAIR呈稍高信号，其中囊壁呈T_1WI稍低信号、T_2WI等信号，T_2-FLAIR稍高信号，DWI稍高信号，ADC稍低信号，SWI显示灶周可见少许小血管影，增强后囊壁明显强化，囊壁厚薄不均，囊内部分未强化，其余脑实质、脑膜未见异常强化。3D-ASL、DSC-MRP呈高灌注，单体素MRS显示Cho峰升高，NAA峰下降，可见脂峰（图16-1-1，文后彩图16-1-1J～文后彩图16-1-1L）。

3.定位：右额叶。

4.定性：肿瘤性病变，转移瘤可能，高级别胶质瘤待排除。

【可能的诊断】

1.高级别胶质瘤

支持点：年龄偏大，病灶呈囊实性，位于皮层下白质，且DWI高信号部分可见环形的明显强化，SWI显示灶周可见少许微小血管环绕，高灌注表现，MRS可见NAA峰下降，Cho峰升高。

不支持点：患者出现症状时间偏短，无抽搐、肢体无力等症状，病灶水肿不明显，且病灶范围相对局限、边界相对清晰，增强后病灶强化外部相对光整。

2.脑脓肿

支持点：环形强化，单发病灶。

不支持点：无发热症状，且病史偏长，病灶无水肿表现，DWI显示囊腔内未受限，灌注呈高灌注表现。

3.转移瘤

支持点：年龄偏大，无癫痫、肢体无力等症状，因面部麻木入院，病史偏短，病灶无塑形表现，增强后环形强化，外部较光整，高灌注表现。

不支持点：病灶单发，且无瘤周水肿，单体素MRS（VOI包含部分脑实质）显示NAA峰略有下降。

【病理学诊断】

1.免疫组化：CK（+），TTF-1（+），NapsinA（+），CK7（+），GFAP（-），Olig-2（-），ALK（Ventana）（-），p63（-），Ki-67阳性率20%。

2.病理结果：（右额叶占位）脑组织内见上皮样恶性肿瘤浸润，部分呈"乳头状"排列，结合临床病史及免疫组化结果，考虑为转移性腺癌，肺来源可能性大。

【讨论】中枢神经系统转移瘤

1.概述：中枢神经系统转移瘤（以下称CNS转移瘤）来源于全身恶性肿瘤播散或非邻近的原发性中枢神经系统恶性肿瘤对大脑及其覆盖物的播散，是中枢神经系统最常见的肿瘤，发病率高于原发脑肿瘤，其中以肺癌、乳腺癌最为常见，发病率随年龄增长而增加，峰值年龄在65岁。儿童常见转移瘤则以白血病、淋巴瘤、尤文肉瘤、骨肉瘤等相对多见。患者生存期与病灶大小、数量、位置密切相关，临床表现上多为头痛、癫痫、恶心、呕吐、视力障碍等，但多达60%~70%的患者在影像学检查时可以没有症状。转移发生的部位以大脑最多，其次为小脑、脑膜、脑干、脑室等，其他如垂体、松果体、颅神经、脊髓等转移较为少见。

肿瘤中枢神经系统转移的重要进程和相关机制：CNS转移瘤的转移途径几乎以血行转移为主，其他转移途径少见或罕见，如淋巴系统、脑脊液、颅神经及邻近孔道侵入等。要了解转移瘤的发生，就必须了解转移瘤的微观表现，当前学术界CNS转移瘤形成的最经典学说为"种子和土壤"理论（图16-1-2，文后彩图16-1-2），该学说认为肿瘤细胞是转移发生的种子，转移器官的微环境是转移的土壤。一方面，肿瘤细胞在遗传和生物学行为上都存在异质性，每个原发肿瘤包含许多转移潜能不同的亚克隆，只有侵袭力强、能穿过血脑屏障并在脑部克隆生长的才能导致CNS转移瘤发生；另一方面，大脑为肿瘤细胞提供了一个极其复杂的微环境土壤，这种微环境系统包括神经元、星形胶质细胞、小胶质细胞、免疫细胞、血管生成及一些代谢成分等，这种微环境既能促进也能抑制肿瘤CNS转移瘤的发生、发展。

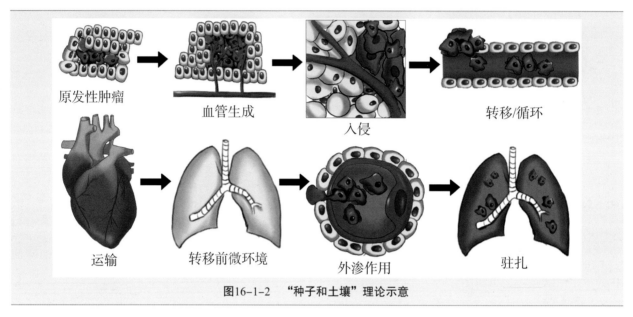

图16-1-2 "种子和土壤"理论示意

而当前研究也发现，肿瘤在尚未发生转移之前，可诱导远处待转移器官中微环境发生适应性改变，以营造一个适宜转移的肿瘤细胞在此处定植、生长并形成转移灶的环境，这个支持性微环境称为转移前微环境（pre-metastatic niches，PMNs），主要关键因素包括3个：肿瘤衍生的分泌因子（tumor-derived secreted factors，TDSFs）、肿瘤细胞外泌体（extracellular vesicles，EVs）和骨髓来源细胞（bone marrow-derived cells，BMDCs）。演变过程主要体现在血管渗漏、通透性增加、基质细胞激活、细胞外基质重塑、免疫细胞募集等促进PMNs的发生、发展。另外，转移细胞的休眠的诱导与激活、休眠的干预治疗及休眠的评估等机制目前仍在研究中。

2.影像学表现：CNS转移瘤的按病灶分布与病灶信号分为常见及少见2种。

常见表现：①病灶多发；②分布于皮髓质交界区（机制可能为脑部供血血管在灰白质交界处变细，故而转移的肿瘤细胞在此阻断并发生、发展）；③瘤周水肿，但瘤周水肿并非脑转移瘤的特征表现，水肿形成与肿瘤大小及对周围脑组织推挤压迫所致循环障碍有关，水肿程度与肿瘤分化程度及肿瘤自身代谢情况、肿瘤转移机制及瘤周组织内动脉血供、静脉回流等多种因素有关，少部分无水肿或水肿较轻；④绝大多数转移病灶可见不同程度的强化，且环形强化多见；⑤体积较大的转移瘤多表现为高灌注，如神经内分泌肿瘤、肺腺癌、乳腺癌、胃肠道腺癌、肾透明细胞癌、黑色素瘤等，由于此类肿瘤早期即可侵犯血管，病灶周围的微血管丰富，多呈高灌注或明显高灌注表现。对于小细胞肺癌、鳞癌等由于对周围侵犯较少或成熟微血管较少，灌注多呈等或低灌注。

少见表现：①少见部位的转移，如垂体、松果体、脑室（含脉络丛）、颅神经、脑膜（脑膜转移以乳腺癌多见）、脊髓、脑脊液（脑脊液发现转移性肿瘤细胞）等；②单发转移瘤、伴出血的转移瘤（常见于黑色素瘤、肾细胞癌、绒毛膜癌、甲状腺癌、肺癌和乳腺癌，T_1WI呈高信号）、CT表现为钙化的转移瘤、多发或单发囊性转移瘤等；③"脑先行"转移瘤，指中枢神经系统症状早于原发病灶出现，神经系统病灶影像学发现早于原发灶，易误诊；④具有争议的转移瘤，如心脏黏液瘤的脑转移，心脏黏液瘤颅内表现以动脉瘤样或栓子形成表现为主，文献仅有个例转移瘤表现的报道，当前对心脏黏液瘤颅内表现以两种学说为主：血管损伤理论和肿瘤起源理论，后者已被尸检病理证实，但两种学说目前都存在争议。

基于CNS转移瘤的CT、MRI表现的多样性，通过查阅近5年的文献，未发现对转移瘤的常规影像表现有高可信度的征象，尤以少见部位的转移为甚。因此，转移瘤的诊断、鉴别诊断应时刻在疾病诊断思路中加以甄别。对于单发转移瘤，有学者提出"T_1WI边界征"（强化病灶在平扫T_1WI上轮廓光整，边界清晰，周围有低信号间隙）和"T_2-FLAIR皮质征"（强化病灶邻近皮质在T_2-FLAIR信号增高，但在T_1WI增强检查中不强化）对鉴别转移瘤和高级别胶质瘤可能具有一定价值，但仍需大样本和多中心研究证实。对于小儿CNS转移瘤，则需更多关注造血系统肿瘤和各类肉瘤来源的可能性。

3.影像学技术及前沿进展：CNS转移瘤的多模态成像如DWI/DTI、SWI、MRS、DSC、DCE、ASL、T_2-FLAIR增强、薄层3D增强扫描技术（各向同性）等对CNS转移瘤的诊断及鉴别诊断均具有重要价值，尤其以MRS、灌注成像（DSC、ASL）和薄层3D增强扫描技术的应用，使得临床中对转移瘤的检出、诊断及评估均具有不可替代的作用。而对于纳米探针技术在超微小转移瘤的临床应用，以及7.0 T及以上超高场强的MR设备的应用或有更多新发现。

4.CNS转移瘤的治疗后评估：此外，对于转移瘤的治疗评估方面，应注意测量病灶的大小（应测量包含前后、左右、内外径）和病灶数量。另外，实性强化部分大小（不包括囊和腔）及病灶强化程度、病灶水肿程度等均应做评估，对于治疗后反应及肿瘤复发可能需采用多模态成像技术的应用来获得更多信息进行评估和鉴别。

【拓展病例】

病例1 囊型：患者男性，58岁。外院CT提示小脑蚓部占位，入院胸部CT发现肺部肿块。

病理结果：（小脑蚓部）转移性肺鳞状细胞癌（图16-1-3）。

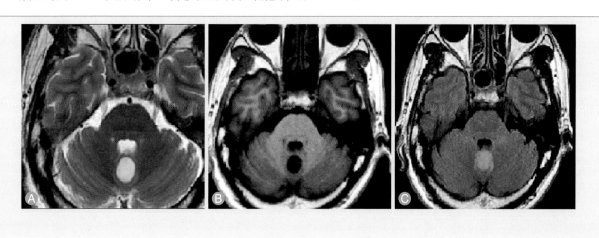

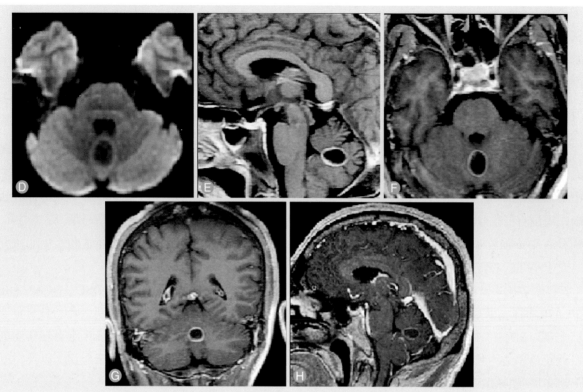

A.轴位T₂WI；B.轴位T₁WI；C.轴位T₂-FLAIR；D.轴位DWI；E.矢状位T₁WI增强；F.轴位T₁WI脂肪抑制增强；G.冠状位T₁WI脂肪抑制增强；H.矢状位3D MP-RAGE增强

图16-1-3 转移性肺鳞状细胞癌（囊型）MRI

（本病例由驻马店市精神病医院唐玉峰医师提供）

病例2 实性型：患者女性，42岁，反复头痛发作1月余。转移性鳞状细胞癌，右颞叶病灶，增强见"水母样"放射状的强化尾巴，推测为肿瘤细胞沿纤维束浸润生长导致"水母征"（图16-1-4，文后彩图16-1-4F）。

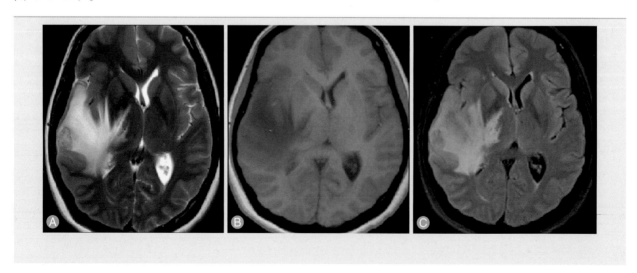

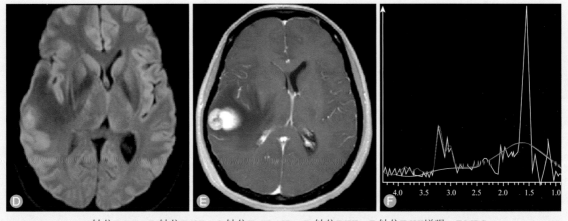

A.轴位T$_2$WI；B.轴位T$_1$WI；C.轴位T$_2$-FLAIR；D.轴位DWI；E.轴位T$_1$WI增强；F.MRS

图16-1-4 转移性肺鳞状细胞癌（实性型）MRI

病例3 患者35岁，确诊肺腺癌半年，发现鞍区占位，本例垂体后叶高信号消失（图16-1-5）。

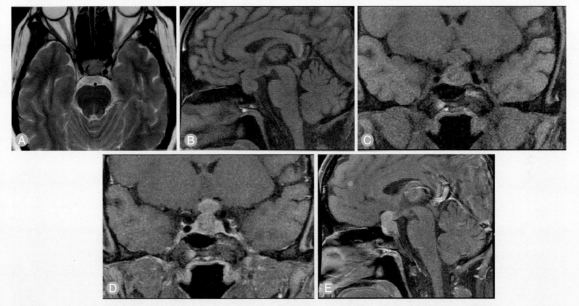

A.轴位T$_2$WI；B.矢状位T$_1$WI脂肪抑制；C.冠状位T$_1$WI脂肪抑制；D.冠状位T$_1$WI脂肪抑制增强；E.矢状位T$_1$WI脂肪抑制增强

图16-1-5 肺腺癌垂体转移MRI

病例4 塑形生长型：患者男性，75岁，右肺癌术后4年，发现右下肺多发结节半天，左额叶转移性肺腺癌。免疫组化单克隆抗体及癌基因检测：Ki-67阳性率40%，EMA（+），GFAP（-），*P53*（-），S-100（-），CK7（+），TTF-1（+），NapsinA（+），Vim（-），PR（小灶+），ALK（1A4）（-）。本例呈"脑回样"塑形性生长，模仿胶质瘤生长模式（图16-1-6）。

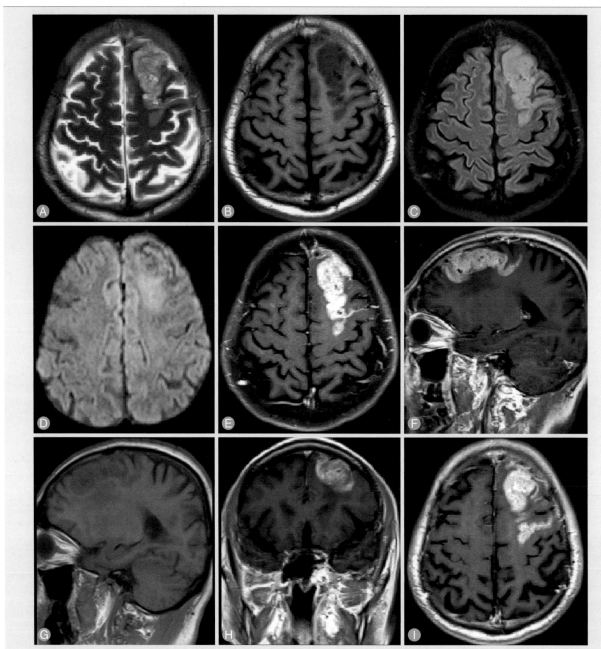

A.轴位T$_2$WI；B.轴位T$_1$WI；C.轴位T$_2$-FLAIR；D.轴位DWI；E、I.轴位T$_1$WI增强；F.矢状位T$_1$WI增强；G.矢状位
T$_1$WI；H.冠状位T$_1$WI增强

图16-1-6　肺腺癌转移（塑形生长型）MRI

病例5　黑色素瘤转移：患者女性，45岁，确诊恶性黑色素瘤半年（图16-1-7）。

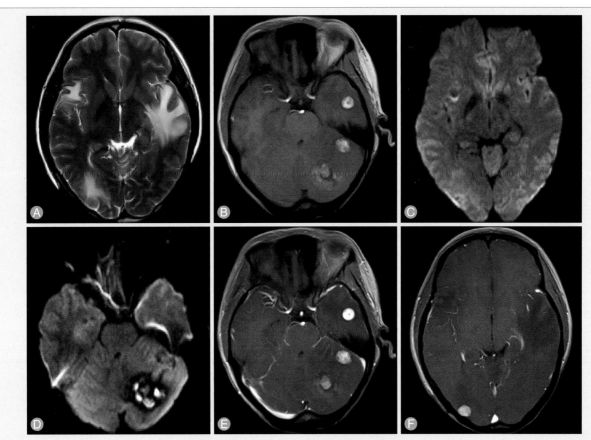

A.轴位T₂WI；B.轴位T₁WI；C、D.轴位DWI；E、F.轴位T₁WI增强

图16-1-7　黑色素瘤转移瘤MRI

病例6　室管膜播散转移：患者男性，70岁，脑室内小细胞肺癌转移（图16-1-8）。

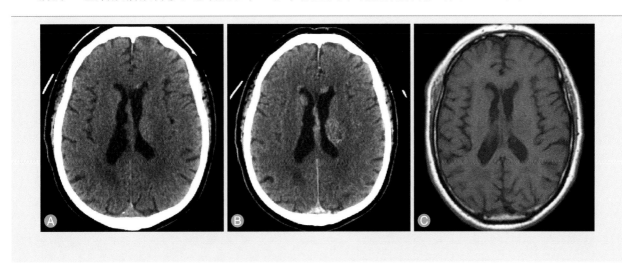

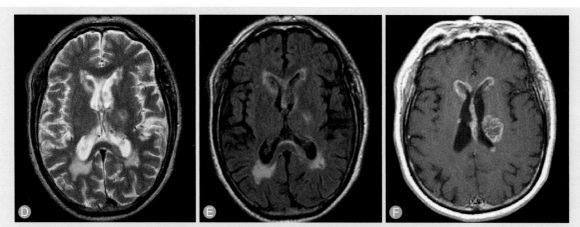

A.轴位CT平扫；B.轴位CT增强；C.轴位T₁WI；D.轴位T₂WI；E.轴位T₂-FLAIR；F.轴位T₁WI增强

图16-1-8　室管膜播散转移瘤CT图像和MRI

病例7　脑膜癌病：患者女性，35岁，脑脊液细胞学检查显示大量癌细胞。2020年9月术后病理结果：（左乳）非特殊型浸润性癌Ⅱ级（S：5 mm×20 mm），查见脉管内癌栓，未见明确神经束侵犯；部分癌细胞退变，间质纤维组织增生，慢性炎症细胞浸润，浸润癌成分减少80%，符合Miller-Payne分级3级。腋下淋巴结9/16查见癌，乳头下方及皮肤下方查见癌，基底未见癌。免疫组化：P120（膜+），E-cadherin（+），ER（−），PR（−），AR（−），Her-2（1+），TOPO-2（3级），EGFR（+），*P53*（−），Ki67-MIB1阳性率70%，P63（−）（图16-1-9）。

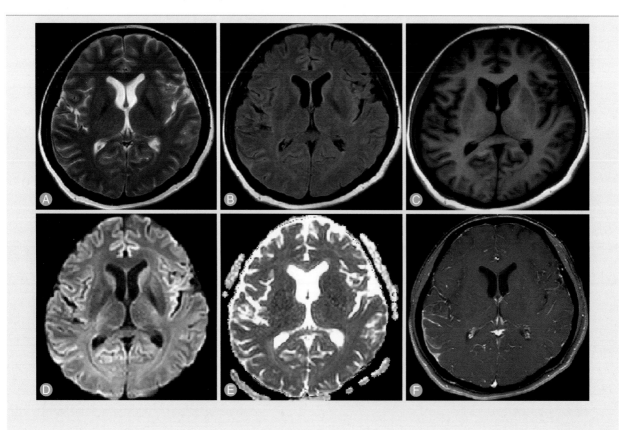

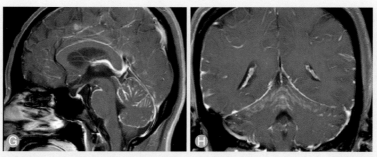

A.轴位T$_2$WI；B.轴位T$_2$ FLAIR；C.轴位T$_1$WI；D.轴位DWI；E.轴位ADC；F.轴位T$_1$WI脂肪抑制增强；G.矢状位T$_1$WI
脂肪抑制增强；H.冠状位T$_1$WI脂肪抑制增强

图16-1-9 脑膜癌病MRI

病例8 松果体转移：患者男性，65岁，松果体转移性肺癌（图16-1-10）。

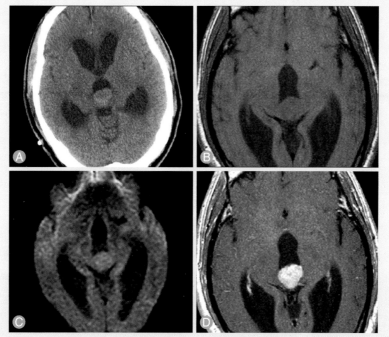

A.轴位CT平扫；B.轴位T$_1$WI；C.轴位DWI；D.轴位T$_1$WI增强

图16-1-10 松果体转移瘤CT图像和MRI

病例9 脊髓转移：患者女性，32岁，卵巢癌术后9年，乳腺癌术后5年，双下肢瘫痪6个月。病理结果：（脊髓肿瘤组织）胶质组织中间异型细胞巢片状生长，可见腺管样结构，伴部分区域坏死，细胞中度异型性，核分裂象30个/1 HPF，免疫组化染色：ER阳性率小于10%，PR（−），HER-2阳性率2%，CK7（＋），CK20（−），WT-1阳性率小于20%，CA125（−），*P53*阳性表达率90%，Ki-67阳性率75%，考虑为乳腺癌转移（图16-1-11）。

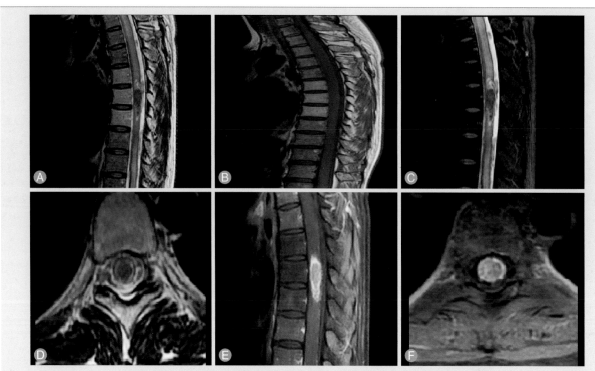

A.矢状位T$_2$WI；B.矢状位T$_1$WI；C.矢状位T$_2$WI脂肪抑制；D.轴位T$_2$WI；E.矢状位T$_1$WI脂肪抑制增强；F.轴位T$_1$WI脂肪抑制增强

图16-1-11 脊髓转移瘤MRI

病例10 "池征"：患者女性，59岁，头痛伴右上肢乏力1个月，可见"池征"（脑内转移瘤的周围有脑脊液环绕，多见于腺癌转移）。病理显示转移性乳头状腺癌（图16-1-12）。

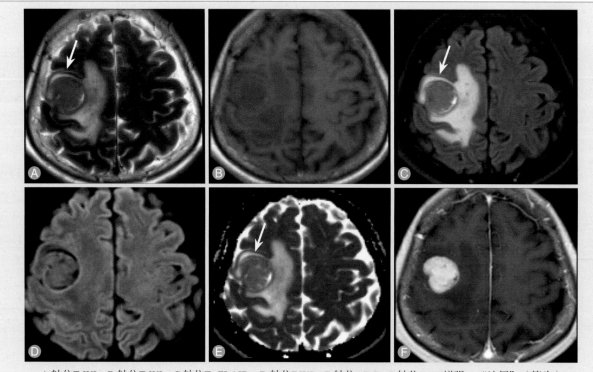

A.轴位T$_2$WI；B.轴位T$_1$WI；C.轴位T$_2$-FLAIR；D.轴位DWI；E.轴位ADC；F.轴位T$_1$WI增强。"池征"（箭头）

图16-1-12 转移性腺癌MRI

病例11 "蜂窝煤征""外环征"：患者女性，56岁，双下肢无力5天。病理结果：肠腺癌转移，见T_2WI低信号"蜂窝煤征""外环征"（图16-1-13）。

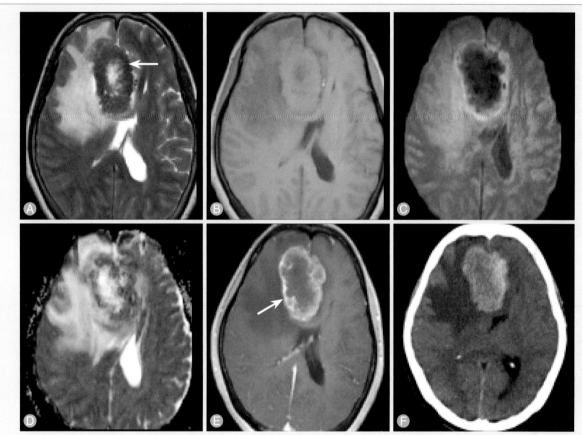

A.轴位T_2WI，低信号，"蜂窝煤征"（箭头）；B.轴位T_1WI；C.轴位DWI；D.轴位DWI；E.轴位T_1WI增强，"外环征"（箭头）；F.轴位CT平扫

图16-1-13 转移性腺癌MRI和CT图像

【典型征象】

CNS转移瘤典型征象（图16-1-14）有以下几种。

（1）皮髓交界区多发病灶，小病灶，大水肿。

（2）满天星。

（3）实性、囊性不同质病灶。

（4）边缘光滑圆形。

（5）出血常见，T_2WI不均匀低信号，"暗黑征"，似黑色素瘤信号。

（6）T_2WI低信号"蜂窝煤征"，推测与肿瘤分泌物富蛋白、微钙化、上皮间质转化相关纤维化有关，T_2WI小泡状高信号推测为富分泌物或小囊变。

（7）"池征"，脑内转移瘤瘤脑界面T_2WI明显高信号环，推测为腺癌分泌物积聚。

（8）"外环征"，肿瘤外缘线环状强化更明显，反映肿瘤和脑组织界面血管形成更明显，常见于转移瘤，也可见于胶质母细胞瘤。

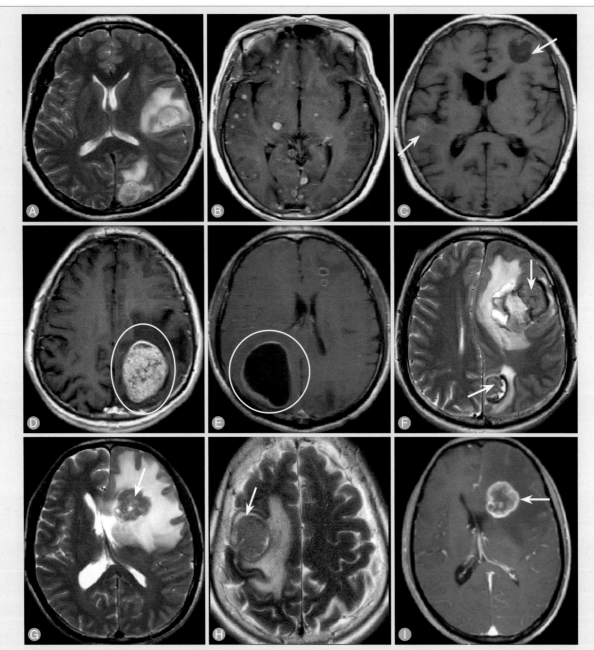

A.轴位T₂WI，小病灶，大水肿；B.轴位T₁WI增强，满天星；C.轴位T₁WI，实性囊性不同质病灶（箭头）；D、E.轴位T₁WI增强，边缘光滑（白圈）；F.轴位T₂WI，"暗黑征"（箭头）；G.轴位T₂WI "蜂窝煤征"（箭头）；H.轴位T₂WI，"池征"（箭头）；I.轴位T₁WI增强，"外环征"（箭头）

图16-1-14 脑转移瘤（多种经典征象）MRI

【少见征象】

CNS转移瘤少见征象（图16-1-15）如下。

（1）单发肿块，脑先行型，环壁强化，中心弥散受限且不强化，假性脓肿。

（2）脑干、基底节、丘脑等脑深部病灶，水肿轻。

（3）出血为主要影像表现，常见于绒毛膜癌转移。

（4）钙化为主要影像表现，常见于原发肿瘤及转移病灶得到有效治疗时。

（5）部分转移瘤有浅分叶，可见"脐凹征""8字征"。

（6）"水母征"：肿瘤靠近白质侧出现"水母尾巴样"辐射状强化。

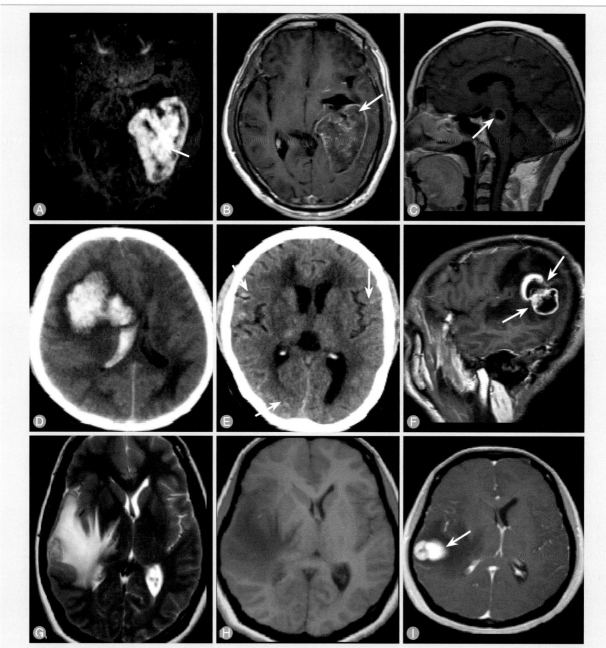

A.轴位DWI，弥散受阻（箭头）；B.轴位T₁WI增强，环壁强化（箭头）；C.矢状位T₁WI增强，脑干（箭头）；D.轴位CT平扫，出血；E.轴位CT平扫，钙化（箭头）；F.矢状位T₁WI增强，"脐凹征""8字征"（箭头）；G.轴位T₂WI；H.轴位T₁WI；I.轴位T₁WI增强，"水母征"（箭头）

图16-1-15 脑转移瘤（少见征象）

【诊断要点】

1.CNS转移瘤，常见于中老年人，有原发肿瘤病史。

2.影像表现多样，常表现为颅内皮髓质交界处多发强化病变，信号多变，实性肿块、结节、囊性、囊实性病灶，外缘较光滑、规整，实性部分多数以高灌注表现为主，瘤周水肿程度不一，有原发恶性肿瘤患者用增强MRI进行评估，且建议采用3D薄层增强扫描以提高检出率，同时可适当采用多模态成像技术获取更多诊断和评估依据。

　　3.CNS转移瘤发生的少见部位也值得注意，如垂体、松果体、脑室（含脉络丛）、颅神经、脑膜（以乳腺癌转移多见）、脊髓、脑脊液等。

　　4.单发及年轻患者、脑先行型转移瘤需与高级别胶质瘤、感染等鉴别，密切结合临床检查。小儿转移瘤以造血系统恶性肿瘤和各类肉瘤多见。

（王象萍）

第二节　垂体转移瘤

【临床资料】

患者男性，38岁，左眼颞侧视野缺损，右眼颞上视野缺损，眼底检查未见异常。

【影像学检查】

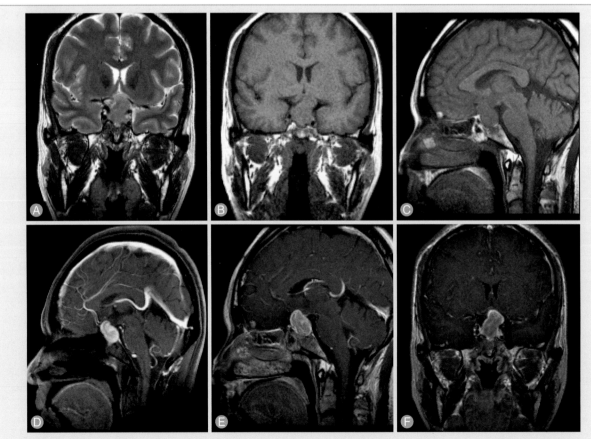

A.冠状位T$_2$WI；B.冠状位T$_1$WI；C.矢状位T$_1$WI；D.矢状位T$_1$WI增强（动脉早期）；E.矢状位T$_1$WI增强（延迟期）；F.冠状位T$_1$WI增强（延迟期）

图16-2-1　颅脑MRI

【解析思路】

1.临床特征：患者为青壮年男性，视野缺损障碍。

2.影像学特点：①鞍区实性肿块；②MRI显示T_1WI呈等信号，T_2WI呈稍高信号，向上生长突破鞍膈，呈"哑铃状"；③增强扫描动脉早期呈明显强化，延迟期信号减低，周围可见一更高信号外环；④视交叉受压上抬，左侧海绵窦受侵；⑤正常垂体消失（图16-2-1）。

3.定位：垂体占位。

4.定性：良性肿瘤？

【可能的诊断】

1.垂体大腺瘤

支持点：成年男性，视野缺损，鞍区肿块，突破鞍膈向上生长，左侧海绵窦受侵，正常垂体消失。

不支持点：未见"小泡征"。

2.鞍结节脑膜瘤

支持点：鞍区肿块，T_1WI及T_2WI信号支持，明显强化。

不支持点：鞍区脑膜瘤主要来源于鞍结节，未见"脑膜尾征"。

3.颅咽管瘤

支持点：青年男性，鞍区肿块。

不支持点：信号较均匀。

4.垂体转移瘤

支持点：垂体肿块，突破鞍膈向上生长呈"哑铃征"，快进快出强化方式，不均匀强化，增强周围可见更高信号外环。

不支持点：年龄偏小，没有肿瘤病史。

【病理学诊断】

1.免疫组化：CK7（＋），TTF-1（＋），NapsinA（＋），CK20（－），villin（－），TG（－），PAX-8（－），CDX2（－），ER（－），NSE（－），CgA（－），Ki-67阳性率约8%。

2.病理结果：（鞍内），送检组织内见异型腺体及细胞浸润，结合免疫组化，符合腺癌转移特点，倾向肺来源（图16-2-2，文后彩图16-2-2）。

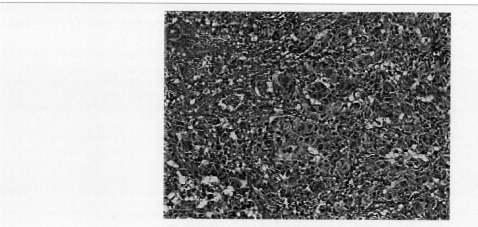

图16-2-2 病理组织学检查（HE，×200）

3.补充影像学检查：该患者行胸部影像检查，左侧肺门实性占位，病理证实为肺癌（图16-2-3）。

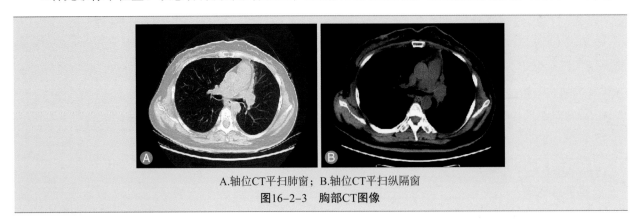

A.轴位CT平扫肺窗；B.轴位CT平扫纵隔窗

图16-2-3　胸部CT图像

【讨论】垂体转移瘤

1.概述：垂体转移瘤临床较为罕见，其发生率仅占垂体恶性肿瘤的1.0%～3.6%，垂体区转移瘤大多数发生在60～70岁，男女比例没有明显差异，垂体转移肿瘤的原发肿瘤部位均位于颅外，女性主要由乳腺癌转移而来，男性主要由肺癌转移而来，本例垂体转移瘤即由肺癌转移而来。垂体后叶有直接的动脉血供，富含动脉血，瘤细胞易于种植转移；垂体前叶的血供来源于漏斗部的二级网，转移少见，但垂体转移瘤常呈浸润生长，垂体前叶可有不同程度的受累。

2.临床表现：因为垂体转移瘤常呈浸润生长、生长较快，易压迫、侵犯或破坏邻近结构，所以，垂体转移瘤的临床症状和体征一般呈进展性，表现为增长迅速、侵蚀破坏力强、局部功能来不及适应或代偿，最常见的表现是尿崩症、垂体前叶功能下降、头痛和眼部症状。

3.影像学表现：垂体转移瘤没有特征性影像学表现，主要与垂体腺瘤鉴别，二者MRI表现相似，均可位于鞍内并可向上生长突破鞍膈而呈哑铃状，鉴别困难。垂体转移瘤常侵犯漏斗隐窝，有垂体柄增粗的表现，而垂体腺瘤将漏斗隐窝推向后方，但很少见侵犯漏斗隐窝。

综上，临床工作中如发现垂体后叶为主的占位和（或）垂体柄增粗的病变，同时其信号特点和强化方式与垂体腺瘤不符，特别是老年患者，应想到垂体转移瘤的可能，使垂体转移瘤患者得到及时准确的诊断。

【拓展病例】

病例　患者男性，86岁，行走不稳、头痛、视物不清，病理结果：垂体转移瘤。MRI显示垂体及小脑可见多发占位病变，行X线检查右下肺可见巨大占位性病变（图16-2-4）。

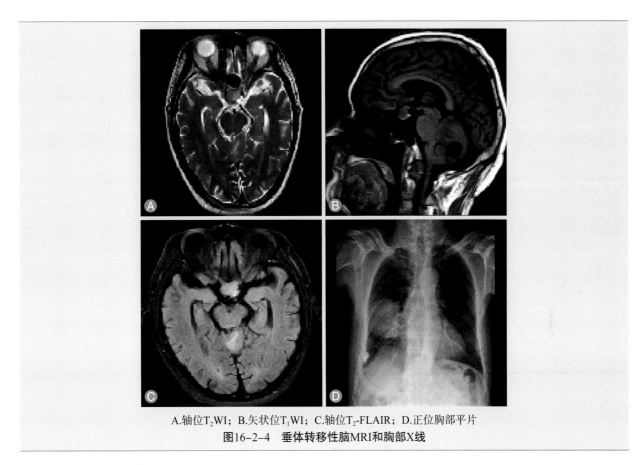

A.轴位T$_2$WI；B.矢状位T$_1$WI；C.轴位T$_2$-FLAIR；D.正位胸部平片
图16-2-4　垂体转移性脑MRI和胸部X线

【诊断要点】

本病老年人好发，有原发肿瘤病史，具有侵袭性生长特性。

（范少军）

第 **17** 章
其他肿瘤样病变

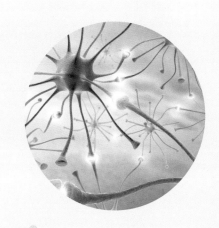

第一节　表皮样囊肿

【临床资料】

患者女性，45岁，外伤后发现颅内占位。

【影像学检查】

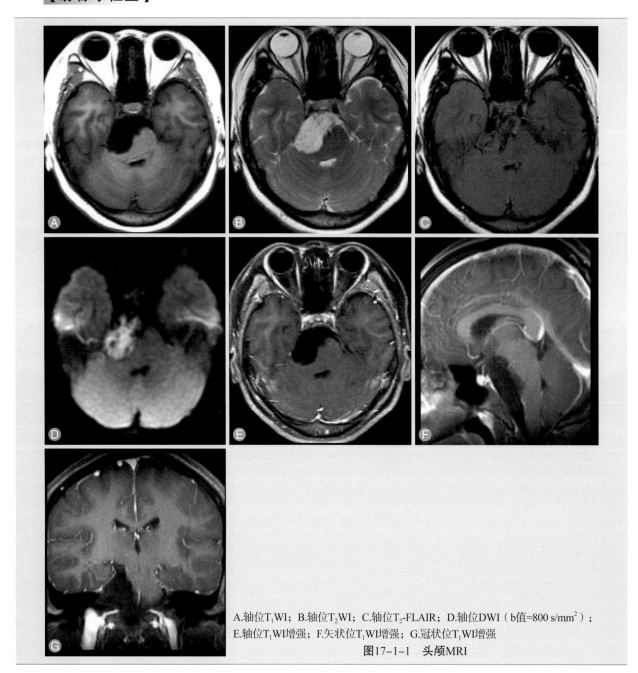

A.轴位T₁WI；B.轴位T₂WI；C.轴位T₂-FLAIR；D.轴位DWI（b值=800 s/mm²）；
E.轴位T₁WI增强；F.矢状位T₁WI增强；G.冠状位T₁WI增强

图17-1-1　头颅MRI

【解析思路】

1.临床特征：患者为中年女性，既往史及实验室检查无特殊。

2.影像学特点：①桥前池偏右侧囊性占位，边界清晰；②T₁WI呈低信号，T₂WI呈高信号，T₂-FLAIR呈絮状混杂信号，DWI呈高信号；③增强扫描未见明显强化，病灶沿右侧桥小脑角池、桥前池塑形生长（图17-1-1）。

3.定位：颅内脑外占位。

4.定性：良性肿瘤或肿瘤样病变？

【可能的诊断】

1.**蛛网膜囊肿**

支持点：位于脑外脑池，T₁WI低信号、T₂WI高信号，增强扫描无明显强化。

不支持点：DWI呈高信号，病变张力小，具有塑形、钻缝生长特征。

2.**皮样囊肿**

支持点：位于脑外脑池，塑形生长，增强扫描无明显强化。

不支持点：通常见于中线部位，由于含液态脂肪，T₁WI呈高信号，T₂WI多为略高信号，有时因囊内含有毛发团等其他成分，呈高低混杂信号，通常无弥散受限。

3.**神经鞘瘤囊变**

支持点：位于桥小脑角区。

不支持点：不规则或分叶状囊实性肿块，无塑形特征，囊变位于病灶内部，实性部分及囊壁明显强化。

4.**表皮样囊肿**

支持点：位于桥小脑角区，具塑形、钻缝生长特征，T₁WI呈低信号、T₂WI呈高信号，DWI呈高信号，增强扫描无明显强化。

不支持点：无。

【病理学诊断】

1.组织学诊断：（左侧桥小脑角区）送检灰白灰褐色碎组织一堆，镜下见角化物（图17-1-2，文后彩图17-1-2）。

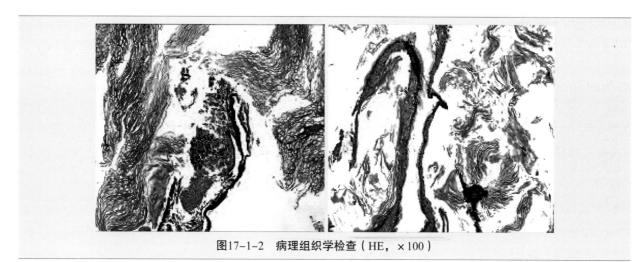

图17-1-2 病理组织学检查（HE，×100）

2.病理结果：（右侧桥小脑角区）表皮样囊肿。

【讨论】表皮样囊肿

1.概述：颅内表皮样囊肿（epidermoid cyst，EC）是先天性缓慢生长的良性病变，又称"胆脂瘤"或"珍珠瘤"；90%的病变位于脑外硬膜下，好发于桥小脑角区、基底池、鞍旁区和脑室内，其中50%以上发生在桥小脑角区，仅有少数位于脑实质内或硬膜外。

表皮样囊肿的发生为胚胎早期神经沟封闭时，神经与皮肤外胚层不完全分离，以致从神经沟内残留外胚层细胞发展而来。组织学上肿瘤呈圆形或卵圆形，外表光滑或呈分叶状、菜花状，有包膜，通常呈囊性，亦可为囊实性，肿瘤内容物主要是角化蛋白、脂肪酸、胆固醇结晶及坏死细胞碎屑。

2.临床表现：可发生于任何年龄，发病高峰约40岁，无明显性别差异。由于肿瘤生长缓慢、质地柔软且富有黏性，其占位效应轻或无，临床通常无症状；少数情况下可出现头痛、呕吐、癫痫及视力下降等非特异性表现；但肿瘤发生破裂后，其内容物进入蛛网膜下隙及脑室系统，造成急、慢性化学性脑膜炎，可阻塞导水管引起脑积水。据文献报道，即使肿瘤生长在脑脊液通路上，却很少引起梗阻性脑积水，推测原因可能与肿瘤包膜及瘤体对脑脊液具有通透性有关。

3.影像学表现：典型的表皮样囊肿表现为脑外脑池肿块，具有塑形、钻缝生长特征；T_1WI通常呈低信号、T_2WI呈高信号，少数肿瘤MRI表现不典型，T_1WI、T_2WI均呈高信号或不均匀高低混杂信号，这主要与肿瘤内容物中角化物及蛋白成分的构成比例不同有关；有学者认为在T_2-FLAIR序列上表皮样囊肿表现为絮状或混杂信号呈"污垢状"，具有一定特征性。在DWI序列上，弥散受限被认为具有重要的诊断及鉴别诊断意义，其原因是肿瘤内的鳞状细胞呈层状排列及内容物中蛋白浓度增高，使水分子具有较强的各向异性而限制了弥散运动，也有文献认为不仅有水分子弥散受限的作用，也有T_2WI穿透效应存在的因素。增强扫描肿瘤通常不强化，当合并感染时可见囊壁环形强化。

【拓展病例】

病例1　桥前池、环池、鞍上池及左外侧裂池内可见不规则塑形生长T_1WI低信号、T_2WI高信号影，T_2-FLAIR絮状等低信号，DWI呈高信号，增强后病变未见明显强化（图17-1-3）。

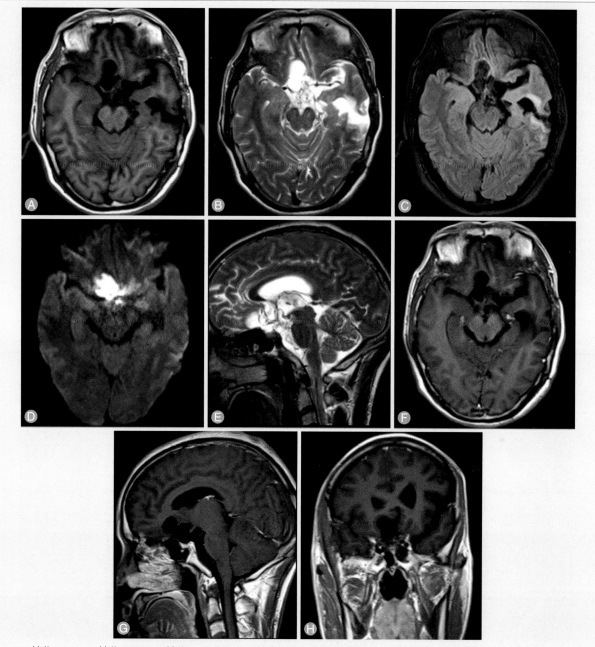

A.轴位T₁WI；B.轴位T₂WI；C.轴位T₂-FLAIR；D.轴位DWI；E.矢状位T₂WI；F.轴位T₁WI增强；G.矢状位T₁WI增强；H.冠状位T₁WI增强

图17-1-3　颅内表皮样囊肿MRI

　　病例2　患者女性，47岁，头痛1年余。病理结果：白色表皮样囊肿，右侧桥小脑角区（偏后部）见类圆形占位性病变，CT呈稍低密度影，T₁WI呈高信号，其内见小片状低信号，T₂WI呈高信号，其内见小片状稍低信号，T₂-FLAIR呈高信号，其内见小片状低信号，DWI呈高低混杂信号，增强扫描：病灶未见明显异常强化。本例T₁WI呈高信号具有特征性，称为白色表皮样囊肿，与囊内蛋白质的浓度、角化物碎屑及其皂化和钙化的程度、出血有关（图17-1-4）。

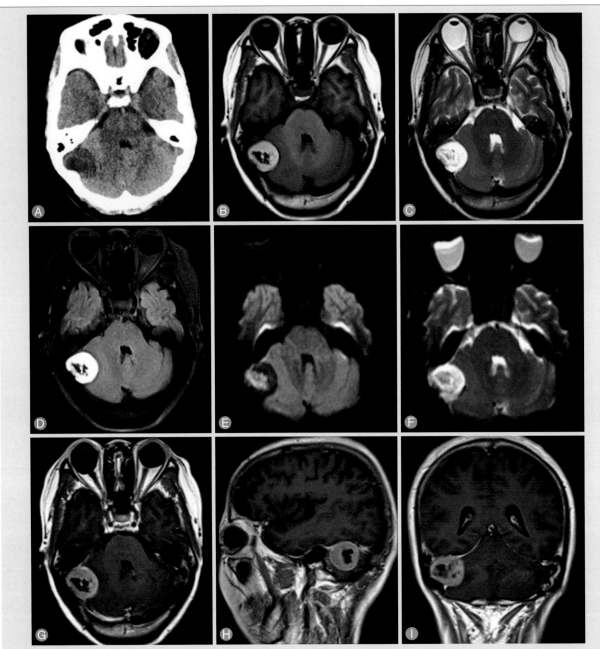

A.轴位CT平扫；B.轴位T$_1$WI；C.轴位T$_2$WI；D.轴位T$_2$-FLAIR；E、F.轴位DWI；G.轴位T$_1$WI增强；H.矢状位T$_1$WI增强；I.冠状位T$_1$WI增强

图17-1-4 颅内表皮样囊肿CT图像和MRI

【诊断要点】

1.病灶沿脑外脑池塑形、钻缝生长极具特征。

2.典型表皮样囊肿通常T$_1$WI呈低信号、T$_2$WI呈高信号，T$_2$-FLAIR表现为絮状混杂信号呈污垢状，DWI序列呈高信号，具有特征性；增强扫描后病变无明显强化，合并感染时可见囊壁环形强化。

3.如果病灶T$_1$WI呈高信号，即称为白色表皮样囊肿。

（李文文）

第二节　肠源性囊肿

【临床资料】

患者女性，32岁，头晕伴颜面不适半年。

【影像学检查】

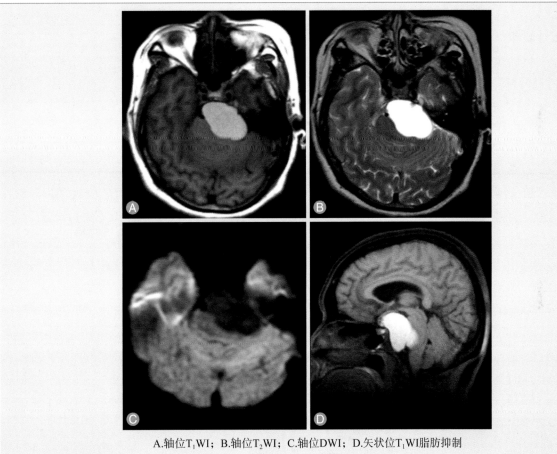

A.轴位T$_1$WI；B.轴位T$_2$WI；C.轴位DWI；D.矢状位T$_1$WI脂肪抑制
图17-2-1　头颅MRI

【解析思路】

1.临床特征：患者为青年女性，慢性病程，既往史与实验室检查无特殊。

2.影像学特点：桥前池偏右侧占位，T$_1$WI高信号，T$_2$WI高信号，DWI低信号。T$_1$WI脂肪抑制序列仍呈高信号，信号均匀。脑干及第四脑室受压变形（图17-2-1）。

3.定位：脑外。

4.定性：良性肿瘤样病变。

【可能的诊断】

1.皮样囊肿

支持点：慢性病程。位于桥前池近中线区，略呈分叶状。T$_1$WI高信号，T$_2$WI高信号。

不支持点：T$_1$WI脂肪抑制序列仍呈高信号，提示非脂肪。皮样囊肿信号多不均匀，易破裂致脑沟池形成脂滴及脑室脂液平面。

2.表皮样囊肿

支持点：慢性病程，位于桥前池区，T$_2$WI高信号，白色表皮样囊肿T$_1$WI呈高信号，与蛋白含量相关。

不支持点：表皮样囊肿易钻缝生长，平扫信号常欠均匀，DWI高信号是典型表现。

3.动脉瘤或亚急性期血肿

支持点：形态，T$_1$WI高信号信常见于亚急性期血肿。

不支持点：无急性病程，不支持出血；动脉瘤多信号不均，常见太极八卦"阴阳征"。

4.肠源性囊肿

支持点：慢性病程，好发于桥前池脑桥腹侧，T$_1$WI高信号，T$_2$WI高信号，DWI低信号，信号较均匀。

不支持点：无。

【病理学诊断】

病理结果：肠源性囊肿。

【讨论】肠源性囊肿

1.概述：肠源性囊肿又称神经管原肠囊肿、肠囊肿、内胚层囊肿等。起源于胚胎发育前3周内原始神经肠管、脊索、神经管的形成不全，好发于纵隔、腹部，中枢神经系统少见。可发生于任何年龄，临床症状无特异性。

囊壁为薄的半透明囊壁，囊肿壁上皮可为单层或复层扁平、立方、柱状上皮，上皮层与层之间夹杂着分泌黏蛋白的杯状细胞，因与消化道肠壁相似而得名。囊腔外形光滑，其囊内容物性质多样，从均质的清亮液体到较稠的液体，甚至更为浓稠得像胶样囊肿样不透明的物质。免疫组化显示表皮性膜抗原（epithelial membrane antigen，EMA）表现强阳性，这一点是病理诊断的主要依据。Wilkins和Odom根据囊肿壁的组织来源，将其分为3型：Ⅰ型，囊肿壁基底膜上为单层或假复层柱状或立方上皮（有或无绒毛），类似于胃肠上皮（约50%）、呼吸道上皮（17%）或2种上皮混合存在（33%）；Ⅱ型，类似于Ⅰ型加上如下组织，即黏液腺、平滑肌、脂肪、软骨、骨、弹力纤维等；Ⅲ型，类似于Ⅰ型加上室管膜或胶质组织作为固有成分，而不是仅仅包围囊肿。

2.影像学表现：颅内好发于脑干腹侧、桥延交界前方，位于中线或偏中线，少数可位于枕骨大孔、第四脑室、鞍区等。病灶多呈分叶状或欠规则，尤其是较大者，较小者多呈类圆形。边界清晰，无瘤周水肿，可包绕或推挤周围组织。因含有不等量蛋白或出血，所以信号表现多样。蛋白含量<10 000 mg/dL时，呈脑脊液样信号；当蛋白含量为10 000~17 000 mg/dL时，T$_1$WI、T$_2$WI均为高信号（T$_1$WI脂肪抑制序列无变化，证实不是脂肪）；蛋白含量>17 000 mg/dL时，T$_1$WI为高信号、T$_2$WI为低信号。信号多较均匀，少数信号不均，如拓展病例1（图17-2-2）病灶上部3/4 T$_1$WI呈等信号（白箭头），下部为高信号（短箭头），但两部分信号各自较均匀。另有少数病例信号可混杂不均，如拓展病例2（图17-2-3）。DWI多呈低信号，少数呈等信号，可能与其蛋白含量较高或其他成分致囊内黏稠相关。增强扫描无强化。

椎管内好发于颈、胸段中线，多位于脊髓腹侧，形态多规则，呈圆形或类圆形，边界清晰。病变不同程度推挤脊髓，可明显挤入脊髓腹侧，称"脊髓嵌入征"，是较特异的征象。T$_1$WI多呈低或稍低信号，T$_2$WI呈高信号，呈脑脊液样信号概率远较颅内高。少数T$_1$WI呈等或高、T$_2$WI高或等信号。信号多较均匀，增强扫描无强化，可合并脊柱畸形。

【拓展病例】

病例1　病灶位于延前池，类椭圆形。矢状位T₁WI上部约3/4呈均匀等信号，下部约1/4呈均匀高信号，两部分信号各自较均匀，增强扫描未见强化（图17-2-2）。

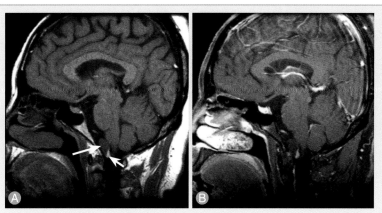

A.矢状位T₁WI上部3/4呈等信号（箭头），下部1/4呈高信号（短箭头）；B.矢状位T₁WI增强
图17-2-2　肠源性囊肿MRI

病例2　患者女性，25岁，1年前无明显诱因头痛，渐加重（图17-2-3）。
病灶位于桥前池、桥小脑角池，部分突向左侧海绵窦区，呈分叶状。

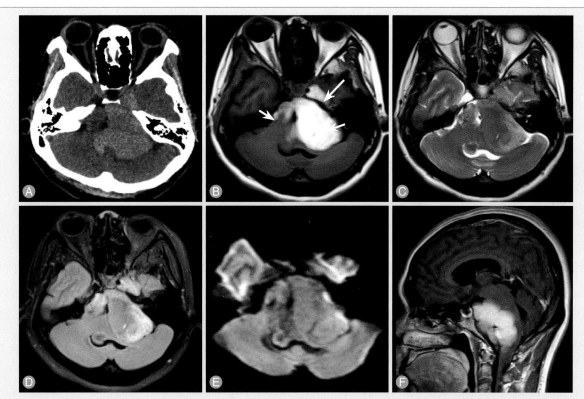

A.轴位CT平扫，稍高密度；B.轴位T₁WI，高信号为主（短箭头），部分呈等信号，局部突向左侧海绵窦（箭头）；
C、D.轴位T₂WI、轴位T₂-FLAIR，呈高低混杂信号；E.轴位DWI，呈等低信号；F.增强扫描未见强化
图17-2-3　肠源性囊肿CT图像和MRI

病例3 病灶位于T$_{5\sim6}$水平硬膜下脊髓腹侧，类圆形。T$_1$WI呈均匀稍低信号；T$_2$WI呈均匀高信号，可见"脊髓嵌入征"（图17-2-4）。

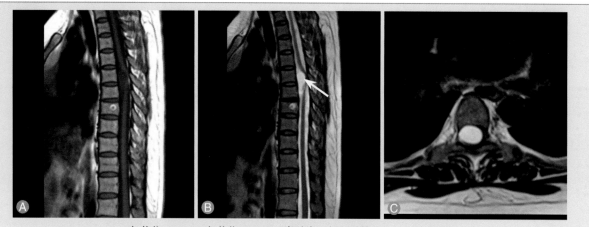

A.矢状位T$_1$WI；B.矢状位T$_2$WI，"脊髓嵌入征"（箭头）；C.轴位T$_2$WI
图17-2-4 胸椎管肠源性囊肿MRI

【典型征象】

1.颅内好发于脑干腹侧、桥延交界前方，位于中线或偏中线。

2.信号表现多样，可呈脑脊液样信号；T$_1$WI为等或高信号较有特点。

3.椎管内好发于颈、胸段中线，可见"脊髓嵌入征"（图17-2-5）。

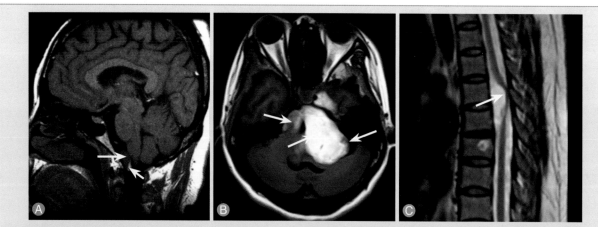

A.矢状位T$_1$WI，囊肿位于中线或偏中线（箭头）；B.轴位T$_1$WI，信号多样（箭头）；C.矢状位T$_2$WI，"脊髓嵌入征"
图17-2-5 肠源性囊肿MRI

【诊断要点】

1.颅内好发于脑干腹侧、桥延交界前方，位于中线或偏中线。多呈分叶状或欠规则，较小者多呈类圆形，边界清晰。信号表现多样，可呈脑脊液样信号；也可为T$_1$WI稍低、等或高信号（与蛋白含量相关，T$_1$WI脂肪抑制序列可鉴别脂肪与蛋白），T$_2$WI等或低信号。信号多较均匀，少数信号不均。DWI多呈低信号，增强扫描无强化。

2.椎管内好发于颈、胸段中线，多位于脊髓腹侧，呈类圆形，边界清晰。挤入脊髓腹侧，称"脊髓嵌入征"，呈脑脊液样信号概率远较颅内高。少数呈T_1WI等或高、T_2WI高或等信号。信号多均匀，增强扫描无强化，可合并脊柱畸形。

（白玉贞）

第三节　脉络丛黄色肉芽肿

【临床资料】

患者女性，56岁，体检发现脑室占位。

【影像学检查】

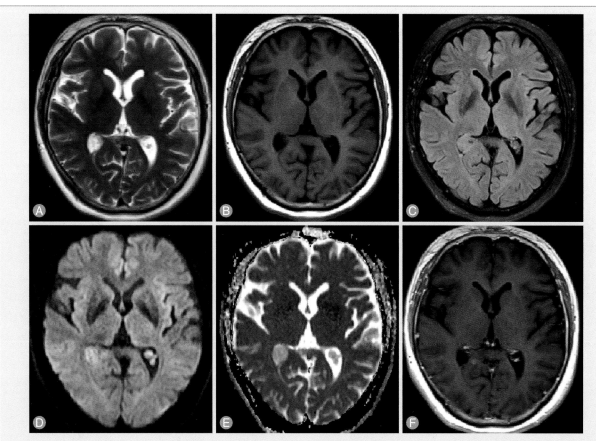

A.轴位T_2WI；B.轴位T_1WI；C.轴位T_2-FLAIR；D.轴位DWI；E.轴位ADC；F.轴位T_1WI增强

图17-3-1　头颅MRI

【解析思路】

1.影像学特点：双侧脑室三角区呈结节状T_1WI低信号、T_2WI高信号灶，T_2-FLAIR稍高信号，DWI稍高信号，ADC等高信号，增强扫描可见与正常脉络丛一致类环形强化，囊性部分无强化（图17-3-1）。

2.定位：侧脑室脉络丛球。

3.定性：良性病变，脉络丛黄色肉芽肿？

【可能的诊断】

1.脉络丛乳头状瘤

支持点：病变位置符合。

不支持点：多见于儿童，双侧罕见，典型呈颗粒感，常伴脑积水，明显强化，本例不符合。

2.脑膜瘤

支持点：发病年龄及病变位置符合。

不支持点：多为单侧，T_2WI呈等信号，增强扫描明显强化，本例不符合。

3.转移瘤

支持点：年龄符合。

不支持点：脑室内少见，一般有原发肿瘤病史，多呈中等或明显强化。

4.脉络丛黄色肉芽肿

支持点：无临床症状，部位符合，T_1WI呈低信号、T_2WI呈高信号、DWI呈高信号，与脉络丛一致呈类环形强化。

不支持点：无。

【病理学诊断】

病理结果：脉络丛黄色肉芽肿。

【讨论】脉络丛黄色肉芽肿

1.概述：颅内黄色肉芽肿最常见于侧脑室脉络丛，为特发性，一般无明显临床症状；发生于第三脑室及第四脑室脉络丛少见，但常引发临床症状。

2.病理组织学：肉眼观病变为黄色结节，质硬，有包膜。镜下由充满脂肪的皂泡细胞、淋巴细胞、异型多核巨细胞、纤维母细胞、慢性炎症细胞有关的组织细胞组成，可见小血管及含铁血黄素沉积。偶可见胆固醇结晶及局灶性坏死。中枢神经系统一般没有组织细胞，因此黄色肉芽肿的病因及发病机制尚有争论。

3.影像学表现：病变为结节样，边界清晰，多位于侧脑室三角区，常为双侧；有症状者多在1 cm以上，大者可达10 cm。CT平扫呈低密度，血管增生及钙化较多时可呈等密度或高密度。MRI显示T_1WI低信号或等信号，T_2WI多高信号，T_2-FLAIR及DWI高或稍高信号，钙化较多时T_2WI呈低信号。因成分不同，强化方式可多种多样。

【经典影像】

双侧脑室三角区对称病灶，CT显示双侧脑室三角区对称钙化为主结节灶，DWI呈高信号（图17-3-2）。

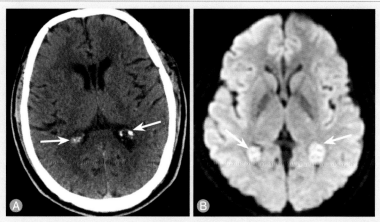

A.轴位CT平扫，钙化（箭头）；B.轴位DWI，高信号（箭头）

图17-3-2　脉络丛黄色肉芽肿CT图像和MRI

【诊断要点】

1.双侧侧脑室三角区脉络丛球。

2.T$_1$WI多呈低信号，T$_2$WI多呈高信号，DWI多呈高信号，影像上可提示黄色肉芽肿。

3.单发且不典型的脉络丛黄色肉芽肿影像报告需提示增强或随诊与脑膜瘤、室管膜瘤、脉络丛乳头状瘤等鉴别。

（常志强）

第18章
部分少见及罕见病例展示

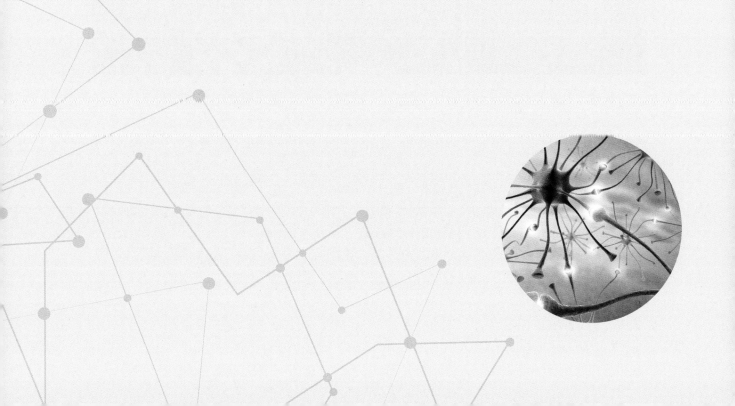

第一节 左侧内听道迷芽瘤

患者女性，11岁，自幼（3岁）视物重影伴左耳听力下降，左侧桥小脑区病变术后2年复查。

影像学表现：左侧桥小脑区病变术后2年复查（部分切除），病变沿听神经走向方向生长，T_1WI 与皮质呈等信号（图18-1-1A箭头）；T_2WI、T_2-FLAIR、DWI呈低信号（图18-1-1B~图18-1-1D箭头）；增强扫描明显强化（图18-1-1E、图18-1-1F箭头），脑桥、桥臂受压水肿，左侧乳突渗出改变（图18-1-1）。

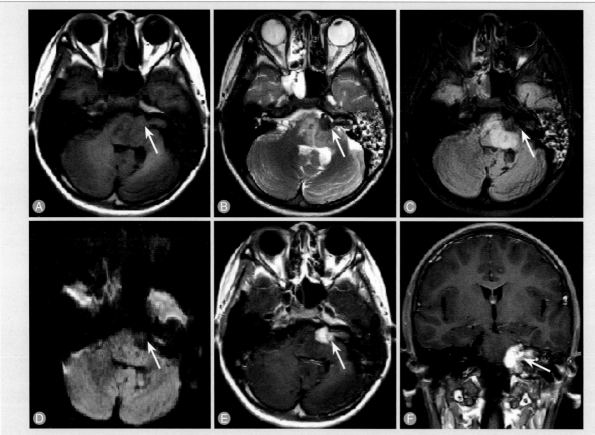

A.轴位T_1WI；B.轴位T_2WI；C.轴位T_2-FLAIR；D.轴位DWI；E.轴位T_1WI增强；F.冠状位T_1WI增强

图18-1-1 头颅MRI

病理结果：骨骼肌组织及少许神经纤维组织，结合临床症状和影像学资料考虑为第Ⅷ对脑神经神经肌肉迷芽瘤。

简述：神经肌肉迷芽瘤又称良性蝾螈瘤，是一种临床少见病，由正常胚胎组织异位生长所致，多累及外周神经如坐骨神经、臂丛神经等。多为小儿发病，临床表现为受累神经感觉或运动功能缺陷。累及脑神经的神经肌肉迷芽瘤更为少见，前庭蜗神经最常受累，其次为动眼神经。

鉴别诊断：神经鞘瘤（好发部位），Rosai-Dorfman病（T_2WI、T_2-FLAIR、DWI呈低信号）。

（郑学军）

第二节 左顶部软骨瘤

患者女性，45岁，高血压病史1年，头痛、头晕1月余。

影像学表现：病灶内T₂WI小囊状高信号（图18-2-1B箭头，提示含黏液基质），CT显示迂曲条状环状钙化（图18-2-1E箭头，软骨类肿瘤较特征性表现），边缘局部条状强化（图18-2-1F箭头），病灶内细线状轻微强化（图18 2 1）。

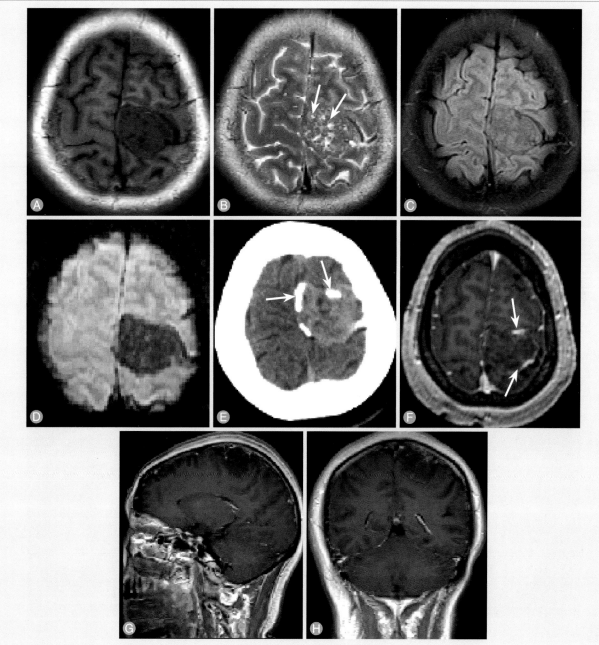

A.轴位T₁WI；B.轴位T₂WI；C.轴位T₂-FLAIR；D.轴位DWI；E.轴位CT平扫；F.轴位T₁WI增强；G.矢状位T₁WI增强；
H.冠状位T₁WI增强

图18-2-1 头颅MRI和CT图像

病理结果：软骨瘤。

鉴别诊断：脑膜瘤（无"脑膜尾征"，轻微局限强化不支持）。

简述：骨软骨瘤是常见的良性骨肿瘤，可发生于任何年龄和任何骨骼，最常发生的部位为长管状骨干骺端、肩胛骨和髂骨，发生于颅骨内板罕见。颅底软骨肉瘤多起源于胚胎残余的软骨细胞，少数也可继发于放疗后或其他良性病变如骨软骨瘤基础上的恶变，好发于颅底骨缝连接处的软骨。

（郑学军）

第三节　高度囊变的过渡型脑膜瘤

患者女性，73岁，视物不清半年。

影像学表现：左侧小脑幕上下区囊实性病灶，囊性为主，实性部分T$_2$WI呈等/低信号（图18-3-1C，图18-3-1F箭头），DWI呈信号稍高（图18-3-1E箭头），增强扫描实性部分呈结节状、环形强化，外缘环形薄壁强化（图18-3-1G箭头），小脑幕增厚并强化（图18-3-1H箭头）（图18-3-1）。

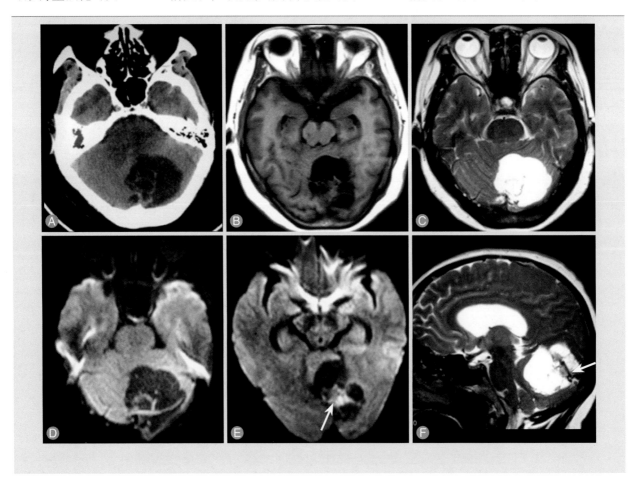

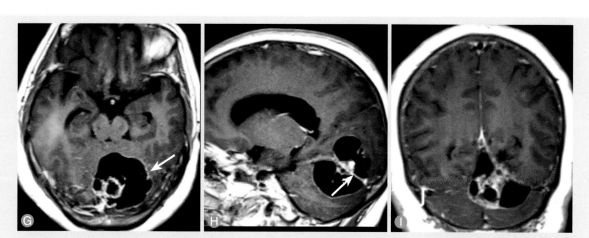

A.轴位CT平扫；B.轴位T₁WI；C.轴位T₂WI；D、E.轴位DWI；F.矢状位T₂WI；G.轴位T₁WI增强；H.矢状位T₁WI增强；I.冠状位T₁WI增强

图18-3-1　头颅CT图像和MRI

病理结果：过渡型脑膜瘤。

简述：文献报道囊性脑膜瘤发病率低，而实际工作中并不少见，但以囊性为主的病例不多，本病例DWI呈高信号，有助于和组织学具有"双相"特征的毛细胞型星形细胞瘤及神经鞘瘤相鉴别。

关于瘤内囊的形成原因，目前认为主要是由于肿瘤的退变及瘤内微血管变性、坏死，造成瘤内小动脉破溃出血和组织急性坏死，坏死灶融合成囊，坏死组织液化和瘤内出血形成囊液，亦有的是肿瘤细胞本身具有分泌功能而形成。小囊变性融合、瘤细胞分泌性质改变、白质水肿及灌注损伤所致的脱髓鞘及血管内皮细胞间隙的液体漏出也可能是囊形成的原因。

（郑学军）

第四节　左侧颞部神经鞘瘤

患者女性，48岁，4个月前无明显诱因头痛，偶有抽搐，无发热病史，神志清。

影像学表现：左侧颞区囊性为主占位病变，T$_2$WI表现符合病理"A、B区双相"征象（细胞高密度的Antoni A区，细胞低密度的疏松Antoni B区），邻近小脑幕增厚并强化，短"脑膜尾征"，易诊为囊性脑膜瘤（图18-4-1）。

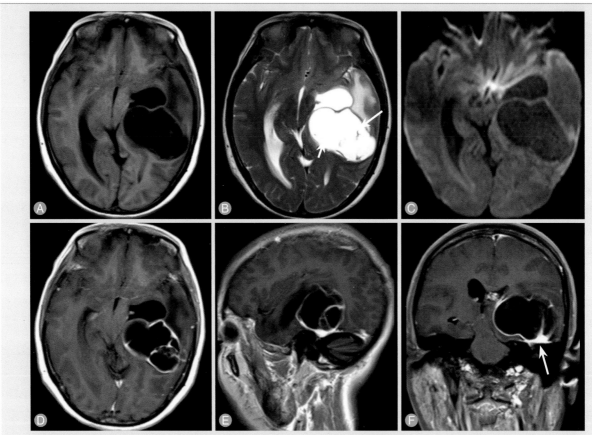

A.轴位T$_1$WI；B.轴位T$_2$WI，Antoni A区（箭头），Antoni B区（短箭头）；C.轴位DWI；D.轴位T$_1$WI增强；E.矢状位T$_1$WI增强；F.冠状位T$_1$WI增强，邻近小脑幕增厚并强化

图18-4-1　头颅MRI

病理结果：本院及上级医院会诊均为神经鞘瘤，部分细胞生长活跃。

简述：神经鞘瘤是常见的外周神经系统良性肿瘤，听神经及三叉神经多见，脑实质内罕见。

（郑学军）

第五节 左侧额叶脑膜血管瘤病

患者男性，42岁，间歇性头痛伴晕厥3年余。

影像学表现：左侧额叶眶回结节，CT呈等密度，T_1WI呈低信号，T_2WI呈周缘高信号，中心低信号（图18-5-1C箭头），增强扫描半环形强化（图18-5-1E箭头）（图18-5-1）。

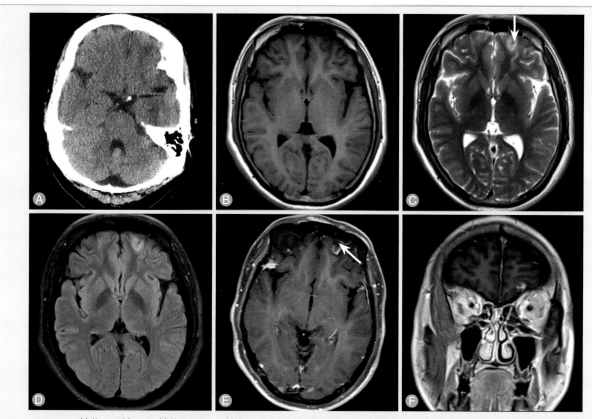

A.轴位CT平扫；B.轴位T_1WI；C.轴位T_2WI；D.轴位T_2-FLAIR；E.轴位T_1WI增强；F.冠状位T_1WI增强

图18-5-1 头颅CT图像和MRI

病理结果：（左额底）脑组织中见增生血管及梭形细胞呈瘤样增生，细胞异型不明显，考虑为脑膜血管瘤病。免疫组化：EMA+PR（-），ER（-），GFAP（+），CD34（+），BCL-2（+），P53（弱+），Ki-67阳性率5%。

简述：脑膜血管瘤病（meningioangiomatosis，MA）是一种罕见的疾病，以脑皮质内小血管、脑膜瘤细胞及成纤维细胞增生为特征，病灶单发或多发，可能与II型神经纤维瘤病（neurofibromatosis typeII，NF2）相关。临床上常分为NF2突变型和散发型，前者常无临床症状，散发型常发生于青年或儿童，常为单发病灶，NF2基因无突变，临床常表现为顽固性癫痫发作，偶有头痛或局灶性神经功能受损。

影像学表现：脑膜血管瘤病的影像学表现无特异性，头颅CT通常表现为低密度肿块，伴有不同程度钙化；MRI表现为皮质下T_1WI等或低信号，T_2WI等或高信号的肿块，可有瘤周水肿和占位效应。病灶可表现为无强化或轻度强化，甚至明显强化。

（王象萍）

第六节 脑实质上皮样血管内皮瘤

患者男性，16岁，左眼视力下降2月余。

影像学表现：左侧枕顶叶不规则囊实性肿块，实性肿块T$_1$WI呈低信号，T$_2$WI及T$_2$-FLAIR呈稍高信号，DWI呈不均匀高低混杂信号，ADC图呈不均匀高信号，增强实性部分呈"蜂窝状"明显不均匀强化，邻近脑膜、颅骨无异常（图18-6-1）。

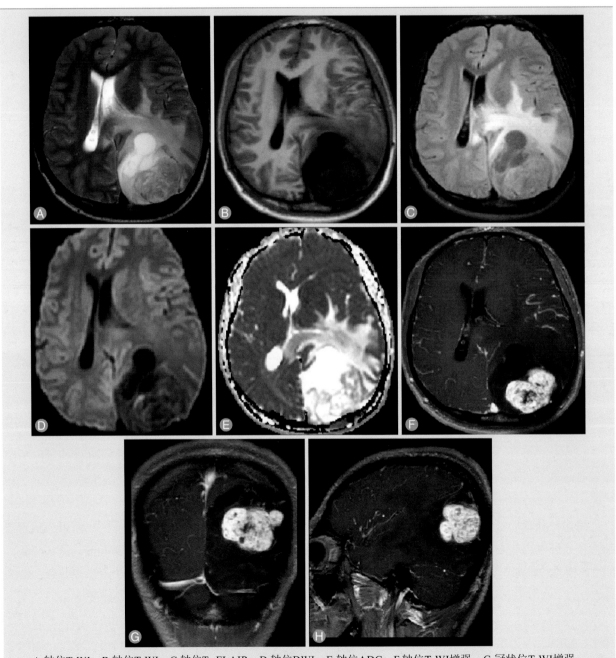

A.轴位T$_2$WI；B.轴位T$_1$WI；C.轴位T$_2$-FLAIR；D.轴位DWI；E.轴位ADC；F.轴位T$_1$WI增强；G.冠状位T$_1$WI增强；H.矢状位T$_1$WI增强

图18-6-1 头颅MRI

病理结果：遂于全身麻醉下行幕上肿瘤开颅切除术，术中于脑表面可见病变呈灰红色，质地硬韧，血运丰富。不整形组织一块，体积6.5 cm×4.5 cm×3.4 cm，表面大部分粗糙，切面见一边界尚清结节样肿物，体积4.2 cm×3.5 cm×3 cm，切面灰白及淡褐色相间，实性，部分质韧，部分质软，略呈半透明样，周边见少许脑组织，（左侧枕顶叶占位）符合上皮样血管内皮瘤。免疫组化：Ki-67阳性率10%，Vimentin（＋），CK-pan（－）。S-100（－），CD34（－），CD31（＋），GFAP（－），Oligo-2（－），NeuN（－），CD68（－），Fli-1（＋），FR（－），EMA（－），STAT6（±）。

简述：脑实质上皮样血管内皮瘤，颅底、硬脑膜或脑实质内罕见，具有潜在的侵袭性生物学行为，症状与体征多与占位效应相关，20岁以下多见。影像表现多样，T_1WI多呈等或低信号，T_2WI呈高信号、等或低信号，瘤体内或周围可以出现血管流空影，增强扫描呈不均匀明显强化，可有血管源性水肿。手术完全切除是最好方法，对于有恶性倾向的肿瘤残余推荐术后放疗并密切随访。

鉴别诊断：本病需与脑膜瘤、转移瘤、血管母细胞瘤、血管外皮瘤等相鉴别。

（王象萍）

—— 参考文献 ——

[1] LOUIS D N，WESSELING P，PAULUS W，et al. clMPACT-NOW update 1：Not Otherwise Specified（NOS）and Not Elsewhere Classified（NEC）[J]. Acta Neuropathd. 2018，135（3）：481-484.

[2] LOUIS D N，PERRY A，REIFENBERGER G，et al. The 2016 World Health Organization classification of tumors of the central nervous system：a summary[J]. Acta Neuro PA thol，2016，131（6）：803-820.

[3] KLAWINSKI D，INDELICATO D J，HOSSAIN J，et al. Surveillance imaging in pediatric ependymoma[J]. Pediatr Blood Cancer，2020，67（11）：e28622. https://doi.org/10.1002/pbc.28622.

[4] SEO S W，KANG H J，LEE M S，et al. A case of recurrent supratentorial extraventricular anaplastic ependymoma in adult[J]. Brain Tumor Res Treat，2019，7（1）：44-47.

[5] GONZALEZ-QUARANTE L H，CARBALLAL C F，AGARWAL V，et al. Angiocentric glioma in an elderly patient：case report and review of the literature[J]. World Neurosurgery，2017，97：755. e5-755. e10. https://doi.org/10.1016/j.wneu.2016.10.034.

[6] HARMSEN H，MOBLEY B C，DAVIS L T. Angiocentric glioma mimicking encephaloma Lacia[J]. Radiol Case Reports，2019，14（6）：700-703.

[7] 黄成燕，王显龙，朱建彬，等. 血管中心性胶质瘤的影像学表现[J]. 中华放射学杂志，2019，53（9）：775-777.

[8] SHI Y Z，CHEN M Z，HUANG W，et al. Atypical choroid plexus papilloma：clinico pathological and neuroradiological features[J]. Acta Radiol. 2017，58（8）：983-990.

[9] CREA A，BIANCO A，COSSANDI C，et al. Choroid plexus carcinoma in adults：literature review and first report of a location into the third ventricle[J]. World Neurosurg. 2020，133：302-307.

[10] LIN H，LENG X，QIN C H，et al. Choroid plexus tumours on MRI：similarities and distinctions in different grades[J]. Cancer Imaging. 2019，19（1）：17.

[11] KIM T，PARK M R，HONG E K，et al. Choroid plexus carcinoma in adults：two case reports[J]. Brain Tumor Res Treat，2019，7（1）：48-52.

[12] ZHOU W J L，JIA W，WANG X，et al. Clinical features and prognostic risk factors of choroid plexus tumors in children[J]. Chinese Medical Journal，2018，131（24）：2938-2946.

[13] 张旭妃，朱明旺，杜铁桥，等. 胚胎发育不良性神经上皮瘤的 MRI 分型及影像表现[J]. 中华放射学杂志，2019，53（5）：341-344.

[14] 程健，雷町，张恒. 胚胎发育不良性神经上皮肿瘤恶变 1 例报告[J]. 临床神经外科杂志，2016，13（5）：376-377.

[15] ISLER C，ERTURK C O，UGURLAR D，et al. Dysembryoplastic neuroepithelial tumours：clinical，radiological，pathological features and outcome[J]. Br J Neurosurg，2018，32（4）：436-441.

[16] PRASAD G L，KUMAR R，KURWALE N，et al. Intraventricular gangliogliomas：a review[J]. World Neurosurg，2016，87：39-44.

[17] HO C Y，GENER M，BONNIN J，et al. Diffusion，perfusion，and histopathologic characteristics of desmoplastic infantile ganglioglioma[J]. J Radiol Case Rep，2016，10（7）：1–13.

[18] 苏昌亮，李丽，陈小伟，等.2016 年 WHO 中枢神经系统肿瘤分类总结 [J]. 放射学实践，2016，31（7）：570–579.

[19] SAMKARI A，ALZAHRANI F，ALMEHDAR A，et al. Desmoplastic infantile astrocytoma and ganglioglioma：case report and review of the literature[J]. Clin Neuropathol，2017，36（1）：31–40.

[20] YADAV N，RAO S，SAINI J，et al. Papillary glioneuronal tumors：a radiopathologic correlation[J]. European Journal of Radiology，2017，97：44–52.

[21] 朱建彬，于昊，王显龙，等.乳头状胶质神经元肿瘤的 CT、MRI 表现及病理分析 [J]. 临床放射学杂志，2018，37（4）：568–572.

[22] DOXTADER E E，STURGIS D C，Cytopathologic features of papillary glioneuronal tumor[J]. Diagn Cytopathol，2018.46（3）：284–286.

[23] 李海南，王好为，余力，等.弥漫性软脑膜胶质神经元肿瘤的临床、病理学特征 [J]. 临床神经外科杂志，2020，17（2）：200–204.

[24] 邓达标，郭珺，李海南，等.弥漫软脑膜胶质神经元肿瘤一例 [J]. 中华放射学杂志，2019，53（2）：145–146.

[25] 蔡珊珊，刘雪咏，陈余朋，等.弥漫性软脑膜胶质神经元肿瘤一例 [J]. 中华病理学杂志，2019，48（3）：253–255.

[26] APPAY R，PAGES M，COLIN C，et al. Diffuse leptomeningeal glioneuronal tumor：a double misnomer? a report of two cases[J]. Acta Neuropathol Commun，2020，8（1）：95.

[27] LAKHANI D A，MANKAD K，CHHABDA S，et al. Diffuse leptomeningeal glioneuronal tumor of childhood[J]. AJNR Am J Neuroradiol，2020，41（11）：2155–2159.

[28] LI X D，GUO L J，SHENG S，et al. Diagnostic value of six MRI features for central neurocytoma[J]. Eur Radiol，2018，28（10）：4306–4313.

[29] UEDA F，ABURANO H，RYU Y，et al. MR spectroscopy to distinguish between supratentorial intraventricular subependymoma and central neurocytoma[J]. Magn Reson Med Sci，2017，16（3）：223–230.

[30] CHEN C，REN C P，ZHAO R C，et al. Histogram analysis parameters ADC for distinguishing ventricular neoplasms of ependymoma，choroid plexus papilloma，and central neurocytoma[J]. Med Sci Moni，2019，25（8）：5886–5891.

[31] WANG M，ZHOU P Z，ZHANG S，et al. Clinical features，treatment，and long-term outcomes of central neurocytoma：a 20-year experience at a single center[J]. World Neurosurg，2018，109（1）：e59–e66. https://doi.org/10.1016/j.wneu.2017.09.103.

[32] XU L，OUYANG Z，WANG J，et al. A clinicopathologic study of extraventricular neurocytoma[J]. Journal of Neuro-oncology，2017，132（1）：75–82.

[33] JI Y C，HU J X，LI Y，et al. Extraventricular neurocytoma in the left temporal lobe：a case report and review of the literature[J]. Oncol Lett，2016，11（6）：3579–3582.

[34] CHEN F，JIN R，WU X，et al. Extraventricular Neurocytoma in the left frontal lobe：a case report and literature review[J]. World neurosurgery，2018，112：178–181.

[35] KHATRI D，BHAISORA K S，DAS K K，et al. Cerebellar liponeurocytoma：the dilemma of multifocality[J]. World Neurosurg，2018，156（8）：131–137.

[36] HAMZAOGLU V，OZALP H，KARATA S，et al. Clinical course of the untreated calcified big cerebellar liponeurocytom[J]. J Surg Case Rep，2018，2018（11）：316.

[37] CAI J，LI W，DU J，et al. Supratentorial intracerebral cerebellar liponeurocytoma：a case report and literature review[J]. Medicine，2018，97（2）：e9556. https://doi.org/10.1097/MD. 0000000000009556.

[38] 王宇新，高培毅. 小脑脂肪神经细胞瘤的影像特征分析及文献复习 [J]. 医学影像学杂志，2019，29（10）：1661–1664.

[39] BÖREKCI A，BEKTASOGLU P K，RAMAZANOGLU A F，et al. Central liponeurocytoma as a clinical entity[J]. Neurol Neurochir Pol，2018，52（6）：670–676.

[40] 李海玲，张磊，刘卫金，等. 松果体区肿瘤的 CT 和 MRI 诊断与鉴别诊断研究 [J]. 中国医学装备，2020，17（3）：45–49.

[41] 张静，郑君惠，黄飚. 松果体区实性肿瘤影像诊断分析 [J]. 放射学实践，2019，34（3）：270–276.

[42] 陈文. 松果体区肿瘤的临床、影像与病理对照研究 [D]. 广州：南方医科大学，2018.

[43] 李锐，娄昕，马林. 颅内生殖细胞瘤的影像学诊断 [J]. 中华放射学杂志，2020，54（1）：82–86.

[44] 梅鑫，李玉华，刘明，等. 儿童松果体区肿瘤的临床及影像学特征 [J]. 放射学实践，2017，32（6）：608–614.

[45] 张雨婷，李禄生，梁平，等. 不同分子亚型髓母细胞瘤的影像表现及预后分析 [J]. 临床儿科杂志，2018，38（5）：334–338.

[46] 赵赋，张晶，李春德. 髓母细胞瘤的分子生物学研究进展 [J]. 中华神经外科杂志，2018，34（12）：1287–1290.

[47] 成东亮，汪文胜，胡译心，等. 弥散加权成像、氢质子波谱成像及二维动脉自旋标比灌注成像在髓母细胞瘤诊断中的价值 [J]. 南方医科大学学报，2017，37（1）：79–83.

[48] 初迎幸，卞冰阳. MRI 特征在预测髓母细胞瘤分子亚型的应用价值 [J]. 影像研究与医学应用，2020，4（8）：212–214.

[49] KEIL V C，WARMUTH-METZ M，REH C，et al. Imaging biomarkers for adult medulloblastomas：genetic entities may be identified by their MR imaging radiophenotype[J]. Ajnr American Journal of Neuroradiology，2017，38（10）：1892–1898.

[50] DAWSON L D，MURTAGH R，GONZALEZ-GOMEZ I，et al. Imaging characteristics，pathologic features，and prognoses of the molecular subgroups of medulloblastoma[J]. Neurographics，2017，7（6）：455–460.

[51] ZHAO F，LI C，ZHOU Q，et al. Distinctive localization and MRI features correlate of molecular subgroups in adult medulloblastoma[J]. Journal of Neuro Oncology，2017，135（2）：353–360.

[52] DANGOULOFF-ROS V，VARLET P，LEVY R，et al. Imaging features of medulloblastoma：Conventional imaging，diffusion-weighted imaging，perfusion-weighted imaging，and spectroscopy：

From general features to subtypes and characteristics[J]. Neurochirurgie, 2021, 67（1）: 6-13.

[53] COLAFATI G S, VOICU I P, CARDUCCI C, et al. MRI features as a helpful tool to predict the molecular subgroups of medulloblastoma: state of the art[J]. Therapeutic Advances in Neurological Disorders, 2018, 11: e175628641877537. https://doi.org/10.1177/1756286418775375.

[54] CHAN V, MARRO A, FINDLAY J M, et al. A systematic review of atypical teratoid rhabdoid tumor in adults[J]. Frontiers in Oncology, 2018, 8: 567.

[55] 李松涛, 汪文胜, 周全, 等. 中枢神经系统神经母细胞瘤的 CT、MRI 诊断（附 6 例报告）[J]. 磁共振成像, 2017, 8（1）: 33-37.

[56] 宋海荣, 柏国庆, 吴北龙, 等. 侧脑室脑膜瘤的影像表现与诊断分析 [J]. 肿瘤研究与临床, 2018, 30（4）: 274-277.

[57] FONKEM E, DAYAWANSA S, STROBERG E, et al. Neurological presentations of intravascular lymphoma（IVL）: meta-analysis of 654 patients[J]. Bmc Neurology, 2016, 16: 9.

[58] 葛海静, 岳婷, 王雷明, 等. 中枢神经系统血管内弥漫大 B 细胞淋巴瘤的临床病理学特征 [J]. 中华神经科杂志, 2019, 52（10）: 831-836.

[59] 孙萌, 章殷希, 丁美萍. 中枢神经系统血管内淋巴瘤的研究进展 [J]. 中华神经科杂志, 2017, 50（4）: 317-320.

[60] KOUJANIAN S, AL-RAWAF S, ZANG E, et al. Intravascular large B-cell lymphoma of the central nervous system, a masquerader on radiography and clinical presentation: a case report[J]. Human Pathology: Case Reports, 2020, 19: 200-297.

[61] FISCHER M, IGLSEDER S. Intravascular large B-cell lymphoma mimicking central nervous system vasculitis[J]. Journal of Clinical Case Reports, 2017, 8: 3-8.

[62] 刘靖, 金鑫, 金立民. 颅内黏膜相关淋巴组织淋巴瘤 1 例并文献复习 [J]. 中国实验诊断学, 2018, 22（9）: 1649-1651.

[63] DE LA FUENTE M I, HAGGIAGI A, MOUL A, et al. Marginal zone dural lymphoma: the Memorial Sloan Kettering Cancer Center and University of Miami experiences[J]. Leuk Lymphoma, 2017, 58（4）: 882-888.

[64] WU Y, WANG Y, SUN X, et al. Parenchymal central nervous system involvement in aggressive B-cell lymphoma: retrospective analysis of clinical and MRI features in a Chinese population[J]. BMC Neurol, 2019, 19（1）: 268.

[65] MALIKOVA H, BURGHARDTOVA M, KOUBSKA E, et al. Secondary central nervous system lymphomA. spectrum of morphological MRI appearances[J]. Neuropsychiatr Dis Treat, 2018, 14: 733-740.

[66] XING Z, KANG N, LIN Y, et al. Performance of diffusion and perfusion MRI in evaluating primary central nervous system lymphomas of different locations[J]. BMC Med Imaging, 2020, 20（1）: 62.

[67] WEN J H, WANG C, JIN Y Y, et al. Radiological and clinical findings of isolated meningeal Rosai-Dorfman disease of the central nervous system[J]. Medicine（Baltimore）, 2019, 98（19）: e15365. https://doi.org/10.1097/MD. 0000000000015365.

[68] KONG Z，WANG Y，DAI C，et al. Central nervous system germcell tumors：areview of the literature[J]. J Child Neurol，2018，33（9）：610–620.

[69] LIAN X，HOU X，YAN J，et al. Treatment outcomes of intracranial germinoma：a retrospect ive analysis of 170 patients from a single institution[J]. J Cancer Res Clin Oncol，2019，145（3）：709–715.

[70] 吕鹏，张方成. 第三脑室内混合性生殖细胞瘤 1 例 [J]. 中国临床神经外科杂志，2019，24（3）：192.

[71] 杨德菊，莫茵. 颅内不典型部位多发生殖细胞瘤 1 例影像诊断并文献回顾 [J]. 影像研究与医学应用，2020，4（15）：223–225.

[72] WAN W，YANG C，YAN W，et al. Adult-onset intradural spinal teratoma：report of 18 consecutive cases and outcomes in a single center[J]. Eur spine J，2017，26（7）：1917–1928.

[73] 何伸宝，包军胜. 吴恭瑾，等. 成人腰椎管内畸胎瘤致神经源性膀胱二例报告 [J]. 中华泌尿外科杂志，2016，37（11）：840.

[74] KIM E，KIM M，SO K，et al. Characterization and comparison of genomic profiles between primary cancer cell lines and parent atypical meningioma tumors[J]. Cancer Cell Int，2020，20：345.

[75] 周俊林，白亮彩. 中枢神经系统肿瘤影像与病理 [M]. 2 版. 北京：科学出版社. 2017：215–218.

[76] CIMINO P J，YODA R A，WIRSCHING H G. Genomic profiling of anaplastic meningioma identifics recurrent genetic alterations with relevance to lower-grade meningioma[J]. Neuropathol Appl Neurobiol，2019，45（2）：179–182.

[77] COLLORD G，TARPEY P，KURBATOVA N，et al. An integrated genomic analysis of anaplastic meningioma identifies prognostic molecular signatures[J]. Sci Rep，2018，8（1）：e13537. https://doi.org/10.1038/s41598-018-31659-0.

[78] TERADA Y，TODA H，OKUMURA R，et al. Reticular appearance on gadolinium-enhanced T_1WI-and diffusion-weighted MRI，and low apparent diffusion coefficient values in microcystic meningioma Cysts[J]. Clin Neuroradiol，2018，28（1）：109–115.

[79] THWAY K，NG W，NOUJAIM J，et al. The current status of solitary fibrous tumor：diagnostic features，variants，and genetics[J]. Int J Surg Pathol，2016，24（4）：281–292.

[80] PELLURU P K，RAJESH A，UPPIN M S. Dural-based giant cavernous hemangioma mimicking a meningioma：Lessons learnt[J]. Neurol India，2017，65（5）：1173–1176.

[81] NIELSEN S M，RHODES L，BLANCO I，et al. Von Hippel-Lindau Disease：genetics and role of genetic counseling in a multiple neoplasia syndrome[J]. J Clin Oncol，2016，34（18）：2172–2181.

[82] GUENETTE J P，TIRUMANI S H，KERALIYA A R. MRI findings in patients with leukemia and positive CSF cytology: a single-institution 5-year experience[J]. AJR Am J Roentgenol，2016，207（6）：1278–1282.

[83] OLAR A，LAPADAT R，DAVIDSON C J. Central nervous system involvement by myeloid sarcoma：a report of 12 cases and review of the literature[J]. Clin Neuropathol，2016，35（5）：314–325.

[84] 郭亚飞，程敬亮，张勇，等. 颅内卵黄囊瘤的 MRI 特征分析 [J]. 临床放射学杂志，2019，38（1）：37–40.

[85] 杜赛，关俊宏，李悦. 第四脑室卵黄囊瘤 1 例报告并文献复习 [J]. 临床神经外科杂志，2020，17（3）：339–342.

[86] 陈凡，张超超，王东东，等．右侧颞叶脑实质内钙化型神经鞘瘤一例 [J]．中华肿瘤杂志，2018，40（3）：239-240．

[87] PEARSON L，AKTURE E，WONDERLICK J，et al．Microcystic/Reticular schwannoma of the frontal lobe：an unusual occurrence[J]．Case Reports in Pathology，2017，2017：e4728585．https://doi.org/10.1155/2017/4728585．

[88] BOUALI S，MAATAR N，BOUHOUL A A，et al．Spinal epidural angiolipomas：clinical characteristics，management and outcomes[J]．Asian J Neurosurg，2016，11（4）：348-351．

[89] 王科大，苏亦兵．椎管内血管脂肪瘤临床分析 [J]．中华医学杂志，2019，99（11）：865-867．

[90] SIM K，TSUI A，PALDOR I，et al．Four cases of spinal epidural angiolipoma[J]．J Clin Neurosci，2016，25：134-139．

[91] 王波涛，刘有，陈志晔．鞍上实性颅咽管瘤一例 [J]．中国医学科学院学报，2017，39（6）：857-859．

[92] 王宇新，高培毅．颅内颗粒细胞瘤的影像特征分析 [J]．中华放射学杂志，2019，53（12）：1112-1114．

[93] 徐芳芳，戴平丰，王超．垂体颗粒细胞瘤影像学特征分析3例 [J]．临床放射学杂志，2017，36（3）：442-445．

[94] 陶磊，卢光明．垂体细胞瘤的临床及 MRI 表现 [J]．医疗卫生装备，2018，39（11）：63-65，95．

[95] 韩义明，邹先进．垂体细胞瘤1例报道 [J]．诊断病理学杂志，2017，24（2）：123-124，128．

[96] 高巍，赵莉红，王玮，等．基于 WHO 新分类的垂体腺瘤诊断及临床病理分析 [J]．首都医科大学学报，2020，41（3）：364-371．

[97] 蔡恒，刘文静，冯天达，等．垂体转移瘤的临床特点及治疗分析：2例病例报道及文献回顾 [J]．中国医科大学学报，2019，48（6）：564-567．

[98] 郑婉静，曹代荣，邢振，等．对比分析颅底软骨肉瘤与脊索瘤 CT 和 MRI 征象 [J]．中国医学影像技术，2018，34（11）：1699-1702．

[99] 段莹星，廖伟华，陈常勇，等．颅底脊索瘤的 CT 和 MRI 影像分析 [J]．中国耳鼻咽喉颅底外科杂志，2019，25（3）：246-249，256．

[100] CHERT Y，HAMILTON A M，PARKINS，et a1．MRI and histopathologic study of a novel cholesterol-fed rabbit model of xanthogranu loma[J]．J Magn Resort Imaging，2016，44（3）：673-682．

[101] LIU Y，CAO X T．Characteristics and significance of the premetastatic niche[J]．Cancer Cell，2016，30（5）：668-681．

[102] 周小鸽，张燕林，谢建兰，等．对 EB 病毒相关淋巴组织增殖性疾病的理解和认识[J]．中华病理学杂志，2016，45（12）：817-821．

[103] JAIN N，CHAUHAN U，GOEL V，et al．Lhermitte-Duclos disease：diagnosis on MRI，MR spectroscopy，ct and positron emission tomography[J]．J Clin Diagn Res，2015，9（9）：1-2．

[104] KOELLER K K，SHIH R Y．Intradural extramedullary spinal neoplasms：radiologic-pathologic correlation[J]．Radiographics，2019，39（2）：468-490．

[105] DAI L M，QIU Y，CEN B，et al．Intramedullary schwannoma of cervical spinal cord presenting inconspicuous enhancement with gadolinium[J]．World Neurosurg，2019，127（6）：418-422．

[106] YANG L，YANG J，LI G，et al．Pathophysiological responses in rat and mouse models of radiation-induced brain injury[J]．Mol Neurobiol，2017，54（2）：1022-1032．

彩 插

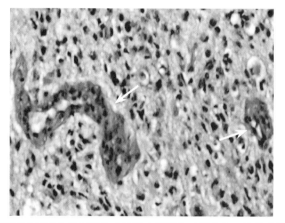

病理显示多层内皮细胞构成的微血管增生（箭头），这种血管是幼稚的，基底膜不完整

图 1-1-10　弥漫性胶质瘤病理组织学检查（HE，×200）

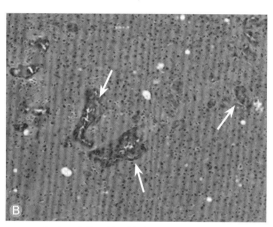

B. 病理显示明显微血管增生（箭头），无坏死

图 1-1-11　弥漫性胶质瘤（胶质母细胞瘤）MRI 和
病理组织学检查（HE，×100）

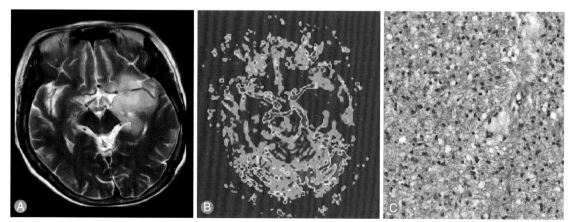

A. 轴位 T₂WI，低级别弥漫性胶质瘤；B. 轴位 PWI-CBV，呈低灌注；C. 病理显示无微血管增生，血管少，血管横截面积小

图 1-1-12　低级别弥漫性胶质瘤 MRI 和病理组织学检查（HE，×100）

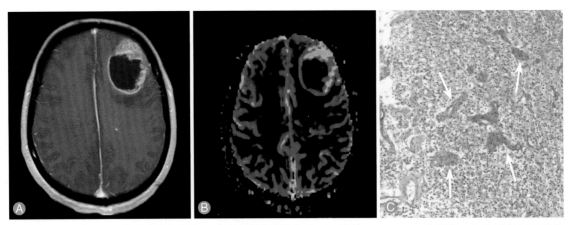

A. 轴位 T₁WI 增强，"磨玻璃样"强化，反映血管通透性升高；B. 轴位 PWI-CBV，高灌注；C. 病理显示明显微血管增生（箭头），肿瘤血管床增大，血管腔横截面积增大

图1-1-13　高级别弥漫性胶质瘤（胶质母细胞瘤）MRI和病理组织学检查（HE，×100）

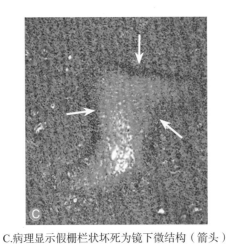

C. 病理显示假栅栏状坏死为镜下微结构（箭头）

图1-1-15　高级别弥漫性胶质瘤（胶质母细胞瘤）MRI和病理组织学检查（HE，×100）

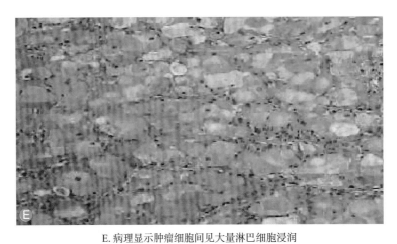

E. 病理显示肿瘤细胞间见大量淋巴细胞浸润

图1-1-20　神经节细胞胶质瘤肿瘤相关炎症MRI和病理组织学检查（HE，×200）

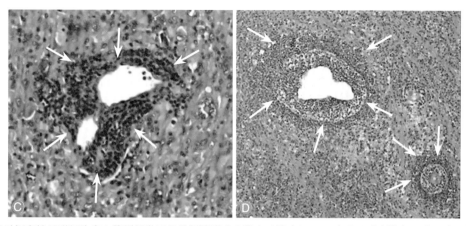

C.病理显示间变性星形细胞瘤血管周围淋巴细胞浸润形成血管套（箭头）；D.病理显示弥漫大 B 淋巴瘤血管周围淋巴细胞浸润形成血管套（箭头）

图1-1-21　间变性星形细胞瘤和弥漫大B淋巴瘤的MRI及病理组织学（HE，×200）

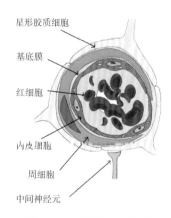

图1-1-24　正常BBB示意

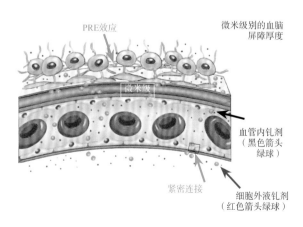

钆剂（绿球）、血管内钆剂（黑色箭头所指绿球）、细胞外液钆剂（红色箭头所指绿球）、细胞外液水质子（蓝点）、血管内水质子（红点）、微米级别的血脑屏障厚度（白色框）

图 1-1-27　组织 T₁WI 强化模式示意

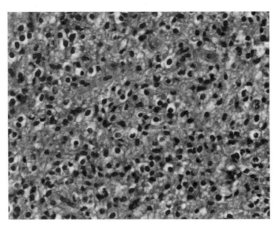

图 1-2-2　弥漫性星形细胞瘤（*IDH* 突变型）病理组织学检查（HE，×200）

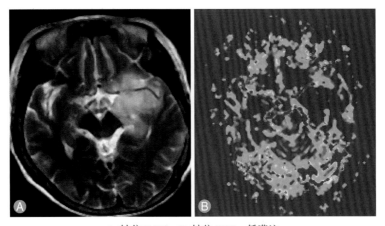

A. 轴位 T$_2$WI；B. 轴位 PWI，低灌注
图1-2-3　弥漫性星形细胞瘤（*IDH*突变型）MRI

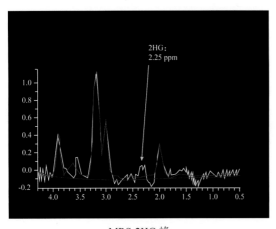

MRS-2HG 峰
图 1-2-4　弥漫性星形细胞瘤（*IDH* 突变型）MRS

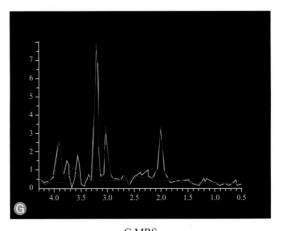

G.MRS
图1-3-1　头颅MRI

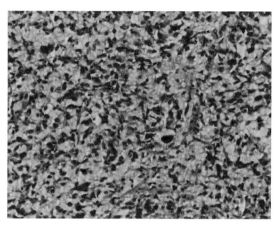

图1-3-2　间变性星形细胞瘤（*IDH*突变型）病理组织学检查（HE，×200）

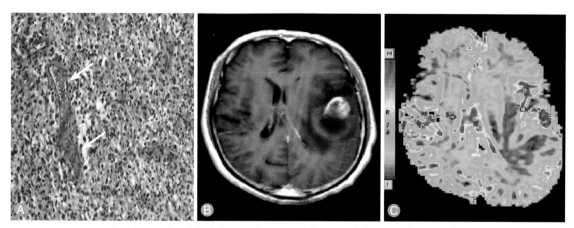

A. 血管内皮肿胀、血管扩张（箭头）；B. 轴位 T₁WI 增强；C. 轴位 PWI，高灌注

图 1-3-3　间变性星形细胞瘤（*IDH* 突变型）病理组织学检查（HE，×200）和 MRI

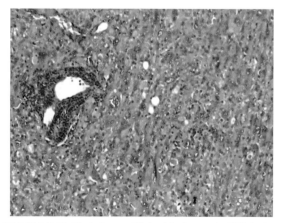

图 1-4-2　间变性星形细胞瘤（*IDH* 野生型）病理组织学检查（HE，×100）

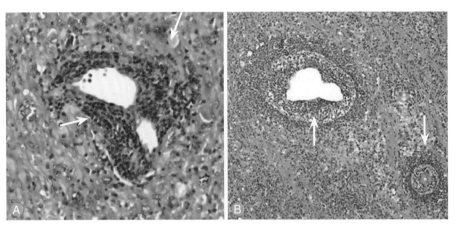

A.病理显示本例血管周围淋巴细胞套（箭头，HE，×200）；B.病理显示弥漫大B细胞淋巴瘤血管周围淋巴套（箭头，HE，×100）

图1-4-3　间变性星形细胞痛（血管周围淋巴套）病理组织学检查
（相似病理改变可能是影像模仿淋巴瘤的基础）

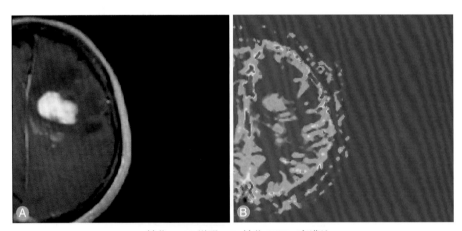

A.轴位 T₁WI 增强；B.轴位 PWI，高灌注
图1-4-4　间变性星形细胞瘤（*IDH*野生型）MRI

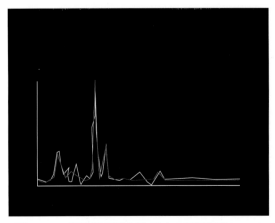

图1-4-5　间变性星形细胞瘤（*IDH*野生型）MRS

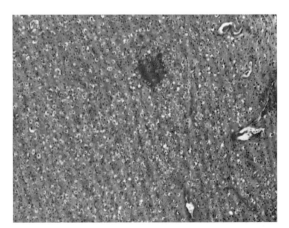

图 1-5-2　少突胶质细胞瘤病理组织学检查
（HE，×100）

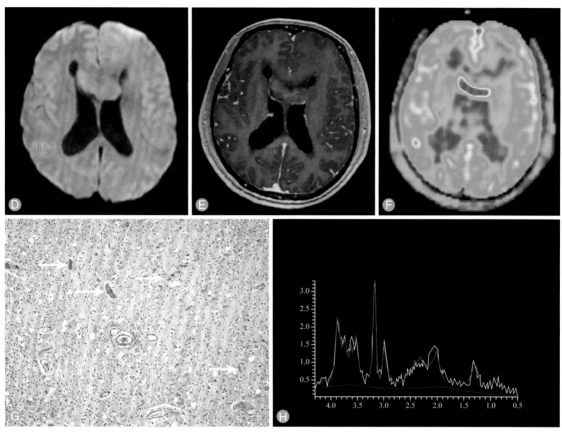

D. 轴位 DWI, 稍高信号; E. 轴位 T₁WI 增强; F. 轴位 PWI, 高灌注 DWI 稍高信号、高灌注; G. 病理显示"鸡爪样"血管(箭头); H.MRS

图1-5-3　少突胶质细胞瘤MRI和病理组织学检查（HE，×100）

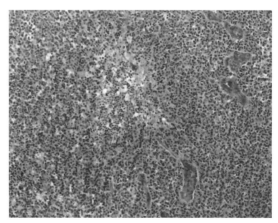

图1-6-2　间变性少突胶质细胞瘤病理组织学检查（HE，×100）

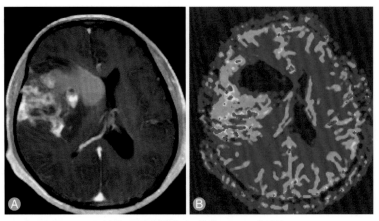

A. 轴位 T₁WI 增强；B. 轴位 PWI，高灌注

图1-6-3　间变性少突胶质细胞瘤MRI

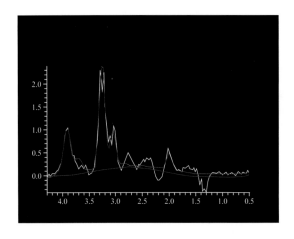

图1-6-4　间变性少突胶质细胞瘤MRS

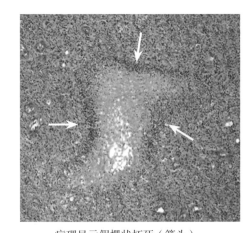

病理显示假栅状坏死（箭头）

图1-7-2　胶质母细胞瘤检查病理组织学检查
（HE，×100）

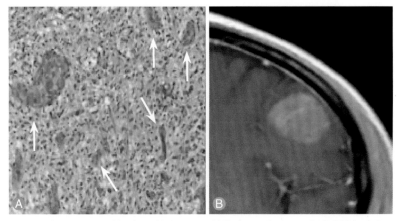

A. 病理显示微血管增生（箭头）；B. 轴位 T₁WI 增强，"磨玻璃样"强化

图1-7-3　胶质母细胞瘤病理组织学检查（HE，×200）和MRI

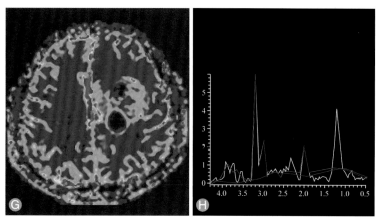

G. 轴位 PWI，高灌注；H.MRS，高 Cho/NAA 值、高耸 Lip 峰

图1-7-5 胶质母细胞瘤MRI

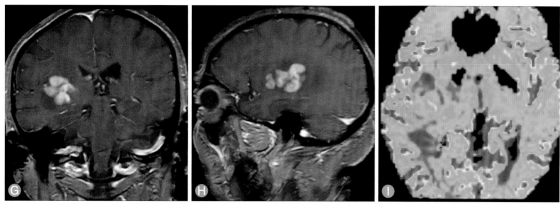

G. 冠状位 T₁WI 增强；H. 矢状位 T₁WI 增强；I. 轴位 PWI

图1-7-11 胶质母细胞瘤MRI

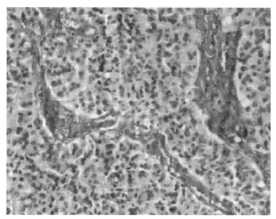

图1-8-3 上皮胶质母细胞瘤病理组织学检查
（HE，×200）

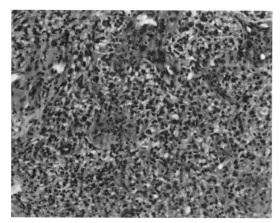

图 1-9-2 弥漫性中线胶质瘤病理组织学检查
（HE，×100）

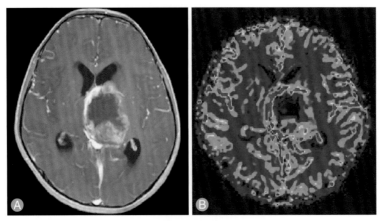

A.轴位 T₁WI 增强；B.轴位 PWI，高灌注

图1-9-3　弥漫性中线胶质瘤MRI

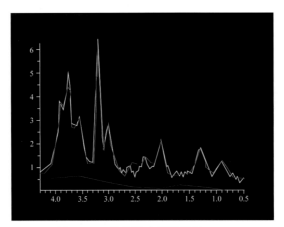

图1-9-4　弥漫性中线胶质瘤MRS

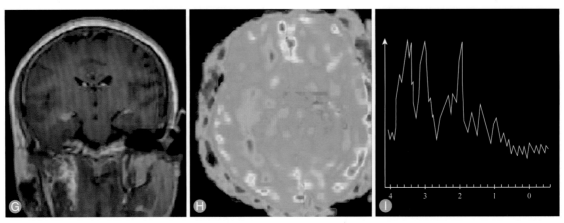

G.冠状位 T₁WI增强；H.轴位 PWI；I.MRS

图1-11-2　头颅MRI

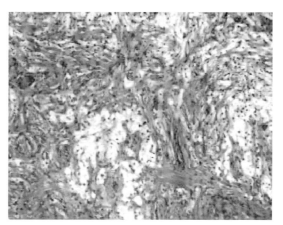

图 2-1-2　毛细胞型星形细胞瘤病理组织学检查（HE，×100）

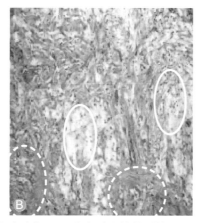

B. 病理"双相征"：虚线圈内为双极细胞致密区，双极细胞也就是所谓毛细胞，实线圈内为多极细胞疏松区。T₂WI 高信号区是以多极细胞为主的疏松区

图2-1-3　毛细胞型星形细胞瘤MRI和病理组织学检查（HE，×100）

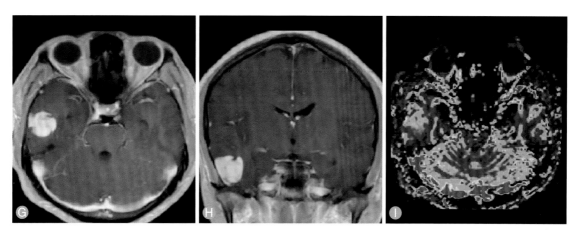

G. 轴位 T₁WI 增强；H. 冠状位 T₁WI 增强；I. 轴位 PWI

图2-2-1　头颅MRI

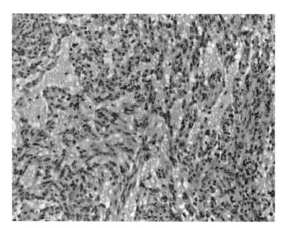

图2-2-2　多形性黄色瘤型星形细胞瘤病理组织学检查（HE，×100）

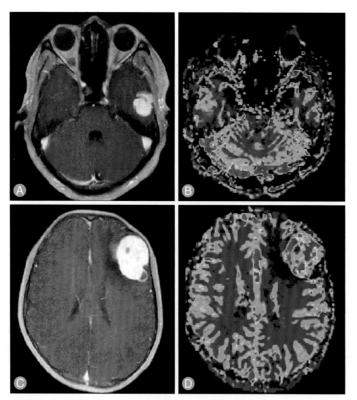

A.轴位 T_1WI 增强；B.轴位 PWI，等灌注；C.轴位 T_1WI 增强；D.轴位 PWI，高灌注（图 A、B 和图 C、D 为两个病例）

图2-2-7　多形性黄色瘤型星形细胞瘤MRI

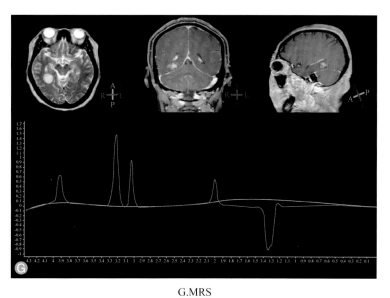

G.MRS

图3-1-2　室管膜下室管膜瘤MRI

病理显示肿瘤细胞中等 – 稍高密度，肿瘤细胞围绕在
小血管周围呈典型的血管周围菊形团结构

图3-2-2　室管膜瘤病理组织学检查（HE，×100）

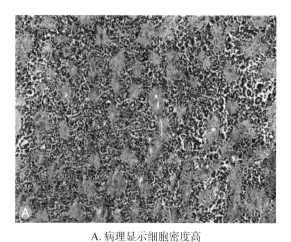

A. 病理显示细胞密度高

图3-2-3　室管膜瘤病理组织学检查（HE，×200）
和MRI

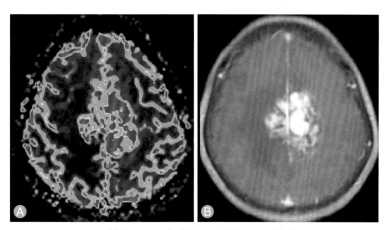

A. 轴位 PWI，高灌注；B. 轴位 T₁WI 增强

图3-2-4　室管膜瘤MRI

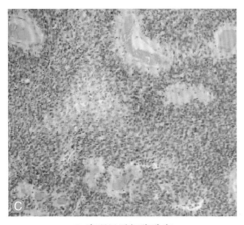

C. 病理显示细胞致密

图3-3-4　间变性室管膜瘤MRI和病理组织学检查
（HE，×100）

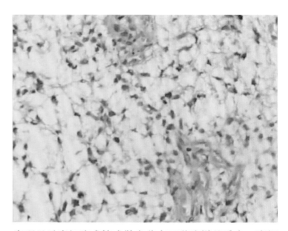

病理显示瘤细胞成簇或散在分布于黏液样基质内，瘤细
胞为椭圆形、梭形或不规则形

图4-1-2　脊索样胶质瘤病理组织学检查结果
（HE，×200）

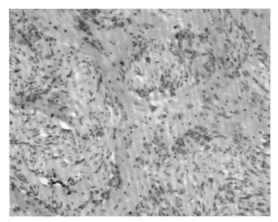

图4-2-2　血管中心性胶质瘤病理组织学检查
（HE，×100）

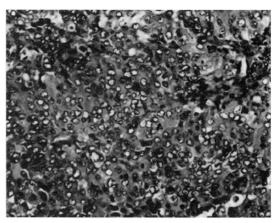

图5-2-2　脉络丛癌病理组织学检查（HE，×100）

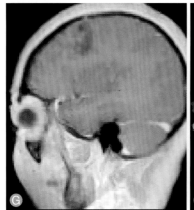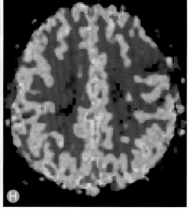

G. 矢状位 T_1WI 增强；H. 轴位 ASL
图6-2-1　头颅MRI

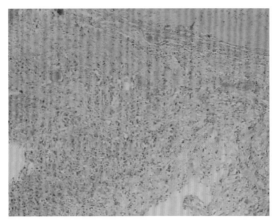

病理显示丰富的网织纤维及小血管背景下发育异常的神经元细胞增生，伴有部分胶质细胞增生

图6-3-2 神经节细胞瘤病理组织学检查（HE，×100）

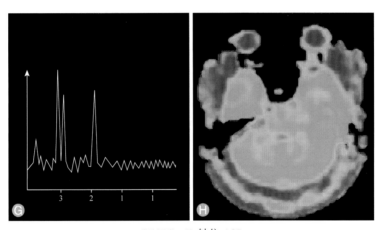

G.MRS；H. 轴位 ASL

图6-3-5 神经节细胞胶质瘤MRI

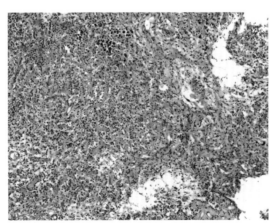

图6-6-2 乳头状胶质神经元肿瘤病理组织学检查（HE，×100）

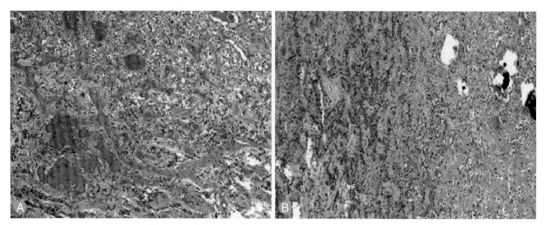

图6-7-3 菊形团形成型胶质神经元肿瘤病理组织学检查（HE，×100）

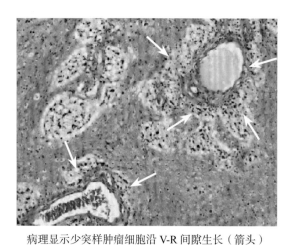

病理显示少突样肿瘤细胞沿 V-R 间隙生长（箭头）

图6-8-3 弥漫性软脑膜胶质神经元肿瘤病理组织学检查（HE，×100）

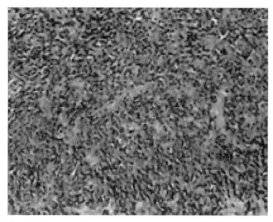

病理显示小圆形的单一细胞构成，细胞核圆形或椭圆形，一般无核分裂象，胞浆透亮，可见核周空晕，胞间可见丰富的分支毛细血管

图6-9-2 中枢神经细胞瘤病理组织学检查（HE，×100）

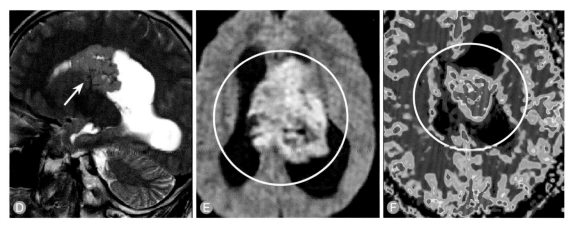

D.矢状位 T$_2$WI 增强，"流空血管征"（箭头）；E.轴位 DWI，弥散受限（白圈）；F.轴位 PWI，高灌注（白圈）

图6-9-6 中枢神经细胞瘤典型征象

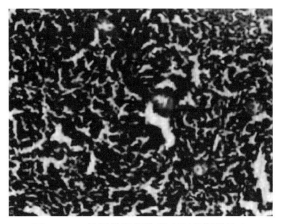

图7-2-2 松果体母细胞瘤病理组织学检查
（HE，×100）

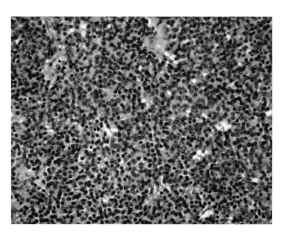

图7-3-2 病理组织学检查（HE，×200）

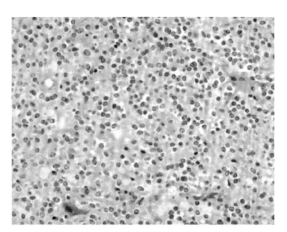

图 8-1-2 髓母细胞瘤病理组织学检查
（HE，×100）

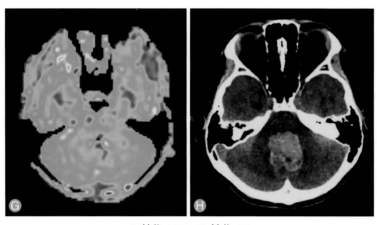

G. 轴位 ASL；H. 轴位 CT

图8-1-4 髓母细胞瘤（WNT激活型）MRI和CT图像

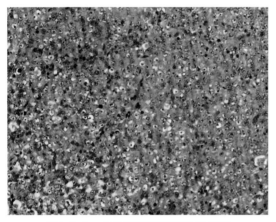

图8-2-2 非典型畸胎样/横纹肌样瘤
病理组织学检查（HE，×100）

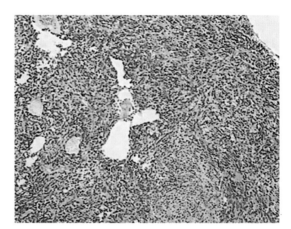

图8-3-2 听神经瘤中枢神经系统神经母细胞
瘤病理组织学检查（HE，×100）

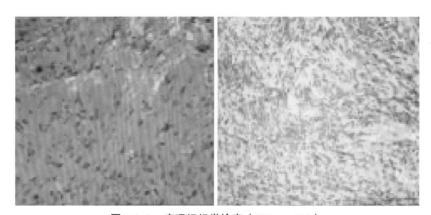

图9-1-2 病理组织学检查（HE，×100）

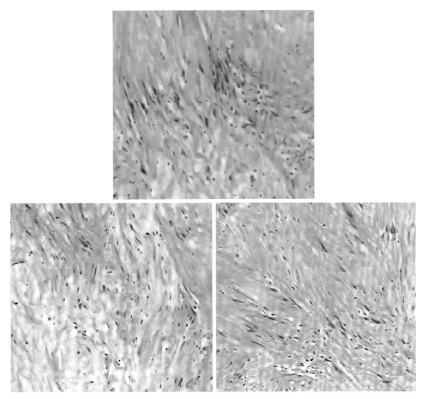

图9-2-2　病理组织学检查（HE，×100）

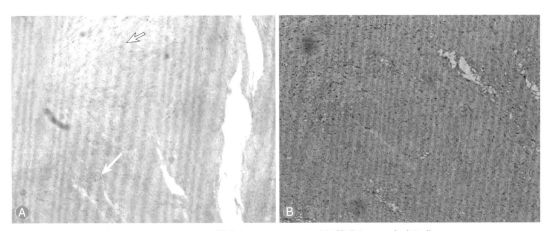

A. 病理显示 Antoni A 区（箭头），Antoni B 区（短箭头）；B. 免疫组化 S-100

图9-3-2　病理组织学检查

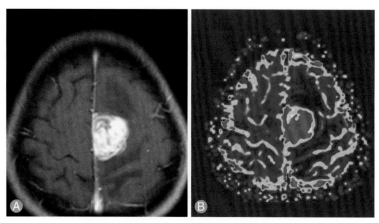

A.轴位T₁WI增强；B.轴位ASL，显著高灌注

图10-1-20　脑膜瘤MRI

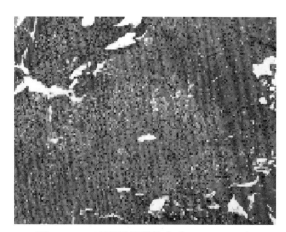

图11-2-2　病理组织学检查（HE，×100）

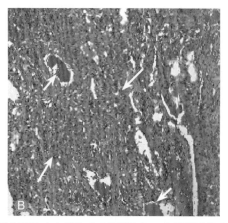

B.病理显示肿瘤由间质细胞和小血管构成（短箭头），大量明显薄壁毛细血管（箭头）

图11-2-4　血管母细胞瘤MRI和病理组织学检查（HE，×100）

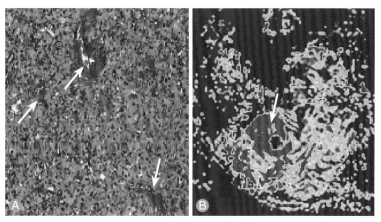

A.病理显示大量增生血管（箭头）；B.轴位ASL，高灌注（箭头）

图11-2-7 血管母细胞瘤病理组织学检查（HE，×100）和ASL

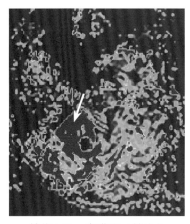

轴位ASL，高灌注（箭头）

图11-2-12 血管母细胞瘤MRI

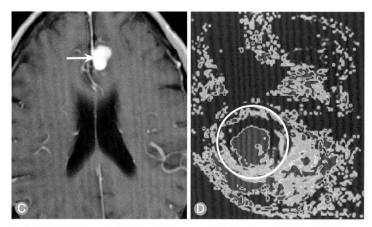

C.轴位T$_1$WI增强，显著强化（箭头）；D.轴位ASL，高灌注（白圈）

图11-3-4 血管母细胞瘤MRI

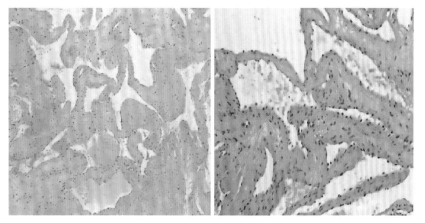

图11-4-2 病理组织学检查（HE，×100）

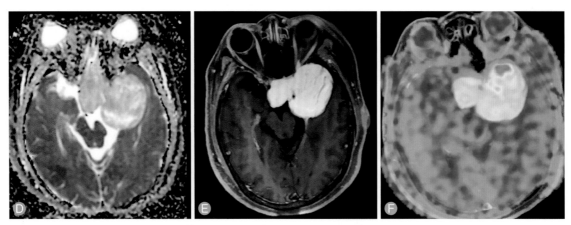

D. 轴位 ADC；E. 轴位 T$_1$WI 增强；F. 轴位 ASL

图11-4-4　左侧鞍区海绵状血管瘤MRI

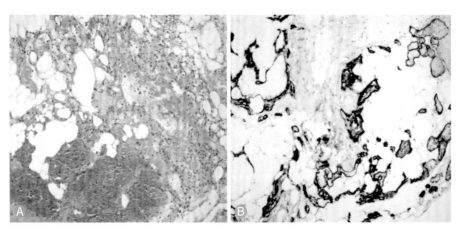

A.HE染色（HE，×400）；B.S-100染色

图11-6-2　病理组织学检查

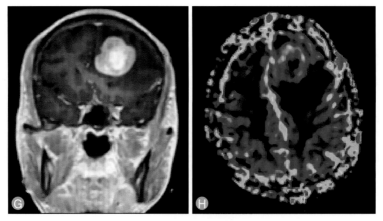

G.冠状位T$_1$WI增强；H.轴位PWI（脑血容量）

图12-1-1　头颅CT图像和MRI

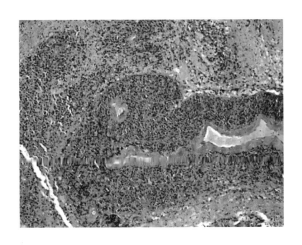

图12-1-2 病理组织学检查（HE，×100）

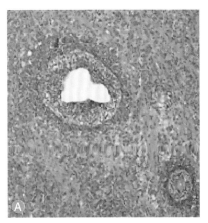

A.病理组织学检查

图12-1-3 弥漫大B细胞淋巴瘤MRI和病理组织学
检查（HE，×100）

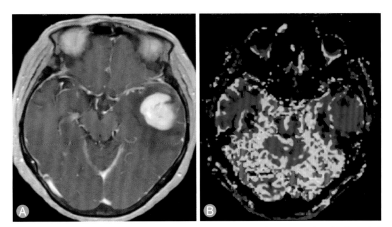

A.轴位T₁WI增强（反映血管通透性）；B.PWI脑血容量（反映血管床容积）

图12-1-6 弥漫大B细胞淋巴瘤MRI

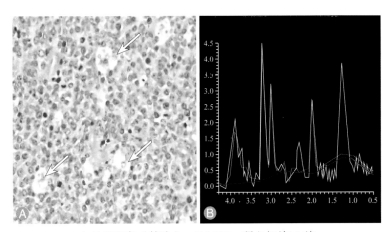

A.星空现象（箭头）；B.MRS，凋亡相关Lip峰

图12-1-7 弥漫大B细胞淋巴瘤病理组织学检查（HE，×100）和MRS

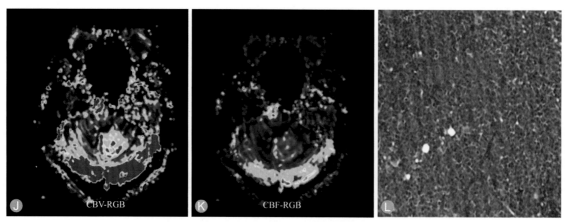

J、K.灌注呈高灌注改变（脑血容量、脑血流量）；L.病理组织学检查

图12-1-14 弥漫大B细胞淋巴瘤CT图像、MRI和组织学检查（HE，×100）

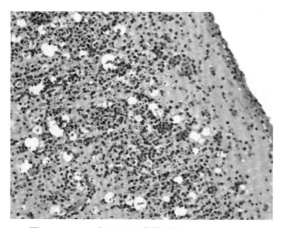

图12-1-16 病理组织学检查（HE，×100）

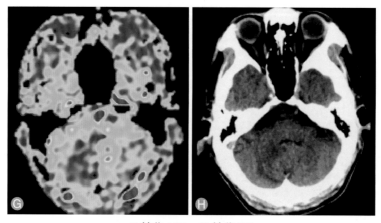

G.轴位ASL；H.轴位CT

图12-2-1 头颅MRI和CT 图像

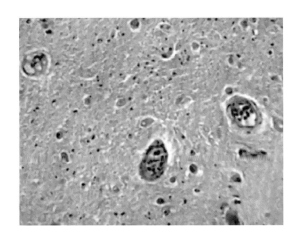

图12-2-2 病理组织学检查（HE，×100）

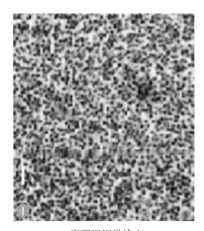

I.病理组织学检查

图12-3-1 头颅CT图像、MRI和病理组织学检查
（HE，×100）

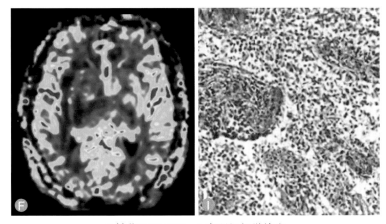

F.轴位DSC-PWI；I.病理组织学检查

图12-4-2 头颅MRI和病理组织学检查（HE，×100）

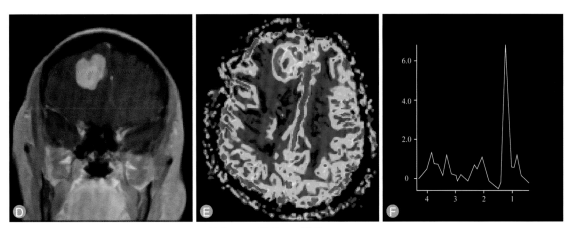

D.冠状位T₁WI增强；E.轴位ASL；F.MRS

图12-4-3 继发性淋巴瘤MRI

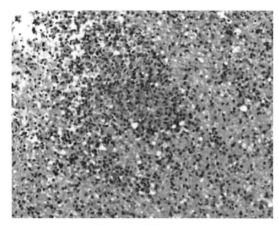

图12-5-3　病理组织学检查（HE，×100）

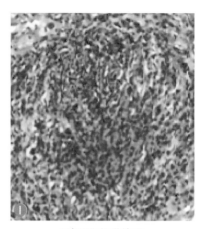

I.病理组织学检查

图13-1-1　头颅CT图像、MRI和病理组织学检查

（HE，×100）

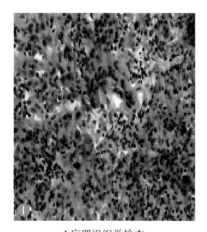

I.病理组织学检查

图13-1-2　朗格汉斯细胞组织细胞增生症MRI和

病理组织学检查（HE，×100）

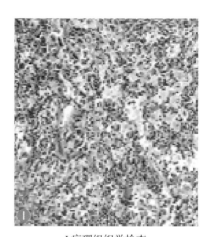

I.病理组织学检查

图13-2-2　Rosai-Dorfman病CT图像、MRI和

病理组织学检查（HE，×100）

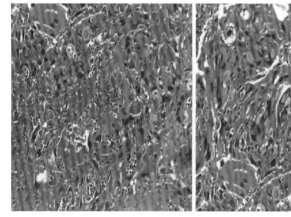

图14-2-2　病理组织学检查（HE，×200）

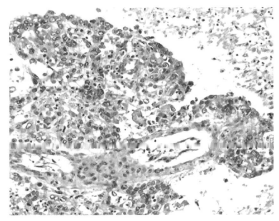

图14-3-2　病理组织学检查（HE，×200）

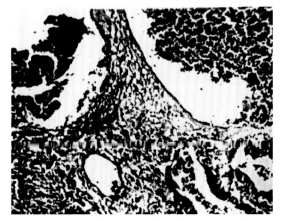

图14-4-2　病理组织学检查（HE，×200）

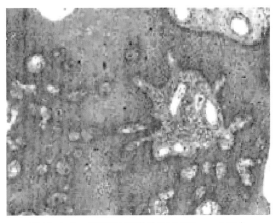

图15-1-2　病理组织学检查（HE，×200）

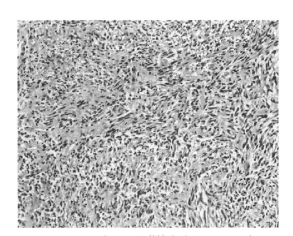

图15-3-2　病理组织学检查（HE，×200）

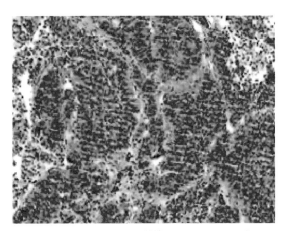

图15-4-2　病理组织学检查（HE，×200）

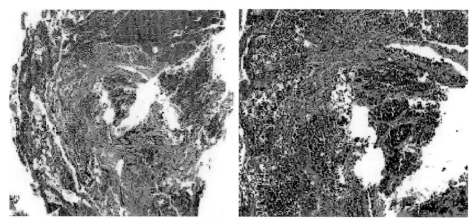

图15-5-2 病理组织学检查（HE，×100）

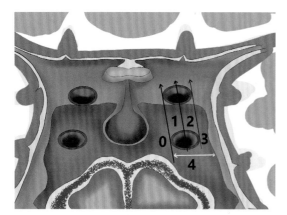

图15-5-3 侵袭性垂体腺瘤分级示意

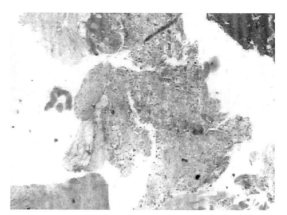

图15-8-2 病理组织学检查（HE，×100）

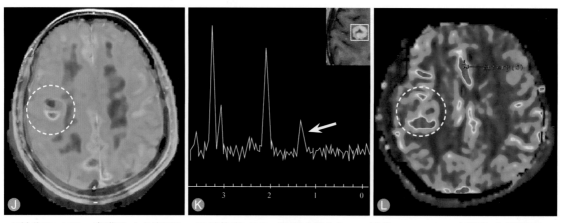

J.轴位3D-ASL，高灌注（虚线圈）；K.单体素MRS，脂峰（箭头）；L.轴位DSC-MRP，高灌注（虚线圈）

图16-1-1 头颅MRI

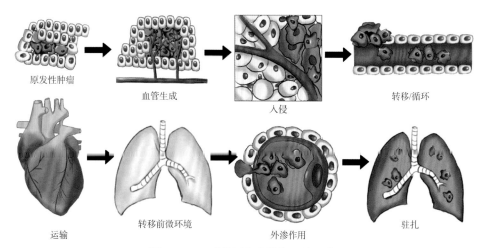

原发性肿瘤　　　血管生成　　　入侵　　　转移/循环

运输　　　转移前微环境　　　外渗作用　　　驻扎

图16-1-2　　"种子和土壤"理论示意

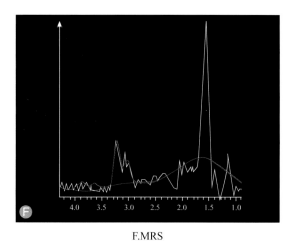

F.MRS

图16-1-4　转移性肺鳞状细胞癌（实性型）MRI

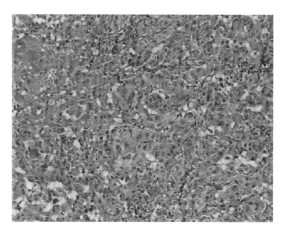

图16-2-2　病理组织学检查（HE，×200）

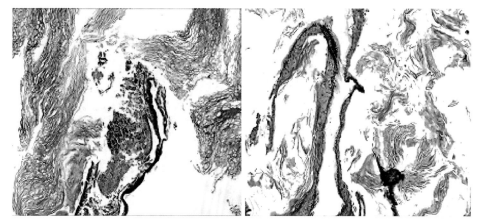

图17-1-2　病理组织学检查（HE，×100）

497